2024

합격 선배들의 맥 one pick!

퍼시픽 작업치료사 국시대비 문제집

OCCUPATIONAL THERAPY

근골격계작업치료

3
V·O·L·U·M·E

Pacific Books

작업치료사 국가시험
시험시간표 및 합격기준

시험과목

시험종별	시험 과목 수	문제수	배점	총점	문제형식
필기	3	190	1점/1문제	190점	객관식 5지선다형
실기	1	50	1점/1문제	50점	객관식 5지선다형

시험시간표

구분	시험과목(문제수)	교시별 문제수	시험형식	입장시간	시험시간
1교시	1. 작업치료학 기초 (70) 2. 의료관계법규 (20)	90	객관식	~08:30	09:00~10:10 (70분)
2교시	1. 작업치료학 (100)	100	객관식	~10:30	10:40~12:20 (100분)
3교시	1. 실기시험 (50)	50	객관식	~12:40	12:50~13:55 (65분)

* 의료관계법규 : 「의료법」, 「의료기사 등에 관한 법률」, 「장애인복지법」, 「정신건강증진 및 정신질환자 복지서비스 지원에 관한 법률」, 「노인복지법」과 그 시행령 및 시행규칙

합격기준

- 필기시험에 있어서는 매 과목 만점의 40퍼센트 이상, 전과목 총점의 60퍼센트 이상 득점한 자를 합격자로 하고, 실기 시험에 있어서는 만점의 60퍼센트 이상 득점한자를 합격자로 합니다.
- 응시자격이 없는 것으로 확인된 경우에는 합격자 발표 이후에도 합격을 취소 합니다.

작업치료 분야는 그 어떤 영역보다 광범위하고 다차원적인 분야이다. 의학, 심리학, 사회학 등 인간 관련 다영역적 학문으로 매우 다양하고 복합적 성격을 지닌 학문이다. 국내 작업치료 역사는 한국전쟁을 시작으로 이미 반세기가 지났으며, 매우 다양한 분야로 진출하고 있다. 반면, 국내 작업치료의 교육 현실은 예전보다 많이 발전하였으나 전공 교육과정에 필요한 교재는 여전히 부족한 상태이며, 이로 인해 국가시험을 준비해야 하는 재학생들에게 큰 부담이 되고 있다. 이에 본 교재는 부족한 교육과정을 보충하고 중요한 내용들을 요약정리하므로 보다 쉽게 작업치료사 국가고시를 준비할 수 있도록 구성하였다.

최근 국가시험은 보다 전문적이고, 과학적이며, 다양한 문제들이 출제되는 경향을 보이고 있다. 과거 출간된 서적들 대부분이 암기형 문제 풀이식으로 구성되어 있어 국가시험을 준비하는 학생들에게 큰 도움을 주지 못했던 반면, 본 서적은 다양한 분야의 실기형·사례형 문제들을 탑재하는 동시에 풍부한 해설을 통해 체계적이고, 논리적 학습이 가능하도록 편집하였다.

본 교재는 학생들의 이해도를 높이기 위해 구체적이고, 보다 체계적인 해설과 매뉴얼을 제공하고 있으며, 실전 문제와 같은 문제들을 통해 국시 및 임상대비 능력을 극대화하고자 하였다. 국시에 필요한 전공과목의 체계적인 정리는 학생들 스스로 학습이 가능하도록 하였으며, 출제 비중이 높은 이론과 실기, 그에 따른 해설을 통해 학생들의 학습효과를 극대화하여 국가시험에 대한 자신감을 높여주고자 한다.

작업치료사 국가시험을 준비하는 모든 학생들에게 등대와 같은 교재가 되기를 희망하며…

2024년 4월

작업치료 국시연구회

CONTENTS

1

C·H·A·P·T·E·R

관절염
(Arthritis)

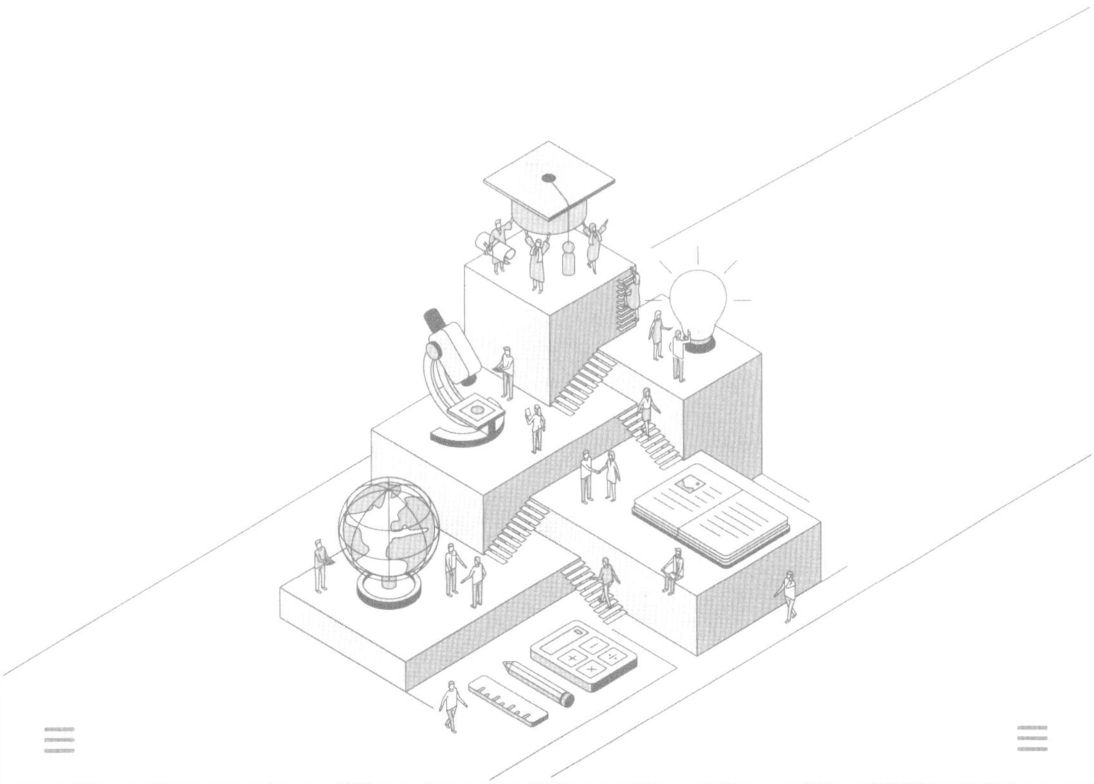

2024 OCCUPATIONAL THERAPY

예·상·문·제·풀·이

01

다음 설명에 해당하는 부목은?

- 손의 기능적 사용이 어려운 RA 환자에게 적용한다
- 손 전체의 휴식 및 기능적 자세 유지를 위해 사용한다
- 2시간 단위로 착탈하는 부목이다

1) AFO
2) Sling
3) Hard corn
4) Resting splint
5) Antispasticity splint

문제해설

01 해설내용 참조

답 4)

Explanation Resting hand splint

<table>
<tr><td rowspan="3">resting hand splint</td><td>• 손목과 손의 급성기 활액막염(synovitis)에 유용함
• 주요 기능은 손상된 관절에 휴식을 제공함
• 통증감소, 근육 연축(spasm)의 감소, 구축 및 변형예방 등을 위해 사용됨</td></tr>
<tr><td>적절한 관절의 자세
• 약간의 손목 폄 : 0~20°
• MP 굽힘 : 20~30°
• 엄지 : 폄 및 벌림
• PIP 및 DIP 관절의 굽힘 : 10~30°
• 엄지의 MP 및 IP 관절 : 약간의 굽힘</td></tr>
<tr><td>• ulnardrift 예방, 엄지의 webspace 유지를 도움
• 착용
– 염증이 감소된 후 최소 2주 동안 착용하게 됨
→ 처음에는 하루 종일(full time) 착용하며 점차적으로 착용시간을 줄여나감
– 후기(later stage)에는 야간에 착용할 수 있음
→ 변형의 예방 및 안락감 제공이 목적이 됨</td></tr>
</table>

02

골관절염(OA)의 일반적 특성으로 옳은 것은?

1) 2차적 염증도 없다
2) 조조강직은 30분 이내이다
3) 여러 관절에 대칭적으로 발생한다
4) 다양한 연령대에서 균등하게 발병한다
5) 관절 외에도 여러 장기에 여러 증상들이 나타난다

03

다음 중 관절보호자세로 옳은 것은?

1) 관절운동은 피한다
2) 작은 관절을 주로 사용한다
3) 힘을 최대로 쓰며 단계적으로 이동한다
4) 장시간으로 한 자세 유지하기는 피해야 한다
5) 칼은 손가락 전체로 강하게 움켜잡아 사용한다

04

관절염 환자의 증상 및 중재에 대한 설명으로 옳은 것은?

1) 급성기 환자에게 저항 운동은 필수이다
2) 아급성기 환자의 경우 관절가동운동과 등척성운동을 피한다
3) 급성기에는 염증과 부종이 사라지는 시기이므로 휴식이 필요하다
4) 만성기 환자는 관절가동범위를 증진시키기 위한 운동을 주로 한다
5) 관절의 뻣뻣함이 최소인 시기는 오전 시간으로 오후에 목욕을 실시한다

문제해설

02
- 2차적 염증이 있으며, 단일 관절에 비대칭적으로 주로 발생한다.
- 고령에서 자주 발병한다.
- 관절 외에도 발열 등 여러 증상이 있는 관절염은 RA이다.

답 2)

03
1) 관절범위를 유지한다.
2) 큰 관절을 주로 사용한다.
3) 힘을 절약하며 단계적으로 이동한다.
4) 장시간으로 한 자세 유지하기는 피한다.
5) 굵은 손잡이의 칼을 손 전체로 움켜잡아 사용한다.

답 4)

04
1) 급성기 환자에게는 저항 운동을 금기한다.
2) 아급성기 환자는 관절가동운동과 등척성운동을 주로 실시한다.
3) 급성기에는 염증과 부종이 나타나므로 휴식이 필요하다.
5) 관절의 뻣뻣함이 최소인 시기는 오후 시간으로 이 시간에 목욕을 실시하는 것이 좋다.

답 4)

05

류마티스 관절염(RA) 환자가 손허리관절에 변형이 있고, 통증을 심하게 호소할 경우 피해야 하는 문손잡이 형태는?

1) 레버형
2) 막대형
3) 고리형
4) 누름판형
5) 둥근 손잡이형

06

급성기 관절염 환자의 치료로 옳은 것은?

1) 약간의 통증은 유발한다
2) 다양한 저항 활동이 필요하다
3) 열적용은 20분 이내로 제한한다
4) 적극적인 ROM 운동이 필요하다
5) 감각 손상 문제는 고려하지 않는다

07

RA 환자의 손목 및 MP 관절의 지그재그 형태의 변형 예방에 가장 필요한 보조기는?

1) trigger finger splint
2) wrist cock up splint
3) dynamic extension splint
4) ulnar drift positioning splint
5) Reverse knuckle bend splint

08

먼쪽손가락뼈 사이관절의 폄근 가쪽사슬이 파열되어 발생하는 변형은?

1) 백조목 변형
2) 단춧구멍 변형
3) 방아쇠손가락
4) 부샤르 결절(Bouchard's node)
5) 헤버덴 결절(Heberden's node)

문제해설

05 류마토이드 환자의 손허리 관절에 변형이 왔을 경우 사용이 편리한 레버형, 막대형, 고리형, 누음판형 손잡이를 이용한다.

답 5)

06 1) 통증에 유의한다.
2) 저항 활동은 피한다.
4) ROM 운동은 주의해야한다.
5) 감각 손상에 주의한다.

답 3)

07 상지말초신경손상 관련 질환으로는 상위신경손상과 등쪽뼈사이근증후군이 있으며 이 질환에는 low-profile radial nerve splint와 reverse knuckle bend splint가 있다.

답 4)

08 백조목 기형은 DIP 관절의 가쪽사슬이 파열되어 DIP관절의 굽힘이 발생되며, PIP관절의 얕은손가락굽힘근의 힘줄이 파열되어서도 발생한다.

답 1)

근골격계작업치료

09

다음 설명의 손가락 변형은?

- 손가락폄근 힘줄의 먼쪽 부착 부위의 손상이 원인이다
- 먼쪽손가락뼈사이관절에서만 변형이 나타난다

1) 백조목 변형
2) 단추구멍변형
3) 방아쇠 손가락
4) 망치손가락 변형
5) 손허리손가락관절 자쪽치우침

10

다음은 관절염 환자를 위한 근육 운동이다. 무엇인가?

- 근육은 수축하지만 근육의 길이나 움직임에는 변함이 없다
- 양손바닥을 밀착하여 서로 미는 것이 대표적 사례이다

1) 저항 운동
2) 등장성 운동
3) 등척성 운동
4) 등속성 운동
5) 관절가동운동

11

다음 설명하는 내용에 부합하는 질환은?

- 헤베르덴 결절이 흔히 나타남
- 류마티스인자에서는 음성이 나타남
- 조조강직이 있음

1) 기욘관증후군
2) 팔꿉굴증후군
3) 뼈 관절염(OA)
4) 류마티스 관절염(RA)
5) 콩알갈고리틈새증후군

문제해설

09

Mallet finger	• DIP 관절의 굽힘이 특징임 • DIP 관절을 지나는 폄 힘줄(extensor tendon)의 손상(rupture)이 원인이 됨 – 손끝을 펴는 능력이 상실됨

답 4)

10 등척성 운동에 대한 설명과 예시다.

답 3)

11 위 설명은 뼈 관절염(OA)에 대한 설명으로 조조강직은 30분 이내인 질환이다.

답 3)

12

류마티스 환자의 통증을 평가할 수 있는 도구는?

1) Volumeter
2) Goniometer
3) Dynamometer
4) Visual analogue scale
5) Borg rate of perceived exertion scale

13

RA로 인한 단추구멍 변형(Boutonniere deformity)의 원인에 해당하는 것은?

1) 뼈의 끝 부분의 소실
2) 손가락 굽힘근 힘줄의 비대
3) 얕은 손가락 굽힘근 힘줄의 손상
4) 폄 힘줄의 가쪽 사슬(lateral slip)의 손상
5) 폄 힘줄의 중심부 사슬(central slip)의 손상

14

다음에 해당하는 ACR(American College of Rheumatology) 등급은?

> 가. 자기 관리(self care)가 가능하나 부업(취미 또는 여가)과 직업이 제한된다
> 나. 자기 관리(self care)와 작업 수행은 가능하지만 부업은 제한된다

1) 가 : 1단계, 나 : 2단계
2) 가 : 1단계, 나 : 3단계
3) 가 : 2단계, 나 : 3단계
4) 가 : 2단계, 나 : 4단계
5) 가 : 3단계, 나 : 2단계

문제해설

12 1) Volumeter : 부종 측정
2) Goniometer : 관절가동범위 측정
3) Dynamometer : 근력 측정
5) Borg rate of perceived exertion scale : 피로정도 측정

답 4)

13 단추구멍 변형은 활막염이 손목, 손허리관절이나 손가락 첫마디 관절에서 생기며 손가락 끝마디관절의 굽힘과 손가락 첫마디 관절의 과폄이 생기고 손가락 첫마디관절의 손상을 유발한다. 원인은 손가락의 가운데 뼈에 붙는 폄 힘줄이 약해지거나 파괴되는 것이다.

답 5)

14 ACR(American College of Rheumatology)

- Class Ⅰ : 일반적인 일상생활이 가능함
- Class Ⅱ : 자기 관리(self care)와 작업 수행이 가능하지만 부업(취미 또는 여가)은 제한됨
- Class Ⅲ : 자기 관리(self care)가 가능하나 부업과 직업이 제한됨
- Class Ⅳ : 자기 관리(self care), 직업, 부업 모두가 제한됨

답 5)

15

류마티스관절염 환자의 급성 염증기에 피해야 하는 운동은?

1) PROM 운동
2) AROM 운동
3) 등속성 운동
4) 등척성 운동
5) 모든 ROM 운동

16

관절염 환자에 대한 일반적 주의사항으로 옳은 것은?

1) 감각 손상에 주의한다
2) 저항 운동을 꾸준히 시행한다
3) 약간의 피로감은 항상 유지한다
4) 열적용은 2시간 이내로 제한한다
5) 불안정한 관절은 저항운동으로 안정화한다

17

다음 RA 환자에게 적용할 수 있는 보조기는?

- 먼쪽손가락뼈사이관절(DIP) 폄근 가쪽 다발의 파열
- 몸쪽손가락뼈사이관절(PIP) 얕은손가락굽힘 힘줄근 파열

1) stack splint
2) 3 point splint
3) dynamic extension splint
4) wrist immobilization splint
5) ulnar drift positioning splint

문제해설

15 급성기와 염증단계에서는 길이의 변화가 있는 저항운동을 피해야 한다.

답 3)

16 관절염 환자는 피로와 저항이 많은 활동은 피해야 하고 열적용은 20분 이내로 제한해야 하며 불안정한 관절에는 저항운동을 시행하지 않는다.

답 1)

17 보기 설명은 백조목 변형에 대한 설명으로 적용할 수 있는 보조기는 3 point splint = figure eight splint이다.

답 2)

18

RA 진단 기준으로 옳은 것은?

1) 방사선 사진보다는 혈청 류마티스 인자의 수치가 우선한다
2) 조조 강직(morning stiffness)이 2시간 이상 지속되어야 한다
3) PIP, MCP, MTP 관절의 경우 신체 양쪽에 동시 발병이 있어야 한다
4) 손목, MCP 또는 PIP 관절 중 적어도 두 부위 이상에 부종이 있어야 한다
5) PIP, MCP, 팔목 등의 관절에 최소 세 곳 이상에 관절염이 동시에 있어야 한다

문제해설

18 해설내용 참조

답 5)

RA 기준(미국 류마티스 학회의 기준)

Explanation

기준	정의
조조 강직(morning stiffness)	• 관절 주변의 뻣뻣함이 1시간 이상 지속됨(보통 2시간 이상)
세 개 이상의 관절에 관절염	• 적어도 세 개의 관절부위가 동시에 부음. 발병 가능한 부위는 14곳(오른쪽 또는 왼쪽 PIP, MCP, 팔목, 팔꿈치, 무릎, 발, MTP 관절)
손의 관절염	• 손목, MCP 또는 PIP 관절 중 적어도 한 부위에 부종
대칭적인 관절염	• 신체 양쪽의 동일한 관절부위에 동시 발병(PIP, MCP, MTP는 대칭성이 없어도 됨)
류마티스 결절(nodules)	• 피부 밑 결절, 뼈가 튀어나온 곳, 폄근의 표면(extensor surfaces) 주변 부위에서 관찰할 수 있음
혈청 류마티스 인자 (serum rheumatoid factor)	• 정상 군의 5% 이하 • 혈청 류마티스 인자가 비정상적인 양이 됨
방사선상 변화	• 방사선 사진에서 손과 손목의 앞뒤(posteroanterior)에서 전형적 류마티스 형태가 나타남 • 부분적으로 또는 명확하게 부식(또는 뼈의 칼슘 상실)이 보임

19

다음의 임상 사례 내용 중 (   ) 안에 들어갈 알맞은 말은?

> 아급성기 RA 환자인 30대 여성은 관절보호 원칙 교육 후 보강된 굵은 손잡이를 주로 사용하고 있으며, 의자에서 일어날 때는 손가락이 아닌 손바닥으로 밀면서 일어나고 있다. 그리고 이 여성은 용기의 뚜껑을 열 때는 (가   )을 사용하였으며, 휘젓기(stirring)를 할 때는 (나   )을 사용해 시계반대방향으로 휘저었다

1) 가 : 왼손, 나 : 왼손
2) 가 : 오른손, 나 : 양손
3) 가 : 오른손, 나 : 양손
4) 가 : 왼손, 나 : 오른손
5) 가 : 오른손, 나 : 오른손

문제해설

19 RA 환자의 관절보호 원칙

손상된 관절에 스트레스가 발생하는 자세 피하기
• 강한 쥐기(tight grip)는 손잡이가 보강된 굵은 손잡이를 사용하므로 피함 • 손잡이가 굵은 단검이나 피자 칼을 사용함 • 버터 칼을 이용하여 종이 우유팩 열기 • 손바닥은 의자에서 일어날 때(손가락이 아닌 손바닥으로 밀면서) 사용함 • 강한 쥐기(tight pinch), 짜기, 비틀기는 피함 • 먼지 털이 장갑은 먼지 털이 동안 손가락의 폄(finger extension)을 도울 수 있음 • 스펀지나 걸레는 평평하게 펴서 짜거나 손바닥 사이에 넣어 짜기를 수행함 • 용기의 뚜껑(screw-top jar)은 손바닥을 용기 뚜껑에 밀착하므로 열 수 있음 • 척골 쪽 드리프트 변형(ulnar drift deformities)의 방지를 위해 용기의 뚜껑을 열 때는 오른손으로, 닫을 때는 왼손을 사용함 • 휘저을 때(stirring) 오른손 사용의 경우는 스푼을 시계반대방향으로, 왼손 사용의 경우에는 시계방향으로 젓는 것이 바람직함 • 손이나 손가락을 이용하여 턱을 지지하지 않도록 함 • 머그컵을 잡을 때는 손가락을 사용하지 않음

답 5)

20

다음 증상이 원인이 되는 손의 변형은?

> • MP 관절의 변형 및 내재근(intrinsic muscle)의 당겨짐(tightness)
> • 폄 힘줄(extensor tendon)의 측면 사슬(lateral slip) 손상(rupture)이 발생함

1) 백조목 변형
2) 단춧구멍 변형
3) 망치손가락 변형
4) 방아쇠손가락 변형
5) 게임키퍼 엄지 변형

20 백조목 변형

형태	• 근육과 힘줄의 구축(contracture) • MP(metacarpophalangeal) 관절 : 굽힘(flexion contracture) • PIP(proximal Interphalangeal) 관절 : 과도한 폄(hyperextension) • DIP(distal Interphalangeal) 관절 : 굽힘(flexion)
원인 (swan neckdeformity type)	• MP 관절의 변형 및 내재근(intrinsic muscle)의 당겨짐(tightness) • 폄 힘줄(extensor tendon)의 가측 슬립(lateral slip) 손상(rupture) • FDS(Flexor Digitorum Superficialis) 손상(rupture)

답 1)

21

다음 중 류마티스 관절염의 특징으로 옳은 것은?

1) 비염증성이다
2) 침범부위가 비대칭적이다
3) 조조강직이 30분 이하이다
4) 느리게 수년에 걸쳐 발병한다
5) 열, 피로감, 으스스함 등 전신에 특징이 나타난다

22

다음과 같은 형태의 RA 엄지의 유형은?

CMC 관절	MCP 관절	IP 관절
아탈구 없음 굽힘과 모음	과다폄 자뼈곁인대의 불안정	변형 없음

1) 타입 1
2) 타입 2
3) 타입 3
4) 타입 4
5) 타입 5

문제해설

21 류마티스 관절염은 갑자기 수주 혹은 수개월 내 발병하고, 염증성 질환이며, 조조강직은 최소 1시간에서 보통 2시간을 초과한다. 침범부위가 대칭적이며 열, 피로감 으스스함 등 전신에 특징이 나타난다. 나머지 보기는 뼈관절염의 증상이다.

답 5)

22 해설내용 참조

답 4)

류마티스성 엄지 변형(rheumatoid thumb deformities)

Explanation

유형(Type)	손목손허리관절(CMC Joint)	중간마디뼈 관절(MCP Joint)	손가락 관절(IP Joint)
Ⅰ. 단춧구멍(boutonniere)	포함 안 됨	굽힘	과다폄(hyperextension)
Ⅱ. 희귀한(uncommon)	손목손허리관절 굽힘과 모음	굽힘	과다폄
Ⅲ. 백조목(swan neck)	손목손허리관절 아탈구(semiluxation), 굽힘과 모음	과다폄	굽힘
Ⅳ. 골키퍼 엄지(gamekeeper's)	손목손허리관절 아탈구 없음, 굽힘과 모음	과다폄, 자뼈곁인대(ulnar collateral ligament) 불안정	포함 안 됨
Ⅴ. 이름 없음	포함되지 않음 또는 포함됨	손바닥판(volar plate) 불안정	포함 안 됨
Ⅵ. 절단관절염(arthritis mutilans)	약간의 뼈 손실	약간의 뼈 손실	약간의 뼈 손실

근골격계작업치료

30

RA 환자인 40대 여성 홍○○씨는 방사선상 골다공증 증상이 확인되었지만 아직 관절의 변형이 없는 상태이다. 약간의 연골손상이 있고, 관절 움직임에 제한이 조금 있다. 관절 주변 근육에 위축(atrophy)이 보이며, 관절연부조직(soft tissue)에 결절이 보인다. 홍○○씨의 RA 단계는?

1) 초기
2) 중기
3) 말기
4) 급성 활동기
5) 만성 비활동기

문제해설

30 해설내용 참조

답 2)

류마티스 관절염의 진행(common arthritis medications and side effects)

Explanation

Ⅰ. 초기	• 방사선상 변화 없음 • 방사선상 골다공증의 기미가 보임
Ⅱ. 중기	• 방사선상 골다공증 증상이 확인됨 – 약간의 연골밑 뼈 손상 – 약간의 연골 손상 • 관절의 변형은 없음 • 관절 움직임에 제한이 있을 수 있음 • 인접한 근육이 위축(atrophy)됨 • 관절 연부조직(soft tissue)에 결절, 염증이 나타날 수 있음
Ⅲ. 심각한 증세(말기)	• 방사선상 골다공증 증상이 확인됨 • 방사선상 뼈의 파괴가 나타남 • 관절에 변화가 나타남 – 아탈구(semiluxation) – 자뼈쪽치우침(ulnar deviation) – 과다폄(hyperextension) – 섬유 또는 뼈의 강직(ankylosis)은 없음 – 관절 연조직(soft tissue)에 결절, 염증이 나타날 수 있음
Ⅳ. 말기	• 방사선상 골다공증 증상이 확인됨 • 뼈의 파괴가 있음 • 관절에 변화가 나타남 – 아탈구 – 자뼈쪽치우침 – 과다폄 – 섬유 또는 뼈에 강직이 나타남 – 관절 연조직에 결절, 염증이 나타남

31

RA로 인한 엄지 변형 중 타입 4(gamekeeper's thumb)란?

1) CMC 관절의 폄, MCP 관절의 굽힘
2) CMC 관절의 굽힘, MCP 관절의 굽힘
3) CMC 관절의 폄과 벌림, MCP 관절의 과다 폄
4) CMC 관절의 굽힘과 벌림 및 MCP 관절의 굽힘
5) CMC 관절의 굽힘과 모음, MCP 관절의 과다 폄

문제해설

31 해설내용 참조

답 5)

32

RA의 엄지 변형 타입 Ⅲ에 해당하는 것은?

1) IP 관절 굽힘
2) CMC 관절 폄
3) CMC 관절 벌림
4) MCP 관절 굽힘
5) MCP 관절의 뼈 손실

32 해설내용 참조

답 1)

Explanation

류마티스성 엄지 변형(rheumatoid thumb deformities)

유형(Type)	손목손허리관절(CMC Joint)	중간마디뼈 관절(MCP Joint)	손가락 관절(IP Joint)
Ⅰ. 단춧구멍(boutonniere)	포함 안 됨	굽힘	과다폄(hyperextension)
Ⅱ. 희귀한(uncommon)	손목손허리관절 굽힘과 모음	굽힘	과다폄
Ⅲ. 백조목(swan neck)	손목손허리관절 아탈구(semilux-ation), 굽힘과 모음	과다폄	굽힘
Ⅳ. 골키퍼 엄지(gamekeeper's)	손목손허리관절 아탈구 없음, 굽힘과 모음	과다폄, 자뼈곁인대(ulnar col-lateral ligament) 불안정	포함 안 됨
Ⅴ. 이름 없음	포함되지 않음 또는 포함됨	손바닥판(volar plate) 불안정	포함 안 됨
Ⅵ. 절단관절염(arthritis mutilans)	약간의 뼈 손실	약간의 뼈 손실	약간의 뼈 손실

33

관절염 환자의 저녁식사 준비로 손질된 생선을 사서 찌개 끓이기를 시행하였다. 적용된 원리로 가장 적절한 것은?

1) 회복
2) 환경수정
3) 단순화
4) 순서화
5) 적응

34

치료사는 RA 환자인 40대 A씨에게 short thumb spica를 제작해 주었다면 목적으로 가장 타당한 것은?

1) 손목의 안정화
2) claw hand 예방
3) ulnar drift 예방
4) 엄지의 IP 관절 고정
5) 엄지의 MP 및 CMC 관절 안정화

35

RA 진행 과정 중 가장 먼저 나타나는 증상은?

1) 아탈골
2) 골다공증
3) 관절변형
4) 강직(ankylosis)
5) 연부조직 염증

36

RA 진단 기준 중 조조강직(morning stiffness)의 기준으로 옳은 것은?

1) 조조강직이 10분 이상 지속된다
2) 조조강직이 30분 이상 지속된다
3) 조조강직이 1시간 이상 지속되며 2시간을 초과할 수 있다
4) 조조강직이 10분 이상 지속되지만 1시간을 초과하지는 않는다
5) 조조강직이 30분 이상 지속되지만 1시간을 초과하지는 않는다

문제해설

33 관절염 환자의 관절보호를 위해 손질된 생선을 사서 찌개를 끓여서 생선을 손질하는 단계를 생략하는 과제수행 단순화 원리가 적용되었다.

답 3)

34 Short thumb spica

- 손목과 IP 관절은 자유로운 움직임을 제공함
- 엄지의 MP 관절 및 CMC 관절에 안정성을 제공함

답 5)

35 초기에는 방사선상 변화가 없지만 골다공증은 나타난다. 이후에 관절변형, 아탈구, 연부조직 염증, 그리고 강직의 순으로 진행된다.

답 2)

36 해설내용 참조

답 3)

37

RA 진단 기준에 해당하는 것은?

1) 손목에 심한 관절염 2) 30분 이하의 조조강직
3) 50% 이상의 백혈구 감소 4) 손가락 주변 조직의 피부색 변화
5) 해당 관절 중 3개 이상에서의 관절염

38

다음 중 RA 진단 기준에 해당하는 것은?

1) 방사선상에 병적 골절이 관찰된다
2) 최소 5개 관절 이상에 관절염이 나타난다
3) 관절주변의 조조강직이 30분 이상 지속된다
4) 신체 양쪽 동일한 관절부위에 동시에 발병한다
5) 팔꿉관절을 포함해 손목 및 손가락에 관절염이 나타난다

문제해설

37 해설내용 참조

답 5)

38 해설내용 참조

답 4)

RA 기준(미국 류마티스 학회의 기준)

Explanation

기준	정의
조조 강직(morning stiffness)	• 관절 주변의 뻣뻣함이 1시간 이상 지속됨(보통 2시간 이상)
세 개 이상 관절에 관절염	• 적어도 세 개의 관절부위가 동시에 부음. 발병 가능한 부위는 14곳(오른쪽 또는 왼쪽 PIP, MCP, 팔목, 팔꿈치, 무릎, 발, MTP 관절)
손의 관절염	• 손목, MCP 또는 PIP 관절 중 적어도 한 부위에 부종
대칭적인 관절염	• 신체 양쪽의 동일한 관절부위에 동시 발병(PIP, MCP, MTP는 대칭성이 없어도 됨)
류마티스 결절(nodules)	• 피부 밑 결절, 뼈가 튀어나온 곳, 폄근의 표면(extensor surfaces) 주변 부위에서 관찰할 수 있음
혈청 류마티스 인자 (serum rheumatoid factor)	• 정상 군의 5% 이하 • 혈청 류마티스 인자가 비정상적인 양이 됨
방사선상 변화	• 방사선 사진에서 손과 손목의 앞뒤(posteroanterior)에서 전형적 류마티스 형태가 나타남 • 부분적으로 또는 명확하게 부식(또는 뼈의 칼슘 상실)이 보임

39

제시된 그림은 골관절염으로 인한 Herberden's node이다. 가장 적절한 설명은?

1) 면역반응으로 발병한다
2) 좌우 대칭적으로 발생한다
3) 조조강직이 최소 1시간 이상 발생한다
4) 노인보다는 40～60대에 더 많이 발생한다
5) 50세 미만에서는 남성이 더 많이 발생한다

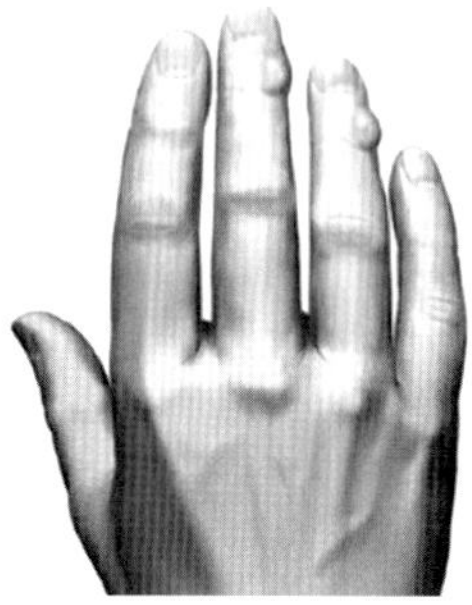

40

다음 임상적 사례들 중 열과 냉의 적용이 올바른 경우는?

1) 급성 염증성 환자에게 열의 적용은 바람직하다
2) 부종이 있는 환자에게 냉의 적용은 금기사항이다
3) 통증이 있는 환자에게 냉의 적용은 금기사항이다
4) 초기 뇌졸중 환자에게 냉의 적용은 근 긴장 상승의 효과가 있다
5) 근 긴장이 낮은 아동에게 열의 적용은 근 긴장 상승의 효과가 있다

41

RA 환자의 변형 예방을 위해 부목(splint)을 적용하는 근본적 이유로 가장 타당한 것은?

1) 초기의 급성 염증을 감소시키기 위해
2) 상흔의 교정 및 피부에 압박을 제공하기 위해
3) 병의 진행 과정 중 나타나는 고열을 조절하기 위해
4) 만성기에 흔히 나타나는 조조강직을 방지하기 위해
5) 급성기에 나타나는 연부조직 손상을 최소화하기 위해

문제해설

39 골관절염의 증상 중 Herberden's node에 대한 그림이다. 골관절염은 50세 미만에서는 남성이 더 많이 발생하고, 50세 이상에서는 여성이 더 많이 발생한다.

답 5)

40 급성 염증성 환자에게 열의 적용은 금기사항이다. 부종이 있는 환자에게 냉의 적용은 추천된다. 통증이 있는 환자에게 냉의 적용이 추천된다. 근 긴장이 낮은 아동에게 짧은 시간의 냉 적용은 근 긴장 상승의 효과가 있다.

답 4)

41 급성기 병의 진행 과정 중 나타나는 효소의 침식 작용으로 인해 연부조직에 손상이 나타난다. 침식은 변형의 원인이 되므로 변형 예방을 위해 스플린트의 사용이 필요하다.

답 5)

42

가장 대표적인 관절염인 RA와 OA에 대한 설명이다. 가장 타당한 것은?

1) RA는 OA보다 발병률이 높다
2) 노화가 진행될수록 RA 발병률이 더 높다
3) RA의 임상적 특징은 피로와 체온증가이다
4) OA의 대표적인 특성은 갑작스런 발병이다
5) 조조강직(morning stiffness)이 OA에는 없지만 RA에는 있다

문제해설

42 해설내용 참조

답 3)

퇴행성관절염과 류마티스 관절염 일차특징 (primary features of osteoarthritis and rheumatoid)

Explanation

	퇴행성관절염(osteoarthritis)	류마티스관절염(rheumatoid arthritis)
유병률(prevalence)	• 2,100만 명(미국인)	• 130만 명(미국인)
최고 발병률 (peak incidence)	• 노화가 될수록 증가함 • 일반 50세 이하 남성 • 50세 이상 여성에게 발병	• 40~60에서 발병 • 여성 : 남성=3 : 1
발병(onset)	• 느리게 수년에 걸쳐 발병	• 갑자기 발병 • 몇 주, 몇 달 안에 발병
전신특징 (systemic features)	• 없음	• 열(fever), 피로(fatigue), 병감(malaise), 관절 주변의 문제(extra-articular manifestations)
병의 과정 (disease process)	• 비염증(noninflammatory), 연골파괴(cartilage destruction)	• 염증(inflammatory), 윤활막염(synovitis)
관절병발 (joints involvement)	• 한 개 관절(individual)	• 다관절(polyarticular), 양쪽관절(symmetric)
일반적으로 영향을 받는 관절 (joints commonly affected)	• 목(neck), 척추(spine), 엉덩이(hips), 무릎(knees), 발허리발가락관절(MTPs), 손가락끝마디관절(DIPs), 손가락첫마디관절(PIPs), 엄지손목손허리관절(thumb CMCs)	• 목(neck), 턱(jaw), 엉덩이(hips), 무릎(knees), 발목(ankles), 발허리발가락관절(MTPs), 어깨(shoulders), 팔꿈치(elbows), 손목(wrists), 손가락첫마디관절(PIPs), 발허리발가락관절(MTPs), 엄지손가락관절(thumb joints)
조조 강직 (morning stiffness)	• 30분 이하	• 최소 1시간, 보통 2시간 이상

43

활동성 만성기(chronic active) RA 환자를 위한 중재로 타당한 것은?

1) 적극적으로 지구력을 증진시킨다
2) 저항 없는 등척성 운동을 실시한다
3) 중력이 제거된 ROM 운동을 실시한다
4) 최대 근력의 3/4 수준으로 등척성 운동을 실시한다
5) 관절에 최소의 스트레스만을 제공하며 등장성 운동을 실시한다

44

10년 전 RA 진단을 받은 40대 여성은 좌측 손의 둘째, 셋째, 넷째 손가락의 감각이상과 저림 증상이 있다. 다섯 번째 손가락은 정상감각이 나타났고 증상은 손목을 굽힐 때 심해진다고 한다. 예상되는 여성의 문제는?

1) 백조목 변형
2) 방아쇠 손가락
3) 단추구멍 변형
4) 손목굴증후군
5) 겨드랑이신경염

45

ACR(American College of Rheumatology) 분류 중 '등급 4 (class 4)'에 해당하는 것은?

1) 일반적인 일상생활이 가능하다
2) 부업, 취미, 여가 등만 제한된다
3) 자기 관리와 작업 수행이 가능하다
4) 자기 관리, 직업, 부업이 모두 제한된다
5) 자기 관리가 가능하지만 부업과 직업이 제한된다

문제해설

43 매우 중요한 중재 내용이다.

급성기	• 저항 없는 등척성 운동을 실시해야 한다. • 중력이 제거된 ROM 운동을 실시해야 한다.
아급성기	• 최대 근력의 3/4 수준으로 등척성 운동을 실시해야 한다. • 관절에 최소의 스트레스만을 제공하며 등장성 운동을 실시해야 한다.

답 1)

44 오래된 RA환자에게 손목굴증후군으로 인한 정중신경 문제가 잘 나타난다.

답 4)

45 ACR의 분류

Class Ⅰ	일반적인 일상생활이 가능함
Class Ⅱ	자기 관리(self care)와 작업 수행이 가능하지만 부업은 제한됨
Class Ⅲ	자기 관리(self care)가 가능하나 부업과 직업이 제한됨
Class Ⅳ	자기 관리(self care), 직업, 부업 모두가 제한됨

답 4)

46

RA로 인한 Mallet finger의 증상은?

1) DIP 관절의 폄
2) PIP 관절의 폄
3) DIP 관절의 굽힘
4) PIP 관절의 굽힘
5) DIP 및 PIP 관절의 동시 굽힘

47

RA 환자의 일상생활 중 요리 동작에 대한 방법으로 옳은 것은?

1) 머그컵을 잡을 때는 손가락을 사용한다
2) 자뼈쪽보다는 노뼈쪽에 저항을 제공한다
3) 요리도구는 가능한 무거운 것을 사용한다
4) 휘저을 때 오른손으로는 시계 방향으로 휘젓는다
5) 자주 사용하는 물건은 가능한 무릎 아래에 배치한다

48

손의 변형 중 DIP flexion, PIP extension, lateral band 손상 등이 관찰되는 변형은?

1) Boutonniere deformity
2) Claw hand
3) Wrist drop
4) Mallet finger
5) Swan neck deformity

49

58세 관절염 여성이 VAS 10점에 관절주변 열감이 있을 때 시행해야 하는 운동으로 가장 적절한 것은?

1) 등척성 운동
2) 저항 운동
3) 관절가동범위운동
4) 트레드밀
5) 사이클

문제해설

46 Mallet finger

- DIP 관절의 굽힘이 특징임
- DIP 관절을 지나는 폄 힘줄(extensor tendon)의 손상(rupture)이 원인이 됨
  - 손끝을 펴는 능력이 상실됨

답 3)

47 머그컵을 잡을 때는 손가락을 사용하지 않는다. 요리도구는 가능한 가벼운 것을 사용한다. 휘저을 때 오른손으로는 시계 반대 방향으로 한다. 자주 사용하는 물건은 가능한 허리 위에 배치한다.

답 2)

48 Swan neck deformity

MP관절굴곡, PIP관절과신전, DIP관절굴곡 자세가 나타난다. 내재근의 구축이나 류마토이드 관철염이 일반적인 원인으로 알려져 있다.

답 5)

49 관절염 이후 심한 통증과 열감으로 보아 급성 염증 단계로 관절에 무리가 없는 제한적 운동이 필요한 상황이다. 따라서 등척성의 움직임이 없는 운동이 적절하다.

답 1)

근골격계작업치료

50

다음 환자에게 제공해야 할 작업치료 교육방법은?

김수영씨는 30세 여자로, 유치원에 다니는 아이의 엄마이자, 법률회사의 비서이다. 그녀는 최근 CMC joint에 통증이 생겼다. 특히 엄지손가락에 심한 통증으로 집안일을 할 수 없게 되었다. 작업치료 평가에서 손의 악력과 민첩성이 저하되었으며, 손의 움직임이 통증으로 인해 대부분 저하되어 있다. 활동을 하면서 통증이 발생해 특히 옷을 조이거나, 병뚜껑을 따거나, 글을 쓸 수가 없다고 호소했다

1) 관절보호 방법을 교육한다
2) 업무 단순화 방법을 교육한다
3) 에너지 보존 방법을 교육한다
4) 보조도구 사용 방법을 교육한다
5) 손의 관절가동범위운동을 교육한다

51

20세 남성은 힘줄 손상으로 인해 수술 후 MP 관절을 60° 굽힘 시키고, IP 관절을 완전 폄 시키는 스플린트(splint)를 착용하였다. 고무줄을 해당 손가락에 부착하여 어느 정도의 움직임을 허락하였다. 이 스플린트의 목적으로 타당한 것은?

1) 손목의 굽힘 자세 유지
2) 대상 손가락의 기능적 자세 제공
3) 엄지손가락의 기능적 자세 제공
4) 대상 손가락의 힘줄에 유동성 제공
5) 손등의 안정성 제공 및 폄 힘줄의 유착 방지

문제해설

50 이 환자는 손의 움직임으로 통증이 발생하고 있다. 그래서 손에 스트레스를 줄일 수 있는 관절 보호 방법을 교육해 사용하도록 한다.

답 1)

51 등 블로킹 스플린트(dorsal blocking splint)

- MP 관절 60° 굽힘(flexion)+IP 관절 완전 폄(full extension)
- 고무 밴드가 손바닥의 안전핀을 통과해 잡아당김
- 밴드는 스트랩(strap)에 부착되어 충분한 장력을 가져야 함
- 대상 PIP 관절 : 40~60° 굽힘(flexion)
  - 착용
    - 환자는 스플린트를 하루 24시간, 3주 동안 착용해야 함
    - 환자는 스플린트를 착용한 상태로 하루에 여러 번 '능동적(active) 손가락 폄'을 교육받게 됨 유동성 제공
    - 제거(remove)는 3주 후에 하며, 고무 밴드는 손목의 밴드(band)에 다시 부착됨. 추가적으로 1~5주 정도 더 착용할 수 있음
  - 단점
    - PIP 관절의 구축이 자주 발생됨 고무 밴드의 과도한 장력 또는 불완전한 IP 관절의 폄이 원인이 됨

답 4)

52

급성기 RA 환자에게 열과 냉의 적용에 대한 설명으로 옳은 것은?

1) 열의 적용은 염증 감소가 목적이다
2) 냉의 적용은 조조강직을 완화시킨다
3) 장시간 냉의 적용은 부종을 초래한다
4) 열의 적용은 20분 이내로 제한해야 한다
5) 급성기에는 열과 냉 모두를 적용할 수 없다

53

백조목 변형(swan neck deformity)에 대한 설명은?

1) 손가락 굽힘근 힘줄 파열
2) 몸쪽 손가락뼈사이관절 굽힘
3) 먼쪽 손가락뼈사이관절 과다폄
4) 몸쪽 손가락관절 폄근 힘줄 파열
5) 손가락 굽힘근 힘줄의 결절이나 두꺼워짐

54

Herberden node와 Bouchard node가 발생하는 곳은?

1) Herberden node는 DIP 관절에, Bouchard node는 PIP 관절에 발생한다
2) Herberden node는 PIP 관절에, Bouchard node는 DIP 관절에 발생한다
3) Herberden node는 DIP 관절에, Bouchard node는 MCP 관절에 발생한다
4) Herberden node는 PIP 관절에, Bouchard node는 MCP 관절에 발생한다
5) Herberden node는 MCP 관절에, Bouchard node는 CMC 관절에 발생한다

문제해설

52 열의 적용은 염증이 증가된다. 냉의 적용은 강직을 더 강화시킨다. 장시간 열의 적용은 부종을 초래한다. 급성기에도 열과 냉 모두를 적용할 수 있다.

답 4)

53 2), 3), 4) 단춧구멍 변형에 대한 설명
5) 방아쇠 손가락에 대한 설명

답 1)

54

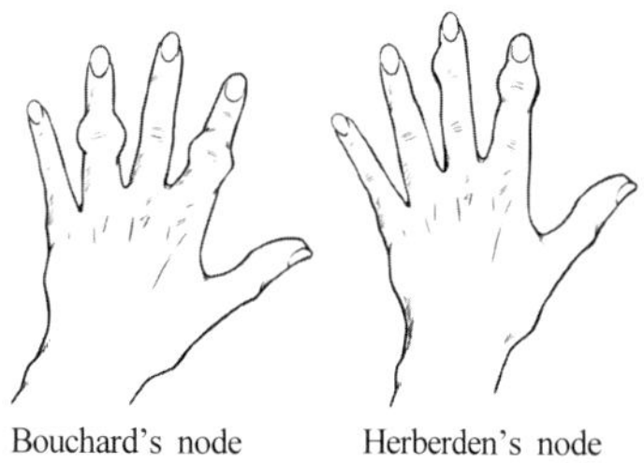

답 1)

근골격계작업치료

55

RA 환자에게 변형 예방을 위한 부목을 적용하였다. 어떤 FOR인가?

1) 발달 FOR
2) 재활 FOR
3) 생체역학 FOR
4) 감각운동 FOR
5) 작업행동 FOR

문제해설

55 해설내용 참조

답 3)

FOR(Frame Of Reference)

Explanation

1. Biomechanical Approach(생체역학적 접근)

1) 신체적 문제를 치료하기 위해 사용됨
2) 관절 측정, 근력 측정, 운동치료, 보조기 등

목적	• 특정 신체장애를 평가(ROM, 근력, 지구력 등) • ROM, 근력, 지구력 등을 회복시키기 위해 • 변형을 감소시키고 예방하기 위해
대상	• 운동 단위나 정형 외과적 문제를 가진 환자에게 적용(CNS는 정상) 예) rheumatoid arthritis, osteoarthritis, fractures, amputations, hand trauma－평가와 치료 • sensorimotor 요소들을 평가·치료 예) 여러 adjunctive method, enabling 테크닉, modality 등

2. Sensorimotor Approach(감각운동적 접근)

1) 중추신경계(CNS) 문제를 지닌 환자들에게 적용
2) motor recovery 이론에 근거함
3) 모든 sensorimotor approach는 신경 생리학적 메커니즘을 이용함
 (1) 근육의 긴장(tone)을 정상화시키는 치료
 (2) 보다 정상적인 운동반응을 이끌어 내기 위한 치료
 (3) 몇몇 approach는 reflex 메커니즘을 사용하기도 함
  예) rood, brunnstrom(movement therapy), knott and voss, bobath(NDT) 등

3. Rehabilitation Approach(재활적 접근)

목표	• 환자가 신체적 한계를 가지고 삶을 살아갈 수 있도록 도움 • 한계를 보상할 수 있도록 도움
치료	• 장애보다 능력(가능성)에 초점 • 그 사람의 내적 가치와 개인의 존엄성, 그리고 만족스럽고 목적 있는 삶의 회복에 관심을 가짐 • 환자의 장애가 독립적인 삶을 유지할 수 있는가를 측정 • 수행요소(PC)보다는 수행영역(PA)에 보다 많은 관심을 가짐

56

관절염 환자를 대상으로 일상생활 활동 방법을 교육할 때 옳은 내용은?

1) 굽기보다는 볶는 것으로 조리한다
2) 큰 관절보다 작은 관절을 사용한다
3) 가능한 한 자세로 오랫동안 일한다
4) 신발은 신고 벗기 편한 슬리퍼를 착용한다
5) 빗자루질을 할 때 오른손잡이는 왼쪽에서 오른쪽으로 청소를 한다

57

다음 중 자기 관리(self care)가 가능하나 부업과 직업이 제한되는 ACR(American College of Rheumatology) 단계는?

1) 1단계 2) 2단계
3) 3단계 4) 4단계
5) 5단계

58

RA환자의 에너지 보존에 대한 내용이다. 바르지 못한 일상생활 동작은?

1) 가능한 서서 일을 한다
2) 피곤해지기 전에 일을 멈춘다
3) 뻗기를 피하고 리처(reacher)를 사용한다
4) 스트레칭, 구부리기, 옮기기, 오르기(climbing) 등을 피한다
5) 낮은 곳에 있는 물건을 들 때는 무릎을 사용하며 등을 곧게 유지한다

문제해설

56 볶기보다는 굽기, 큰 관절 사용, 가능한 한 자세로 오래 있는 것은 피한다.

답 5)

57 ACR의 분류

일반적인 자기 관리(self care) : 옷 입기, 먹기, 목욕, 꾸미기, 화장실 등이 포함

Class Ⅰ	일반적인 일상생활이 가능함
Class Ⅱ	자기 관리(self care)와 작업 수행이 가능하지만 부업은 제한됨
Class Ⅲ	자기 관리(self care)가 가능하나 부업과 직업이 제한됨
Class Ⅳ	자기 관리(self care), 직업, 부업 모두가 제한됨

답 3)

58 RA 환자의 신체 역학(body mechanics)

- 낮은 곳에 있는 물건을 들 때는 무릎을 사용하며 등을 곧게 유지하라.
- 뻗기(reach)를 피하고 리처(reacher)나 스틱을 사용하라.
- 스트레칭, 구부리기, 옮기기, 오르기(climbing) 등을 피하라.
- 활동 시 적절한 자세를 갖추어라.
- 가능하다면 일은 앉아서 하라.
- 의자에서 일어날 때 의자 가장자리 앞으로 나와서 일어나라.
- 피곤해지기 전에 쉬거나 멈추어라.

답 1)

59

다음 증상의 손가락 변형은?

- 엄지손가락의 굽힘 힘줄(flexor tendon)이 두껍게 되었다
- 손가락의 굽힘 및 폄 활동 시 손가락을 잡고 있는 현상이 생긴다
- 움직임 시 걸림이 지속적으로 발생된다

1) 자뼈쪽 편위(ulnar drift)
2) 방아쇠 손가락(trigger finger)
3) 후지폼 부종(fusiform swelling)
4) 백조목 변형(swan neck deformity)
5) 단춧구멍 변형(bouttoniere deformity)

문제해설

59 해설내용 참조

답 2)

상지 및 손의 변형

Explanation

1. 후지폼 부종(fusiform swelling)

1) RA의 전형적인 증세
2) PIP(Proximal Interphalangeal) 관절에 발생

2. 백조목 변형(swan neck deformity)

1) **형태**
  (1) 근육과 힘줄(tendon)의 구축(contracture)
  (2) MCP(Metacarpophalangeal) 관절 : 굽힘(flexion contracture)
  (3) PIP(Proximal Interphalangeal) 관절 : 과도한 폄(hyper extension)
  (4) DIP(Distal Interphalangeal) 관절 : 굽힘(flexion)

3. 단춧구멍 변형(bouttoniere deformity)

1) PIP 관절의 굽힘
2) DIP 관절의 과도한 폄(hyper extension)
3) 손목 관절(wrist), MP 관절, PIP 관절에 활액막염(synovitis)이 발생할 때 폄 힘줄(extensor tendon)의 central slip을 손상시킴

4. 방아쇠 손가락(trigger finger)

1) 엄지 또는 다른 손가락의 굽힘 힘줄(flexor tendon)이 두껍게 되거나 작은 혹이 발생
2) 손가락의 굽힘 및 폄 활동 시 손가락을 잡고 있는 현상을 일으킴
3) 걸림(triggering)이 지속됨
4) LOM(limitation of motion) 또는 힘줄 파열(tendon rupture)이 발생

5. 척측 드리프트(ulnar drift) 및 MP 관절 편위(deviation)

- MP 인대(ligament)의 약화(weakness)로 인해 ulnar drift 발생

60

뼈관절염(osteoarthritis)의 특징으로 가장 타당한 것은?

1) 체중지지 관절에서 주로 나타난다
2) 조조 경직이 1시간 이상 지속된다
3) 세 부위 이상에서 동시에 나타난다
4) 여성의 유병률이 남성의 3배 이상이다
5) 양쪽 상지에서 대칭적인 양상을 보인다

문제해설

60 2), 3), 4), 5)는 류마티스 관절염의 특징이다.

답 1)

61

손(hand)에 발생하는 OA 진단 기준(미국 RA 학회)으로 옳은 것은?

1) MP 관절 중 2개 미만에서 부종이 있는 경우
2) 전체 관절의 50% 이상에서 염증이 있는 경우
3) DIP 관절 중 1개 이상에서 비대조직이 있는 경우
4) 10개 관절 중 2개 이상에서 비대조직이 있는 경우
5) 10개 관절 중 2개 이상에서 관절변형이 있는 경우

61 진단 기준

- 통증, 강직 등과 더불어 아래의 증상이 3가지 이상 있을 경우
- 10개 관절 중 2개 이상에 단단한 비대조직(hard tissue)이 생기는 경우
- 2개 이상의 끝마디뼈 관절(DIP joints)에 비대조직이 생기는 경우
- 허리뼈 관절(MP Joint)이 3개 미만으로 부어 있는 경우
- 10개 관절 중 최소 1개 이상에서 변형이 나타나는 경우

답 4)

62

RA 환자의 에너지 보존 전략 및 관절 보호 원칙으로 가장 타당한 것은?

1) 가능하다면 서서 일한다
2) 피곤해지기 전에 먼저 휴식을 취한다
3) 용기의 뚜껑을 열 때 왼손을 사용한다
4) 손잡이가 굵고 짧은 단검의 사용은 피한다
5) 밀대를 사용할 때는 가능한 팔의 굽힘과 펴기는 피한다

63

다음 중 가장 적절한 중재는?

- 대상 : 류머티즘성 관절염으로 진단된 50대 여성
- 증상 : 조조강직 및 통증과 관절 변형이 나타남

1) 무게감이 있는 그릇
2) 손에 드는 작은 가방
3) 손잡이가 두꺼운 수저
4) 퍼티(putty)로 장악력 운동
5) 가장 안정적인 한 자세로 유지

64

다음 해부학적 구조물이 원인이 되는 RA 유형의 자세가 옳은 것은?

- 손가락 폄 힘줄의 가측 띠(lateral slip)
- FDS(Flexor Digitorum Superficialis)

1) DIP 관절 폄
2) MP 관절 폄
3) PIP 및 DIP 관절 폄
4) PIP 및 DIP 관절 굽힘
5) PIP 관절 과도한 폄 및 DIP 관절 굽힘

문제해설

62 가능하다면 앉아서 일한다. 용기의 뚜껑을 열 때 오른손을 사용한다. 손잡이가 굵고 짧은 단검이 추천된다. 밀대를 사용할 때는 가능한 팔의 굽힘과 펴기를 많이 사용한다.

답 2)

63 류머티즘 관절염의 관절보호와 피로관리를 위한 원칙으로는 통증 및 피로감, 변형이 유발될 수 자세를 피하고 가능한 가장 강하고 큰 관절을 사용함. 가방은 팔꿈치와 어깨 위로 맬 수 있거나 배낭이나 허리에 차는 형태가 좋음. 불안정한 관절에 변형의 위험을 갖는 운동은 피하며 관절 움직임이 없는 등척성 운동을 함. 큰 동작으로 다룰 수 있는 큰 집기가 좋으며 레버식의 손잡이가 좋음. 정적인 자세를 오래 유지하면 근육 피로 및 관절이 뻣뻣해지므로 자세는 변경하고 자주 쉬는 것이 좋음

답 3)

64 백조목 변형

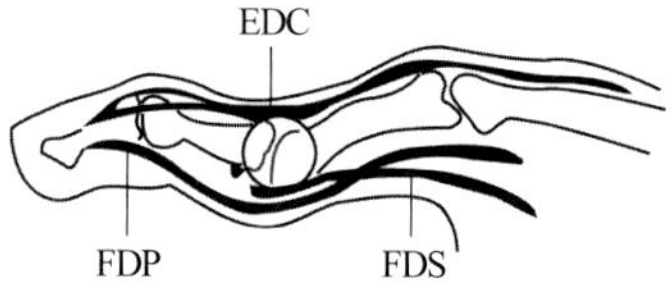

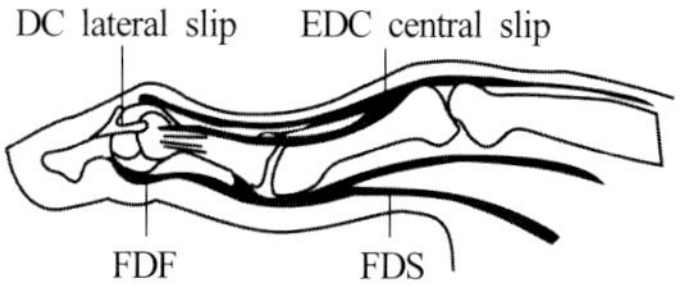

답 5)

65

급성기 RA 환자의 일상생활동작으로 바르지 못한 것은?

1) 중력에 저항하는 동작을 피한다
2) 가능한 오랫동안 정적 자세를 유지한다
3) 작업의 속도는 최대한 천천히 하는 것이 좋다
4) 물건을 옮길 때는 들어서 옮기는 것보다 밀어서 옮긴다
5) 진공청소기 사용 시에는 가능한 팔을 최대로 펴고 구부린다

66

다음과 같은 수행이 가능한 뇌졸중 환자의 브론스트롬 단계는?

- 손을 등 뒤로 가져갈 수 있다
- 팔을 앞으로 들어 어깨 높이까지 들 수 있다
- 팔꿉 관절을 굽힘 시킨 상태에서만 엎침과 뒤침이 가능하다

1) 2
2) 3
3) 4
4) 5
5) 6

문제해설

65 정적 자세를 장시간 유지하는 것은 바람직하지 못하다.

답 2)

66 해설내용 참조

답 3)

Explanation 브론스트롬 단계 : 팔 4~5단계

4단계	• 경직(spasticity)의 감소가 나타나기 시작함 • 시너지로부터 벗어나는 움직임의 조합(combination)이 가능해짐 – 손을 등 뒤로 가져갈 수 있음 – 팔을 앞으로 90° 들어 어깨 높이(forward horizontal)까지 들 수 있음(flexion) – 팔꿉 관절을 90° 굽힘 시킨 상태로 엎침과 뒤침이 가능함
5단계	• 시너지가 더 이상 우세하지 않음 • 시너지로부터 벗어난 움직임의 조합(combination)이 보다 쉽게 수행됨 – 팔을 옆으로 90° 들어 어깨 높이(side horizontal)까지 들 수 있음(abduction) – 팔을 앞으로 뻗어 머리 위로 들어 올릴 수 있음 – 팔꿉 관절의 완전 폄 상태에서 엎침과 뒤침이 가능함

67

'백조목 변형(swan neck deformity)'에 대한 설명으로 옳은 것은?

1) 외재근의 당김이 원인이 된다
2) PIP 관절에 굽힘이 나타난다
3) DIP 관절에 폄이 나타난다
4) FDS(Flexor Digitorum Superficialis)의 손상이 원인이 된다
5) 폄 힘줄(extensor tendon)의 중앙 슬립(slip)의 손상이 원인이 된다

68

다음 중 RA로 인한 손가락 변형 중 백조목 변형의 원인이 되는 해부학적 구조물로만 구성된 조합은?

1) 깊은손가락굽힘근(FDP), 손가락폄근(ED)
2) 깊은손가락굽힘근(FDP), 손가락폄근(ED)
3) 손가락폄근(ED), EDC의 중앙 슬립(central slip)
4) 얕은손가락굽힘근(FDS), 손가락폄근(ED)의 가측 슬립(lateral slip)
5) 얕은손가락굽힘근(FDS), 손가락폄근(ED)의 중앙 슬립(central slip)

문제해설

67 해설내용 참조

답 4)

68 해설내용 참조

답 4)

백조목 변형(Swan neck deformity)

Explanation

1. 형태

1) 근육과 힘줄(tendon)의 구축(contracture)
2) MCP(metacarpophalangeal) 관절 : 굽힘(flexion contracture)
3) PIP(proximal Interphalangeal) 관절 : 과도한 폄(hyperextension)
4) DIP(distal Interphalangeal) 관절 : 굽힘(flexion)

2. 종류(swan neck deformity type)

Type 1	초기에는 MP 관절의 변형 및 내재근(intrinsic muscle)의 당겨짐(tightness)이 특징
Type 2	폄 힘줄(extensor tendon)의 lateral slip이 손상됨(rupture)
Type 3	FDS(Flexor Digitorum Superficialis)가 손상됨(rupture)

69

기존 약물에 치료 효과를 볼 수 없는 RA 환자에게 사용되는 최종 단계의 약물은?

1) gold 2) steroid
3) aspirin 4) NAISD
5) DMARDS

70

급성기 RA 환자의 통증 감소를 위한 물리적 요법(modality)으로 가장 타당한 것은?

1) FES 2) 냉과 열
3) 스트레칭 4) 바이브레이터(vibrator)
5) 바이탈 스팀(vital steem)

문제해설

69 스테로이드
- 통증 및 염증 감소에 효과적인 최종 단계의 약물
- 다양한 부작용으로 인해 최종 단계에 사용함

답 2)

70 해설내용 참조

답 2)

물리적 요법(Physical agent modality)

Explanation

열(heat)	• 국소 부위 적용 시 파라핀(paraffin wax treatment), 핫백(moist dry hot pack)이 적용됨 • 가정에서는 따뜻한 샤워나 목욕 등이 추천됨 • 적용 시간은 20분 내로 제한함 - 장시간 적용할 경우 염증과 부종을 초래할 수 있음
냉(cold)	• 통증 경감 및 부종 감소를 위해 사용됨 • 부작용으로 인해 전문지식이 필요함
마사지(massage)	• 근육 연축(spasm)을 감소시키기 위해 사용함 • 혈류의 흐름을 증가시킴
치료적 활동(therapeutic activity) 및 운동(exercise)	• 관절의 기능 향상이 목적이 됨 • 근력 및 지구력을 향상시킬 수 있음 • 운동은 조조강직(morning stiffness)을 감소시킴 • 심폐질환 및 골다공증(osteoporosis)에 대한 위험을 감소시킴 • 수중 프로그램의 실시 - 물의 온도는 83°F 정도가 추천됨 - 기능 향상 및 통증 완화에 효과가 있음 - 관절에 스트레스를 줄여주며, 관련된 증상들을 악화시키지 않는 특징이 있음

71

다음 단어들과 가장 관계 깊은 질환은?

- CTS(carpal tunnel syndrome)
- Pannus

1) RA
2) OA
3) BPI
4) SCI
5) CVA

72

RA 환자의 병뚜껑 열기 시 사용해야 하는 근육으로 가장 타당한 것은?

1) extensor pollicis brevis
2) extensor pollicis longus
3) flexor digitorum profundus
4) flexor digitorum superficialis
5) extensor carpi radialis longus

73

RA 환자의 관절보호 원칙의 내용으로 옳은 것은?

1) 오른손으로 휘저을 때 시계 반대방향으로 젓는다
2) 손잡이를 굵게 만들고 가능한 쥐기를 촉진해야 한다
3) 활동은 여러 단계로 나누며 휴식을 반드시 빼야한다
4) 관절은 최대 가용한 ROM과 근력을 사용하므로 통증을 증가시켜야 한다
5) 용기의 뚜껑을 열 때는 왼손으로, 닫을 때는 오른손으로 수행해야한다

문제해설

71 RA는 조조강직, 손목의 염증, 손의 변형 등이 특징이며, 병의 과정 중 Pannus 형성이 특징이다.

답 1)

72 가장 강한 관절과 사용 가능한 근육들 이용하기

- 큰 관절의 사용은 작은 관절의 스트레스를 줄여 줌
- 손에 가방을 들기보다는 어깨에 메기
- 양어깨에는 같이 무게로 균형을 잡거나 자주 두 어깨로 번갈아가며 들기
- 문을 손으로 열기보다는 팔의 측면을 이용하여 열기
- 서랍에 가죽 고리 끈을 달아 아래팔을 이용하여 열기
- 손가락 대신 손바닥을 사용해 커피잔 들기
- 계단을 올라갈 때 좀 더 강한 다리로 먼저 디디기
- 체중을 적절히 유지하여 체중을 받는 관절에 스트레스를 예방하기

답 5)

73 해설내용 참조

답 1)

RA 환자의 관절 보호(Joint protection)

Explanation

통증의 고려	• 통증은 신체에서 무언가 잘못 되었다는 신호 • 엄지손가락의 법칙(rule) – 스트레스가 많은 활동 수행을 완성한 후 1~2시간 동안 통증이 지속되면 그 활동을 바꿔주어야 함 • 활동은 여러 단계로 나누어진 휴식을 포함해야 함 • 바뀐 활동은 보다 적은 노력이 들어야 함
근력 및 관절의 ROM 유지	• 일상의 활동에서 각 관절이 최대 가용한 ROM과 근력을 사용하므로 유지 • 다리미질, 쓸기, 밀대 사용 시 환자는 길게 밀며 가능한 많은 팔의 굽히기와 펴기 • 가벼운 물건은 높은 캐비닛에 저장하여 뻗기 시 완전한(full) 어깨의 ROM이 사용
손상된 관절에 스트레스를 주는 자세 피하기	• 강한 쥐기(tight grip)는 손잡이가 보강된 굵은 것을 사용하므로 피함 • 손잡이가 굵은 단검이나 피자 칼 사용 • 버터 칼을 이용하여 종이 우유팩 열기에 사용 • 손바닥은 의자에서 일어날 때(손가락이 아닌 손바닥으로 밀면서) 사용 • 강한 쥐기(tight pinch), 짜기, 비틀기는 피함 • 먼지 털이 장갑은 먼지 털이 동안 손가락의 폄(finger extension)을 도움 • 스펀지나 걸레는 편평하게 펴서 짜거나 손바닥 사이에 넣어 짜기 • 용기의 뚜껑(screw-top jar)은 손바닥을 용기 뚜껑에 밀착하여 열기 • 자뼈 쪽 드리프트 변형(ulnar drift deformities)의 방지를 위해 용기의 뚜껑을 열 때는 오른손으로 그리고 닫을 때는 왼손을 사용 • 휘저을 때(stirring)는 오른손 사용의 경우 스푼을 시계반대방향으로, 왼손 사용의 경우는 시계방향으로 젓는 것이 바람직함 • 손이나 손가락을 이용하여 턱을 지지하지 않도록 함 • 머그컵을 잡을 때는 손가락을 사용하지 않기
장시간 한 자세의 유지 피하기	• 책 쥐기에 책 스탠드(book stand)의 사용 • 휘젓기 시 그릇 잡기를 위해 서랍을 조금 열어 넣어 두거나 고무 매트 이용하기 • 환자가 통증과 피로를 느낄 때 끝낼 수 없는 활동은 시작하지 말 것
가장 강한 관절과 사용 가능한 근육들 이용하기	• 큰 관절의 사용은 작은 관절의 스트레스를 줄여 줌 • 손에 가방을 들기 보다는 어깨에 메기 • 양어깨에는 같이 무게로 균형을 잡거나 자주 두 어깨로 번갈아가며 들기 • 문을 손으로 열기보다는 팔의 측면을 이용하여 열기 • 서랍에 가죽 고리 끈을 달아 아래팔을 이용하여 열기 • 손가락 대신 손바닥을 사용해 커피 잔 들기 • 계단을 올라갈 때 좀 더 강한 다리로 먼저 디디기 • 체중을 적절히 유지하여 체중을 받는 관절에 스트레스를 예방하기
여러 관절에 업무량 분산시키기	• 컵, 접시 주전자, 팬 등을 들 때는 양 손바닥을 사용하기 • 뜨거운 접시 운반 시 오븐 장갑을 사용하기 • 무거운 물건을 신체에 가까이 붙여 운반하기 • 손을 대신해 팔을 이용하여 안기 • 들고 나르기 대신에 선반 위로 사물 밀기 • 손목 스플린트(wrist splint)를 착용하므로 스트레스 감소시키기

76

다음 설명하는 내용과 가장 관계 깊은 질환은?

- 젊은 여성에게 호발한다
- 유전적 요인이 높은 질환이다
- 주로 작은 관절을 침범한다

1) RA
2) OA
3) TBI
4) CVA
5) SCI

문제해설

76 해설내용 참조

답 1)

류마티스 관절염(Rheumatoid Arthritis, RA)

Explanation

1. 특징

1) 만성적이며 자가 면역체계 질환
2) 관절 내 염증 반응이 있음
3) 만성염증으로 인한 통증, 관절 퇴화, 움직임의 제한이 발생됨
4) 질환의 과정은 개인마다 편차가 있음
5) 일반적으로 다(多) 관절염이며 작은 관절을 침범함
6) 양쪽이 대칭적으로 손상됨
7) 환자의 기능적 기술(functional skill) 수준은 질환의 침범함 진행에 의해 결정됨
8) Pannus가 뼈, 연골, 관절에 피해를 줌
9) 혈청 류마토이드 인자를 지님
10) 혈중 류마티스 인자의 확인이 가능함
11) 방사선상 변화가 목격됨
12) 수면 후 강직이 있음

2. 역학(epidemiology)

1) 전체 인구의 약 1%에서 발병됨
2) 여성이 남성보다 약 3배 정도 발병률이 높음
3) 30~40대 나이에 호발됨 : 젊은 여성에게 호발
4) 유전적 요인을 지님
   - 1차 가족에서 5~6배 정도 높음

77

RA환자에 대한 설명으로 옳은 것은?

1) 관절노화로 연골이 닳는다
2) 발열이나 통증, 부종은 동반하지 않는다
3) 폐, 심장, 혈관, 눈에는 침범하지 않는다
4) 남성보다는 여성에게 호발한다
5) 작은관절에 침범하며 편측성이다

문제해설

77 OA
관절의 노화로 발생됨

답 4)

Explanation

RA(Rheumatoid Arthritis)

1. RA의 일반적 특징

1) 만성적이며 자가 면역체계 질환
2) 관절 내 염증 반응이 있음
3) 만성염증으로 인한 통증, 관절 퇴화, 움직임 제한이 발생
4) 질환의 과정은 개인마다 편차가 있음
5) 일반적으로 다(多) 관절염
   - 양측성
   - 주로 손목, 손, 손가락 등 작은 관절을 침범
6) Pannus가 뼈, 연골, 관절에 피해를 줌
7) 혈청 류마토이드 인자(혈중 류마티스 인자의 확인이 가능)
8) 방사선상 변화가 목격됨
9) 수면 후 강직
10) 피로, 식욕 상실, 전반적인 통증 또는 뻣뻣함, 체중 감소
11) Morning stiffness
12) 관절이 따뜻하고, 붓고, 민감하고 붉어짐
13) 움직이기 어렵고 통증이 있음

2. RA의 역학(epidemiology)

1) 전체 인구 약 1%가 발병
2) 여성이 남성보다 3배 정도 발병률이 높음
3) 30~40 나이 시기 호발
4) 유전적 요인을 지님
   - 1차 가족에서 5~6배 정도 높음

78

환자의 결절(node)은 손상된 연골 부위가 커진 돌출 부위를 의미한다. Heberden's nodes가 발생하는 부위는?

1) DIP 관절
2) PIP 관절
3) 손목 관절
4) 팔꿉 관절
5) MCP 관절

79

다음 그림의 활동을 할 때 RA 환자가 가장 먼저 고려해야 할 것은?

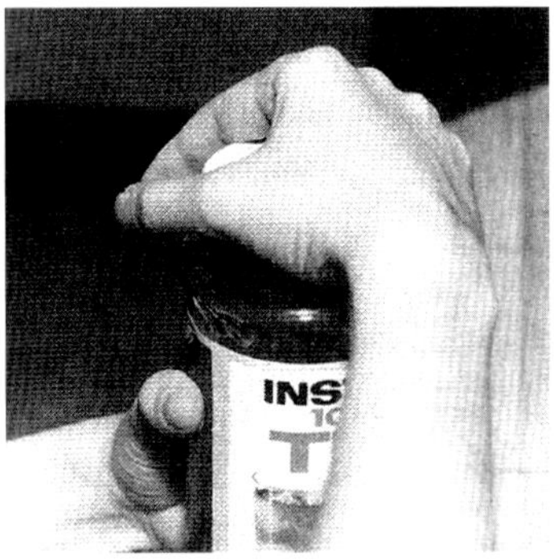

1) 관절보호
2) 통증감소
3) 부종감소
4) 근력증진
5) 에너지 보존

문제해설

78 RA 환자의 결절(node)

- 'node'란 OA 또는 RA에 의해 손상된 연골 부위가 커져 돌출된 것
- 단단하지만 일반적으로 통증은 없음
- DIP와 PIP 관절에 가장 많이 발생됨
  - Heberden's nodes : DIP에 발생
  - Bouchard's nodes : PIP에 발생

답 1)

79 해설내용 참조

답 1)

RA(Rheumatoid Arthritis)

Explanation

1. RA의 치료 목표(treatment objective)

1) 전반적 치료 목표는 통증 및 염증 감소
2) 작업치료의 일반적 치료 목표
   (1) 관절 안정성(joint stability) 및 근력(strength)의 증진 및 유지
   (2) 신체 지구력(physical endurance) 유지
   (3) 변형(deformity) 최소화, 변형 교정 및 예방

(4) ADL(Activity Of Daily Living) 수행 능력 증가, 유지
(5) 질환에 대한 정보 제공
(6) 신체적, 심리적, 기능적 증진
(7) 스트레스 관리를 도우며 신체적 장애의 교정(adjustment)

2. 치료 방법(treatment methods)

1) 휴식(rest)

(1) 염증과 통증을 줄이기 위해
(2) 휴식과 이완(relaxation)은 통증, 스트레스, 우울증의 악순환의 고리를 끊고 스스로 치료되는 기간을 제공
(3) 휴식은 다양하게 제공될 수 있음
  • 하루 중 짧은 낮잠 등으로 침대에서 휴식을 취함
(4) 각 관절의 휴식은 스플린트(splint) 등으로 관절 지지(support)를 통해 가능

2) 자세 유지(positioning)

(1) 자세 유지는 변형(Deformity) 양상과는 반대가 되며, 통증의 감소와 구축을 예방함
(2) 굽힘 구축(flexion contracture)의 예방이 중요

3) 물리적 요법(physical agent modality)

• 통증 경감을 위해 열(heat), TENS, 생체 되먹임(bio feedback), 냉(cold) 요법의 사용

(1) 열(heat)
  ① 국소 부위 적용 시 파라핀(paraffin wax treatment), 핫백(moist dry hot pack) 적용
  ② 가정에서는 따뜻한 샤워나 목욕
  ③ 적용 시간은 20분 내로 제한함 : 장시간 적용할 경우 염증과 부종을 초래
(2) 냉(cold)
  ① 통증 경감 및 부종 감소를 위해 사용
  ② 부작용으로 인해 전문 지식이 필요
(3) 마사지(massage)
  ① muscle spasm을 위해
  ② 혈류 흐름을 증가시킴
(4) 치료적 활동(therapeutic activity) 및 운동(exercise)
  ① 관절의 기능 향상
  ② 근력 및 지구력 향상
  ③ 운동은 조조 강직(morning stiffness)을 감소시킴
  ④ 심폐질환 및 골다공증(osteoporosis)에 대한 위험을 감소시킴
  ⑤ 수중 프로그램
    • 물의 온도는 83°F 정도가 추천됨
    • 기능의 향상 및 통증의 완화 효과
    • 관절에 스트레스를 줄이며, 관련된 증상들을 거의 악화시키지 않음

80

류마티스 관절염(RA) 환자의 손관절 보호 테크닉에 대한 설명으로 옳은 것은?

1) 독서 시 독서대의 사용은 피한다
2) 가위는 무거운 것을 사용한다
3) 수도꼭지는 레버형을 피해야 한다
4) 무거운 접시는 두 손으로 받쳐 든다
5) 전화 통화는 길게 하고 수화기 손잡이는 짧게 한다

문제해설

80 류마티스 환자의 손 보호법

RA 환자의 경우 무거운 물건보다는 가벼운 물건이 추천됨

답 4)

RA와 OA

Explanation

1. RA 및 OA 환자를 위한 보조도구

	Assistive devices	
문제(problem)	원칙(principles)	예(examples)
ROM 감소	• 물건의 손잡이 길게 만들기 • 쉽게 닿는 곳에 사물 정리하기	• 리처(reacher), 긴 구두주걱, 긴 자루걸레, 돌림식 수납장(space saver), 수납걸이
손상된 쥐기	• 손잡이 둘레를 확대하기	• built-up handle, 큰 펜, universal cuff, stocking aids
불안정성 (Instability)	• 안전을 위해 사물을 고정 시키거나 지지(support)를 제공함	• non-skid mats, suction brushes, hand rails, grab bars
감소된 에너지	• 수행의 용이함을 촉진함	• 가벼운 도구, 전동 도구, zim jar opener
관절변형의 가능성	• 지렛대 원리 사용을 증가시킴 • 정적(static) 쥐기 또는 장시간 쥐기를 예방함	• 수도꼭지 손잡이 신장, adapted key holder, MCP 관절을 사용한 야채 껍질 벗기기 도구 • book stand, bowl holder
감소된 근력	• 작업 높이를 수정함 • 침대 또는 의자에서 보다 쉽게 일어날 수 있도록 높이를 올림	• rasied toilet seat

2. RA 및 OA 환자를 위한 관절 보호법

1) 통증의 고려

(1) 통증은 신체에서 무언가 잘못 되었다는 신호

(2) 엄지손가락의 법칙(rule)

• 스트레스가 많은 활동 수행을 완성한 후 1~2시간 동안 통증이 지속되면 그 활동을 바꿔주어야 함

(3) 활동은 여러 단계로 나누어진 휴식을 포함해야 함
(4) 바뀐 활동은 보다 적은 노력이 들어야 함

2) 근력 및 관절의 ROM 유지

(1) 일상의 활동에서 각 관절이 최대 가용한 ROM과 근력을 사용하므로 유지
(2) 다리미질, 쓸기, 밀대 사용 시 환자는 길게 밀며 가능한 많은 팔의 굽히기와 펴기
(3) 가벼운 물건은 높은 캐비닛에 저장하며, 뻗기 시 완전한(full) 어깨의 ROM을 함

3) 손상된 관절에 스트레스가 주는 자세 피하기

(1) 강한 쥐기(tight grip)는 손잡이가 보강된 굵은 것을 사용하므로 피함
(2) 손잡이가 굵은 단검이나 피자 칼 사용
(3) 버터 칼을 이용하여 종이 우유팩 열기에 사용
(4) 손바닥은 의자에서 일어날 때(손가락이 아닌 손바닥으로 밀면서) 사용
(5) 강한 쥐기(tight pinch), 짜기, 비틀기는 피함
(6) 먼지 털이 장갑은 먼지 털이 동안 손가락의 폄(finger extension)을 도움
(7) 스펀지나 걸레는 편평하게 펴서 짜거나 손바닥 사이에 넣어 짜기
(8) 용기의 뚜껑(screw-top jar)은 손바닥을 용기 뚜껑에 밀착하여 열기
(9) 자뼈 쪽 드리프트 변형(ulnar drift deformities)의 방지를 위해 용기의 뚜껑을 열 때는 오른손으로 그리고 닫을 때는 왼손을 사용
(10) 휘저을 때(stirring)는 오른손 사용의 경우 스푼을 시계반대방향으로, 왼손 사용의 경우는 시계방향으로 젓는 것이 바람직함
(11) 손이나 손가락을 이용하여 턱을 지지하지 않도록 함
(12) 머그컵을 잡을 때는 손가락을 사용하지 않기

4) 장시간 한 자세의 유지 피하기

(1) 책 쥐기에 책 스탠드(book stand)의 사용
(2) 휘젓기 시 그릇 잡기를 위해 서랍을 조금 열어 넣어 두거나 고무 매트 이용하기
(3) 환자가 통증과 피로를 느낄 때 끝낼 수 없는 활동은 시작하지 말 것

5) 가장 강한 관절과 사용 가능한 근육들 이용하기

(1) 큰 관절의 사용은 작은 관절의 스트레스를 줄여 줌
(2) 손에 가방을 들기 보다는 어깨에 메기
(3) 양어깨에는 같이 무게로 균형을 잡거나 자주 두 어깨로 번갈아가며 들기
(4) 문을 손으로 열기보다는 팔의 측면을 이용하여 열기
(5) 서랍에 가죽 고리 끈을 달아 아래팔을 이용하여 열기
(6) 손가락 대신 손바닥을 사용해 커피 잔 들기
(7) 계단을 올라갈 때 좀 더 강한 다리로 먼저 디디기
(8) 체중을 적절히 유지하여 체중을 받는 관절에 스트레스를 예방하기

6) **여러 관절에 업무량 분산시키기**

(1) 컵, 접시 주전자, 팬 등을 들 때는 양 손바닥을 사용하기
(2) 뜨거운 접시 운반 시 오븐 장갑을 사용하기
(3) 무거운 물건을 신체에 가까이 붙여 운반하기
(4) 손을 대신해 팔을 이용하여 안기
(5) 들고 나르기 대신에 선반 위로 사물 밀기
(6) 손목 스플린트(wrist splint)를 착용하므로 스트레스 감소시키기

81

부목(splint)에 대한 설명으로 옳은 것은?

1) 부드럽고 유동적이어야 한다
2) 착용이 쉽고 세척이 불가능해야 한다
3) 기능이 적합하고 무거운 것이어야 한다
4) 간단하고 외관상 혐오감을 주지 말아야 한다
5) 착용 후 통증 및 부종 발생 시 3시간 후 부목을 제거한다

문제해설

81 스플린트 착용

- 치료사가 최적의 시간을 결정함
- ROM 회복 및 유지를 위한 정적 스플린트는 야간에 주로 적용함
- 동적 스플린트 또는 기능 향상을 위한 스플린트는 주로 주간에 적용함
- 통증 유발 시 바로 제거하여 수정함
- 부종 또는 쪼임 현상 등이 나타나면 적절하게 벨크로를 수정하거나 위치를 조절함

답 4)

82

다음 작업 중 RA 환자를 위한 '관절 보호 원칙'의 내용으로 가장 타당한 것은?

1) 활동은 여러 단계로 나누지 않는다
2) 손가락을 용기 뚜껑에 밀착하여 연다
3) 걸레는 편평하게 펴서 짜거나 손바닥 사이에 넣어 짠다
4) 강한 쥐기를 할 때는 손잡이가 보강된 굵은 것을 피한다
5) 팔로 하는 동작을 감소시키기 위해 허리를 구부려 작업한다

82 관절보호 원칙

- 가능한 팔의 큰 관절을 많이 사용하는 것이 바람직함
- 통증 및 피로가 유발되는 자세는 피해야 함

답 3)

83

다음 내용들을 RA 환자에게 시행하려고 한다. 가장 적절한 방법은?

• 불안전한 관절보호	• 통증감소
• 손의 적절한 자세	• 염증 관리

1) 환자 교육　　2) 통증 관리
3) 환경 수정　　4) 부목 적용
5) 구축 감소

문제해설

83 RA 환자의 부목사용(splinting)
- 목적
  - 기능을 위해 관절을 지지(support) 해주며 휴식(rest)을 제공하므로 염증 반응을 감소
  - 통증감소
  - 손의 적절한 자세 유지

답 4)

RA 환자의 부목사용(Splinting)

Explanation

1. 목적

1) 기능을 위해 관절을 지지(support)해주며 휴식(rest)을 제공하므로 염증 반응을 감소
2) 통증감소
3) 손의 적절한 자세 유지

2. 적용

1) **대상**
   - 손목, 손가락, 목, 팔꿈치, 무릎, 발목이 주요 대상

2) **종류**
   - 일반적으로 resting hand splint, wrist immobilization splint, ulnar drift positioning splint 등이 사용됨

   (1) resting hand splint
   - ulnar drift의 예방, 엄지의 web space 유지를 도와줌

   (2) wrist immobilization splint
   ① 잔존한 손의 기능을 가능하게 함
   ② MP 관절까지 포함해야 할 경우
   - cock up splint with MP support

   (3) ulnar drift positioning splint

3) **강직(Stiffness) 발생 예방**
   (1) 정기적인 ROM 운동이 중요
   (2) 스플린트 또는 다른 보조기를 제거함

84

골 관절염(OA : osteoarthritis)의 원인 및 증상에 대한 내용으로 옳은 것은?

1) 관절이 가늘어 진다
2) 뻣뻣함(stiffness)이 나타나지는 않는다
3) 연골 파편이 관절 내에 떠다닌다
4) 체중이 실리는 관절에는 잘 나타나지 않는다
5) 통증 발생 시 관절 운동을 계속해야 통증이 줄어든다

문제해설

84 골 관절염(OA : osteoarthritis)의 원인
- 손상된 관절이 나이(aging)나 과도한 사용으로 닳아 없어짐
- 관절 탈락(break-down) 및 과정(순서)

답 3)

골 관절염(Osteoarthritis, OA)의 원인 및 증상

Explanation

1. 원인

1) 손상된 관절이 나이(aging)나 과도한 사용으로 닳아 없어짐
2) 관절 탈락(break-down) 및 과정(순서)

2. 특징

1) 연골(cartilage)의 본질인 부드럽고, 매끄러우며, 탄력 있는 성질의 변화
2) 쉽게 손상을 입음
3) 연골의 커다란 단면이 완전히 닳아 없어짐
4) 뼈가 서로 닿아 통증이 발생함
5) 관절이 정상 모양을 상실함
   (1) 연골의 파편이 관절 내 떠다님
   (2) 관절의 운동을 제한하면 통증이 줄어듦
   (3) 체중이 실리는(weight-bearing) 관절에 자주 발생함

3. 임상적 증상(clinical feature)

1) **대표적 증상**
   (1) 관절에 통증
   (2) 뻣뻣함(stiffness)
   (3) 움직임의 제한
   (4) 일반적으로 작은 운동에도 통증이 발생
   (5) 관절이 부풀어 비대해짐

2) **상지 및 손**

(1) bouchard's nodes

- PIP 관절의 비대

(2) heberden's nodes

- DIP 관절의 비대

(3) thumb base의 CMC 관절

- 아탈골(subluxation) 또는 사각형 모양의 형태 나타남

85

다음 그림은 어떤 유형의 관절염인가?

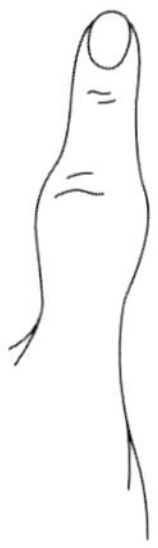

1) 후지폼 부종
2) 관절 불안정
3) 백조목 변형
4) 방아쇠 손가락
5) 단춧구멍 변형

문제해설

85 **후지폼 부종(fusiform swelling)**

- RA의 전형적인 증세
- 근위지절간(PIP : proximal interphalangeal) 관절에 발생

답 1)

86

'방아쇠 손가락(trigger finger)'에 대한 설명으로 타당한 것은?

1) 걸림은 나타나지 않는다
2) 만성 활액막염(synovitis)을 야기한다
3) 힘줄파열은 잘 나타나지 않는다
4) 손가락의 굽힘 및 폄 활동 시 손가락을 잡고 있는 현상을 일으킨다
5) 엄지 또는 다른 손가락의 폄 힘줄이 두껍게 되거나 작은 혹이 발생한다

86 **방아쇠 손가락(trigger finger)**

- 엄지 또는 다른 손가락의 굽힘 힘줄(flexor tendon)이 두껍게 되거나 작은 혹이 발생
- 손가락의 굽힘 및 폄 활동 시 손가락을 잡고 있는 현상을 일으킴
- 걸림(triggering)이 지속됨
- LOM(limitation of motion) 또는 힘줄파열(tendon rupture)이 발생

답 4)

87

RA 환자의 약물치료 중 스테로이드(steroid)계 약물에 대한 내용으로 옳은 것은?

1) 초기 단계 약물이다
2) 독성이 적은 약물이다
3) 체중 감소에 효과적이다
4) 뼈의 침식, 당뇨, 감정적 문제, 고혈압 등이 나타날 수 있다
5) 다른 약물들로 질환이 충분히 제어되지 못할 때 장기적으로 사용한다

문제해설

87 스테로이드(steroid)계 약물
- 마지막 단계 약물
- 통증 감소에 효과적
- 부작용 : 뼈의 침식, 당뇨, 감정적 문제, 고혈압, 체중 증가 등
- 다른 약물들로 질환이 충분히 제어되지 못할 때 일시적으로만 사용

답 4)

RA 환자의 약물 치료(Drug therapy)

Explanation

- 피라미드 모델(pyramid model)을 따름
- 피라미드의 바닥(base)
  - 독성이 적은 치료
  - 휴식과 교육이 포함(rest & education)
- 피라미드의 정점(pyramid의 apex)
  - 실험적 약물의 사용
  - 세포 독성이 높은 약물
  - 다른 약물에 반응이 없는 심각한 상태의 질환을 가진 환자에게 적용

1. 첫 번째 단계(group)의 약물

1) 염증은 막을 수 있지만, 병의 진행을 막지 못함
2) 빠른 반응의 약물들
   (1) 비스테로이드계 항염증 약물(NAISD : nonsteroidal antiinflammatory drugs)
   (2) 아스피린
   (3) ICI(Intraarticular Corticosteroid Injection)
3) 독성이 적은 약물을 초기 진단에 처방

2. 두 번째 단계(group)의 약물

1) DMARDS(Disease-Modifying Antirheumatoid Drugs)
2) 직접적으로 병의 과정에 영향을 미치는 약물들
   - gold sallt, penicillamine, methotrexate 등

3) 심각한 부작용이 있을 수 있으므로 주의 깊은 의학적인 감시 필요
4) 관절 보호법(joint protection), 에너지 보존법(energy conservation), 스플린트 사용(splinting)과 같은 방법들도 중요

3. 스테로이드(steroid)계 약물

1) 마지막 단계 약물
2) 통증 감소에 효과적
3) 부작용 : 뼈의 침식, 당뇨, 감정적 문제, 고혈압, 체중 증가 등
4) 다른 약물들로 질환이 충분히 제어되지 못할 때 일시적으로만 사용

88

RA로 인한 변형 중 Bouttoniere deformity의 원인으로 옳은 것은?

1) 굽힘 힘줄의 비대
2) 폄 힘줄의 가쪽 슬립(lateral slip) 손상
3) 폄 힘줄의 중앙 슬립(central slip) 손상
4) FDS(flexor digitorum superficialis) 손상
5) CMC 관절의 탈골과 MP 관절의 자쪽 편위(ulnar deviation)

89

다음 보기의 공통점으로 가장 적절한 것은?

- manual blocking
- dorsal blocking splint
- cylindrical plaster splint

1) 손가락 폄 동작을 보상한다
2) 손가락 굽힘 동작을 보상한다
3) 폄근 힘줄에 유동성을 제공한다
4) 굽힘근 힘줄에 유동성을 제공한다
5) ADL 활동수행에 있어 최적의 기능을 제공한다

문제해설

88 단춧구멍 변형(bouttoniere deformity)

손목 관절(wrist), MP 관절, PIP 관절에 활액막염(synovitis)이 발생할 때 폄 힘줄(extensor tendon)의 central slip이 손상됨

답 3)

89 힘줄 손상(tendon injuries)

- 굽힘힘줄(flexor tendons) 손상을 위한 재활
  - 일반적 목표
  - 힘줄의 유동성(tendon gliding)을 촉진함
  - 유착(scar adhesion) 형성을 최소화함
- 급성기 굽힘 힘줄 손상을 위한 조절된 유동성 : 루이스빌 테크닉(controlled mobilization of acute flexor tendon injuries : Louisville technique)
  - 밴드의 이용
  - 후 블로킹 스플린트(dorsal blocking splint)
- 조절된 수동적 움직임 : 듀란과 하우저 테크닉(controlled passive motion : Duran and Houser technique)
- 부동 테크닉(immobilization techniques)

답 4)

90

다음 그림의 변형은 무엇인가?

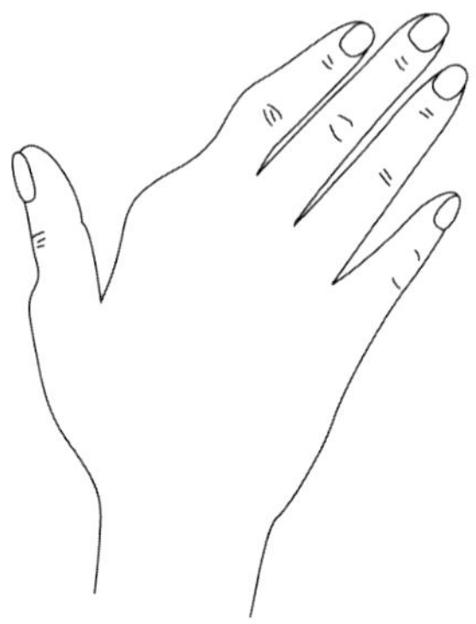

1) 완전탈구
2) ulnar drift
3) joint laxity
4) 관절 아탈구
5) 백조목 변형

91

다음 그림의 변형은 무엇인가?

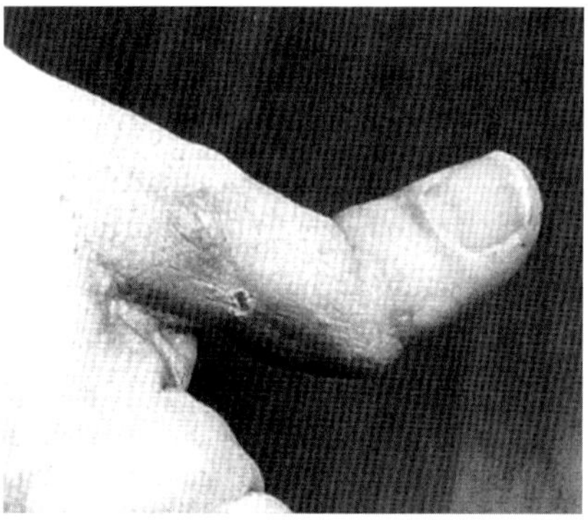

1) 관절 불안정(joint laxity)
2) 방아쇠 손가락(trigger finger)
3) 후지폼 부종(fusiform swelling)
4) 백조목 변형(swan neck deformity)
5) 단춧구멍 변형(bouttoniere deformity)

문제해설

90 자뼈쪽 드리프트(ulnar drift) 및 MP 관절 편위(deviation)

MP 인대(ligament)의 약화(weakness)로 인해 ulnar drift 발생

답 2)

91 관절 불안정(joint laxity)

- 인대(ligament)의 불안정으로 전반적인 손 기능 손실을 야기함
- 스트레칭 또는 신장(lengthening)으로도 만성 활액막염(synovitis)을 야기함
- 엄지의 IP 관절이 불안정하며, 엄지의 끝이 치료사에 의해 쉽게 흔들림

답 1)

92

류마티스 관절염(RA)에 대한 설명으로 옳은 것은?

1) 수면 후 강직이 없다
2) 과도한 사용이 원인이다
3) 관절 내 염증반응이 있다
4) 주로 큰 관절에 침범한다
5) 양쪽 상지의 비대칭적 손상이 특징이다

93

DIP 관절의 수동적 폄은 가능하지만 능동적 폄이 불가능한 증상은?

1) Claw hand
2) Mallet finger
3) Trigger finger
4) Dupuytren's contracture
5) De Quervain's Tenosynovitis

문제해설

92 OA의 원인

과도한 사용이 원인인 경우는 OA이다.

답 3)

93 Mallet finger

- 주요증상
  - 손상된 관절에 통증, 부종, 민감성(tenderness) 발생
  - 손상 후 붉게 변함
  - 도움 없이 손가락을 펴하지 못함
    - 도움을 받아 움직이는 것은 가능함

답 2)

Mallet finger

Explanation

1. 일반적으로 운동선수들에게 발생

1) 야구선수, 농구선수 등에게 호발
   - 업무 중 산재로 인한 사고로도 발생함
2) 손등 쪽의 힘줄이 손상됨
   - 원위부(먼쪽) 관절에서 손상이 발생

2. 세 가지 타입

1) 골절 없이 힘줄만 손상됨
2) 작은 골절과 같이 힘줄파열(rupture) 발생
3) 큰 골절과 같이 힘줄파열(rupture) 발생

3. 주요증상

1) 손상된 관절에 통증, 부종, 민감성(tenderness) 발생
2) 손상 후 붉게 변함
3) 도움 없이 손가락을 펴하지 못함
   - 도움을 받아 움직이는 것은 가능함

94

섬유근통(fibromyalgia)의 내용으로 타당한 것은?

1) 남성에게 호발한다
2) 관절에 통증이 없는 것이 특징이다
3) 조조강직(morning stiffness)이 없는 것이 특징이다
4) 골격계에 광범위한 통증과 피로를 불러일으킨다
5) 피로, 수면장애, 우울증, 짜증, 두통 등 증상은 거의 없다

문제해설

94 fibromyalgia

- 여성에게 호발
- 근 골격계에 광범위한 통증과 피로를 불러일으킴
- 인체의 섬유 조직에 통증
  - 근육, 힘줄, 인대 등의 조직에 통증
- 통증이 온 몸에 나타남
  - 안 아픈데 없이 다 아프다고 호소
  - 근육의 통증
    - 마치 심하게 잡아 당겨지거나 힘든 일을 하고 난 후처럼 고통스러움
    - 근육에 가벼운 경련 상태가 오기도 함
    - 후끈후끈한 느낌을 갖기도 함

답 4)

섬유근통(fibromyalgia)

Explanation

1. 특징

1) 여성에게 호발
2) 근 골격계에 광범위한 통증과 피로를 불러일으킴
3) 인체의 섬유 조직에 통증
   - 근육, 힘줄, 인대 등의 조직에 통증
4) 통증이 온 몸에 나타남
   (1) 안 아픈데 없이 다 아프다고 호소
   (2) 근육의 통증
      ① 마치 심하게 잡아 당겨지거나 힘든 일을 하고 난 후처럼 고통스러움
      ② 근육에 가벼운 경련 상태가 오기도 함
      ③ 후끈후끈한 느낌을 갖기도 함
5) 모든 연령층에서 발생

2. 역학

1) 20~55세 사이 사람들이 많음
2) 여자가 남자에 비해 10배 높음

3. 원인 및 병리

1) 원인은 알려지지 않음
2) 몇 가지 이론

(1) 외상에 앞서 통증에 대한 중추 신경계의 반응
(2) 감염, 과다한 운동, 호르몬 등

4. 임상적 증상

1) 피로, 수면 장애, 우울증, 짜증, 두통
2) 조조 강직(morning stiffness)
3) bowel syndrome, 방광의 민감함
4) 무감각, 이상 감각(tingling)
5) 혈액 순환 문제, 추위(cold tolerance) 문제

95

40세 여성은 폄 힘줄(extensor tendon)의 손상으로 DIP 관절에 굽힘이 발생되었다. 이 여성은 손끝을 펼 수 없으며, 일상생활에 있어 많은 불편을 겪고 있다. 이 여성이 가지고 있는 문제는?

1) Joint laxity
2) Mallet finger
3) Bouchard's node
4) Herverden's node
5) Carpal tunnel syndrome

96

RA 환자에게 적용하는 열(heat)과 냉(cold)에 대한 설명으로 옳은 것은?

1) 열과 냉 모두 통증에 효과적이지 않다
2) 적용 시간은 10분 내로 제한해야 한다
3) 일반적으로 냉의 적용은 염증과 부종을 초래할 수 있다
4) 열의 사례에는 파라핀(paraffin) 욕, 핫팩(hot pack), TENS 등이 있다
5) 열의 적용을 위해 가정에서는 따뜻한 샤워나 목욕 등이 추천된다

문제해설

95 Mallet finger

- DIP 관절의 굽힘이 특징적인 변형
- DIP 관절을 지나는 폄힘줄(extensor tendon)의 손상(rupture)이 원인이 됨
- 손끝을 펴는 능력이 상실됨

답 2)

96

열(heat)	냉(cold)
• 국소 부위 적용 시 파라핀(paraffin wax treatment), 핫백(moistdry hot pack)이 적용됨 • 가정에서는 따뜻한 샤워나 목욕 등이 추천됨 • 적용 시간은 20분 내로 제한함 : 장시간 적용할 경우 염증과 부종을 초래할 수 있음	• 통증 경감 및 부종 감소를 위해 사용됨 • 부작용으로 인해 전문 지식이 필요함

답 5)

97

관절염 환자의 치료방법으로 옳은 것은?

1) 폄 구축의 예방이 중요하다
2) 수중 운동은 관절의 사용이 많으므로 피한다
3) 장시간의 낮잠 등으로 침대에서 휴식을 취한다
4) 밤시간에만 스플린트(splint) 등을 통한 관절지지를 제공한다
5) 통증 경감을 위해 열, TENS, 생체 되먹임, 냉요법 등을 사용한다

문제해설

97 수중 프로그램

- 물의 온도는 83° 정도가 추천됨
- 기능의 향상 및 통증의 완화 효과
- 관절에 스트레스를 줄이며, 관련된 증상들을 거의 악화시키지 않음

답 5)

RA 환자의 치료 방법(Treatment methods)

Explanation

1. 휴식(rest)

1) 염증과 통증을 줄이기 위해
2) 휴식과 이완(relaxation)은 통증, 스트레스, 우울증의 악순환의 고리를 끊고 스스로 치료되는 기간을 제공
3) 휴식은 다양하게 제공될 수 있음
   - 하루 중 짧은 낮잠 등으로 침대에서 휴식을 취함
4) 각 관절의 휴식은 스플린트(splint) 등으로 관절 지지(support)를 통해 가능

2. 자세 유지(positioning)

1) 자세 유지는 변형(deformity) 양상과는 반대가 되며, 통증의 감소와 구축을 예방함
2) 굽힘 구축(flexion contracture)의 예방이 중요함

3. 물리적 요법(physical agent modality)

- 통증 경감을 위해 열(heat), TENS, 생체 되먹임(bio feedback), 냉 요법의 사용

1) 열(heat)
   - 국소 부위 적용 시 파라핀(paraffin wax treatment), 핫팩(moist dry hot pack)
2) 냉(cold)
3) 마사지(massage)
4) 치료적 활동(therapeutic activity) 및 운동(exercise)
   (1) 관절의 기능 향상
   (2) 근력 및 지구력 향상
   (3) 운동은 조조 강직(morning stiffness)을 감소시킴

(4) 심폐질환 및 골다공증(osteoporosis)에 대한 위험을 감소시킴
(5) 수중 프로그램
① 물의 온도는 83° 정도가 추천됨
② 기능의 향상 및 통증의 완화에 효과가 있음
③ 관절에 스트레스를 줄이며, 관련된 증상들을 거의 악화시키지 않음

98

다음 그림의 부목(splint)에 대한 설명으로 옳은 것은?

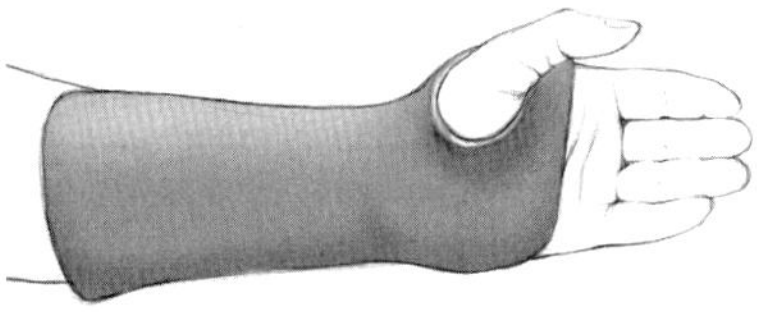

1) 강직을 감소시킨다
2) resting pan splint이다
3) 화상환자에게 적용한다
4) 뇌졸중 환자를 위한 것이다
5) RA 환자의 손목 관절을 보호한다

99

다음 그림의 부목(splint)에 대한 설명으로 옳은 것은?

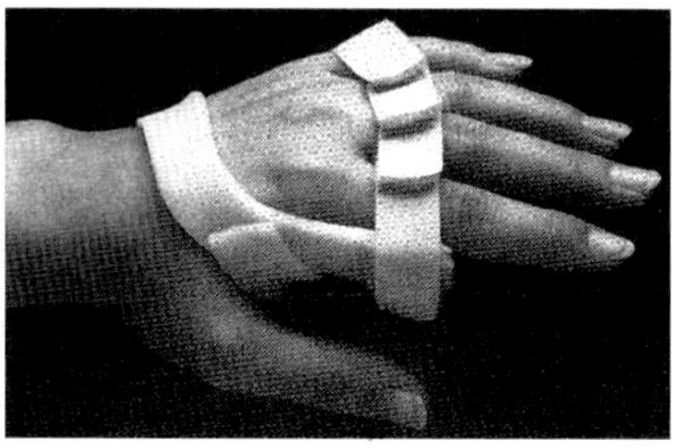

1) 명칭은 blocking splint이다
2) 경수 6번 환자에게 사용한다
3) radial nerve 손상 시 사용된다
4) 관절의 휴식을 목적으로 사용한다
5) ulnar drift 예방을 목적으로 사용한다

문제해설

98 wrist immobilization splint
- 잔존한 손의 기능을 가능하게 함
- MP 관절까지 포함해야 할 경우
  − cock up splint with MP support

답 5)

99 ulnar drift positioning splint
ulnar drift 예방이 목적

답 5)

100

RA 환자에 대한 평가 내용으로 타당한 것은?

1) MMT 평가를 반드시 실시한다
2) ROM 및 근력은 약물에 의해 영향을 받는다
3) 치료사는 관절의 뻣뻣함, 불안정, 소리 등은 무시해야 한다
4) 손의 기능 평가 동안 관절에 어느 정도의 스트레스를 제공해야 한다
5) 저항을 적용할 때는 ROM의 끝부분보다 통증이 있는 범위에 적용한다

문제해설

100 MMT(manual muscle test) 평가

- RA를 가진 환자의 MMT가 불가능한 이유
  - 관절의 불안정성
  - 근육이 당겨지면서 관절 내부에 변성을 초래할 수 있음
- 저항을 환자에게 적용할 때 환자는 ROM의 끝부분보다는 통증이 없는 범위에만 적용
- MMT는 여전히 논쟁의 여지가 있음

답 2)

101

류마티스 관절염(RA) 환자의 아급성기 치료의 내용은?

1) 염증이 사라진다
2) 관절은 핑크 빛이며 차갑다
3) 제한된 움직임은 거의 없다
4) ROM 운동을 매일 20회 이상 실시한다
5) 경직(stiffness)은 조조강직(morning stiffness)으로만 제한된다

101 임상적 증상

- 제한된 움직임, 따끔거림(tingling)은 남아있음
- 통증, 예민함(tenderness)은 감소됨
  - 염증이 가라앉음을 의미
- 경직(stiffness)은 조조 강직(morning stiffness)으로 제한됨
- 관절은 핑크 빛이며 따뜻함(warm)

답 5)

류마티스 관절염(RA) 환자의 치료

Explanation

1. 아급성기(subacute)

1) 임상적 증상

(1) 제한된 움직임, 따끔거림(tingling)은 남아있음
(2) 통증, 예민함(tenderness)은 감소됨
- 염증이 가라앉음을 의미함

(3) 경직(stiffness)은 조조 강직(morning stiffness)으로 제한됨
(4) 관절은 핑크 빛이며 따뜻함(warm)

2) 치료

(1) 부드러운 수동 신장(gentle passive stretch)을 동반한 수동 및 능동 ROM 운동 시작

(2) 등장성(isotonic) 운동이 수행됨
- 관절에 최소의 스트레스만을 제공함

(3) 4~5회의 ROM 운동을 매일 1~2회 실시함

(4) 등급화 된 등척성(graded isometric) 운동 하루 1회 수행함
- 최대 근력의 3/4 수준으로 1~3회 반복함

2. 활동성 만성기(chronic active)

1) 임상적 증상

(1) 줄어든 통증, 예민함(tenderness), 따끔거림(tingling)

(2) 지구력(endurance)은 낮으나 활동의 인내력(tolerance)은 증가됨

2) 치료

(1) ROM 운동 시 끝(edge of range)에서 신장(stretch)이 수행될 수 있음

(2) 저항이 있는 등장성(isotonic) 및 등척성(isometric) 운동이 수행될 수 있음
- 관절에 무리(overstress)가 없는 수준까지 할 수 있음

(3) 지구력 운동
① 이 시기에 가장 중요함
② 심혈관 적성(cardiovascular fitness)을 증진시키기 위해

(4) 운동 후 통증이 1시간 이상 지속될 경우
- 활동성 강한(vigor) 운동은 반드시 감소시켜야 함

3. 비활동성 만성기(chronic inactive)

1) 임상적 증상

(1) 염증은 사라짐

(2) 지구력이 낮음
- 통증과 경직(stiffness)으로 인한 비사용(disuse) 때문

(3) 전반적인 기능이 감소된 상태
- 통증에 대한 두려움, 제한된 ROM, 근 위축(muscle atrophy), 구축(contracture)

2) 치료

(1) ROM 운동 시 끝(edge of range)에서 신장(stretch)이 수행될 수 있음

(2) 저항이 있는 등장성(isotonic) 및 등척성(isometric) 운동이 수행될 수 있음
- 관절에 무리(overstress)가 없는 수준까지 할 수 있음

(3) 지구력 운동
① 이 시기에 가장 중요함
② 심혈관 적성(cardiovascular fitness)을 증진시키기 위해

(4) 운동 후 통증이 1시간 이상 지속될 경우
- 활동성 강한(vigor) 운동은 반드시 감소시켜야 함

102

류마티스 관절염(RA) 환자의 급성기 치료의 내용으로 타당한 것은?

1) 근력운동을 실시한다
2) 등장성(isotonic) 운동을 수행한다
3) 수동 및 능동 ROM 운동은 하루 한번만 실시한다
4) 통증 감소를 위해 약물 섭취 후 또는 따뜻한 샤워 후 수행한다
5) 운동은 환자가 유연함을 느끼는 시간 또는 통증이 발생하는 시간에 실시한다

문제해설

102 급성기 RA 환자의 운동
- 근력 유지를 위한 운동
  - 저항이 없는 등척성(isometric)이 수행됨
  - 관절의 움직임 없이 하루 1~2회, 6초간 긴장(tension) 유지

답 4)

류마티스 관절염(RA) 환자의 급성기 치료

Explanation

1. 임상적 증상

1) 제한된 움직임, 통증, 예민함(tenderness) 등이 있으며 움직임 유발 시 더 증가됨
2) 전반적인 경직(stiffness), 약화(weakness), 따끔거림(tingling) 또는 무딤(numbness), 뜨거움(hot), 붉은 빛의 관절(red joint)

2. 치료

1) 능동 보조(active assistive) 운동, 중력이 제거된(eliminated) 운동
   - 통증을 견딜 수 있는 범위 내에서 실시함
2) 환자의 기능이 증진될 경우
   - 능동 운동 및 저항 운동으로 진보함
3) 운동은 그 날 환자가 유연함(limber)을 느끼는 또는 통증이 적은 가장 좋은 시간에 실시
   - 통증 감소 약물 섭취 후 또는 따뜻한 샤워 후 실시함
4) 수동 및 능동 ROM 운동은 하루 두 번 실시
   - 신장 없이 통증 지점까지만
5) ROM 손실(loss)을 없애기 위해 완전한(full) ROM이 적어도 1~2회 수행되어야 함
   - 여러 번의 시도를 통해 성취되어야 함
6) 근력 유지를 위한 운동
   (1) 저항이 없는 등척성(isometric)이 수행됨
   (2) 관절의 움직임 없이 하루 1~2회, 6초간 긴장(tension)을 유지해야 함

103

다음 그림에 대한 설명으로 옳은 것은?

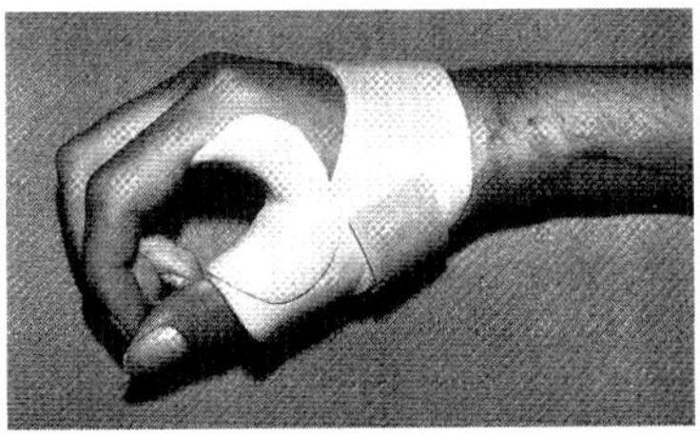

1) cock-up splint이다
2) 노신경 손상 시 사용한다
3) 자신경 손상 시 사용한다
4) thumb stabilization splint이다
5) 손의 기능적 구축을 위해 사용한다

104

RA 환자의 '근력 및 ROM 유지' 방법으로 타당한 것은?

1) 무거운 물건은 높은 캐비닛에 저장한다
2) 어깨의 완전한 ROM 운동은 가능한 피해야 한다
3) 가능한 팔을 많이 사용해 굽히기와 펴기를 실시한다
4) 다리미, 밀대 등의 사용 시 가능한 짧게 밀어야 한다
5) 일상의 활동에서 각 관절의 최소 범위내에서 ROM을 사용한다

105

RA를 진단 받은 35세 여성은 Mallet finger라는 증상을 가지고 있다. 예상되는 손의 형태는?

1) PIP 관절의 굽힘
2) DIP 관절의 굽힘
3) PIP 관절의 과도한 폄
4) DIP 관절의 과도한 폄
5) PIP 관절과 DIP 관절의 부종

문제해설

103 thumb stabilization splint
- 엄지의 palmar abduction과 약간의 대립(opposition)을 만들어 주어 손 기능을 증진
- 검지와 중지에 갈고리 모양(clawing)이 나오면 MP 관절의 과 폄을 방지해 주는 스플린트를 제작해야 함
- median nerve 손상 시 사용됨

답 4)

104 RA 환자의 근력과 ROM을 유지
- 일상의 활동을 통해 각 관절이 최대 가용한 ROM과 근력을 사용하므로 유지함
- 다리미질, 쓸기, 밀대 사용 시 환자는 길게 밀며, 가능한 많은 팔의 사용으로 굽히기와 펴기를 실시함
- 가벼운 물건은 높은 캐비닛에 저장하여 뻗기 시 완전한(full) 어깨의 ROM이 일어나도록 곧게 함으로서 일어나라.
- 피곤해지기 전에 먼저 쉬거나 멈추어라.

답 3)

105 Mallet finger
- DIP 관절의 굽힘이 특징
- DIP 관절을 지나는 폄힘줄(extensor tendon)의 손상(rupture)이 원인이 됨
- 손끝을 펼 수 있는 능력이 상실됨

답 2)

근골격계작업치료

126

이 질환은 관절의 통증과 경직(stiffness)이 특징이며, 여성의 무릎 관절과 남성의 엉덩(hip) 관절에 호발한다. 무엇인가?

1) RA
2) OA
3) TBI
4) SCI
5) CVA

문제해설

126 해설내용 참조

답 2)

골관절염(OA)

Explanation

1. 특징

1) 많은 사용(wear and tear)으로 인한 퇴행성관절염이 발생함
2) 관절의 통증과 강직(stiffness)이 특징임
3) 증상이 점진적으로 악화되는 특성을 가짐
4) 자가 면역계 질환이 아니므로 염증 반응은 없음

2. 역학(epidemiology)

1) 나이가 많을수록 발병률이 높음
2) 소년 또는 젊은 층에는 드물게 발생함
3) 60세를 전후해 발병률이 높음
4) 주로 무릎(knee)관절과 엉덩(hip)관절에 잘 발생됨(여성은 무릎관절, 남성은 엉덩관절에 더 잘 발생됨)

3. 원인 및 병리(etiology and pathology)

1) **원인**
 • 손상된 관절이 노화(aging) 또는 과도한 사용으로 닳아 없어지기 때문
2) **관절 탈락**(break-down) **과정**(순서)
 (1) 연골(cartilage)의 본질인 부드럽고, 매끄러우며, 탄력 있는 성질의 변화가 일어남
 (2) 쉽게 손상을 입을 수 있는 여건이 만들어짐
 (3) 연골의 커다란 단면이 완전히 닳아 없어짐
 (4) 뼈가 서로 닿아 통증이 발생함
 (5) 관절이 정상 모양을 상실함
3) **기타**
 (1) 연골의 파편이 관절 내에 떠다님
 (2) 관절의 운동을 제한하면 통증이 줄어듦
 (3) 체중이 실리는(weight-bearing) 관절에 자주 발생됨

127

다음 중 손가락에 발생되는 결절(node)에 의한 변형에 대해 바르게 설명한 것은?

1) DIP 관절은 Heberden's nodes가 PIP 관절은 Bouchard's nodes가 발생된다
2) PIP 관절은 Heberden's nodes가 DIP 관절은 Bouchard's nodes가 발생된다
3) MCP 관절은 Heberden's nodes가 PIP 관절은 Bouchard's nodes가 발생된다
4) DIP 관절은 Heberden's nodes가 MCP 관절은 Bouchard's nodes가 발생된다
5) MCP 관절은 Heberden's nodes가 CMC 관절은 Bouchard's nodes가 발생된다

128

다음 중 RA환자의 일상생활동작으로 올바른 것은?

1) 가방의 손잡이 잡기
2) 손잡이가 양쪽에 있는 냄비 사용하기
3) 팔꿉관절을 굽힘 상태로 유지하며 다리미질하기
4) 자주 사용하는 물건을 머리 위의 선반에 올려놓기
5) 용기의 뚜껑을 열 때는 왼손으로 닫을 때는 오른손으로 수행하기

129

일반적인 에너지 보존법에 대한 사례로 적합한 것은?

1) 전동기구의 사용을 줄인다
2) 피로해진 후 충분히 쉰다
3) 가능하면 서서 작업한다
4) 일을 하기 전에 계획을 수립한다
5) 작업들을 결합하여 한 번에 많은 일을 한다

문제해설

127 Node

- 'node'란 OA 또는 RA에 의해 손상된 연골 부위가 커져 돌출된 것
- 단단하지만 일반적으로 통증은 없음
- DIP와 PIP 관절에 가장 많이 발생됨
  - Heberden's nodes : DIP에 발생
  - Bouchard's nodes : PIP에 발생

답 1)

128 염증성 질환인 RA 환자들은 손가락의 사용을 최소화해야 한다. 특히 강한 쥐기는 피해야 한다.

답 2)

129 피로해지기 전에 쉬어야 한다.

답 4)

130

손 관절염이 있는 환자를 위한 에너지 보존 교육의 내용으로 타당한 것은?

1) 밀지 말고 들어서 옮긴다
2) 뚜껑을 열 때에는 왼손을 사용한다
3) 쉬운 일과 어려운 일을 번갈아 한다
4) 가능하다면 한 자세로 일을 지속한다
5) 근력 향상을 위해 약한 관절을 사용한다

131

RA를 진단받은 35세 여성은 현재 식사, 목욕, 화장실가기 등과 같은 자기관리 활동에 있어 독립성을 보이지만 부업 및 직업활동은 불가능한 상태이다. 이 여성의 ACR(American college of rhumatology) 단계는?

1) Class Ⅰ
2) Class Ⅱ
3) Class Ⅲ
4) Class Ⅳ
5) Class Ⅴ

132

30세 여성은 양손에 심한 염증과 통증으로 일상생활을 수행하기 어려운 상황이다. 이 여성은 폄 힘줄의 측면 슬립(lateral slip)이 손상되었으며, FDS(flexor digitorum superficialis)가 완전히 끊어진 상태이다. 예상되는 질환과 유형은?

1) OA, Swan neck deformity
2) RA, Swan neck deformity
3) OA, Bouttoniere deformity
4) RA, Bouttoniere deformity
5) BPI, Carpal tunnel syndrome

문제해설

130
- 들지 말고 밀어서 옮긴다.
- 뚜껑을 열 때에는 오른손을 사용한다.
- 쉬운 일과 어려운 일을 번갈아 한다.
- 한 자세로 일을 지속하는 것을 피한다.
- 가장 강한 관절을 사용한다.

답 3)

131 ACR(american college of rheumatology)의 RA 기능적 상태 분류 기준

Class Ⅰ	일반적인 일상생활이 가능함
Class Ⅱ	자기 관리(self care)와 작업 수행이 가능하지만 부업은 제한됨
Class Ⅲ	자기 관리(self care)가 가능하나 부업과 직업이 제한됨
Class Ⅳ	자기 관리(self care), 직업, 부업 모두가 제한됨

답 3)

132 백조목 변형(swan neck deformity)
- 형태
  - 근육과 힘줄(tendon)의 구축(contracture)
  - MP(metacarpophalangeal) 관절 : 굽힘(flexion contracture)
  - PIP(proximal Interphalangeal) 관절 : 과도한 폄(hyperextension)
  - DIP(distal Interphalangeal) 관절 : 굽힘(flexion)
- 종류(swan neck deformity type)

Type 1	초기에 MP 관절의 변형 및 내재근(intrinsic muscle)의 당겨짐(tightness)이 특징임
Type 2	폄 힘줄(extensor tendon)의 lateral slip이 손상됨(rupture)
Type 3	FDS(Flexor Digitorum Superficialis)가 손상됨(rupture)

답 2)

133

류마토이드 관절염 환자의 수예공작 시 고려사항으로 거리가 먼 것은?

1) 작업단순화를 수행한다
2) 관절보호방법을 교육한다
3) 피로가 발생하지 않게 한다
4) 무게를 단계적으로 증진시킨다
5) 큰 관절보다는 작은 관절을 사용해 활동한다

문제해설

133 무게의 증가
- 근력을 증가시킴
- 보다 많은 관절의 스트레스를 유발함

답 5)

RA(Rheumatoid Arthritis)

Explanation

1. RA의 원인 및 병리(etiology and pathology)

1) 활액막염(synovitis), 관절 주변 조직의 염증이 생김
2) 활액(synovial fluid)이 많아져 관절이 부음
3) 염증이 지속되면 손상된 관절이 파괴됨
4) 상흔 조직(scar tissue)이 뼈끝에 형성되어 관절이 영구적 부동 상태(immovable)로 변함

2. RA의 임상적 특징(clinical feature)

1) 피로, 식욕 상실, 전반적인 통증 또는 뻣뻣함, 체중 감소가 있음
2) 조조강직(morning stiffness)이 있음
3) 관절이 따뜻하고, 붓고, 민감하고 붉어짐
4) 움직이기 어렵고 통증이 있음
5) 주로 손목, 손, 손가락 등 작은 관절을 침범
6) 만성적이며 자가 면역체계 질환임
7) 관절 내 염증 반응이 있음
8) 만성염증으로 인한 통증, 관절 퇴화, 움직임 제한이 발생함
9) 질환의 과정은 개인마다 편차가 있음
10) 일반적으로 다(多) 관절염임

134

'방아쇠 손가락(trigger finger)'으로 인해 발생될 수 있는 문제로 가장 타당한 것은?

1) 손가락 폄의 어려움 2) 손가락 굽힘의 어려움
3) 손가락 벌림의 어려움 4) DIP 관절 폄의 어려움
5) DIP 관절 굽힘의 어려움

135

RA 환자인 35세 여성은 높이가 증가된 변기(rasied toilet seat)를 사용하고 있다. 어떤 문제를 보상하기 위한 전략이다. 가장 타당한 것은?

1) 잡기를 보상하기 위해 2) 불안정성을 보상하기 위해
3) 관절변형을 예방하기 위해 4) ROM 감소를 보상하기 위해
5) 감소된 근력을 보상하기 위해

문제해설

134 '방아쇠 손가락(trigger finger)'은 굽힘 힘줄에 발생하며, 폄을 어렵게 만든다.
답 1)

135 해설내용 참조
답 5)

RA 환자의 문제와 보상적 도구

Explanation

문제(problem)	원칙(principles)	예(examples)
ROM 감소	• 물건의 손잡이 길게 만들기 • 쉽게 닿는 곳에 사물 정리하기	• 리처(reacher), 긴 구두주걱, 긴 자루걸레, 돌림식 수납장(space saver), 수납걸이
손상된 쥐기	• 손잡이 둘레를 확대하기	• built-up handle, 큰 펜, universal cuff, stocking aids
불안정성 (Instability)	• 안전을 위해 사물을 고정 시키거나 지지(support)를 제공함	• non-skid mats, suction brushes, hand rails, grab bars
감소된 에너지	• 수행의 용이함을 촉진함	• 가벼운 도구, 전동 도구, zim jar opener
관절변형의 가능성	• 지렛대 원리 사용을 증가시킴 • 정적(static) 쥐기 또는 장시간 쥐기를 예방함	• 수도꼭지 손잡이 신장, adapted key holder, MCP 관절을 사용한 야채 껍질 벗기기 도구 • book stand, bowl holder
감소된 근력	• 작업 높이를 수정함 • 침대 또는 의자에서 보다 쉽게 일어날 수 있도록 높이를 올림	• rasied toilet seat

136

30대 여성은 피로, 체중감소, 조조강직(morning stiffness)이 있다. 작은 관절이 따뜻하고, 붓고, 민감하며, 변형이 나타나고 있다. 이 여성의 ADL 활동으로 옳은 것은?

1) 용기의 뚜껑을 열 때는 왼손을 사용한다
2) 종이 우유팩을 열 때는 오른손을 이용한다
3) 손으로 가방을 들기 보다는 어깨를 이용한다
4) 휘젓기를 할 때 오른손의 경우에는 시계방향으로 돌린다
5) 자주 자세를 바꾸는 것보다는 한 자세를 오래 유지한다

137

만성기 RA 환자인 45세 여성은 현재 직업을 수행할 수 없으며, 가벼운 여가 활동도 수행하기 어렵다. 대부분의 개인위생 또한 의존적이라면 이 여성의 ACR(american college of rheumatology) 수준은?

1) 1단계(class 1)
2) 2단계(class 2)
3) 3단계(class 3)
4) 4단계(class 4)
5) 5단계(class 5)

문제해설

136 RA 환자의 ADL이며, 장시간 한 자세를 유지하는 것은 바람직하지 않다.

답 3)

137 해설내용 참조

답 4)

ACR(American College of Rheumatology)의 분류 기준

Explanation

Class Ⅰ	일반적인 일상생활이 가능함
Class Ⅱ	자기 관리(self care)와 직업 수행이 가능하지만 부업은 제한됨
Class Ⅲ	자기 관리(self care)가 가능하나 부업과 직업이 제한됨
Class Ⅳ	자기 관리(self care), 직업, 부업 모두가 제한됨

138

RA 환자가 손으로 잼 뚜껑을 열고 닫을 때 가장 적절한 동작은?

1) 손바닥 면의 사용
2) PIP 굽힘(flexion) 사용
3) DIP 굽힘(flexion) 사용
4) 자뼈 편위(ulnar deviation) 사용
5) 원통형 쥐기(cylindrical grasp) 사용

문제해설

138 손상된 관절에 스트레스를 주는 자세 피하기

- 강한 쥐기(tight grip)는 손잡이가 보강된 굵은 것을 사용하므로 피함
- 손잡이가 굵은 단검이나 피자 칼 사용
- 버터 칼을 이용하여 종이 우유팩 열기에 사용
- 손바닥은 의자에서 일어날 때(손가락이 아닌 손바닥으로 밀면서) 사용
- 강한 쥐기(tight pinch), 짜기, 비틀기는 피함
- 먼지 털이 장갑은 먼지 털이 동안 손가락의 폄(finger extension)을 도움
- 스펀지나 걸레는 평평하게 펴서 짜거나 손바닥 사이에 넣어 짜기
- 용기의 뚜껑(screw-top jar)은 손바닥을 용기 뚜껑에 밀착하여 열기
- 자뼈 쪽 드리프트 변형의 방지를 위해 용기의 뚜껑을 열 때는 오른손으로 그리고 닫을 때는 왼손을 사용
- 휘저을 때(stirring)는 오른손 사용의 경우 스푼을 시계반대방향으로, 왼손 사용의 경우는 시계방향으로 휘저음
- 손이나 손가락을 이용하여 턱을 지지하지 않도록 함
- 머그컵을 잡을 때는 손가락을 사용하지 않기

답 1)

RA환자

Explanation

1. 통증의 고려

1) 통증은 신체에서 무언가 잘못되었다는 신호
2) 엄지손가락의 법칙(rule)
   - 스트레스가 많은 활동 수행을 완성한 후 1~2시간 동안 통증이 지속되면 그 활동을 바꿔주어야 함
3) 활동은 여러 단계로 나누어진 휴식을 포함해야 함
4) 바뀐 활동은 보다 적은 노력이 들어야 함

2. 근력 및 관절의 ROM 유지

1) 일상의 활동에서 각 관절이 최대 가용한 ROM과 근력을 사용하므로 유지
2) 다리미질, 쓸기, 밀대 사용 시 환자는 길게 밀며 가능한 많은 팔의 굽히기와 펴기
3) 가벼운 물건은 높은 캐비닛에 저장하여 뻗기 시 완전한(full) 어깨의 ROM이 사용

3. 손상된 관절에 스트레스가 주는 자세 피하기

1) 강한 쥐기(tight grip)는 손잡이가 보강된 굵은 것을 사용하므로 피함

2) 손잡이가 굵은 단검이나 피자 칼 사용
3) 버터 칼을 이용하여 종이 우유팩 열기에 사용
4) 손바닥은 의자에서 일어날 때(손가락이 아닌 손바닥으로 밀면서) 사용
5) 강한 쥐기(tight pinch), 짜기, 비틀기는 피함
6) 먼지 털이 장갑은 먼지 털이 동안 손가락의 폄(finger extension)을 도움
7) 스펀지나 걸레는 평평하게 펴서 짜거나 손바닥 사이에 넣어 짜기
8) 용기의 뚜껑(screw-top jar)은 손바닥을 용기 뚜껑에 밀착하여 열기
9) 자뼈 쪽 드리프트 변형의 방지를 위해 용기의 뚜껑을 열 때는 오른손으로 그리고 닫을 때는 왼손을 사용
10) 휘저을 때(stirring)는 오른손 사용의 경우 스푼을 시계반대방향으로, 왼손 사용의 경우는 시계방향으로 휘저음
11) 손이나 손가락을 이용하여 턱을 지지하지 않도록 함
12) 머그컵을 잡을 때는 손가락을 사용하지 않기

4. 장시간 한 자세의 유지 피하기

1) 책 쥐기에 책 스탠드(book stand)의 사용
2) 휘젓기 시 그릇 잡기를 위해 서랍을 조금 열어 넣어 두거나 고무 매트 이용하기
3) 환자가 통증과 피로를 느낄 때 끝낼 수 없는 활동은 시작하지 말 것

5. 가장 강한 관절과 사용 가능한 근육들 이용하기

1) 큰 관절의 사용은 작은 관절의 스트레스를 줄여 줌
2) 손에 가방을 들기 보다는 어깨에 메기
3) 양 어깨에는 같은 무게로 균형을 잡거나 자주 두 어깨로 번갈아가며 들기
4) 문을 손으로 열기보다는 팔의 측면을 이용하여 열기
5) 서랍에 가죽 고리 끈을 달아 아래팔을 이용하여 열기
6) 손가락 대신 손바닥을 사용해 커피 잔 들기
7) 계단을 올라갈 때 좀 더 강한 다리로 먼저 디디기
8) 체중을 적절히 유지하여 체중을 받는 관절에 스트레스를 예방하기

6. 여러 관절에 업무량 분산시키기

1) 컵, 접시 주전자, 팬 등을 들 때는 양 손바닥을 사용하기
2) 뜨거운 접시 운반 시 오븐 장갑을 사용하기
3) 무거운 물건을 신체에 가까이 붙여 운반하기
4) 손을 대신해 팔을 이용하여 안기
5) 들고 나르기 대신에 선반 위로 사물 밀기
6) 손목 스플린트(wrist splint)를 착용하므로 스트레스 감소시키기

139

자기 관리와 직업 수행능력은 있지만 여가에 제한이 있는 환자의 ACR단계는?

1) 1단계
2) 2단계
3) 3단계
4) 4단계
5) 5단계

140

RA 진단기준으로 옳은 것은?

1) 무릎과 어깨에 관절염이 나타난다
2) 방사선상 변화가 뚜렷하게 보인다
3) 조조강직이 3시간 이상 지속된다
4) 신체 양쪽으로 비대칭적인 관절염이 나타난다
5) 적어도 다섯 개 이상의 관절부위가 동시에 부어오른다

문제해설

139
- 1단계 : 모두 가능
- 2단계 : 취미 및 여가에 제한
- 3단계 : 직업과 취미 및 여가 제한
- 4단계 : 모두 제한

답 2)

140 해설내용 참조

답 2)

RA 기준(미국 류마티스 학회의 기준)

Explanation

기준	정의
조조 강직(morning stiffness)	• 관절 주변의 뻣뻣함이 1시간 이상 지속됨(보통 2시간 이상)
세 개 이상의 관절에 관절염	• 적어도 세 개의 관절부위가 동시에 부음. 발병 가능한 부위는 14곳(오른쪽 또는 왼쪽 PIP, MCP, 팔목, 팔꿈치, 무릎, 발, MTP 관절)
손의 관절염	• 손목, MCP 또는 PIP 관절 중 적어도 한 부위에 부종
대칭적인 관절염	• 신체 양쪽의 동일한 관절부위에 동시 발병(PIP, MCP, MTP는 대칭성이 없어도 됨)
류마티스 결절(nodules)	• 피부 밑 결절, 뼈가 튀어나온 곳, 폄근의 표면(extensor surfaces) 주변 부위에서 관찰할 수 있음
혈청 류마티스 인자 (serum rheumatoid factor)	• 정상 군의 5% 이하 • 혈청 류마티스 인자가 비정상적인 양이 됨
방사선상 변화	• 방사선 사진에서 손과 손목의 앞뒤(posteroanterior)에서 전형적 류마티스 형태가 나타남 • 부분적으로 또는 명확하게 부식(또는 뼈의 칼슘 상실)이 보임

141

RA 유형 중 엄지변형 타입 Ⅲ의 형태는?

1) 자쪽 편위(ulnar drift)
2) 백조목(swan neck) 변형
3) 망치 손가락(Mallet finger)
4) 단춧구멍(boutonniere) 변형
5) 골키퍼 엄지(gamekeeper's)

142

RA의 엄지 변형 타입 중 골키퍼 엄지(gamekeeper's thumb)에 대한 내용이 옳은 것은?

1) 엄지 변형 타입 Ⅰ이다
2) DIP 관절의 굽힘이 특징이다
3) CMC 관절에 아탈구가 나타난다
4) MCP 관절에 과다폄이 나타난다
5) CMC 관절의 뼈 손실과 IP관절의 불안성성이 특징이다

문제해설

141 해설내용 참조

답 2)

142 해설내용 참조

답 4)

류마티스성 엄지 변형(rheumatoid thumb deformities)

Explanation

유형(Type)	손목손허리관절(CMC Joint)	중간마디뼈 관절(MCP Joint)	손가락 관절(IP Joint)
Ⅰ. 단춧구멍(boutonniere)	포함 안 됨	굽힘	과다폄(hyperextension)
Ⅱ. 희귀한(uncommon)	손목손허리관절 굽힘과 모음	굽힘	과다폄
Ⅲ. 백조목(swan neck)	손목손허리관절 아탈구(semiluxation), 굽힘과 모음	과다폄	굽힘
Ⅳ. 골키퍼 엄지(gamekeeper's)	손목손허리관절 아탈구 없음, 굽힘과 모음	과다폄, 자뼈곁인대(ulnar collateral ligament) 불안정	포함 안 됨
Ⅴ. 이름 없음	포함되지 않음 또는 포함됨	손바닥판(volar plate) 불안정	포함 안 됨
Ⅵ. 절단관절염(arthritis mutilans)	약간의 뼈 손실	약간의 뼈 손실	약간의 뼈 손실

143

다음 중 ACR(American College of Rheumatology) 3단계의 기중에 해당하는 것은?

1) 자기 관리, 직업, 취미가 모두 제한된다
2) 일반적인 일상생활에 많은 도움이 필요 없다
3) 일반적인 일상생활에 약간의 도움이 필요하다
4) 자기 관리는 가능하나 취미와 직업 수행이 제한된다
5) 자기 관리와 직업 수행이 가능하지만 취미는 제한된다

144

류마티스관절염에 대한 설명으로 바르지 못한 것은?

1) 초기침범 부위는 활액막이다
2) 헤베르덴결절이 흔히 나타난다
3) 조조강직은 2시간 이상 지속된다
4) 여러 관절에 대칭적으로 발생한다
5) 남성보다는 여성에게 많이 발생한다

145

RA 환자의 관절 보호 원칙으로 옳은 것은?

1) 용기의 뚜껑을 열 때는 왼손을 이용한다
2) 버터 칼을 이용하여 용기의 뚜껑을 연다
3) 손잡이가 굵은 단검이나 피자 칼의 사용은 피한다
4) 휘젓기를 할 때는 왼손으로 시계반대방향으로 돌린다
5) 용기의 뚜껑을 열 때는 손바닥을 용기 뚜껑에 밀착시킨다

문제해설

143 ACR(American College of Rheumatology)단계

Class Ⅰ	일반적인 일상생활이 가능함
Class Ⅱ	자기 관리(self care)와 직업 수행이 가능하지만 부업(취미 또는 여가)은 제한됨
Class Ⅲ	자기 관리(self care)가 가능하나 부업과 직업이 제한됨
Class Ⅳ	자기 관리(self care), 직업, 부업 모두가 제한됨

※ 일반적인 자기 관리(self care) : 옷 입기, 먹기, 목욕, 꾸미기, 화장실 등이 포함

답 4)

144 류마티스관절염 경우 헤베르덴결절(Heberden node)이 거의 없다. 퇴행성 골관절염일 경우 헤베르덴결절이 흔히 나타난다.

답 2)

145 1) 용기의 뚜껑을 열 때는 오른손을 이용한다.
2) 버터 칼을 이용하여 우유팩을 연다.
3) 손잡이가 굵은 단검이나 피자 칼의 사용을 권한다.
4) 휘젓기를 할 때는 오른손으로 시계 반대방향으로 돌린다.
5) 용기의 뚜껑을 열 때는 손바닥을 용기 뚜껑에 밀착시킨다.

답 5)

146

RA 환자 중 백조목 변형(swan-neck deformity) 환자에게 적용해야 하는 스프린트로 가장 타당한 것은?

1) Stack Splint
2) Wrist Splint
3) Figure eight Splint
4) Trigger finger Splint
5) Dynamic extension Splint

147

RA의 판정기준으로 타당한 것은?

1) 류마티스성 골절이 있어야 한다
2) 비대칭성 관절염이 나타나야 한다
3) 혈청 류마티스 인자가 없어야 한다
4) 조조 강직은 30분 이상 이상이 지속된다
5) 세 부위 이상에서 관절염이 발생되어 한다

148

급성기 RA 환자에게 'resting hand splint'를 적용하고자 한다. 올바른 자세는?

1) 0~20°의 손목 굽힘
2) 20~30°의 MP 관절 폄
3) 전반적인 엄지의 폄과 모음
4) 40~50°의 PIP/DIP 관절 굽힘
5) 엄지 MP 및 IP 관절의 약간 굽힘

문제해설

146
- Dynamic extension Splint : 단춧구멍 변형 시에 사용함
- Figure eight Splint : 백조목 변형 환자들에게 사용함
- Trigger finger Splint : 방아쇠 손가락에게 적용함
- Stack Splint : 엄지손가락 변형 시에 사용함
- Wrist Splint : 손목부분탈구 시 사용함

답 3)

147 류마티스관절염의 진단 기준
- 조조강직 : 아침에 일어났을 때 관절의 뻣뻣함이 한 시간 이상이 걸려야 함
- 세 부위 이상의 관절염
- 손의 관절들의 관절염 : 손목 관절, 손허리손가락 관절 또는 몸쪽 손가락뼈사이관절의 종창
- 대칭성 관절염
- 류마티스 결절
- 혈청 류마티스 인자
- 방사선적 변화

답 5)

148 RA 환자의 'resting hand splint'
- 손목과 손의 급성기 활액막염(synovitis)에 유용함
- 주요 기능은 손상된 관절에 휴식을 제공함
- 통증감소, 근육 연축(spasm)의 감소, 구축 및 변형예방 등을 위해 사용됨
- ulnardrift 예방, 엄지의 webspace 유지를 도움
- 착용
  - 염증이 감소된 후 최소 2주 동안 착용하게 됨
    → 처음에는 하루 종일(full time) 착용하며 점차적으로 착용시간을 줄여나감
  - 후기(later stage)에는 야간에 착용할 수 있음
    → 변형의 예방 및 안락감 제공이 목적이 됨

적절한 관절의 자세
• 약간의 손목 폄 : 0~20°
• PIP 및 DIP 관절의 굽힘 : 10~30°
• MP 굽힘 : 20~30°
• 엄지의 MP 및 IP 관절 : 약간의 굽힘
• 엄지 : 폄 및 벌림

답 5)

149

골관절염 환자의 손에 Bouchard's node가 발생했다면 예상되는 관절은?

1) MP 관절
2) PIP 관절
3) DIP 관절
4) 손목 관절
5) CMC 관절

150

RA 환자의 단계별 부목(splint) 처방이 옳은 것은?

1) 1단계 : 관절가동범위 증가용
2) 2단계 : 기능 증진용 주간 보조기
3) 3단계 : 관절보호 목적용 주간 보조기
4) 4단계 : 자세 증진 목적용 주간 보조기
5) 4단계 : 안정감 제공 목적용 야간 보조기

문제해설

149 결절(node)의 발생

- 'node'란 OA 또는 RA에 의해 손상된 연골 부위가 커져 돌출된 것을 말함
- 단단하지만 일반적으로 통증은 없음
- DIP와 PIP 관절에 가장 많이 발생됨
  - Heberden's nodes : DIP에 발생
  - Bouchard's nodes : PIP에 발생

답 2)

150
- 1단계 : 염증과 통증 감소
- 2단계 : 관절가동범위를 증가
- 3단계 : 기능을 위한 주간 보조기
- 4단계 : 자세 증진을 위한 야간 보조기
- 4단계 : 안정감 제공을 위한 야간 보조기

답 5)

Explanation

류마티스 관절염의 진행에 따른 스플린트 처방
(splinting indications by classification of progression of rheumatoid arthritis)

단계	증상/방사선변화	스플린트 적용
단계Ⅰ : 초기	• 골다공증의 가능성 있음	• 관절보호, 초기 염증과 통증 감소를 위한 휴식용 보조기
단계Ⅱ : 중기	• 골다공증이 있거나 없음 • 연골 밑 뼈 파괴 • 약간의 연골파괴 • 관절변형 없음 • 관절움직임 제한 • 근육위축 • 관절 바깥쪽 연골조직 손상	• 편안함을 제공하기 위한 주간용 보조기 • 관절가동범위를 증가시키는 보조기
단계Ⅲ : 심각	• 연골과 뼈 파괴 • 관절변형 • 광범위한 근육수축 • 관절 외 연조직 손상	• 기능 증진을 위한 주간용 보조기(통증감소, 안전성 제공, 원하지 않는 움직임 제한, 적절한 위치관절) – 자세와 안정감을 제공하기 위한 야간용 보조기
단계Ⅳ : 말기	• Ⅲ 단계에 대한 기준, 섬유와 뼈가 강직	• 기능 증진을 위한 주간용 보조기(통증감소, 안전성 제공, 원하지 않은 움직임 제한, 적절한 위치관절) – 자세와 안정감을 제공하기 위한 야간용 보조기

151

RA 환자의 관절보호 방법으로 옳은 것은?

1) 작은 관절을 주로 사용한다
2) 매일 관절 가동범위를 유지한다
3) 용기의 뚜껑을 열 때 손가락으로 돌린다
4) 물건을 잡을 때 엎침(pronation)을 사용한다
5) 가방을 맬 때는 가능한 어깨나 팔꿈치의 사용은 피한다

152

관절염으로 인한 변형과 중재의 연결이 옳은 것은?

1) Swan-neck deformity — BFO를 착용한다
2) Mallet finger — cock up splint를 착용한다
3) Trigger finger — Dynamic extension splint를 착용한다
4) Wrist subluxation — 치료방법에는 관절성형술이 포함된다
5) MP ulna drift — AROM의 제한이 있을 경우 PROM은 피해야 한다

153

RA와 OA의 조조강직(morning stiffness)에 대한 비교가 옳은 것은?

1) RA는 조조강직이 나타나며, OA는 나타나지 않는다
2) RA의 경우 30분 미만이 일반적이며, OA는 최소 1시간 이상 나타난다
3) OA의 경우 30분 미만이 일반적이며, RA는 최소 1시간 이상 나타난다
4) RA의 경우 1시간 미만이 일반적이며, OA는 최소 2시간 이상 나타난다
5) OA의 경우 1시간 미만이 일반적이며, RA는 최소 2시간 이상 나타난다

문제해설

151 1) 큰 관절을 주로 사용한다.
3) 용기의 뚜껑을 열 때 손바닥으로 돌린다.
4) 물건을 잡을 때 엎침(supination)을 사용한다.
5) 가방을 맬 때는 가능한 어깨나 팔꿈치를 사용한다.

답 2)

152 1) Swan-neck deformity — 손가락 스프린트를 적용한다.
2) Mallet finger — Stack splint
3) Trigger finger — Trigger finger splint
5) AROM의 제한이 있는 경우 규칙적인 PROM이 필요하다.

답 4)

153 OA의 경우 30분 미만이 일반적이며 RA는 최소 1시간 이상 2시간 이하로 나타나는 것이 특징이다 경우에 따라서 RA는 2시간 이상 지속되기도 한다.

답 3)

근골격계작업치료

154

손과 손목 전체에 관절염이 있는 환자에게 휴식을 제공하고자 한다. 보조기의 자세로 옳은 것은?

1) MP 폄
2) 약간의 손목 굽힘
3) 엄지의 폄 및 모음
4) PIP 및 DIP 관절의 폄
5) 엄지의 MP 및 IP 관절 굽힘

155

RA 환자인 30대 여성은 'Mallet finger' 증상이 나타난다. 예상되는 원인은?

1) FDS 힘줄의 손상
2) FDP 힘줄의 손상
3) 벌레근 힘줄의 손상
4) 뼈사이근 힘줄의 손상
5) 손가락 폄 힘줄의 손상

156

RA 환자의 단춧구멍 변형의 원인으로 가장 타당한 것은?

1) 내재근의 당김
2) 손목 관절의 탈골
3) 폄 힘줄의 측면 슬립(slip) 손상
4) 폄 힘줄의 중앙 슬립(slip) 손상
5) 'Flexor digitorum superficialis' 손상

문제해설

154 적절한 관절의 자세
- 약간의 손목 폄 : 0~20°
- PIP 및 DIP 관절의 굽힘 : 10~30°
- MP 굽힘 : 20~30°
- 엄지의 MP 및 IP 관절 : 약간의 굽힘
- 엄지 : 폄 및 벌림

답 5)

155 Mallet finger
- DIP 관절의 굽힘이 특징임
- DIP 관절을 지나는 폄 힘줄(extensor tendon)의 손상(rupture)이 원인이 됨 : 손끝을 펴는 능력이 상실됨

답 5)

156 해설내용 참조

답 4)

RA로 인한 변형

Explanation

1. 백조목 변형(swan neck deformity)

1) 형태

(1) 근육과 힘줄(Tendon)의 구축(contracture)

(2) MP(MCP : Metacarpophalangeal) 관절 : 굽힘(flexion contracture)

(3) PIP(Proximal Interphalangeal) 관절 : 과굽힘(hyper flexion)
(4) DIP(Distal Interphalangeal) 관절 : 굽힘(flexion)
(5) 종류(swan neck deformity type)
① Type 1 : 초기에는 MP 관절 변형 및 내재근(intrinsic muscle)의 'tightness'가 특징
② Type 2 : 폄 힘줄(extensor tendon)의 'lateral slip'이 손상(rupture)
③ Type 3 : FDS(Flexor Digitorum Superficialis)의 손상(rupture)

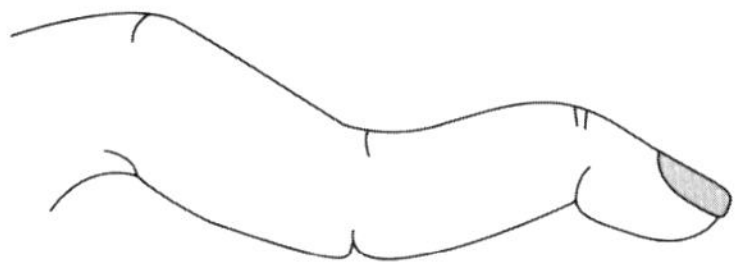

백조목 변형

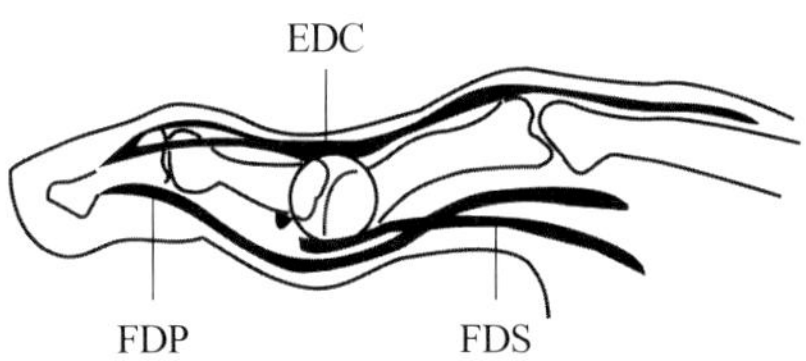

FDS의 손상

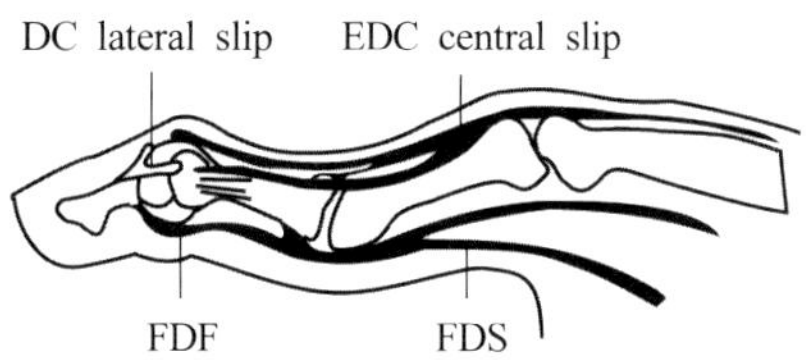

폄 힘줄의 lateral slip 손상

2. 단춧구멍 변형(bouttoniere deformity)

1) PIP 관절의 굽힘
2) DIP 관절의 과도한 폄(hyper extension)
3) 손목 관절(wrist), MP 관절, PIP 관절에 활액막염(synovitis)이 발생할 때 폄 힘줄(extensor tendon)의 'central slip'을 손상시킴

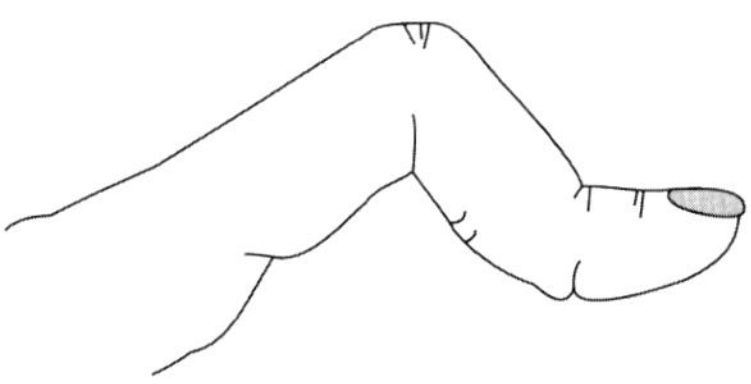

Bouttoniere Deformity

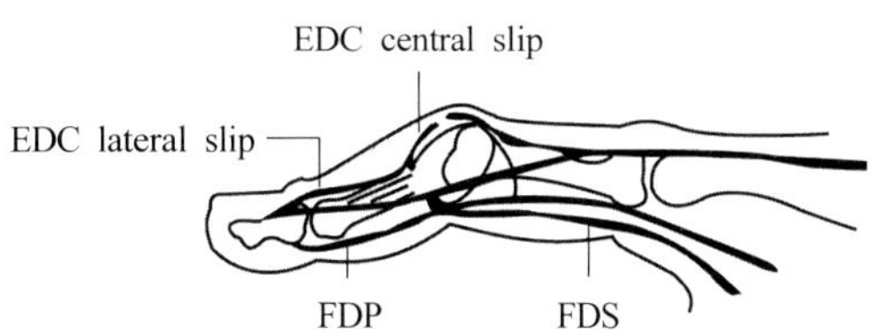

폄 힘줄의 central slip 손상

160

관절염 환자인 60대 여성은 'Heberden's node'가 발생하였다. 이 여성의 관절염 부위는?

1) PIP 관절
2) DIP 관절
3) MCP 관절
4) CMC 관절
5) 손목 관절

문제해설

160 관절염 환자의 결절

- 'node'란 OA 또는 RA에 의해 손상된 연골 부위가 커져 돌출된 것을 말함
- 단단하지만 일반적으로 통증은 없음
- DIP와 PIP 관절에 가장 많이 발생됨
  - Heberden's nodes : DIP에 발생
  - Bouchard's nodes : PIP에 발생

답 2)

161

퇴행성 관절염(OA)과 류마티스 관절염(RA)의 비교로 옳은 것은?

1) 전신 증상은 OA가 더 많다
2) 발병은 RA가 더 급성적이다
3) 조조강직 시간은 OA가 더 길다
4) RA는 큰 관절에 더 잘 발생한다
5) 노화에 의한 발병률은 RA가 더 높다

161 해설내용 참조

답 2)

162

퇴행성 관절염과 류마티스 관절염을 비교한 내용이다. 두 가지 내용이 모두 옳은 것은?

		퇴행성 관절염(OA)	류마티스 관절염(RA)
가	호발연령	• 50세 이하 여성에서 주로 발병	• 40~60에서 발병
나	발병	• 갑자기 발병함	• 수년에 걸쳐 느리게 발병함
다	병의 과정	• 비염증성 (noninflammatory)	• 염증성 (inflammatory)
라	관절 침범	• 한 개 관절에 주로 발생됨	• 두 개 관절에 주로 발생됨
마	조조 강직	• 1시간 이상	• 최소 30분, 최대 1시간 미만

1) 가
2) 나
3) 다
4) 라
5) 마

162 해설내용 참조

답 3)

OA와 RA 비교

Explanation

	퇴행성 관절염(OA, osteoarthritis)	류마티스 관절염(RA, rheumatoid arthritis)
유병률(prevalence)	• 2,100만 명(미국인)	• 130만 명(미국인)
최고 발병률 (peak incidence)	• 노화가 진행될수록 증가함 • 50세 이하 남성에서 주로 발병 • 50세 이상 여성에서 주로 발병	• 40~60에서 발병 • 여성 : 남성=3 : 1
발병(onset)	• 수년에 걸쳐 느리게 발병함	• 갑자기 발병함 • 몇 주, 몇 달 안에 발병함
전신특징 (systemic features)	• 없음	• 열(fever), 피로(fatigue), 병감(malaise), 관절 주변의 문제(extra-articular manifestations)
병의 과정 (disease process)	• 비염증성(noninflammatory), 연골파괴(cartilage destruction)	• 염증성(inflammatory), 윤활막염(synovitis)
관절병발 (joints involvement)	• 한 개 관절(individual)에 주로 발생됨	• 다관절(polyarticular) 및 양쪽관절(symmetric)에 발생됨
일반적으로 영향을 받는 관절 (joints commonly affected)	• 목(neck), 척추(spine), 엉덩이(hips), 무릎(knees), 발허리발가락관절(MTPs), 손가락끝마디관절(DIPs), 손가락첫마디관절(PIPs), 엄지손목손허리관절(thumb CMCs)	• 목(neck), 턱(jaw), 엉덩이(hips), 무릎(knees), 발목(ankles), 발허리발가락관절(MTPs), 어깨(shoulders), 팔꿈치(elbows), 손목(wrists), 손가락첫마디관절(PIPs), 발허리발가락관절(MTPs), 엄지손가락관절(thumb joints)
조조 강직 (morning stiffness)	• 30분 이하	• 최소 1시간, 보통 2시간 이상

163

다음 사례에 해당하는 RA 변형은?

- MP 관절 : 굽힘
- PIP 관절 : 과도한 폄
- DIP 관절 : 굽힘

1) 백조목 변형
2) 단추구멍변형
3) 방아쇠 손가락
4) 망치손가락 변형
5) 손허리손가락관절 자쪽치우침

문제해설

163 백조목 변형

- 형태
  - 근육과 힘줄의 구축(contracture)
  - MP(metacarpophalangeal) 관절 : 굽힘(flexion contracture)
  - PIP(proximal Interphalangeal) 관절 : 과도한 폄(hyperextension)
  - DIP(distal Interphalangeal) 관절 : 굽힘(flexion)
- 원인(swan neckdeformity type) : MP 관절의 변형 및 내재근(intrinsic muscle)의 당겨짐(tightness), 폄 힘줄(extensor tendon)의 가측슬립(lateral slip) 손상(rupture), FDS(Flexor Digitorum Superficialis) 손상(rupture)

답 1)

164

손상된 손가락 관절에 스트레스가 발생하지 않는 자세를 만들고자 한다. 그 사례로 옳은 것은?

1) 손잡이가 굵은 단검이나 피자 칼을 피한다
2) 강한 쥐기는 손잡이가 신장된 것을 사용한다
3) 버터 칼을 이용하여 종이 우유팩 열기를 한다
4) 손바닥이 아닌 손가락으로 밀면서 의자에서 일어난다
5) 용기의 뚜껑을 열 때는 왼손으로, 닫을 때는 오른손을 사용한다

문제해설

164 손상된 관절에 스트레스가 발생하는 자세 피하기

- 강한 쥐기(tight grip)는 손잡이가 보강된 굵은 손잡이를 사용하므로 피함
- 손잡이가 굵은 단검이나 피자 칼을 사용함
- 버터 칼을 이용하여 종이 우유팩 열기
- 손바닥은 의자에서 일어날 때(손가락이 아닌 손바닥으로 밀면서) 사용함
- 강한 쥐기(tight pinch), 짜기, 비틀기는 피함
- 먼지 털이 장갑은 먼지 털이 동안 손가락의 폄(finger extension)을 도울 수 있음
- 스펀지나 걸레는 평평하게 펴서 짜거나 손바닥 사이에 넣어 짜기를 수행함
- 용기의 뚜껑(screw-top jar)은 손바닥을 용기 뚜껑에 밀착하므로 열 수 있음
- 척골 쪽 드리프트 변형(ulnar drift deformities)의 방지를 위해 용기의 뚜껑을 열 때는 오른손으로, 닫을 때는 왼손을 사용함
- 휘저을 때(stirring) 오른손 사용의 경우는 스푼을 시계반대방향으로, 왼손 사용의 경우에는 시계방향으로 젓는 것이 바람직함
- 손이나 손가락을 이용하여 턱을 지지하지 않도록 함
- 머그컵을 잡을 때는 손가락을 사용하지 않음

답 3)

165

RA 환자가 용기에 들어있는 반죽을 휘저을 때 어떤 방향으로 휘젓는 것이 바람직한가?

1) 왼손으로 8자 모양으로
2) 오른손으로 시계방향으로
3) 특정 패턴 없이 자유롭게
4) 왼손으로 반시계 방향으로
5) 오른손으로 반시계 방향으로

165 관절 보호(joint protect)

- 자뼈 쪽 드리프트 변형(ulnar drift deformities)의 방지를 위해 용기의 뚜껑을 열 때는 오른손으로 그리고 닫을 때는 왼손을 사용
- 휘저을 때(stirring)는 오른손 사용의 경우 스푼을 시계 반대 방향으로, 왼손 사용의 경우는 시계 방향으로 손이나 손가락을 이용하여 턱을 지지하지 않도록 함
- 머그컵을 잡을 때는 손가락을 사용하지 않기

답 5)

166

RA 환자인 40대 여성에게 다음과 같은 증상이 나타났다면 해당 단계는?

- 염증이 없다.
- 낮은 지구력이 특징이다.
- 비사용으로 인한 통증과 뻣뻣함이 있다.

1) 급성(acute)
2) 아급성(subacute)
3) 재활기(rehabilitation)
4) 만성 활동성(chronic active)
5) 만성 비활동성(chronic inactive)

문제해설

166 해설내용 참조

답 5)

염증질환의 단계에 따른 치료 목표들 (treatment objectives by stage of inflammatory disease)

Explanation

단계	급성(acute)	아급성(subacute)	만성 활동성 (chronic active)	만성 비활동성 (chronic inactive)
증상	• 통증 • 염증 • 관절의 홍점 • 부드러움 • 뻣뻣함 • 운동제한	• 염증의 감소 • 분홍색 관절 • 통증 감소 및 부드러움 • 조조 강직	• 최소의 염증 • 통증완화 • 부드러움 • 활동성 증가 • 감소된 지구력	• 염증 없음 • 낮은 지구력 • 비사용으로 인한 통증 및 뻣뻣함
목표	• 통증과 염증의 완화 • 관절가동범위 유지 • 힘과 지구력의 유지	• 통증과 염증의 감소 • 관절가동범위 유지 • 힘과 지구력의 유지	• 통증과 염증의 감소 • 관절가동범위 증진 • 힘과 지구력의 증진	• 통증감소 • 관절가동범위 증진 또는 유지 • 힘과 지구력의 증진
치료상의 고려점	• 휴식 시간에 보조기 착용 • 침상휴식 • 약물의 사용 • 통증 지점의 관절가동범위 운동 • 수동적 관절가동범위 운동 • 자세교정 • 인내력 • 지구력	• 낮에는 제한적으로 보조기 착용 • 밤에는 지속적으로 보조기 착용 • 관절보호 • 보조기구 • 물리 치료 요법의 사용 • 능동 관절가동범위 • 등척성 운동 • 적절한 자세 취하기	• 관절보호 • 필요시 보조기 착용 • 적극적인 관절가동범위 운동 • 수동적 관절가동범위 운동 • 저항운동 • 심혈관 운동 • 기능적 활동 증가	• 관절보호 • 필요시 보조기 착용 • 적극적인 관절가동범위 운동 • 수동적 관절가동범위 운동 • 저항운동 • 심혈관 운동 • 기능적 활동 증가

167

RA환자의 관절보호에 대한 설명으로 틀린 것은?

1) 접시는 양손으로 든다
2) 손가락을 이용해 컵을 잡는다
3) 손바닥을 이용해 걸레를 짠다
4) 문을 열 때 팔의 측면을 이용한다
5) 뚜껑을 열 때는 오른손으로 닫을 때는 왼손으로 한다

문제해설

167 해설내용 참조

답 2)

관절 보호(Joint protection)

Explanation

1. 통증의 고려

1) 통증은 신체에서 무언가 잘못되었다는 신호
2) 엄지손가락의 법칙(rule)
   • 스트레스가 많은 활동 수행을 완성한 후 1~2시간 동안 통증이 지속되면 그 활동을 바꿔주어야 함
3) 활동은 여러 단계로 나누어진 휴식을 포함해야 함
4) 바뀐 활동은 보다 적은 노력이 들어야 함

2. 근력 및 관절의 ROM 유지

1) 일상의 활동에서 각 관절이 최대 가용한 ROM과 근력을 사용하므로 유지
2) 다리미질, 쓸기, 밀대 사용 시 환자는 길게 밀며 가능한 많은 팔의 굽히기와 펴기
3) 가벼운 물건은 높은 캐비닛에 저장하여 뻗기 시 완전한(full) 어깨의 ROM이 사용

3. 손상된 관절에 스트레스가 주는 자세 피하기

1) 강한 쥐기(tight grip)는 손잡이가 보강된 굵은 것을 사용하므로 피함
2) 손잡이가 굵은 단검이나 피자 칼 사용
3) 버터 칼을 이용하여 종이 우유팩 열기에 사용
4) 손바닥은 의자에서 일어날 때(손가락이 아닌 손바닥으로 밀면서) 사용
5) 강한 쥐기(tight pinch), 짜기, 비틀기는 피함
6) 먼지 털이 장갑은 먼지 털이 동안 손가락의 폄(finger extension)을 도움
7) 스펀지나 걸레는 평평하게 펴서 짜거나 손바닥 사이에 넣어 짜기
8) 용기의 뚜껑(screw-top jar)은 손바닥을 용기 뚜껑에 밀착하여 열기
9) 자뼈 쪽 드리프트 변형(ulnar drift deformities)의 방지를 위해 용기의 뚜껑을 열 때는 오른손으로 그리고 닫을 때는 왼손을 사용

10) 휘저을 때(stirring)는 오른손 사용의 경우 스푼을 시계 반대 방향으로, 왼손 사용의 경우는 시계 방향으로 휘저음
11) 손이나 손가락을 이용하여 턱을 지지하지 않도록 함
12) 머그컵을 잡을 때는 손가락을 사용하지 않기

4. 장시간 한 자세의 유지 피하기

1) 책 쥐기에 책 스탠드(book stand)의 사용
2) 휘젓기 시 그릇 잡기를 위해 서랍을 조금 열어 넣어 두거나 고무 매트 이용하기
3) 환자가 통증과 피로를 느낄 때 끝낼 수 없는 활동은 시작하지 말 것

5. 가장 강한 관절과 사용 가능한 근육들 이용하기

1) 큰 관절의 사용은 작은 관절의 스트레스를 줄여 줌
2) 손에 가방을 들기 보다는 어깨에 메기
3) 양 어깨에는 같이 무게로 균형을 잡거나 자주 두 어깨로 번갈아 가며 들기
4) 문을 손으로 열기보다는 팔의 측면을 이용하여 열기
5) 서랍에 가죽 고리 끈을 달아 아래팔을 이용하여 열기
6) 손가락 대신 손바닥을 사용해 커피 잔 들기
7) 계단을 내려갈 때 좀 더 강한 다리로 먼저 디디기
8) 체중을 적절히 유지하여 체중을 받는 관절에 스트레스를 예방하기

6. 여러 관절에 업무량 분산시키기

1) 컵, 접시, 주전자, 팬 등을 들 때는 양 손바닥을 사용하기
2) 뜨거운 접시 운반 시 오븐 장갑을 사용하기
3) 무거운 물건을 신체에 가까이 붙여 운반하기
4) 손을 대신해 팔을 이용하여 안기
5) 들고 나르기 대신에 선반 위로 사물 밀기
6) 손목 스플린트(wrist splint)를 착용하므로 스트레스 감소시키기

168

급성기 류마티스 관절염 환자의 바늘공예 적용 시 가장 우선적인 치료 원칙은?

1) 관절 보호
2) 근력 유지
3) ROM 유지
4) 지구력 향상
5) 소운동 협응 유지

문제해설

168 해설내용 참조

답 1)

류마티스 관절염(RA : Rheumatoid Arthritis)

Explanation

1. 특징

1) 만성적이며 자가 면역체계 질환임
2) 관절 내 염증 반응이 있음
3) 만성염증으로 인한 통증, 관절 퇴화, 움직임 제한이 발생
4) 질환의 과정은 개인마다 편차가 있음
5) 일반적으로 다(多) 관절염
6) 환자의 기능적 기술(functional skill)은 질환의 과정과 진행 정도에 의해 결정됨
7) 'Pannus'가 뼈, 연골, 관절에 피해를 줌(수면 후 강직)

2. 역학(epidemiology)

1) 여성이 남성보다 3배 정도 발병률이 높음
2) 30~40대 나이 시기에 호발
3) 유전적 요인을 지님

3. 임상적 특징(clinical feature)

1) 피로, 식욕 상실, 전반적인 통증 또는 뻣뻣함, 체중 감소
2) morning stiffness
3) 관절이 따뜻하고, 붓고, 민감하고 붉어짐
4) 움직이기 어렵고 통증이 있음
5) 주로 손목, 손, 손가락 등 작은 관절을 침범

4. 치료 시 주의 사항(precaution)

1) 피로를 피하라!
2) 통증을 고려하라!
3) 정적이고, 스트레스가 있으며, 저항이 있는 활동은 피하라!
4) 열(heat)의 적용은 20분으로 제한하라!
5) 저항 운동 사용 시 주의를 기울이며 안정적이지 못한(unstable) 관절은 절대로 사용하지 마시오!
6) 감각 손상에 대해 인식하라!

169

RA의 일반적 특성에 대한 내용으로 옳은 것은?

1) 급성적 자가면역계 질환이다
2) 관절 내 염증은 잘 나타나지 않는다
3) 질환의 과정과 증상은 개인마다 유사하다
4) 수면 후 강직이 2시간 이상 나타나기도 한다
5) 일반적으로 다관절의 손상이며, 주로 큰 관절을 침범한다

170

다음 중 ACR(American College of Rheumatology) 분류 4등급에 해당하는 것은?

1) 자기 관리만 제한이 있다
2) 일반적인 일상생활이 가능하다
3) 자기 관리, 직업, 부업 모두에 제한이 있다
4) 자기 관리는 가능하지만 부업과 직업에 제한이 있다
5) 작업 수행만 제한이 있으며 취미/여가는 제한이 없다

문제해설

169 RA 일반적 특성

- 만성적 자가면역계 질환임
- 관절 내 염증반응이 나타남
- 만성염증으로 인한 통증, 관절퇴화, 움직임의 제한이 특징임
- 질환의 과정은 개인마다 다양한 특성을 지님
- 일반적으로 다(多) 관절염이며, 주로 작은 관절을 침범함
- 양쪽이 대칭적으로 손상됨
- 환자의 기능적 수준은 질환의 진행에 의해 결정됨
- 'Pannus'가 뼈, 연골, 관절에 피해를 줌
- 혈중 류마티스 인자의 확인이 가능함
- 방사선상 변화가 목격됨
- 수면 후 강직이 있음
- 최소 1시간 이상, 2시간 이상 나타나기도 함
- 주로 여성에게 호발함

답 4)

170 ACR(American College of Rheumatology)의 분류

- Class Ⅰ : 일반적인 일상생활이 가능함
- Class Ⅱ : 자기 관리(self care)와 작업 수행이 가능하지만 부업(취미 또는 여가)은 제한됨
- Class Ⅲ : 자기 관리(self care)가 가능하나 부업과 직업이 제한됨
- Class Ⅳ : 자기 관리(self care), 직업, 부업 모두가 제한됨

답 3)

171

다음과 같은 내용의 해부학적 변형으로 발생되는 RA 유형은?

- 폄 힘줄의 측면 슬립(lateral slip)의 손상
- FDS(Flexor Digitorum Superficialis)의 손상

1) 백조목 변형
2) 단춧구멍 변형
3) 망치손가락 변형
4) 방아쇠손가락 변형
5) 게임키퍼 엄지 변형

문제해설

171 백조목 변형(swan neck deformity)

- 형태
  - 근육과 힘줄의 구축(contracture)
  - MP(metacarpophalangeal) 관절 : 굽힘(flexion contracture)
  - PIP(proximal Interphalangeal) 관절 : 과도한 폄(hyperextension)
  - DIP(distal Interphalangeal) 관절 : 굽힘(flexion)
- 원인(swan neckdeformity type)
  - MP 관절의 변형 및 내재근(intrinsic muscle)의 당겨짐(tightness)
  - 폄 힘줄(extensor tendon)의 가측슬립(lateral slip) 손상(rupture)
  - FDS(Flexor Digitorum Superficialis) 손상(rupture)

답 1)

172

RA 환자가 도구 사용 시 손바닥을 사용해 물건을 옮겼다면 어떤 기형을 방지하기 위한 것인가?

1) 손목 관절 탈구
2) 팔꿉 관절 탈구
3) 손목의 노뼈 변형
4) 팔꿉 관절의 변형
5) 중수손가락 관절의 자뼈 변형

172 척측 드리프트(Ulnar drift) 및 MP 관절 편위(Deviation)

MP 인대(ligament)의 약화(weakness)로 인해 'ulnar drift' 발생

답 5)

RA의 전형적인 기형

Explanation

1. 후지폼 부종(fusiform swelling)

1) RA의 전형적인 증세
2) 근위지절간(PIP : proximal interphalangeal) 관절에 발생

2. 백조목 변형(swan neck deformity)

1) **형태**

(1) 근육과 힘줄(tendon)의 구축(contracture)
(2) 중수손가락(MP, MCP : metacarpophalangeal) 관절 : 굽힘(flexion contracture)
(3) 근위지절간(PIP : proximal Interphalangeal) 관절 : 과도한 폄(hyperextension)
(4) 원위지절간(DIP : distal Interphalangeal) 관절 : 굽힘(flexion)

2) 종류(swan neck deformity type)
 (1) Type 1 : 초기에는 MP 관절 변형 및 내재근(intrinsic muscle)의 tightness가 특징
 (2) Type 2 : 폄 힘줄(extensor tendon)의 lateral slip이 손상(rupture)
 (3) Type 3 : FDS(flexor digitorum superficialis)의 손상(rupture)

3. 단춧구멍 변형(bouttoniere deformity)

1) PIP 관절의 굽힘
2) DIP 관절의 과도한 폄(hyper extension)
3) 손목 관절(wrist), MP 관절, PIP 관절에 활액막염(synovitis)이 발생할 때 폄 힘줄(extensor tendon)의 central slip을 손상시킴

4. 방아쇠 손가락(trigger finger)

1) 엄지 또는 다른 손가락의 굽힘 힘줄(flexor tendon)이 두껍게 되거나 작은 혹이 발생함
2) 손가락의 굽힘 및 폄 활동 시 손가락을 잡고 있는 현상을 일으킴
3) 걸림(triggering)이 지속됨
4) LOM(limitation of motion) 또는 힘줄 파열(tendon rupture)이 발생함

5. 엄지 변형(thumb deformity) · 관절 불안정(Joint laxity)

1) 인대(ligament)의 불안정으로 전반적인 손 기능 손실을 야기함
2) 스트레칭 또는 신장(lengthening)으로도 만성 활액막염(synovitis)을 야기함
3) 엄지의 IP 관절이 불안정하며, 엄지의 끝이 치료사에 의해 쉽게 흔들림

6. 관절 아탈구(joint subluxation) 또는 완전탈구(dislocation)

1) 인대의(ligament)의 약화(weakness)로 인해 발생함
2) 주로 손목(wrist) 관절, MP 관절에서 발생함

7. 수근굴 증후군(CTS : Carpal Tunnel Syndrome)

1) 수근굴(carpal tunnel)을 지나는 정중 신경(median nerve)에 압박이 가해져 발생함
2) 초기 증상은 무감각 또는 엄지(thumb), 검지(index), 중지(middle finger)에 따끔거리는(tingling) 느낌이 발생함
3) 정중 신경 관련 운동에 약화(weakness)가 오며, 엄지(thumb)의 대립(opposition)에 장애가 발생함

8. 척측 드리프트(ulnar drift) 및 MP 관절 편위(deviation)

- MP 인대(ligament)의 약화(weakness)로 인해 'ulnar drift'가 발생함

173

40대 RA 환자인 여성은 자기 관리와 직업 수행은 가능하지만 취미 및 여가 활동은 수행하기 어렵다. 이 여성의 ACR 단계는?

1) 1단계
2) 2단계
3) 3단계
4) 4단계
5) 5단계

174

다음과 같은 형태의 변형을 보이는 류마티스성 엄지변형은?

- 손목손허리관절(CMC joint) : 굽힘과 모음
- 중간마디뼈 관절(MCP joint) : 굽힘
- 손가락 관절(IP joint) : 과다폄

1) 희귀한(uncommon)
2) 백조목(swan neck)
3) 단춧구멍(boutonniere)
4) 골키퍼 엄지(gamekeeper's)
5) 절단관절염(arthritis mutilans)

문제해설

173 ACR(American College of Rheumatology)

- Class Ⅰ : 일반적인 일상생활이 가능함
- Class Ⅱ : 자기 관리(self care)와 직업 수행이 가능하지만 부업(취미 또는 여가)은 제한됨
- Class Ⅲ : 자기 관리(self care)가 가능하나 부업과 직업이 제한됨
- Class Ⅳ : 자기 관리(self care), 직업, 부업 모두가 제한됨

답 2)

174 해설내용 참조

답 1)

류마티스성 엄지 변형(rheumatoid thumb deformities)

Explanation

유형(Type)	손목손허리관절(CMC Joint)	중간마디뼈 관절(MCP Joint)	손가락 관절(IP Joint)
Ⅰ. 단춧구멍(boutonniere)	포함 안 됨	굽힘	과다폄(hyperextension)
Ⅱ. 희귀한(uncommon)	손목손허리관절 굽힘과 모음	굽힘	과다폄
Ⅲ. 백조목(swan neck)	손목손허리관절 아탈구(semiluxation), 굽힘과 모음	과다폄	굽힘
Ⅳ. 게임키퍼(gamekeeper's)	손목손허리관절 아탈구 없음, 굽힘과 모음	과다폄, 자뼈곁인대(ulnar collateral ligament) 불안정	포함 안 됨
Ⅴ. 이름 없음	포함되지 않음 또는 포함됨	손바닥판(volar plate) 불안정	포함 안 됨
Ⅵ. 골단관절염(arthritis mutilans)	약간의 뼈 손실	약간의 뼈 손실	약간의 뼈 손실

175

손에 RA 발생으로 LOM 문제를 지닌 여성을 위한 보상적 접근으로 타당한 사례는?

1) 쉽게 닿는 곳에 사물을 정리한다
2) 지렛대 원리의 사용을 증가시킨다
3) 사물을 고정 시키거나 지지를 제공한다
4) 정적 쥐기 또는 장시간 쥐기를 예방한다
5) 침대 또는 의자에서 보다 쉽게 일어날 수 있도록 높이를 조절한다

문제해설

175 해설내용 참조

답 1)

Assistive devices

Explanation

문제(problem)	원칙(principles)	예(examples)
ROM 감소	• 물건의 손잡이 길게 만들기 • 쉽게 닿는 곳에 사물 정리하기	• 리처(reacher), 긴 구두주걱, 긴 자루걸레, 돌림식 수납장(space saver), 수납걸이
손상된 쥐기	• 손잡이 둘레를 확대하기	• built-up handle, 큰 펜, universal cuff, stocking aids
불안정성 (Instability)	• 안전을 위해 사물을 고정시키거나 지지(support)를 제공함	• non-skid mats, suction brushes, hand rails, grab bars
감소된 에너지	• 수행의 용이함을 촉진함	• 가벼운 도구, 전동 도구, zim jar opener
관절변형의 가능성	• 지렛대 원리 사용을 증가시킴 • 정적(static) 쥐기 또는 장시간 쥐기를 예방함	• 수도꼭지 손잡이 신장, adapted key holder, MCP 관절을 사용한 야채 껍질 벗기기 도구 • book stand, bowl holder
감소된 근력	• 작업 높이를 수정함 • 침대 또는 의자에서 보다 쉽게 일어날 수 있도록 높이를 올림	• rasied toilet seat

176

다음 중 류마티스 관절염의 진단 기준으로 옳은 것은?

1) 관절 주변의 뻣뻣함이 30분 이상 지속될 경우
2) 혈청 류마티스 인자가 정상적인 양이 될 경우
3) 신체 양쪽의 서로 다른 관절부위에 동시 발병할 경우
4) 피부 밑 결절 또는 뼈가 튀어나온 곳이 나타나는 경우
5) PIP, MCP, 팔목, 팔꿈치 등 최소 두 개의 관절에 부어오름이 있는 경우

문제해설

176 해설내용 참조

답 4)

류마티스 관절염의 진단기준

Explanation

기준	정의
조조 강직(morning stiffness)	• 관절 주변의 뻣뻣함이 1시간 이상 지속됨(보통 2시간 이상)
세 개 이상의 관절에 관절염	• 적어도 세 개의 관절부위가 동시에 부음. 발병 가능한 부위는 14곳(오른쪽 또는 왼쪽 PIP, MCP, 팔목, 팔꿈치, 무릎, 발, MTP 관절)
손의 관절염	• 손목, MCP 또는 PIP 관절 중 적어도 한 부위에 부종
대칭적인 관절염	• 신체 양쪽의 동일한 관절부위에 동시 발병(PIP, MCP, MTP는 대칭성이 없어도 됨)
류마티스 결절(nodules)	• 피부 밑 결절, 뼈가 튀어나온 곳, 폄근의 표면(extensor surfaces) 주변 부위에서 관찰할 수 있음
혈청 류마티스 인자 (serum rheumatoid factor)	• 정상 군의 5% 이하 • 혈청 류마티스 인자가 비정상적인 양이 됨
방사선상 변화	• 방사선 사진에서 손과 손목의 앞뒤(posteroanterior)에서 전형적 류마티스 형태가 나타남 • 부분적으로 또는 명확하게 부식(또는 뼈의 칼슘 상실)이 보임

2

C·H·A·P·T·E·R

수부 및 상지 손상 (Hand & upper extremity injury)

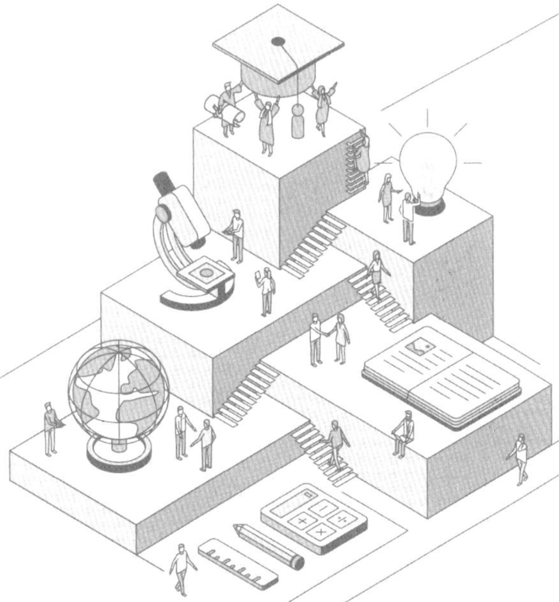

예·상·문·제·풀·이

01

다음 중 회전근띠(rotator cuff)의 열상 검사에 해당하는 것은?

1) 애드손 검사
2) 골프엘보 검사
3) 요르가손 검사
4) 티넬징후 검사
5) 팔떨어뜨리기 검사

02

다음 중 자신경(ulnar nerve) 검사에 해당하는 것은?

1) 알렌 검사
2) 팔렌 검사
3) 프로망 검사
4) 손목관압박 검사
5) 핀켈스테인 검사

03

종이를 제시하고 양 손의 엄지를 이용하여 잡도록 한 후 잡아당기는 검사의 목적은?

1) 노신경 검사
2) 자신경 검사
3) 정중신경 검사
4) 긴가슴신경 검사
5) 힘줄염 여부 검사

04

다음 중 검사대상이 다른 신경은?

1) 프로망 징후
2) 지안느 징후
3) 팔꿈치 굽힘 검사
4) 바르텐베르그 징후
5) 핀치, 주먹쥐기 검사

문제해설

01 팔떨어뜨리기 검사는 회전근열상 검사이고 대상자에게 어깨관절을 90°로 벌림시킨 자세에서 팔을 천천히 내린다. 이상 반응으로는 90° 벌림 상태에서 팔을 부드럽게 내리지 못한다.

답 5)

02 팔렌 검사와 손목관압박 검사는 손목굴증후군 검사이고 알렌검사는 자동맥과 노동맥의 혈류상태를 진단, 손의 혈류 회복 속도를 관찰하는 목적이고, 핀켈스테인 검사는 드퀘르뱅 질병 여부를 검사하는 것이 목적이다.

답 3)

03 지문의 검사방법은 프로망 징후 검사로 자신경 검사이다. 이상반응으로는 엄지의 손마디관절이 폄을 유지하지 못하는 것이다.

답 2)

04 핀치, 주먹쥐기 검사는 정중신경 손상 질환중 앞뼈사이신경증후군을 검사할 때 사용하며 나머지 보기는 모두 자신경 관련된 검사이다.

답 5)

05

다음에서 설명하는 질환은?

- 만성적으로 지속되는 신경병성 통증이다
- 자발적인(spontaneous) 통증이 있다
- 통증 부위에 부종, 혈액공급의 이상, 발한기능 이상 등이 특징이다

1) 유착성 관절낭염
2) 복합부위통증증후군
3) 앞뼈사이신경증후군
4) 등쪽뼈사이근 증후군
5) 어깨봉우리 아래 충돌 증후군

문제해설

05 CRPS(complex regional pain syndrome)

- RSD(reflex sympathetic dystrophy)로 불림
- 자발적인(spontaneous) 통증이 있어야 하며, 통증 부위에 부종, 혈액공급의 이상, 발한(sudomotor) 기능의 이상 등이 나타남

타입 I	• RSD(reflex sympathetic dystrophy)와 같음 • 손상 후 혈관 수축(vaso spasm)과 혈관확장(vasodilatation)의 반복순환(cycle)에 의해 발생됨(직접적인 신경손상이 없음) – 혈관수축은 부종과 무산소증(anoxia)의 원인이 되며 더욱 통증을 증가시킴 – 계속적인 악순환의 반복이 일어남 • 혈액순환의 감소가 원인이 됨 – 사지(extremity)가 창백해지며 차갑게 되는 원인이 됨 – 부종, 깁스, 꽉 조이는 보조기 등이 원인이 됨
타입 II	• 작열통(causalgia)과 같은 말 • 강하고 후끈거리는(burning) 통증이 발생함 • 교통사고, 자상, 열상 등이 원인이 됨 – 직접적인 신경손상이 있음

답 2)

06

다음 설명에 해당하는 복합부위통증 증후군의 단계는?

- 증상이 3~6달 정도 지속됨
- 근육과 피부의 위축, 혈관경련, 땀분비 증가, 통증 등이 있음
- 치료가 어려워짐

1) 급성기
2) 위축기
3) 회복기
4) 아급성기
5) 퇴행위축기

06 퇴행위축기는 3~6개월 정도 증상이 지속된 상태로 근육과 피부의 위축, 혈관경련, 땀분비 증가, 통증, 뻣뻣한 부종홍반, 발열, 골다공증 등 치료가 어려워진 상태이다.

답 5)

07

다음 설명에 해당하는 검사는?

- 먼쪽 노자관절의 안정성 검사이다
- 아래팔을 엎침시킨 자세에서 한 손의 엄지와 집게손가락으로는 자뼈머리를, 다른 손의 엄지와 집게손가락으로는 노뼈를 잡고 위아래로 움직인다

1) 알렌 검사
2) 피아노 키 검사
3) 반달뼈 탈구검사
4) 번넬 리틀러 검사
5) 곁인대 안정성 검사

08

다음 증상과 진단기준에 부합하는 질환은?

- 증상 : 어깨 안쪽돌림상태에서의 벌림보다는 가쪽돌림에서 벌림 시 능동적 및 수동적 어깨 움직임이 제한됨
- 진단기준 : 어깨관절 굽힘이 100° 이하이며, 가쪽돌림이 건측의 50% 이상의 감소

1) 회전근 파열
2) 기욘관 증후군
3) 회전근 힘줄염
4) 유착성 관절낭염
5) 어깨봉우리 아래 충돌 증후군

09

손의 기능적 자세로 옳은 것은?

1) 손목 10° 폄
2) 손허리아치 편형
3) 엄지 맞섬과 모음
4) 손허리손가락관절 30° 굽힘
5) 몸쪽손가락뼈사이관절 70° 굽힘

문제해설

07 피아노 키 검사(Piano Key Test)

- 검사목적 : 먼저 노자관절의 안정성 검사
- 자극 : 아래팔을 엎침시킨 자세에서 한 손의 엄지와 집게손가락으로는 자뼈머리를, 다른 손의 엄지와 집게손가락으로는 노뼈를 잡고 위아래로 움직임
- 이상반응 : 통증이 유발됨

답 2)

08 유착성 관절낭염 또는 오십견은 어깨를 감싸고 있는 관절낭의 퇴행성변화로 관절낭의 염증과 협착으로 통증의 유발이 특징인 질환이다.

답 4)

09 손의 기능적 자세는 손목 20~30° 폄, 손허리손가락관절 30° 굽힘, 몸쪽손가락뼈사이관절 45° 굽힘, 엄지 맞섬과 벌림이다.

답 4)

10

다음 사례에 해당하는 CTD 단계(grade)는?

> 조립 라인에서 일하고 있는 40대 홍씨는 손목에 통증이 발생하고 있다. 일을 하는 동안 통증이 지속적으로 발생하지만 스스로 일을 멈추면 통증이 가라앉는다. 생산성(productivity)에는 가끔 약간의 영향이 나타난다

1) 1단계
2) 2단계
3) 3단계
4) 4단계
5) 5단계

문제해설

10 해설내용 참조

답 2)

CTD 단계

Explanation

등급	내용
1등급 (Grade 1)	• 활동 후 통증이 있으나 휴식을 통해 해결할 수 있음 • 업무(일)의 양 또는 속도의 저하는 없음 • 객관적 소견(objective finding)이 없음
2등급 (Grade 2)	• 업무 중 한 곳에서만 통증이 발생함 • 일을 하는 동안 통증이 지속적으로 발생하지만 스스로 일을 멈추면 통증이 해소됨 • 생산성(productivity)에 있어 가끔 약간의 영향이 있음 • 객관적 소견이 나타날 수 있음
3등급 (Grade 3)	• 업무 중 한 곳 이상에서 통증이 발생함 • 일을 멈춘 후에도 통증이 지속됨 • 생산성에 영향을 받으며, 업무를 지속하기 위해 수 차례의 휴식이 필요함 • 업무와 동떨어진 활동에도 영향이 나타날 수 있음 • 약화(weakness), 민첩성 및 조절의 이상(loss of control), 따끔거림(tingling), 무딤(nurmbness), 기타 객관적 소견들이 나타날 수 있음 • 잠재적인(latent) 또는 활동성 통증원들(trigger points)이 존재할 수 있음
4등급 (Grade 4)	• 상지 및 손의 일반적인 사용에도 모두 통증이 나타남 – 약 50~75% 정도의 시간에 나타남 • 전혀 일을 할 수 없거나 제한된 범위에서만 일을 할 수 있음 • 약화, 민첩성 및 조절의 이상, 따끔거림, 무딤 통증원들, 기타 객관적 소견들이 나타날 수 있음
5등급 (Grade 5)	• 장시간의 통증, 줄어들지 않는 통증으로 인해 상지의 사용이 불가능함 • 업무(일)를 할 수 없음 • 증상이 때때로 무기한으로 지속되기도 함

11

다음과 같은 원인으로 발생되는 질환은?

> 반복 작업으로 인한 건강장애로 외부 스트레스에 의해 오랜 시간 반복적인 작업이 누적되어 발생한다

1) 기욘관 증후군
2) 지안느 증후군
3) 콩알갈고리틈새증후군
4) 누적외상성질환(CTD)
5) 복합부위통증증후군(CRPS)

12

다음 보기의 설명에 부합하는 검사는?

> • 가슴우리증후군 검사
> • 양팔 90° 벌림, 가쪽 돌림, 팔꿈치 90° 굽힘, 손을 쥐고 펴기 15회

1) 티넬 검사
2) 루스 검사
3) 팔렌 검사
4) 애드손 검사
5) 요르가손 검사

13

피아노 키 검사의 검사목적은?

1) 폄근힘줄염 여부 검사
2) 가슴우리충돌증후군 검사
3) 먼쪽 노자뼈관절의 안정성 검사
4) 깊은 손가락굽힘근의 손상여부 검사
5) 손허리 손가락관절 곁인대의 안정성 검사

문제해설

11 설명은 누적외상성질환에 대한 정의로 적어도 1주일 이상, 1년간 한달에 한번 이상 지속되며 상지의 관절 부위에서 하나 이상의 증상이 존재하는 경우를 말한다.

답 4)

12 가슴우리증후군 검사에는 루스검사와 애드손 검사가 있다. 그 중 양팔을 벌리고 가쪽 돌림, 팔꿈치를 굽히고 손을 쥐고 펴는 동작을 하는 것은 루스 검사이다.

답 2)

13 피아노키 검사는 먼쪽 노자뼈관절의 안정성 검사로 피검자의 손바닥이 아래로 향한 자세에서 검사자가 한 손의 엄지와 집게손가락으로는 자뼈머리를, 다른 손의 엄지와 집게손가락으로는 노뼈를 잡고 위, 아래로 움직임

답 3)

18

다음과 같은 평가 과정과 결과를 보이는 돌림띠 손상 검사는?

- 평가방법
  - 어깨관절을 45도 굽힘 시킨 후 안쪽돌림을 만듦
    - 엄지손가락이 바닥을 향하도록 함
  - 치료사가 양쪽 손목을 잡은 후 아랫방향으로 저항을 제공함
    - 어깨벌림근에 저항을 제공함
- 평가결과
  - 가시위근(supraspinatus)의 힘줄 파열을 확인할 수 있음
  - 90도에서 시행할 경우 통증이 발생된다면 윤활주머니의 염증을 의심할 수 있음

1) 호킨스 검사(Hawkins test)
2) 깡통비우기 검사(Empty can test)
3) 팔 떨어뜨리기 검사(Drop arm test)
4) 니어 충돌징후 검사(Neer impingement sign)
5) 위팔두갈래근 스피드 검사(Biceps speed test)

문제해설

18 해설내용 참조

답 2)

돌림띠 손상 평가(test for rotator cuff tearing) 모음

Explanation

평가명	평가방법	결과해석
니어 충돌징후 (Neer impingement sign)	• 검사자의 어깨를 안쪽으로 돌리고(internal rotation) 어깨관절을 굽힘	• 통증을 호소하면 양성반응 • 위팔두갈래근에서 충돌 또는 압박이 있음을 의미함
호킨스 검사 (Hawkins test)	• 어깨관절 및 팔꿉관절을 90도 굽힘시킨 상태에서 어깨관절을 안쪽돌림 방향으로 회전시킴	• 통증을 호소하면 양성반응 • 위팔두갈래근에서 충돌 또는 압박이 있음을 의미함
깡통비우기 검사 (Empty can test)	• 어깨관절을 45도 굽힘 시킨 후 안쪽돌림을 만듦 – 엄지손가락이 바닥을 향하도록 함 • 치료사가 양쪽 손목을 잡은 후 아랫방향으로 저항을 제공함 – 어깨벌림근에 저항을 제공함	• 가시위근(supraspinatus)의 힘줄 파열을 확인할 수 있음 • 같은 방법으로 90도에서 시행할 경우 통증이 발생된다면 윤활주머니의 염증을 의심할 수 있음

평가명	평가방법	결과해석
팔 떨어뜨리기 검사 (Drop arm test)	• 어깨관절을 90도 벌리게 함 • 환자에게 천천히 팔을 내리라고 지시함	• 팔을 천천히 내리지 못하면 양성 반응 – 옆으로 팔을 떨어뜨림 • 가시위근의 파열 여부를 확인할 수 있음
위팔두갈래근 스피드 검사 (Biceps speed test)	• 어깨관절 90도 굽힘, 팔꿉관절 폄, 아래팔 뒤침 자세를 만듦 • 손목 부위에 저항을 제공함 – 아랫방향으로 제공	• 위팔두갈래근의 구(groove)에 통증이 발생하면 양성반응

19

다음 증상을 보이는 아동에게 가장 적절한 보조기는?

- 위팔노근, 위팔두갈래근, 위팔근, 어깨세모근의 마비와 위축이 발생한다
- 어깨가 안쪽돌림과 모음상태의 웨이터 팁 자세(waiter's tip position)를 취하게 된다

1) Sling
2) Resting splint
3) Cock up splint
4) Long opponens splint
5) Short opponens splint

20

다음과 같은 결과에 해당하는 MAS(Modified Ashworth Scale) 점수는?

뇌졸중 환자인 홍씨의 근긴장도 검사 시 팔꿈치를 굽혔다 펼 때 0~75° 범위에서 저항이 느껴진다

1) 1
2) 1+
3) 2
4) 3
5) 4

문제해설

19 에르브마비(Erb's palsy)

위팔신경얼기의 위쪽인 C_5, C_6가 손상된 질환이다. 위팔노근, 위팔두갈래근, 위팔근, 어깨세모근의 마비와 위축이 발생하며 어깨가 안쪽돌림과 모음상태의 waiter's tip position을 취하게 된다. 이러한 에르브마비 환자에게는 관절의 유연성 유지를 위한 수동관절가동범위 운동, 촉각과 고유감각자극, 수치료, 전기자극치료, 신체상 증진을 위한 양측 통합활동이 필요하며 슬링을 사용하여 위팔을 지지하여 손의 기능적 사용을 지지해주어야 한다.

답 1)

20 MAS(Modified Ashworth Scale)

팔꿈치 관절가동범위는 0~135°이며 75°는 전체관절가동범위의 1/2 이상 범위에 해당하기 때문에 2에 해당한다.

점수	내용
0	근 긴장도 또는 저항의 증가가 없음
1	관절가동범위의 끝부분에서 약간의 저항을 느낌
1+	전체 관절가동범위의 반 이하에서 저항을 느낌
2	관절가동범위 대부분에서 저항을 느낌
3	수동적으로 움직이기 힘들 정도로 저항을 느낌

답 3)

21

복합부위통증증후군 환자에게 다음과 같은 중재를 제공하였다면 그 목적은?

- 원위부에서 근위부 방향으로 마사지
- 모래가 담긴 통에 통증부위 담그기

1) 근력 유지
2) 체온 유지
3) 감각 둔화
4) 근긴장도 감소
5) 관절가동범위 유지

22

다음 평가의 결과로 예상되는 신경손상은?

상지 외상으로 인해 입원한 K씨는 엄지와 검지 사이에 종이를 넣고 잡아당기면 종이를 잡고 있지 못해 종이가 빠져나온다

1) 자뼈신경 손상
2) 노뼈신경 손상
3) 위팔신경 얼기
4) 정중신경 손상
5) 겨드랑신경 손상

23

다음 사례의 상해로 발생되는 변형은?

- 날아오는 야구공에 손가락을 부딪쳐 손가락 끝마디가 굽어져 있는 형태가 되었다
- DIP 관절의 굽힘 변형이 특징이다

1) 백조목 변형
2) 부샤르 결절
3) 단춧구멍 변형
4) 헤버르덴 결절
5) 망치손가락 변형

문제해설

21 복합부위통증증후군 대상자에게 감각을 둔화시키고 통증을 감소하기 위하여 주로 적용하는 기법으로 물속에 통증부위를 담구거나 원위부에서 근위부로 마사지를 통해 진행한다.

답 3)

22 froment's sign은 엄지모음근육의 부재로 자뼈신경 손상 시 나타난다.

답 1)

23 망치손가락 변형(Mallet finger)이다.

- 백조목 변형 : PIP과폄, DIP굽힘
- 단춧구멍 변형 : PIP굽힘, DIP과폄
- 망치손가락 변형 : DIP굽힘
- 부샤르 결절 : PIP 결절
- 헤버르덴 결절 : DIP 결절

답 5)

24

다음 검사 중 검사 목적이 다른 하나는?

1) 프로망 검사(Froment's test)
2) 핀켈스타인 검사(Finkelstein test)
3) 바르텐베르그 검사(Wartenberg's test)
4) 지안느 증후군 검사(Jeanne's syndrome)
5) 팔꿈치관절굽힘 검사(Elbow flexion test)

25

다음 증상에 해당하는 징후는?

> 엎드린 후 일어날 때 한 손을 대퇴부에 위치시킨 후 다른 손으로 밀면서 일어나는 현상을 보인다

1) 왓슨징후
2) 프로망징후
3) 가우어징후
4) 바빈스키징후
5) 무정위형징후

26

다음 사례의 검사에 대한 설명으로 옳은 것은?

> 협착성 힘줄염인 드퀘르뱅 병 질병 여부를 검사하였다

1) 프로맨츠 검사이다
2) 핀켈스타인 검사이다
3) 반응은 손목부위에서 찌릿하는 감각이 나타난다
4) 엄지손가락을 손 안에 넣고 노쪽으로 치우치게 한다
5) 반응은 가쪽위관절융기에서 먼쪽으로 통증이 나타난다

문제해설

24 프로망, 지안느 증후군, 바르텐베르그, 팔꿈치관절굽힘 검사는 모두 자신경을 검사하며 핀켈스타인 검사는 드퀘르뱅 병 질병 여부를 검사한다. 따라서 핀켈스타인 검사만 목적이 다르다고 할 수 있다.

답 2)

25 왓슨 징후는 손배뼈의 자리 이탈, 프로망징후는 자신경 손상시, 바빈스키는 중추신경계손상, 무정위형은 느린 비틀림 운동이 나타나는 징후이다.

답 3)

26 설명은 핀켈스타인 검사로 엄지손가락을 손 안에 넣고 자쪽으로 치우치며 손목에서 통증이 나타나며 드퀘르병 질병 여부를 검사한다.

답 2)

27

어깨관절 운동의 제한 유무를 검사하는 평가는?

1) Yergason test
2) Phalen's test
3) Rockwood test
4) Drop arm test
5) Apley scratch test

28

다음 평가 방법과 결과를 지닌 검사는?

- 평가 방법
  - 평가자는 손목굴(carpal turner)을 지나는 신경을 30초간 압박함
- 양성 반응
  - 신경 분포 부위에 찌릿한 느낌(tingling sense)이 발생하면 양성반응임
  - 손목 굽힘과 압박을 동시에 제공할 경우 보다 민감한 결과를 얻을 수 있음

1) Neer's test
2) Froment's test
3) Yergason's test
4) Revers Phalen's test
5) Carpal compression test

29

다음 설명하는 평가의 목적은?

치료사는 환자에게 양팔을 벌리게 한 후 팔꿈치를 90도 굽힘 시킨 후 환자에게 양 손으로 15회 주먹 쥐기와 펴기를 실시할 것을 요구하였다

1) 충돌증후군 검사
2) 자신경 압박평가
3) 노신경 압박평가
4) 정중신경 압박평가
5) 가슴우리증후군 검사

문제해설

27 아플레이의 긁기 검사

환자에게 바로 서도록 시킨 다음, 팔을 머리 뒤로 넘겨 반대측 어깨뼈의 위쪽 모서리에 대도록 한 후 이어서 열중쉬어 자세를 하여 반대측 어깨뼈의 아래쪽 모서리에 대도록 한다.

답 5)

28 Carpal compression test

방법	평가자는 수근굴(carpal turner)을 지나는 정중신경(median nerve)을 30초간 압박함
반응	정중신경 분포 부위에 찌릿한 느낌(tingling sense)이 발생하면 양성반응
기타	손목굽힘과 압박을 동시에 제공할 경우(20초 적용), 보다 민감한 결과를 얻을 수 있음

답 5)

29 Roos test

검사목적	가슴우리충돌증후군(Thoracic Outlet Syndrome) 검사
자극	양팔을 90° 벌림, 가쪽돌림, 팔꿈치 굽힘 90° 상태에서 15회 정도 주먹을 쥐고 펴기를 반복함
이상반응	손의 경련, 약화, 주먹을 쥐기가 어려움

답 5)

30

다음에서 설명하는 평가 방법과 결과 해석에 부합하는 검사는?

- 평가방법 : 검사자의 어깨를 안쪽으로 돌리고(internal rotation) 어깨관절을 굽힘
- 결과해석
  - 통증을 호소하면 양성반응
  - 위팔두갈래근, 가시위근에서 충돌 또는 압박이 있음을 의미함

1) 호킨스 검사(Hawkins test)
2) 깡통비우기 검사(Empty can test)
3) 팔 떨어뜨리기 검사(Drop arm test)
4) 니어 충돌징후 검사(Neer impingement sign)
5) 위팔두갈래근 스피드 검사(Biceps speed test)

문제해설

30 해설내용 참조

답 4)

돌림띠 손상 평가(test for rotator cuff tearing)

Explanation

평가명	평가방법	결과해석
니어 충돌징후 (Neer impingement sign)	• 검사자의 어깨를 안쪽으로 돌리고(internal rotation) 어깨관절을 굽힘	• 통증을 호소하면 양성반응 • 위팔두갈래근에서 충돌 또는 압박이 있음을 의미함
호킨스 검사 (Hawkins test)	• 어깨관절 및 팔꿉관절을 90도 굽힘시킨 상태에서 어깨관절을 안쪽돌림 방향으로 회전시킴	• 통증을 호소하면 양성반응 • 위팔두갈래근에서 충돌 또는 압박이 있음을 의미함
깡통비우기 검사 (Empty can test)	• 어깨관절을 45도 굽힘 시킨 후 안쪽돌림을 만듦 – 엄지손가락이 바닥을 향하도록 함 • 치료사가 양쪽 손목을 잡은 후 아랫방향으로 저항을 제공함 – 어깨벌림근에 저항을 제공함	• 가시위근(supraspinatus)의 힘줄 파열을 확인할 수 있음 • 같은 방법으로 90도에서 시행할 경우 통증이 발생된다면 윤활주머니의 염증을 의심할 수 있음
팔 떨어뜨리기 검사 (Drop arm test)	• 어깨관절을 90도 벌리게 함 • 환자에게 천천히 팔을 내리라고 지시함	• 팔을 천천히 내리지 못하면 양성 반응 – 옆으로 팔을 떨어뜨림 • 가시위근의 파열 여부를 확인할 수 있음
위팔두갈래근 스피드 검사 (Biceps speed test)	• 어깨관절 90도 굽힘, 팔꿉관절 폄, 아래팔 뒤침 자세를 만듦 • 손목 부위에 저항을 제공함 – 아랫방향으로 제공	• 위팔두갈래근의 구(groove)에 통증이 발생하면 양성반응

31

다음 검사 결과에 따라 손상이 의심되는 신경은?

> 신경을 따라가며 먼 쪽에서 몸 쪽으로 이동하며 가볍게 두드렸더니 손바닥 쪽 검지와 중지에 찌릿한(tingling) 감각이 나타났다

1) 자신경(Ulnar nerve)
2) 노신경(Radial nerve)
3) 정중신경(Median nerve)
4) 가슴등신경(Thoracdorsal nerve)
5) 근육피부신경(Musculocutaneous nerve)

32

다음과 같은 과정과 결과를 지닌 평가는?

> • 과정
>   - 대상자의 어깨관절을 45도 굽힘 시킨 후 안쪽돌림을 만든다
>   - 치료사가 양쪽 손목을 잡은 후 아랫방향으로 저항을 제공한다
>
> • 결과
>   - 통증이 발생하면 가시위근(supraspinatus)의 힘줄 파열을 의미한다
>   - 같은 방법으로 90도에서 시행할 경우 통증이 발생하면 윤활주머니의 염증을 의심할 수 있다

1) 티넬 징후(Tinnel Sign)
2) 애드손 검사(Adson Test)
3) 핀켈스타인 검사(Finkelstein Test)
4) 깡통비우기 검사(Empty Can Test)
5) 바르텐베르그 검사(Wartenberg's Test)

문제해설

31 정중신경(Median nerve)의 감각지배

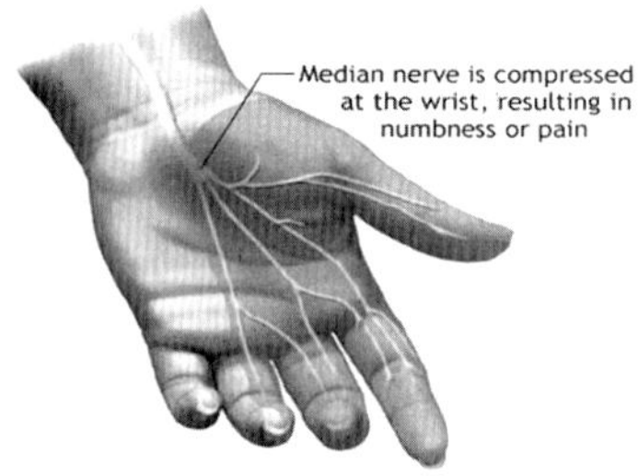

답 3)

32 깡통비우기 검사(Empty can test)

평가방법	• 어깨관절을 45도 굽힘 시킨 후 안쪽돌림을 만듦 – 엄지손가락이 바닥을 향하도록 함 • 치료사가 양쪽 손목을 잡은 후 아랫방향으로 저항을 제공함 – 어깨벌림근에 저항을 제공함
결과해석	• 가시위근(supraspinatus)의 힘줄 파열을 확인할 수 있음 • 같은 방법으로 90도에서 시행할 경우 통증이 발생된다면 윤활주머니의 염증을 의심할 수 있음

답 4)

33

다음과 같은 원인과 증상을 지닌 질환은?

- 직접적인 신경손상은 없지만 혈관의 수축과 확장에 의해 통증이 발생된다
- 혈액순환의 감소가 원인이며, 그 예로는 부종, 깁스, 꽉 조이는 보조기 등이 있다

1) HNP
2) HIVD
3) 볼크만 구축
4) CRPS 타입 1
5) CRPS 타입 2

문제해설

33 CRPS

타입 I	• RSD(reflex sympathetic dystrophy)와 같음 • 손상 후 혈관 수축(vaso spasm)과 혈관확장(vasodilatation)의 반복순환(cycle)에 의해 발생됨(직접적인 신경손상이 없음) – 혈관수축은 부종과 무산소증(anoxia)의 원인이 되며 더욱 통증을 증가시킴 – 계속적인 악순환의 반복이 일어남 • 혈액순환의 감소가 원인이 됨 – 사지(extremity)가 창백해지며 차갑게 되는 원인이 됨 – 부종, 깁스, 꽉 조이는 보조기 등이 원인이 됨
타입 II	• 작열통(causalgia)과 같은 말 • 강하고 후끈거리는(burning) 통증이 발생함 • 교통사고, 자상, 열상 등이 원인이 됨 – 직접적인 신경손상이 있음

답 4)

34

다음 증상들의 회복을 통해 유추할 수 있는 것은?

- 부종이 가라앉고 피부색과 질감이 좋아진다
- 땀 분비 기능이 점차 회복된다
- 근 긴장의 이완(flaccidity)이 점차 사라진다

1) 종양이 점차 사라지고 있다
2) 심폐기능이 점차 좋아지고 있다
3) 말초신경의 재생이 일어나고 있다
4) 중추신경의 재생이 일어나고 있다
5) 지구력과 근력이 점차 좋아지고 있다

34 말초신경의 재생

피부 변화	• 부종이 가라앉고 혈관이 발달함 • 피부색과 질감이 좋아짐
감각 회복의 순서	① 통증(crude pain) ② 온도감각(temperature) ③ 압박감(pressure) ④ 촉각(touch)
자율 신경계	• 땀 분비(scattered point of sweating) 기능이 회복됨
감각 분별 (discriminative sensation)	• 감각을 보다 잘 구분할 수 있음 – 특정위치의 촉각(localizing touch) – 관절의 위치/고유수용성감각(joint position/ proprioception) – 입체지각(stereogonosis) – 운동감각(kinesthesia) – 이점 분별(two-point discrimination)
근 긴장	• 이완(flaccidity)의 감소 • 근 긴장의 증가 – 수의근 기능(voluntary muscle function)의 향상

답 3)

35

팔렌 검사(Phalen's test)의 양성반응에 해당하는 것은?

1) 손등 전체에 이상감각 발생
2) 손등 쪽의 소지와 약지의 1/2에 이상감각 발생
3) 손바닥 쪽의 소지와 약지의 1/2에 이상감각 발생
4) 손등 쪽의 엄지, 검지, 중지, 그리고 약지의 1/2에 이상감각 발생
5) 손바닥 쪽의 엄지, 검지, 중지, 그리고 약지의 1/2에 이상감각 발생

36

다음 사례의 임상적 증상에 부합하는 질환은?

> 30세 김씨는 6개월 전 교통사고로 위팔뼈 골절이 발생하였다. 초기 치료 중 골절치료를 위한 캐스팅(casting)으로 인한 손에 허혈성 마비가 발생하였다. 가장 심각한 손상 부위는 FDP(flexor digitorum profundus)와 FPL(flexor policis longus)이었다

1) BPI
2) CRPS
3) Erb's palsy
4) Klumpke's palsy
5) Volkman's contracture

문제해설

35 팔렌 검사(Phalen's test)

방법	• 손등을 서로 반대로 맞대고 손목을 완전 굽힘(full flexion)시킴 • 1분 동안 유지함
반응	• 정중신경(median nerve)의 감각분포 부위(엄지, 검지, 중지, 약지의 1/2)에 1분 이내에 찌릿한(tingling) 느낌이 발생하면 양성반응

답 5)

36 Volkman's contracture

원인	• 위팔뼈(humerus)의 하부(lower end)에 골절 발생으로 인한 혈액 공급의 감소 - 아래팔(forearm)의 근육들에 공급되는 혈액의 감소가 원인 • 골절 부위에 꼭 맞는(또는 조이는) 캐스트 또는 붕대로 인해 발생
증상	• 허혈(ischemia) 발생 - 산소와 영양 공급의 박탈로 인해 - 근육의 괴사(necrotic)가 초래됨(손목, 손가락, 아래팔의 구축(contracture) 및 위축(atrophy) 발생) - 6시간 동안의 허혈(약간의 구축을 발생시킴) - 48시간 이상의 허혈(아래팔의 영구적인 변형(deformity)을 초래함) • 심각한 손상을 입는 근육 - 'flexor digitorum profundus', 'flexor policis longus' • 신경 손상 - 정중 신경(median nerve)이 자신경(ulnar nerve)보다 더 많은 손상을 입게 됨 • 피부의 변화 - 차갑게 됨 - 먼쪽이 매끄럽고 윤이 남 또는 울긋불긋해짐 • 피부 변화를 확인하거나 'Radial Pulse'가 느껴지지 않을 때 - 즉시 의사에게 알려 캐스트(cast)를 제거함 - 초기의 대처가 심각한 변형(deformity)을 예방함

답 5)

37

핀켈스타인 검사에서 양성반응을 보이는 환자에게 적합한 보조기는?

1) Resting splint
2) Buddy splint
3) MP blocking splint
4) Thumb spica splint
5) Wrist cock-up splint

38

망치손가락 변형의 원인이 되는 근육은?

1) 벌레근
2) 뼈사이근
3) 엄지굽힘근
4) 손가락폄근
5) 손가락굽힘근

39

정형외과 환자에게 다음과 같은 자세를 제공하는 보조기는?

- 손목 폄 : 0~20°
- PIP 및 DIP 관절의 굽힘 : 10~30°
- MP 굽힘 : 20~30°

1) thumb spica
2) cock up splint
3) resting hand splint
4) dorsal blocking splint
5) thumb stabilization splint

40

상지의 신경 검사 중 대상이 다른 것은?

1) 티넬 징후
2) 팔렌 검사
3) 역 팔렌 검사
4) 손목 압박 검사
5) 팔꿈치 굴곡 검사

문제해설

37 **드퀘르뱅병**

- 핀켈스타인 검사는 드퀘르뱅병을 판별하는 특수 검사이다.
- 드퀘르뱅병은 긴엄지벌림근과 짧은 엄지폄근 힘줄의 염증이 발생한다.
- 주로 골퍼, 뜨개질, 주유소 직원 등에게 자주 발병한다.

답 4)

38 망치손가락 변형은 손가락 끝마디 관절이 펴지지 않고 굽혀진 상태를 말하며, 손가락 끝마디를 가로지르는 폄근의 파열로 발생하는 변형임

답 4)

39 resting hand splint

- 손목과 손의 급성기 활액막염(synovitis)에 유용함
- 주요 기능은 손상된 관절에 휴식을 제공함
- 통증감소, 근육 연축(spasm)의 감소, 구축 및 변형예방 등을 위해 사용됨
- ulnardrift 예방, 엄지의 webspace 유지를 도움

적절한 관절의 자세	• 약간의 손목 폄 : 0~20° • PIP 및 DIP 관절의 굽힘 : 10~30° • MP 굽힘 : 20~30° • 엄지의 MP 및 IP 관절 : 약간의 굽힘 • 엄지 : 폄 및 벌림

답 3)

40 팔꿈치 굴곡 검사는 자신경 검사이고, 나머지 검사는 정중신경 검사이다.

답 5)

41

다음 근육들을 지배하는 신경은?

- 위팔근(Brachialis)
- 위팔두갈래근(Biceps brachii)
- 부리위팔근(Coracobrachialis)

1) 겨드랑신경(axillary nerve)
2) 어깨밑신경(subscapular nerve)
3) 긴가슴신경(long thoracic nerve)
4) 가슴등신경(thoracodorsal nerve)
5) 근육피부신경(musculocutaneous nerve)

문제해설

41 해설내용 참조

답 5)

BPI의 임상적 증상(Clinical manifestations)

Explanation

척추신경	신경 루트(root)	운동 지배	임상적 증상
$C_{5\sim7}$	긴가슴신경 (Long thoracic)	Shoulder girdle Serratus anterior	어깨뼈의 날개현상 (winged scapular)
$C_{7\sim8}$	가슴등신경 (Thoracodorsal)	Latissimus dorosi	팔의 폄 및 모음의 상실 (loss of arm adduction and extension)
$C_{5\sim6}$	어깨밑신경 (Subscapular)	Subscapularis Teres major	위팔의 바깥돌림 약화 (weakened lateral rotation of humerus)
$C_{5\sim6}$	겨드랑신경 (Axillary)	Deltoid, Teres minor	팔의 벌림 상실, 위팔의 바깥돌림 약화 (loss of arm abduction, weakened lateral rotation of humerus)
$C_{5\sim6}$	근육피부신경 (Musculocutaneo)	Biceps brachii, Brachialis Coracobrachialis	아래팔의 굽힘 및 뒤침의 상실 (loss of forearm flexion and supination)

42

작업치료사 K씨는 CTD 진단을 받은 30대 홍○○씨의 활동분석을 하고 있다. CTD 발생 가능성이 가장 높은 홍○○씨의 직업습관은?

1) 앉아서 일을 한다
2) 진동이 있는 기계를 자주 다룬다
3) 단시간 동안 빠른 손놀림이 있다
4) 무거운 물건을 카트에 실어 나른다
5) 한 자세보다는 다양한 자세로 바꿔가며 작업을 한다

43

다음과 같은 검사 목적과 방법을 지닌 검사는?

- 검사목적 : 먼쪽 노자관절의 안정성 검사
- 자극 : 아래팔을 엎침 시킨 후 한 손의 엄지와 집게손가락으로는 자뼈 머리를, 다른 손으로는 노뼈를 잡고 위아래로 움직인다

1) 머피 검사(Murphy sign)
2) 와트슨 검사(Watson' Test)
3) 프로멘츠 검사(Froment's sign)
4) 피아노 키 검사(Piano Key Test)
5) 와텐버그 검사(Wartenberg's sign)

44

다음 중 CTD에 해당되는 질환은?

1) 뇌성마비(CP)
2) LBP(Low back pain)
3) 소아마비(Poliomyelitis)
4) CTS(carpal tunnel syndrome)
5) 신경압박증후군(nerve compression syndromes)

문제해설

42 CTD 발생 위험 요소

- 반복(repetition)
- 높은 강도(high force)
- 나쁜 관절의 자세(awkward joint posture)
- 직접적인 압력(direct pressure)
- 진동(vibration)
- 장시간의 정적 자세(prolonged static positioning)

답 2)

43 먼쪽 노자 관절의 불안정(Instability of the distal radioulnar joint)을 평가하는 피아노 키 검사의 내용이다.

답 4)

44 종류

- 힘줄염(tendinitis)
- 신경압박증후군 (nerve compression syndromes)
- 근육근막통증(myofascial pain)

답 5)

45

다음 사례에 부합하는 질환은?

> 공사장 인부인 홍 씨는 무거운 건축 재료를 어깨에 들고 옮기는 일을 한다. 최근 홍 씨는 어깨뼈의 벌림과 모음을 수행하기 어렵고, 어깨의 돌출(protraction) 동작이 어렵다. 어깨뼈가 날개처럼 밖으로 돌출하는 증상도 나타난다

1) Radial nerve injury
2) Axillary nerve injury
3) Suprascapular nerve injury
4) Long thoracic nerve injury
5) Musculocutaneous nerve injury

46

다음과 같은 특성을 지닌 업무를 수행하는 노동자들에게 발생하는 질환은?

> • 반복적 업무
> • 높은 강도의 업무
> • 직접적인 압력과 진동이 있는 업무

1) BPI
2) CTD
3) CRPS
4) HIVD
5) Neuroma

문제해설

45

원인	• 어깨 위에 무거운 물건을 들고 옮길 때 발생함 • 목에 강한 타격을 받았을 때 발생함 • 겨드랑이에 상해를 입었을 때 발생함
증상	• 어깨뼈의 '날개 현상(winged scapular)'이 나타남 • 어깨의 돌출(protraction) 동작이 어려움 • 어깨뼈의 벌림과 모음을 수행하기 어려움
치료	• 어깨의 움직임이 일어나는 활동을 피함 • ADL의 독립성을 확보함

답 4)

46 CTD

CTD의 원인 및 병리	• CTD의 발생 – 같은 근육에 축적된 손상이 힘줄과 근육의 염증으로 이어지게 되면서 시작됨 – 근 피로가 중요한 일면이 되므로 적절한 휴식이 매우 중요함 • 휴식 – 축적된 손상(cumulative trauma)이 매우 중요한 요소가 됨 – 근육 및 신체의 과도한 사용은 근 경련(muscle cramp)을 일으킬 수 있음 – 급성피로(acute overuse)는 휴식으로 감소되지만, 만성피로(chronic fatigue)는 휴식을 통해서도 사라지지 않음
업무 관련 위험 요소	• 반복(repetition) • 높은 강도(high force) • 나쁜 관절의 자세(awkward joint posture) • 직접적인 압력(direct pressure) • 진동(vibration) • 장시간의 정적 자세(prolonged static positioning)

답 2)

47

다음 중재법들의 공통점은?

- MEM
- 압박(compression)
- 대조욕(contrast bath)

1) 부종감소
2) 통증관리
3) 흉터관리
4) 근긴장 억제
5) 근긴장 촉진

문제해설

47 해설내용 참조

답 1)

부종 감소 테크닉 : 온냉 목욕과 MEM

Explanation

온냉 교대 목욕 (contrast baths)	• 따뜻한 물과 차가운 물에 담그기 – contrast bath는 20분간 시행됨 – '1분은 찬물에 1분은 따뜻한 물에 넣기'를 번갈아가며 반복함 – 처음 1분과 마지막 1분은 찬물로 실시해야 함
MEM (Manual edema mobilization)	• 림프샘(lymphatic)의 역할 이용한 부종 감소법 – 조직액, 단백질, 기타 미분자성 물질(molecule substance)의 이동이 일어남 – 아급성기(subacute) 환자의 부종이 만성화되는 것을 예방하기 위해 또는 만성 부종을 감소시키기 위해 사용하는 테크닉 • MEM의 원칙 및 개념 – 가벼운 마사지 – 마사지 이후의 운동 – 몸쪽에서 먼쪽으로의 마사지 후 먼쪽에서 몸쪽으로 림프선을 따라가며 마사지를 함 – 마사지는 절개지(incision) 주변을 돌아 지나가야함 – 추가적인 염증을 만들지 않음 – 가정에서의 셀프 마사지 프로그램을 포함시킴 – 다른 치료법(테크닉)이 부종을 증가시키지 않도록 주의함 – 낮은 장력의 압박붕대를 적용해야 하며 견고한(harden) 연부조직에는 온기(warmth)를 제공함

48

Froment's sign의 원인이 되는 해부학적 구조물로 가장 타당한 것은?

1) 벌레근(lumbricales)
2) 엄지모음근(adductor pollicis)
3) 긴엄지굽힘근(flexor pollicis longus)
4) 엄지벌림근(abductor pollicis longus)
5) 짧은엄지벌림근(abductor pollicis brevis)

49

치료사가 다음 보기와 같은 중재법들을 사용하였다면 목적은?

• contrast bath
• Coban wrap
• MEM

1) 부종 감소
2) 통증 감소
3) 구축 예방
4) 압박 제공
5) 탈감각 훈련

50

50대 주부인 K씨는 CTS(carpal tunnel syndrome) 진단을 받았다. 운동과 감각 기능이 모두 손상되어 일상의 기능에 심각한 장애가 나타나고 있다. K씨의 증상과 가장 관계 깊은 근육은?

1) 집게펴근(extensor indicis)
2) 3~4번 벌레근(lumbricales)
3) 긴손바닥근(palmaris longus)
4) 손가락펴근(extensor digitorum)
5) 새끼펴근(extensor digiti minimi)

문제해설

48 Froment's sign

- 환자에게 엄지(thumb)와 검지(index) 손가락 사이에 종이를 끼워 잡게 함
- 손상 시 adductor pollicis 기능의 부재(absence)로 종이를 당길 경우 종이가 빠져나옴

답 2)

49 부종 감소를 위한 중재

올림(elevation), 마사지, 압박(compression), 능동적(active) ROM, MEM, contrast bath 등을 사용함

온냉 교대 목욕 (contrast baths)	• '1분은 찬물에 1분은 따뜻한 물에 넣기'를 번갈아 가며 반복함 • 처음 1분과 마지막 1분은 찬물로 실시해야 함
MEM (manual edema mobilization)	• 가벼운 마사지 • 몸쪽에서 먼쪽으로의 마사지 후 먼쪽에서 몸쪽으로 림프선을 따라가며 마사지를 함
압박 (compression)	• Coban wrap 이용 • 압박 의복 이용 등

답 1)

50
- 집게펴근(extensor indicis) : 노신경
- 3~4번 벌레근(lumbricales) : 자신경
- 긴손바닥근(palmaris longus) : 정중신경
- 손가락펴근(extensor digitorum) : 노신경
- 새끼펴근(extensor digiti minimi) : 노신경

답 3)

51

굽힘건 손상 시 적용하는 Louisville Technique에 대한 설명은?

1) 손목관절 30° 굽힘
2) Zone Ⅲ 손상시 적용
3) 대상 손허리손가락관절(MP) 45° 굽힘
4) 대상 몸쪽손가락뼈사이관절(PIP) 50° 굽힘
5) 수술 2주후 dynamic extension split 적용

52

급성기 CTD 환자인 40대 홍 씨를 위한 중재로 가장 타당한 것은?

1) 저항은 ROM 끝에서 제공한다
2) 적극적인 AROM 운동을 제공한다
3) 근력 증진을 위한 운동을 실시한다
4) 움직이지 못하도록 부목을 적용한다
5) 하루 최소 3회 이상 스트레칭을 실시한다

문제해설

51 굽힘건 손상 시 적용하는 Louisville Technique에서는 몸쪽손가락뼈사이관절(PIP) 40~60도 굽힘을 유지할 수 있도록 고무밴드를 사용한다.

답 4)

52 해설내용 참조

답 4)

CTD 중재

Explanation

급성기	• 다양한(dynamic) 휴식을 통해 염증을 감소시키는 데 중점을 둠 • 부동(immobilization) 목적으로 스플린트를 사용하기도 함 • cortisone 주사를 통해, 염증을 감소시킴 • 냉(icing), contrast bath, 울트라사운드 등을 이용해 통증을 감소시킴
아급성기	• 급성기 증상들이 줄어든 시기임 • 치료 과정에 운동이 포함됨 • 느린 신장운동(stretch)을 통해 근육을 준비(warmup)한 후 점진적으로 운동을 실시함 • 점진적 저항운동을 수행할 경우 저항은 ROM 끝(edge)에서만 적용함 • 하루 3회 정도의 스트레칭을 실시할 것을 환자에게 교육함 – 운동 전 실시가 원칙임 • 적절한 자세 취하기를 교육함

53

다음 근육들과 가장 관계 깊은 변형은?

- 새끼손가락굽힘근(flexor digiti minimi)
- 등쪽/손바닥쪽사이근(dorsal & volar interossei)
- 3~4번 벌레근(3th & 4th lumbricals)

1) 까마귀손(claw hand)
2) 손목 처짐(wrist drop)
3) 원숭이 손(ape's hand)
4) 망치 손가락(Mallet finger)
5) 백조목 변형(swan neck deformity)

54

다음 치료 중재법들의 공통적 목표는?

- 온냉 교대 목욕(contrast baths)
- MEM(Manual edema mobilization)
- AROM(active range of motion)

1) 통증 완화
2) 근력 강화
3) 부종 감소
4) 근긴장 완화
5) 근긴장 촉진

문제해설

53 자신경

관련 근육	• 짧은손바닥근(palmaris brevis) • 새끼손가락벌림근(abductor digiti minimi) • 새끼손가락맞섬근(opponens digiti minimi) • 새끼손가락굽힘근(flexor digiti minimi) • 등쪽/손바닥쪽사이근(dorsal & volar interossei) • 3~4번 벌레근(3th & 4th lumbricals) • 짧은엄지굽힘근(flexor pollicis brevis)의 medial head
임상적 증상 (signs)	• 상위 레벨(level) – 까마귀손(claw hand)의 발생 : 약지와 소지의 MP 관절에 과도한 폄(hyper extension)이 발생 • 하위 레벨(level) – 까마귀손(claw hand)의 발생 : 약지와 소지의 MP 관절 과도한 폄(hyper extension)+IP 관절의 더 강한 굽힘 – Froment's sign 양성반응이 나타남

답 1)

54

온냉 교대 목욕 (contrast baths)	• 따뜻한 물과 차가운 물에 담그기 – contrast bath는 20분간 시행됨 – '1분은 찬물에 1분은 따뜻한 물에 넣기'를 번갈아가며 반복함 – 처음 1분과 마지막 1분은 찬물로 실시해야 함
MEM (Manual edema mobilization)	• 림프샘(lymphatic)의 역할 이용한 부종 감소법 – 조직액, 단백질, 기타 미분자성 물질(molecule substance)의 이동이 일어남 – 아급성기(subacute) 환자의 부종이 만성화되는 것을 예방하기 위해 또는 만성 부종을 감소시키기 위해 사용하는 테크닉
AROM (active range of motion)	• 근육 활동을 통해 정상적인 혈류의 이동이 발생함 • 하루 수차례 어깨와 팔꿈치를 움직여야 함

답 3)

55

산업재해로 '겨드랑 신경손상(axillary nerve injury)'을 입은 남성에게 가장 필요한 보조도구는?

1) 어깨 패드
2) 8자형 슬링
3) RIC splint
4) dynamic splint
5) 글씨쓰기 보조도구

56

다음 반사 검사의 목적은?

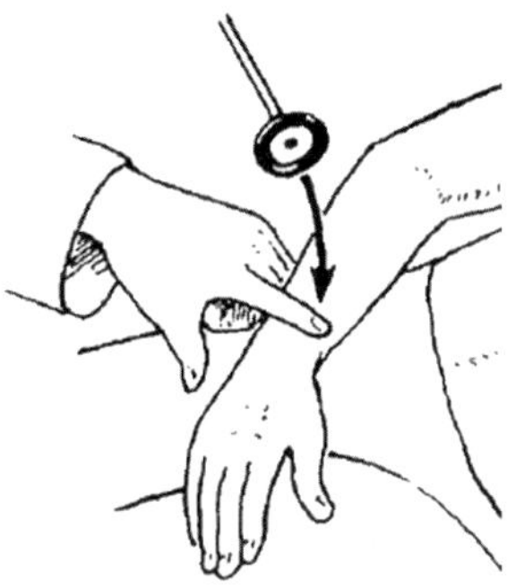

1) 자신경(Ulnar nerve) 검사
2) 노신경(Radial nerve) 검사
3) 정중신경(Median nerve) 검사
4) 가슴등신경(Thoracdorsal nerve) 검사
5) 근육피부신경(Musculocutaneous nerve) 검사

57

검사 방법과 적용이 바르지 <u>못한</u> 것은?

1) Tinel sign : 자뼈고랑에 있는 자신경을 두드리며 시행
2) Neer's test : 검사가가 대상자의 어깨관절의 굽힘을 시행
3) Pinch grip test : 집게손가락의 끝과 엄지손가락의 끝을 맞닿게 함
4) Supraspinatus test : 어깨를 안쪽돌림, 수평모음 30°에서 어깨벌림에 저항을 줌
5) Golfer's elbow test : 팔꿉을 펴고 아래팔을 뒤침한 상태에서 검사자가 손목 폄에 저항을 줌

문제해설

55 겨드랑 신경손상(axillary nerve injury)의 증상

- deltoid muscle의 약화가 나타남
  - 약화(weakness) 또는 마비(paralysis)가 발생함
  - 위축(atrophy)이 나타남
- 수평벌림(horizontal abduction)에 제한이 있음
- 어깨의 옆면(lateral)에 과감각(hyperesthesia)이 나타날 수 있음
- 어깨의 비대칭(asymmetry)이 특징임

답 1)

56 supinator jerk : C6, C7 roots – radial nerve

답 2)

57 Golfers elbow test

팔꿉을 굽히고 아래팔 뒤침한 상태에서 검사자가 손목 굽힘에 저항

답 5)

근골격계작업치료

58

그림에서와 같이 주먹을 쥐면 세 번째 손가락손허리뼈의 머리가 내려간다. 추정 가능한 임상소견으로 가장 타당한 것은?

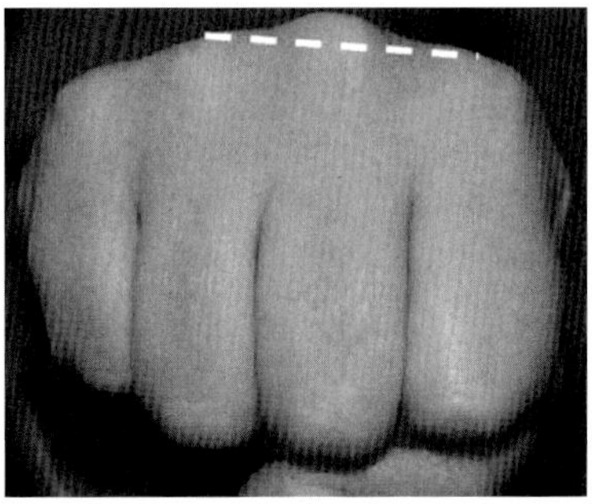

1) 세모뼈 불안정
2) 반달뼈 불안정
3) 갈고리뼈 불안정
4) 작은마름뼈 불안정
5) 손허리손가락 관절염

59

다음과 같은 증상을 정의하는 용어는?

> 자발적인(spontaneous) 통증이 있다. 통증 부위에 부종, 피부 혈액 공급의 이상, 발한(sudomotor) 기능의 이상 등이 있다

1) CTD
2) BPI
3) CRPS
4) Neuroma
5) Desensitization

문제해설

58 반달뼈 탈구 및 불안정시 주먹을 쥐면 세 번째 손가락손허리뼈의 머리가 내려간다.

답 2)

59 1) 탈감각화(Desensitization)
- 압박(pressure), 문지름(rubbing), 진동(vibration), TENS, 타진(percussion), 능동적 움직임(active motion)과 같은 자극을 통해
- 자극 입력은 견딜 수 있는 수준에서 시작해 점진적으로 등급화시켜 나아감

2) 신경종(Neuroma)
- 신경 봉합(suture) 후 합병증(complication) 또는 절단(amputation) 후 합병증
- 신경섬유의 불규칙한 덩어리(unorganized mass)

3) CTD(Cummulative Trauma Disorders)
- CTD의 발생은 같은 근육에 축적된 손상이 힘줄과 근육의 염증으로 이어지게 될 경우
- 힘줄염(tendinitis), 신경 압박 증후군, 근육 근막 통증(myofascial pain)이 발생됨

답 3)

60

다음 사례에 해당하는 평가의 목적은?

> 치료사는 수조에 물을 가득 채우고 환자의 손을 넣게 하여 중지와 약지 사이로 막대까지만 들어가도록 하였다. 이때 비이커로 들어가는 물의 양을 측정하여 기록하였다

1) 상지의 근력을 측정하는 중이다
2) 부종의 변화를 측정하는 중이다
3) 감각이상 유무를 평가하는 중이다
4) 인지 손상 유무를 측정하는 중이다
5) 말초신경 손상 유무를 평가하는 중이다

61

Froment's sign을 평가하는 방법으로 옳은 것은?

1) 신경을 따라가며 앞팔을 두드린다
2) 손목을 90° 굽혀 30초간 유지한다
3) 손목을 90° 펌하고 30초간 유지한다
4) 손가락을 굽히고 펴기를 30회 반복한다
5) 엄지와 검지 사이에 종이를 넣고 유지하게 한다

62

다음 중재법들과 가장 관계 깊은 해부학적 구조물은?

> • Louisville technique
> • Duran and Houser technique

1) 뼈
2) 힘줄
3) 근육
4) 신경
5) 피부

문제해설

60 볼륨 측정기(volumeter)로 부종의 변화를 측정하는 중이다.

답 2)

61 Froment's sign
- 환자에게 엄지(thumb)와 검지(index) 손가락 사이에 종이를 끼워 잡게 함
- 손상 시 adductor pollicis 기능의 부재(absence)로 종이를 당길 경우 종이가 빠져나옴

답 5)

62 굽힘 힘줄 손상 후 회복을 위해 사용하는 테크닉들이다.

답 2)

63

치료사는 Tinel' sign을 평가하기 위해 가볍게 두드리기를 실시하고 있다. 평가 대상자로 가장 타당한 대상은?

1) ALS
2) 뇌졸중
3) 축삭절단
4) 척수손상
5) 외상성뇌손상

64

치료사는 drop arm test를 실시하고 있다. 대상자의 반응이 양성인 경우는?

1) 맥박이 느려진다
2) 팔을 들지 못한다
3) 팔을 내리지 못한다
4) 손바닥에 찌릿한 통증이 온다
5) 양팔 벌림을 3분 동안 유지할 수 없다

65

다음 검사의 목적은?

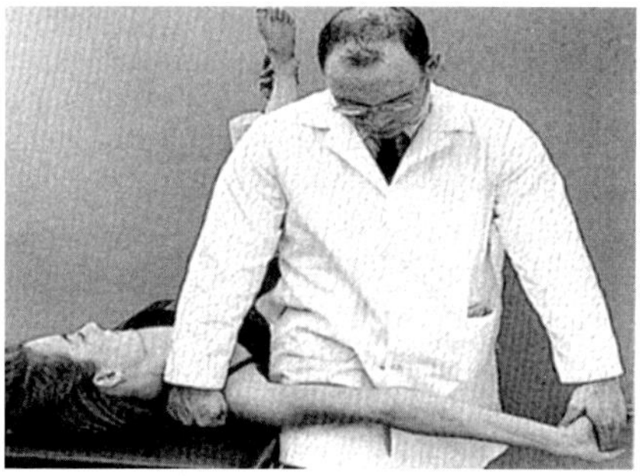

1) 자신경(Ulnar nerve) 검사
2) 노신경(Radial nerve) 검사
3) 정중신경(Median nerve) 검사
4) 가슴등신경(Thoracdorsal nerve) 검사
5) 근육피부신경(Musculocutaneous nerve) 검사

문제해설

63 Tinel' sign

- 신경(nerve course)을 따라 천천히 가볍게 두드리며 나아감
- 먼쪽(distal)에서 몸쪽(proximal)으로 이동하며 찌릿한(tingling) 감각 유도
- 찌릿한(tingling) 감각이 시작되는 부위가 신경이 압박이 있는 부위
- 신경 수술(nerve repair) 후에 활용됨
  - 감각 신경의 수초(sensory axon) 성장 범위를 가늠하기 위해 사용됨

답 3)

64

- 맥박이 느려진다.
  –Adson maneuver
- 팔을 들지 못한다.
  –impingement test
- 손바닥에 찌릿한 통증이 온다.
  –Phalen's test
- 양팔 벌림을 3분 동안 유지할 수 있다.
  –Roos test

답 3)

65 Upper Limb Tension Test

Supine : Arm abduction → Extension → Supination with fingers extended → Neck rotation

답 2)

66

Phalen' test가 평가하고자 하는 대상과 같은 대상의 검사는?

1) Neer's test
2) Allen's test
3) Piano key test
4) Yergason's test
5) Carpal compression test

67

다음 보기의 중재법들에 공통으로 사용되는 부목(splint)은?

- Louisville technique
- Duran and Houser technique

1) thumb spica
2) cock up splint
3) resting hand splint
4) dorsal blocking splint
5) thumb stabilization splint

68

긴가슴신경(long thoracic nerve)이 손상되어 나타나는 대표적 증상은?

1) 주먹을 쥘 수 없다
2) 팔꿉 굽힘이 어렵다
3) 어깨의 돌출이 어렵다
4) 팔을 앞으로 들 수 없다
5) 손목의 굽힘 및 폄이 어렵다

문제해설

66
- Carpal compression test
  - 평가자는 수근굴(carpal turner)에 있는 정중신경(median nerve)을 30초간 압박함
  - 정중신경(median nerve) 분포 부위에 찌릿한 느낌(tingling sense)이 발생하면 양성반응
- Neer's test
  - 어깨 충돌(impingement) 검사
- Piano key test
  - 먼쪽 노자관절의 안정성 검사
- Yergason's test
  - 두갈래근의 힘줄염 검사
- Allen's test
  - 가슴문증후근 검사

답 5)

67 두 테크닉 모두 힘줄 복구 후 유동성 제공을 위해 dorsal blocking splint를 사용한다.

답 4)

68 긴 가슴신경 손상 (Long thoracic nerve injury)

원인	• 어깨 위에 무거운 물건을 들고 옮길 때 발생함 • 목에 강한 타격을 받았을 때 발생함 • 겨드랑이에 상해를 입었을 때 발생함
증상	• 어깨뼈의 '날개 현상(winged scapular)'이 나타남 • 어깨의 돌출(protraction) 동작이 어려움 • 어깨뼈의 벌림과 모음을 수행하기 어려움
치료	• 어깨의 움직임이 일어나는 활동을 피함 • ADL의 독립성을 확보함

답 3)

근골격계작업치료

69

다음 중 티넬사인(Tinel's sign)으로 검사 가능한 신경의 위치로 적절한 것은?

1) 팔꿈치의 안쪽 부위(medial portion of elbow)
2) 손목의 등쪽 부위(dorsal portion of wrist)
3) 어깨의 겨드랑이 부위(axillary portion of shoulder)
4) 손목의 배측 부위(ventral portion of wrist)
5) 어깨의 견갑골 부위(scapular portion of shoulder)

70

다음 중 CTD(cummulative trauma disorders) 발생 가능성이 가장 낮은 환경은?

1) 동적자세로 일하는 환경
2) 허리를 굽히고 일하는 환경
3) 신체에 압력이 발생하는 환경
4) 반복적인 업무를 수행하는 환경
5) 진동이 있는 업무를 수행하는 환경

71

피아노 건반 검사(piano key test)의 목적은?

1) 손의 민첩성 검사
2) 정중신경 압박 검사
3) 손배뼈의 불안정성 검사
4) 몸쪽 노자관절의 안정성 검사
5) 먼쪽 노자관절의 안정성 검사

문제해설

69 티넬사인(Tinel's sign)검사를 통해 정중신경(median nerve)의 이상을 검사할 수 있고 이 신경은 손목의 배측에 위치한 손목 터널(carpal tunnel)을 지나간다.

답 4)

70 CTD 발생 위험 요소

- 반복(repetition)
- 높은 강도(high force)
- 나쁜 관절의 자세(awkward joint posture)
- 직접적인 압력(direct pressure)
- 진동(vibration)
- 장시간의 정적 자세(prolonged static positioning)

답 1)

71 피아노 건반 검사(Piano key test)

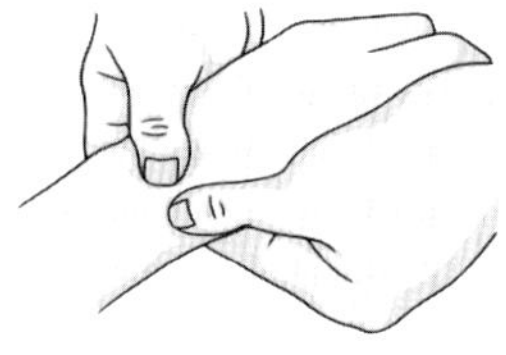

검사목적	먼쪽 노자관절의 안정성 검사
자극	아래팔을 엎침시킨 자세에서 한 손의 엄지와 집게손가락으로는 자뼈머리를, 다른 손의 엄지와 집게손가락으로는 노뼈를 잡고 위, 아래로 움직임
이상반응	통증이 유발됨

답 5)

72

치료사 K씨는 따뜻한 물과 차가운 물을 준비한 후 환자의 손을 1분은 찬물에 1분은 따뜻한 물에 넣기를 번갈아가며 반복하였다. 약 20분간 시행하였으며, 처음과 마지막 1분은 찬물을 활용하였다. 중재의 목적으로 가장 타당한 것은?

1) 통증 감소
2) 부종 감소
3) 근긴장 완화
4) 근긴장 강화
5) 손의 신경손상 측정

73

환자에게 손가락 굽힘과 엄지의 맞섬을 요구하였다. 평가하고자 하는 해부학적 구조물은?

1) 자신경
2) 노신경
3) 정중신경
4) 손의 외재근
5) 손의 내재근

문제해설

72 온냉 교대 목욕(contrast baths)

따뜻한 물과 차가운 물에 담그기를 반복함

- contrast bath는 20분간 시행됨
- '1분은 찬물에 1분은 따뜻한 물에 넣기'를 번갈아가며 반복함
- 처음 1분과 마지막 1분은 찬물로 실시해야 함

답 2)

73 해설내용 참조

답 3)

정중신경

Explanation

구분	내용
관련 근육	• 원엎침근(pronator teres) • 긴손바닥근(palmaris longus) • 노쪽손목굽힘근(flexor carpi radialis) • 검지와 중지의 깊은손가락굽힘근(flexor digitorum profundus : DIP flexion) • 얕은손가락굽힘근(flexor digitorum superficialis : PIP 굽힘) • 긴엄지굽힘근(flexor pollicis longus : 엄지의 IP 굽힘) • 네모엎침근(pronater quadratus) • 짧은엄지벌림근(abductor pollicis brevis : 엄지의 벌림) • 엄지맞섬근(opponens pollicis : 엄지의 대립) • 짧은엄지굽힘근(flexor pollicis brevis)의 superfical head • 1~2번 벌레근(1st, 2nd lumbricals)
감각(sensory) 분포	• 엄지, 검지, 중지의 바닥 면(volar surface)+약지의 노뼈 쪽 1/2(radial half) • 검지, 중지의 후면(dorsal surface)+약지의 PIP 관절 노뼈 쪽 1/2(radial half)

74

정중신경 상위레벨 손상을 입은 환자가 작업치료실로 의뢰되었다. 치료사는 thumb stabilization splint를 제작해서 환자에게 적용했다. 이 스플린트의 일차적인 목적은?

1) 엄지 관절의 고정
2) palmar arches의 유지
3) web space의 구축 예방
4) 회복기간 동안 신경 보호
5) thenar emience 평평 방지

75

교통사고로 팔을 다친 K씨는 한 쪽 어깨가 반대쪽보다 작아 어깨에 삽입물을 넣고 다닌다. 어깨의 모양이 비대칭적인 이 남성의 손상 부위는?

1) Radial nerve
2) Axillary nerve
3) Suprascapular nerve
4) Long thoracic nerve
5) Musculocutaneous nerve

76

부종 발생 시 상지에서 보이는 전형적 자세로 옳은 것은?

1) 손목(wrist) 폄
2) 엄지손가락(thumb) 벌림
3) 손허리손가락관절(MP) 폄
4) 몸쪽 손가락사이관절(PIP) 폄
5) 먼쪽 손가락사이손절(DIP) 폄

77

환자에게 어깨와 팔꿉관절을 90° 로 굽힌 상태로 안쪽돌림을 하게 하였을 때 통증을 호소하였다. 이 검사는?

1) 스피드 검사
2) 호킨스 검사
3) 깡통비우기 검사
4) 팔 떨어뜨리기 검사
5) Neer 충돌 징후 검사

문제해설

74 정중신경 상위 손상은 엄지의 palmar abduction 움직임에 영향을 준다. hand based thumb splint는 기능을 회복하기 위해 web space를 충분히 유지시켜주는 역할을 한다.
1), 2), 4), 5) 모두 일차적인 목적은 아니다.

답 3)

75 Axillary Nerve Injury는 어깨의 모양을 비대칭적으로 만든다. 척추신경 $C_{5\sim6}$의 손상으로 삼각근(deltoid)이 마비되는 것이 특징이다.

답 2)

76 부종 발생 시 손과 손목의 자세

- flexed wrist
- hyperextended(MPs)
- flexed(PIPs)
- distal interphalangeals(DIPs)
- adducted thumb

답 3)

77 호킨스 검사

이 자세에서 통증을 호소하면 위팔두갈래근, 가시위근의 충돌 증후군이나 회전근개 파열을 의심할 수 있다.

답 2)

78

이점구별(2 point discrimination) 평가 중 정적평가의 결과가 바르게 짝지어진 것은?

1) 6mm : 정상
2) 11mm : 양호(fair)
3) 13mm : 양호(fair)
4) 15mm : 빈약(poor)
5) 20mm : 빈약(poor)

79

노신경(radial nerve) 손상과 가장 관계 깊은 근육은?

1) 등쪽 뼈사이근
2) 벌레근 1～2번
3) 벌레근 3～4번
4) 손바닥쪽 뼈사이근
5) 손뒤침근(supinator)

80

심각한 carpal tunnel syndrome을 가진 환자의 손에 주로 나타나는 임상적인 증상은 무엇인가?

1) 손목 하수가 나타남
2) 새끼손가락의 무감각
3) 손안 내재근의 근 위축
4) 손목 주변에 Tinel sign이 양성
5) 모든 손가락에서 가벼운 감각손실

81

치료사는 어깨 충돌(impingement)을 확인하기 위해 환자의 팔을 들어 올리고 있다. 시작 자세로 옳은 것은?

1) 어깨 45도 폄
2) 어깨 안쪽돌림
3) 어깨 바깥돌림
4) 팔꿉 90도 굽힘
5) 팔꿉 120도 굽힘

문제해설

78 결과
- Normal : <6mm
- Fair : 6～10mm
- Poor : 11～15mm
- Protective : 한 점으로 인식
- Anesthetic : 점을 인식하지 못함

답 1)

79
- 벌레근 1～2번 : 정중신경 지배
- 벌레근 3～4번 : 자신경 지배
- 등쪽 뼈사이근 : 자신경 지배
- 손바닥쪽 뼈사이근 : 자신경 지배

답 5)

80
- Tinel sign은 신경이 압박이 되는 부위에 짜릿한 감각이 있다.
- carpal tunnel syndrome은 정중신경이 분포부위에 짜릿한 느낌이 생기는 반응이 발생된다.

답 4)

81 어깨 충돌(impingement) 평가
- 위팔뼈(humerus)의 큰결절(greater tuberosity)과 어깨뼈(scapula)의 봉우리면(acrominal surface)이 서로 충돌하는지를 보기 위해 환자의 팔을 수동적(passive)으로 관절가동범위 끝(end-range)까지 올림
- 팔을 앞쪽으로 90도 굽힘시키고, 안쪽으로 돌림 동작을 만듦

답 2)

근골격계작업치료

82

누적외상성 장애에 대한 설명이다. 다음에 해당하는 등급은?

- 작업 중 한 부위에 통증이 유발된다
- 활동 중에는 통증이 지속되나 활동을 멈추면 사라진다
- 생산성이 약하게 저하된다

1) Grade Ⅰ
2) Grade Ⅱ
3) Grade Ⅲ
4) Grade Ⅳ
5) Grade Ⅴ

83

다음 중 허혈(ischemic)이 원인이 되어 발생되는 문제들로 구성된 조합은?

1) Pressure ulcer, HIVD
2) Volkman's contracture, CRPS
3) Central cord syndrome, CRPS
4) Brown－sequard syndrome, Pressure ulcer
5) Multiple sclerosis, Guillain-barre syndrome

84

Erb's palsy와 Klumpke's paralysis는 대표적인 BPI 질환이다. 발생부위로 옳은 것은?

1) Erb's palsy는 $C_{3\sim4}$이며, Klumpke's paralysis는 $C_{7\sim8}$이다
2) Erb's palsy는 $C_{4\sim5}$이며, Klumpke's paralysis는 $C_{7\sim8}$이다
3) Erb's palsy는 $C_{7\sim8}$이며, Klumpke's paralysis는 $T_{1\sim2}$이다
4) Erb's palsy는 $C_{5\sim6}$이며, Klumpke's paralysis는 $C_8\sim T_1$이다
5) Erb's palsy는 $C_{6\sim7}$이며, Klumpke's paralysis는 $C_8\sim T_1$이다

문제해설

82 CTD 등급 Ⅱ는 작업 중 한 부위에 통증이 유발된다. 활동 중에는 통증이 지속되나 활동을 멈추면 사라지며, 생산성이 약하게 저하된다.

답 2)

83 허혈(ischemic) 문제로 인해 발생되는 질환들

Volkman's contracture, CRPS, Pressure ulcer 등

답 2)

84 Erb's palsy는 brachial plexus root의 5～6번에 병변이 발생하는 것이며, 근위부 근육의 마비가 특징이다. 반면 Klumpke's paralysis는 $C_8\sim T_1$의 손상으로 상지의 원위부 쪽의 마비가 특징이다.

답 4)

85

굽힘근 힘줄 손상 환자를 위한 등쪽 블록킹 스플린트(dorsal blocking splint)를 적용하고자 한다. 올바른 적용은?

1) IP 관절을 약간 굽힘시킴
2) MP 관절을 90도 굽힘시킴
3) 손등 쪽에 고무 밴드를 적용함
4) 대상 손가락의 PIP 관절을 40~60도 굽힘시킴
5) 밴드의 장력은 움직임을 허용하지 않는 수준으로 유지함

86

다음 보기의 보조기가 치료적 중재로 사용된다. 공통적으로 사용되는 문제의 원인은?

> 가. dorsal blocking splint
> 나. cylindrical plaster splint
> 다. blocking splint

1) 뼈 2) 힘줄
3) 인대 4) 혈관
5) 피부

문제해설

85 손등 블로킹 스플린트(dorsal blocking splint)

- MP 관절 60° 굽힘(flexion)+IP 관절 완전 폄(full extension)
- 고무 밴드가 손바닥의 안전핀을 통과해 잡아당김
- 밴드는 스트랩(strap)에 부착되어 충분한 장력을 가져야 함
- 대상 PIP 관절 : 40~60° 굽힘(flexion)

답 4)

86 해설내용 참조

답 2)

힘줄 재활에 필요한 보조기

Explanation

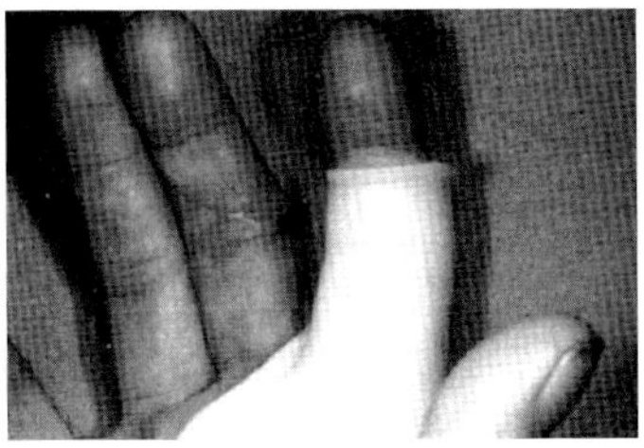

blocking splint

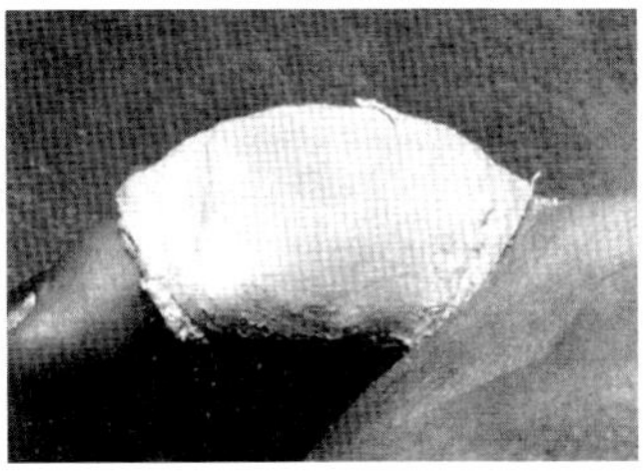

cylindrical plaster splint

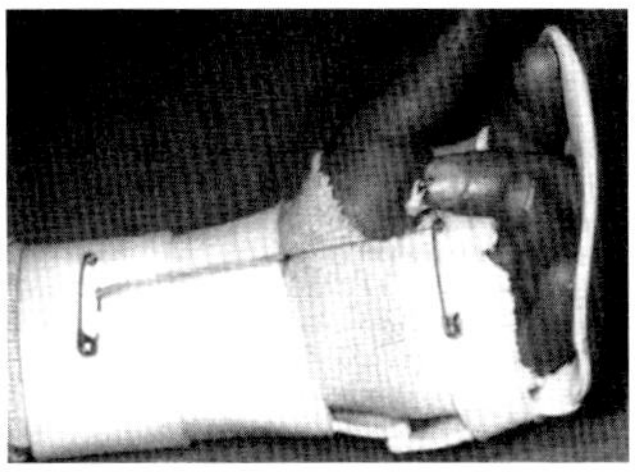

dorsal blocking splint

근골격계작업치료

87

Carpal compression test의 양성반응으로 옳은 것은?

1) 손등 전체에 무감각이 나타난다
2) 손등 전체에 찌릿한 느낌이 발생된다
3) 손바닥 전체에서 찌릿한 느낌이 발생된다
4) 손바닥 쪽의 엄지, 검지, 중지에 무감각이 나타난다
5) 손바닥 쪽의 엄지, 검지, 중지에 찌릿한 느낌이 발생된다

88

다음 설명에 해당하는 검사는?

> 노뼈동맥의 맥을 잡고 팔의 벌림, 폄, 가쪽 돌림시켜 맥을 잡는다. 검사하는 쪽으로 머리를 돌린다

1) 에드슨 검사 Adson test
2) 여만 검사 Yeoman's test
3) 견인검사 Distraction test
4) 발살바 검사 Balsalva test
5) 압박 검사 Compression test

89

Watson's test의 대상이 되는 해부학적 구조물은?

1) 엄지의 MP 관절
2) 손배뼈(scaphoid)
3) 자신경(ulnar nerve)
4) 노자(radioulnar) 관절
5) 정중신경(median nerve)

90

CRPS 타입1의 주요 원인이 되는 것은?

1) 허혈
2) 타박상
3) 축적성 외상
4) 수술 후 감염
5) 동상 및 화상

문제해설

87 Carpal compression test

- 방법
  - 평가자는 손목굴(carpal turner)에 있는 정중신경(median nerve)을 30초간 압박함
- 반응
  - 정중신경(median nerve) 분포 부위에 찌릿한 느낌(tingling sense)이 발생하면 양성반응

답 5)

88 빗장뼈밑동맥의 순환 상태를 결정하는 것으로 노뼈동맥의 맥을 잡고 팔의 벌림, 폄, 가쪽돌림시켜 맥을 잡는다. 검사하는 쪽으로 머리를 돌린다. 맥박이 현저히 감소되거나 뛰지 않으면 비정상이다.

답 1)

89 Watson's test

- 손배뼈 구역의 손상 여부를 판단하기 위한 검사
- 손목의 움직임에 소리가 나거나 통증이 발생됨
- 손배뼈 / 반달뼈(lunate)의 안정성을 검사함

답 2)

90 해설내용 참조

답 1)

91

부종, 깁스, 꽉 조이는 보조기 등이 원인이며, 혈관수축과 부종이 더욱 통증을 증가시키는 증상은?

1) CTD
2) Erb's palsy
3) CRPS 타입 Ⅰ
4) CRPS 타입 Ⅱ
5) Volkman's comtracture

92

CRPS 타입 Ⅱ에 대한 설명으로 옳은 것은?

1) 무산소증이 원인이다
2) 사지가 뜨겁고 창백하다
3) 혈액순환의 감소가 원인이다
4) 교통사고와 같은 외상이 원인이다
5) RSD(reflex sympathetic dystrophy)이다

문제해설

91 해설내용 참조

답 3)

92 해설내용 참조

답 4)

CRPS

Explanation

타입 Ⅰ	• RSD(reflex sympathetic dystrophy)와 같음 • 손상 후 혈관 수축(vaso spasm)과 혈관확장(vasodilatation)의 반복순환(cycle)에 의해 발생됨(직접적인 신경손상이 없음) – 혈관수축은 부종과 무산소증(anoxia)의 원인이 되며 더욱 통증을 증가시킴 – 계속적인 악순환의 반복이 일어남 • 혈액순환의 감소가 원인이 됨 – 사지(extremity)가 창백해지며 차갑게 되는 원인이 됨 – 부종, 깁스, 꽉 조이는 보조기 등이 원인이 됨
타입 Ⅱ	• 작열통(causalgia)과 같은 말 • 강하고 후끈거리는(burning) 통증이 발생함 • 교통사고, 자상, 열상 등이 원인이 됨 – 직접적인 신경손상이 있음

93

치료사는 35세 남성에게 손등을 서로 맞대게 하고, 손목을 완전 굽힘(full flexion)시킨 후 1분 동안 유지하게 하였다. 어떤 평가인가?

1) Roos test
2) Tinel's sign
3) Phalen's test
4) Adson maneuver
5) Carpal compression test

94

노신경(radial nerve) 손상 시 나타나는 전형적인 증상과 관련된 보조기의 연결이 옳은 것은?

1) 손목처짐 — cock up splint
2) 원숭이 손 — cock up splint
3) 까마귀 손 — dynamic splint
4) 까마귀 손 — resting pan splint
5) 원숭이 손 — thumb spica splint

문제해설

93 Phalen's test

- 방법
  - 손등을 서로 반대로 맞대고 손목을 완전 굽힘(full flexion)시킴
  - 1분 동안 유지함
- 반응
  - 정중신경(median nerve)의 감각지각 부위(엄지, 검지, 중지, 약지의 1/2)에 1분 이내 찌릿한(tingling) 느낌이 발생하면 양성반응

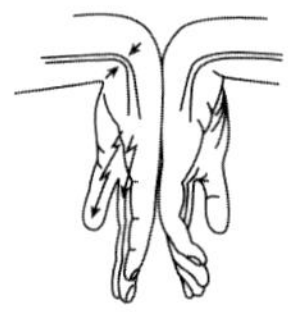

답 3)

94 해설내용 참조

답 1)

노신경(Radial erve)

Explanation

1. 신경 지배

- 아래팔(forearm)의 폄근 및 뒤침근(extensor-supinator) 그룹의 신경 지배(innervation)

2. 관련 근육

1) brachioradialis(elbow flexion)
2) triceps brachii(elbow extension)
3) extensor carpi radialis longus(wrist extension)
4) extensor carpi radialis brevis

5) extensor digitorum(MP joint extension)
6) extensor digiti minimi
7) extensor indicis
8) extensor carpi ulnaris
9) supinator(forearm supination)
10) abducor pollicis longus(thumb abduction)
11) extensor pollicis brevis(thumb MP extension)
12) extensor pollicis longus(thumb IP extension)

3. 임상적 증상(sign)

1) 상위 레벨(level)
   - 아래팔(forearm)의 엎침(pronation), 손목 관절의 굽힘 및 폄(flexion-extension) 기능의 상실로 손목 처짐(wrist drop)이 나타남
2) 하위 레벨(level)
   - 엄지 및 나머지 손가락 MP 관절의 완전한 폄(full extension)이 어려움(IP 관절은 폄, MP 관절은 약 30° 굽힘)

4. 적용되는 스플린트(splint)

1) dorsal splint
   (1) 손목의 폄(extension), MP 관절 폄, 엄지의 폄을 제공
   (2) 회복 기간 동안 과 신장(overstretch)으로부터 폄힘줄(extensor tendon) 보호 및 기능적 사용을 위한 손의 자세 유지가 목적
2) dynamic splint가 일반적으로 적용됨

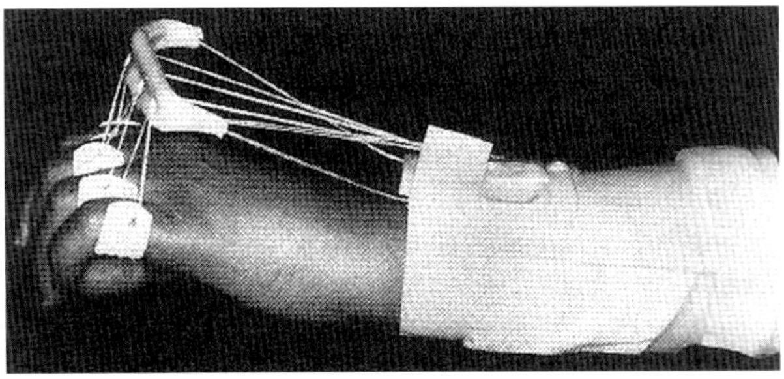

Dynamic Splint

3) Cock up splint
   - 손목을 폄시켜 wrist drop을 방지시킴

95

Tinel's sign의 내용으로 바르지 못한 것은?

1) 신경 수술 후 활용된다
2) 신경을 따라 천천히 가볍게 두드리며 나간다
3) 찌릿한 감각이 시작되는 부위가 신경압박 부위이다
4) 몸쪽에서 먼쪽으로 이동하며 찌릿한 감각을 유도한다
5) 감각신경의 수초 성장 범위를 가늠하기 위해 사용한다

문제해설

95 Tinel's sign

- 신경(nerve course)을 따라 천천히 가볍게 두드리며 나아감
- 먼쪽(distal)에서 몸쪽(proximal)으로 이동하며 찌릿한(tingling) 감각 유도
- 찌릿한(tingling) 감각이 시작되는 부위가 신경이 압박이 있는 부위
- 신경 수술(nerve repair) 후에 활용됨
  - 감각 신경의 수초(sensory axon) 성장 범위를 가늠하기 위해 사용됨

답 4)

96

신경학적 손상과 손(hand)에 나타나는 증상이 바르게 연결된 것은?

1) 노신경 — 손목 하수(wrist drop)
2) 노신경 — 원숭이 손(ape's hand)
3) 자신경 — 원숭이 손(ape's hand)
4) 자신경 — 손목 하수(wrist drop)
5) 정중신경 — 까마귀 손(claw hand)

96 해설내용 참조

답 1)

신경 손상(Nerve Injuries)

Explanation

1. 노신경(radial nerve)

1) **임상적 증상**(sign)

(1) 상위 레벨(level)

- 아래팔(forearm)의 엎침(pronation), 손목 관절의 굽힘 및 폄(flexion-extension) 기능의 상실로 손목 하수(wrist drop)가 나타남

(2) 하위 레벨(level)

- 엄지와 손가락의 MP 관절의 완전한 폄(full extension)이 어려움(IP 관절은 신전, MP 관절은 약 30° 굽힘)

2) **적용되는 스플린트**(splint)

(1) dorsal splint

① 손목의 폄(extension), MP 관절 폄, 엄지의 폄을 제공

② 회복 기간 동안 과 신장(overstretch)으로부터 폄힘줄(extensor tendon) 보호 및 기능적 사용을 위한 손의 자세 유지를 목적

(2) dynamic splint가 일반적으로 적용됨

2. 정중 신경(median nerve)

1) **임상적 증상**(sign)

(1) 상위 레벨(level)

• 엄지의 대립(opposition), palmar abduction, active pronation 손상

(2) 하위 레벨(level)

① thenar eminence가 편평해짐

② 엄지 굽힘(thumb flexion), palmar abduction, 엄지의 대립 손상

(3) 원숭이 손(Ape's hand)

(4) web space 감소

2) **적용되는 스플린트**(splint)

(1) 엄지의 palmar abduction과 약간의 대립을 만들어 주어 손 기능을 증진

• Thumb stabilization splint

(2) 검지와 중지에 갈고리 모양(clawing)이 나오면 MP 관절의 과 폄을 방지해 주는 스플린트를 제작해야 함

3. 자신경(ulnar nerve)

1) **임상적 증상**(signs)

(1) 상위 레벨(level)

• claw hand 발생 : 약지와 새끼손가락의 MP 관절에 과폄(hyperextension)

(2) 하위 레벨(level)

• claw hand 발생 : 약지와 새끼손가락의 MP 관절 과폄 + IP 관절의 더 강한 굽힘

(3) Froment's sign 양성 반응이 나타남

(4) 감각 상실(sensory loss)

① 노뼈 측에 손상이 생길 수 있음(화상(burn) 위험)

② 시각적으로 보호할 것을 교육

2) **스플린트**

(1) 약지, 소지의 과폄(hyperextensoin)을 막아 줌

• Dynamic ulnar nerve splint

97

다음 진단과 같은 의미를 지닌 용어는?

- overuse syndrome
- repetitive motion injury
- repetitive strain syndrome

1) CTD　　2) CTS
3) CVA　　4) CRPS
5) COPD

98

cubital tunnel syndrome의 존재 유무를 확인하기 위한 스크리닝 테스트는?

1) Phalen's test　　2) Froment's test
3) Elbow flexion test　　4) Revers Phalen's test
5) Carpal compression test

99

가슴우리증후군 평가가 목적인 검사는?

1) Roos test　　2) Tinel's test
3) Phalen's test　　4) Hawkin's test
5) Biceps speed test

문제해설

97 CTD와 같은 의미를 지닌 용어들

- overuse syndrome
- repetitive strain syndrome
- cervicalbrachial disorders
- repetitive motion injury
- CTD(Cummulative Trauma Disorders)

답 1)

98 Elbow flexion test

방법	• cubital tunnel syndrome(척골 신경의 압박)을 위한 스크리닝(screening)이 목적 • 환자에게 3~5분 동안 팔꿈치의 완전 굽힘(full flexion)과 손목의 완전 폄(full extension)을 요구함
반응	• 아래팔(forearm)과 손의 자신경(ulnar nerve) 분포 부위에 찌릿한 느낌이 발생하면 양성반응

답 3)

99 Roos test

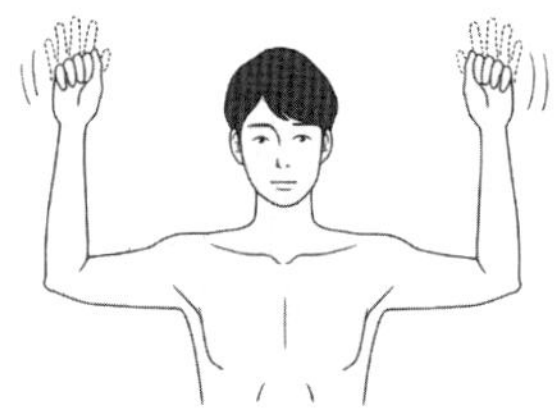

목적	• 가슴우리증후군(thoracic outlet syndrome)을 검사함
방법	• 양팔의 90° 벌림(abduction), 어깨관절의 바깥돌림(shoulder external rotation), 팔꿉관절의 90° 굽힘(elbow 90° flexion)으로 3분 동안 유지함 • 손은 쥐기와 펴기를 천천히 반복함(15회 정도)
반응	• 3분 동안 이 자세를 유지하면 양성반응

답 1)

100

다음 중 CTD의 종류에 포함되는 것은?

1) CRPS
2) COPD
3) 힘줄염
4) 아탈구
5) Guillain-Barre syndrome

101

평가자가 수근굴(carpal tunnel)의 정중신경을 30초간 압박하는 평가는?

1) Phalen's test
2) Froment's test
3) Elbow flexion test
4) Reverse Phalen's test
5) Carpal compression test

102

깡통비우기 검사(empty can test)의 목적은?

1) 손의 민첩성 평가
2) 충돌 증후군 검사
3) 정중신경 압박 검사
4) 손목 염증 유무를 검사
5) 가시위근의 힘줄 파열 여부를 검사

103

손배뼈의 불안정성(instability of the scaphoid)을 평가하는 검사는?

1) Roos test
2) Watson test
3) Piano key test
4) Murphy sign test
5) Lunotriquetral ballottement test

문제해설

100 CTD의 종류

- 힘줄염(tendinitis)
- 신경 압박 증후군(nerve compression syndromes)
- 근육 근막 통증(myofascial pain)

답 3)

101 Carpal compression test

- 방법 : 평가자는 수근굴(carpal turner)에 있는 정중신경(median nerve)을 30초간 압박함
- 반응 : 정중신경(median nerve) 분포 부위에 찌릿한 느낌(tingling sense)이 발생하면 양성반응

답 5)

102 깡통비우기 검사(Empty can test)

평가방법	• 어깨관절을 45도 굽힘 시킨 후 안쪽돌림을 만듦 – 엄지손가락이 바닥을 향하도록 함 • 치료사가 양쪽 손목을 잡은 후 아랫방향으로 저항을 제공함 – 어깨벌림근에 저항을 제공함
결과해석	• 가시위근의 힘줄 파열 여부를 확인할 수 있음 • 같은 방법으로 90도에서 시행할 경우 통증이 발생된다면 윤활주머니의 염증을 의심할 수 있음

답 5)

103 손배뼈 변위검사
(와트슨 검사 : Watson' Test)

검사목적 : 손배반달인데 손상으로 인한 손배반달뼈(Scapholunate) 안정성 검사

답 2)

근골격계작업치료

104

치료사는 환자에게 양팔을 벌리게 한 후 팔꿈치를 90도 굽힘 시킨 상태에서 양쪽의 손을 15회 주먹 쥐기와 펴기를 반복시켰다면 이 검사의 목적은 무엇인가?

1) 혈액순환 검사
2) 자신경 압박평가
3) 노신경 압박평가
4) 정중신경 압박평가
5) 가슴우리증후군 검사

105

환자의 얼굴에 통증이 나타날 경우 결과가 양성반응인 검사는?

1) Adson test
2) Drop arm test
3) Empty can test
4) Impingement test
5) Biceps speed test

106

호킨스(Hawkins) 검사로 대체할 수 있는 평가는?

1) Adson test
2) Drop arm test
3) Empty can test
4) Impingement test
5) Biceps speed test

문제해설

104 Roos test

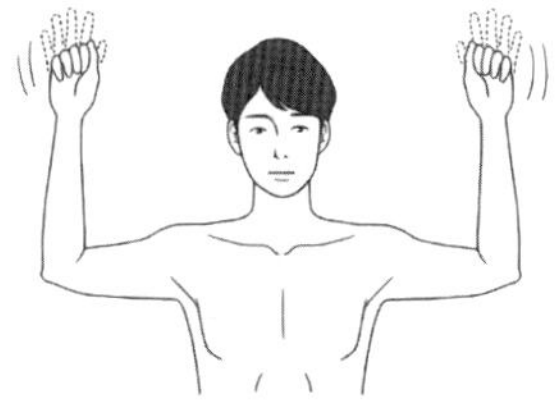

검사목적	가슴우리 충돌 증후군(Thoracic Outlet Syndrome) 검사
자극	양팔을 90° 벌림, 가쪽돌림, 팔꿈치 굽힘 90° 상태에서 15회 정도 주먹을 쥐고 펴기를 반복함
이상반응	손의 경련, 약화, 주먹을 쥐기가 어려움

답 5)

105 Impingement test

- 위팔뼈의 큰결절과 어깨뼈 봉우리면이 서로 충돌하는지를 보기 위해 환자의 팔을 수동적으로 관절가동범위 끝까지 올림
- 팔은 앞으로 굽힘시키고 안쪽돌림 동작을 만듦

답 4)

106 호킨스 검사(Hawkins test)

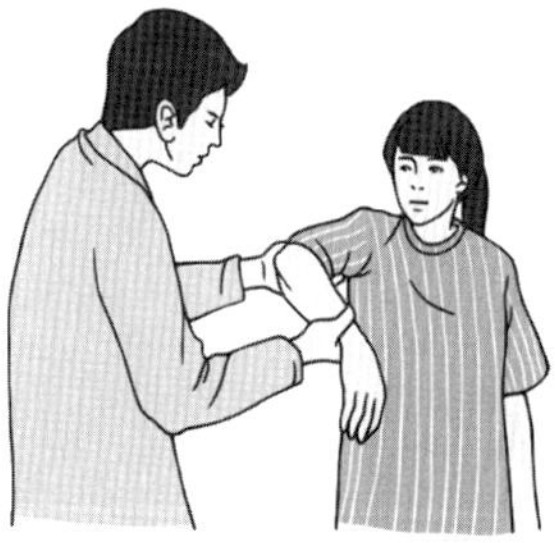

평가방법	• 어깨관절 및 팔꿉관절을 90도 굽힘시킨 상태에서 어깨관절을 안쪽돌림 방향으로 회전시킴
결과해석	• 통증을 호소하면 양성반응 • 위팔두갈래근에서 충돌 또는 압박이 있음을 의미함

답 4)

107

어떤 공통된 주제에 대한 내용이다. 성격이 다른 하나는 무엇인가?

1) Ape's hand가 나타난다
2) Froment's sign이 나타난다
3) Wartenberg's sign이 나타난다
4) 손가락 사이에 종이를 넣어 평가한다
5) 손바닥의 약지와 소지의 감각을 지배한다

문제해설

107 해설내용 참조

답 1)

말초 신경의 운동 퀵 테스트 (Quick tests for motor function in the peripheral nerves)

Explanation

1. 자신경(ulnar nerve)

1) 환자에게 엄지(thumb)와 검지(index) 손가락 사이에 종이를 끼워 잡게 함
2) 손상 시 adductor pollicis 근육 기능의 부재(absence)로 종이를 당길 경우 종이가 빠져나옴
   - Froment's sign

2. 노신경(radial nerve)

1) 환자에게 손목과 손가락의 폄(extension)을 요구함
2) 손상 시 손목 처짐(wrist drop)이 발생됨

3. 정중신경(median nerve)

1) 환자에게 손가락 굽힘(flexion) 및 엄지의 대립(opposition)을 요구함
2) 손상 시 손가락 굽힘 및 엄지 대립의 부재가 발생됨

4. 기타 자신경

1) Jeanne's sign
   - Froment's sign과 다르게 엄지의 MP 관절 폄(extension)이 나타남
2) Wartenberg's sign
   - 새끼손가락(small finger)의 모음(adduction)이 어려움

108

Roos test 방법에 대한 설명으로 옳은 것은?

1) 어깨관절을 90° 벌린 후 천천히 내린다
2) 양 팔을 90° 벌리고 양팔꿉을 90° 굽힌다
3) 양 손 엄지와 검지로 종이를 잡고 잡아당긴다
4) 신경이 지나는 길을 따라가며 가볍게 두드린다
5) 평가받는 팔을 향해 고개를 돌리고 깊이 숨을 들이마신다

109

다음 내용의 평가명으로 타당한 것은?

- 말초신경 손상 후 신경(nerve course)을 따라가며 가볍게 두드린다
- 감각신경 수초(sensory axon)의 성장범위를 가늠하기 위해 사용한다

1) Tinel' sign
2) Moving touch
3) Modfied moberg pick up test
4) Moving two-point discrimination
5) Semmes-weinstein monofilaments

문제해설

108 Roos test

- 방법
  - 양팔의 90° 벌림(abduction), 어깨관절의 바깥돌림(shoulder external rotation), 팔꿉관절의 90° 굽힘(elbow 90° flexion)으로 3분 동안 유지함
  - 손은 쥐기와 펴기를 천천히 반복함
- 반응
  - 3분 동안 이 자세를 유지하면 양성 반응

답 2)

109 해설내용 참조

답 1)

티넬 검사(Tinel's sign)

Explanation

방법 및 목적	• 신경(nerve course)을 따라 천천히 가볍게 두드리며 나아감 • 먼쪽(distal)에서 몸쪽(proximal)으로 이동하며 찌릿한(tingling) 감각을 유도함 • 찌릿한(tingling) 감각이 시작되는 부위가 신경압박(nerve compression)이 있는 부위 • 신경수술 후에 활용됨 • 감각신경 수초(sensory axon)의 성장범위를 가늠하기 위해 사용됨
반응	• 찌릿한(tingling) 감각이 시작되는 부위가 신경압박(nerve compression)이 있는 부위가 됨

110

손목에서 가장 많이 발생하는 두 종류의 골절과 손상 부위가 바르게 연결된 것은?

1) Colles 골절은 노뼈 머리에 발생하며, Scaphoid 골절은 손목뼈에 발생한다
2) Colles 골절은 자뼈 머리에 발생하며, Scaphoid 골절은 손목뼈에 발생한다
3) Green stick 골절은 노뼈 머리에 발생하며, Colles 골절은 손목뼈에 발생한다
4) Green stick 골절은 노뼈 머리에 발생하며, Buckle 골절은 손목 뼈에 발생한다
5) Green stick 골절은 자뼈 머리에 발생하며, Buckle 골절은 손목 뼈에 발생한다

111

말초 신경에 대한 퀵 테스트(quick test) 중 '노신경과 정중신경' 손상 시 나타나는 각각의 결과로 옳은 것은?

1) 원숭이 손과 까마귀 손
2) 까마귀 손과 원숭이 손
3) 손목 처짐과 맞섬의 부재
4) 엄지 모음의 부재와 원숭이 손
5) 손목 처짐과 엄지 모음의 부재

문제해설

110
- Colles 골절
  - 가장 일반적인 골절
  - 노뼈 머리(radius head)에 골절이 발생
- Scaphoid 골절
  - 손목 손상 중 두 번째로 많은 골절
  - 부동(immobilization) 기간이 길며, 수개월 동안 캐스트(cast)를 착용해야 함

답 1)

111 해설내용 참조

답 3)

Explanation 말초 신경의 운동 퀵 테스트(Quick test)

노신경 (radial nerve)	• 환자에게 손목과 손가락의 폄(extension)을 요구함 • 손상 시 손목 처짐(wrist drop)이 발생됨
정중 신경 (median nerve)	• 환자에게 손가락 굽힘(flexion) 및 엄지의 맞섬(opposition)을 요구함 • 손상 시 손가락 굽힘 및 엄지 맞섬의 부재가 발생됨

112

과감각 환자의 탈감각을 유도하고자 한다. 다음 중 성격이 다른 접근법은 무엇인가?

1) 압박(pressure)
2) 진동(vibration)
3) 문지름(rubbing)
4) 핫 팩(hot pack)
5) 타진(percussion)

113

다음 중 '신경무동작(neurapraxia)'에 대한 설명으로 옳은 것은?

1) 신경의 부분적 분리가 나타난다
2) 회복은 치료 없이도 몇 주 내에 나타난다
3) 미세 수술(microsurgery)이 반드시 필요하다
4) 신경 섬유(nerve fiber)의 외부 조직에 퇴행적 손상이 특징이다
5) 수술은 필요하지 않지만 보통 6개월 정도의 회복 기간이 필요하다

문제해설

112 탈감각화(desensitization)

- 큰 구심성(afferent) 신경섬유인 A fiber가 통증 감소를 만듦
  - 통증을 전달하는 섬유인 C fiber는 전달 속도가 느리며 탈수초화(un-myelineated)된 신경섬유임
  - A 섬유는 C 섬유의 활성화(summation)를 억제시킴 : A 섬유가 활성화됨
  - 압박(pressure), 문지름(rubbing), 진동(vibration), TENS, 타진(percussion), 능동적 움직임(active motion)과 같은 자극을 통해 활성화됨

답 4)

113 해설내용 참조

답 2)

신경손상(Nerve injuries)

Explanation

신경무동작 (neurapraxia)	• 압박, 충격, 견인(traction)사고가 원인이 됨 • 신경에 contusion이 발생한 것임 • 기능 회복은 치료 없이도 며칠 또는 몇 주 내에 일어남
축삭절단 (axonotmesis)	• 신경 섬유(nerve fiber) 외부 조직에 퇴행적 손상이 있으나, 내부 조직은 잔존(intact)함 • 수술은 필요하지 않음 • 보통 6개월 동안 회복이 나타남 • 회복은 개인마다 다양함 – 손상 정도에 의해 회복 기간이 결정됨
신경절단 (neurotmesis)	• 신경 및 섬유성 조직(fibrous tissue)의 완전한 분리(laceration)가 일어남 • 수술을 필요로 함 – 미세 수술(microsurgery)이 일반적임

114

다음 그림의 스플린트와 가장 관련 깊은 신경은?

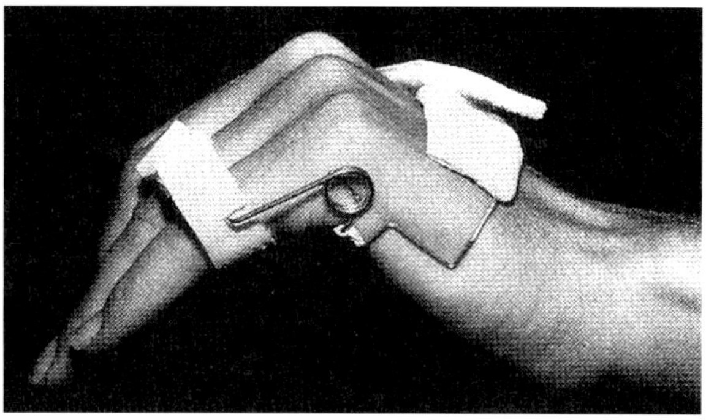

1) ulnar nerve
2) radial nerve
3) madian nerve
4) axillary nerve
5) subcutaneous nerve

115

굽힘 힘줄 손상이 있는 10세 아동에게 '부동 테크닉(immobilization techniques)'을 사용하고자 한다. 치료 방법으로 옳은 것은?

1) 수술 후 3일부터 3~5mm 정도의 움직임을 제공한다
2) 후블로킹 스플린트(dorsal blocking splint)를 착용시킨다
3) 3주 후 고무줄 밴드를 제거하고 손가락은 '완전 폄' 자세를 만들어 준다
4) 힘줄 수술 후 3.5주 동안 움직이지 못하도록 고정하는 스플린트를 적용한다
5) 수술 초기부터 주먹 쥐기, 펴기, 후크(hook)모양 만들기의 운동을 매일 실시해 힘줄에 유동성을 제공한다

문제해설

114 ulnar nerve

- 신경 지배
  - 아래팔 부위에서 flexor carpi ulnaris, flexor digitorum profundus의 1/2 지배
  - guyon 터널을 지남
  - 손의 내재근(intrinsic muscles) 지배
- 관련 근육
  - palmaris brevis
  - abductor digiti minimi
  - opponens digiti minimi
  - flexor digiti minimi
  - dorsal & volar interossei
  - 3th & 4th lumbricals
  - flexor pollicis brevis의 medial head
- 임상적 증상(signs)
  - 상위 레벨(level)
    - claw hand 발생 : 약지와 소지의 MP 관절에 과도한 폄(hyperextension)
  - 하위 레벨(level)
    - claw hand 발생 : 약지와 소지의 MP 관절 과도한 폄+IP 관절의 더 강한 굽힘
  - Froment's sign 양성 반응이 나타남
  - 감각 상실(sensory loss)
  - 노뼈 측에 손상이 생길 수 있음(화상(burn) 위험)
  - 시각적으로 보호할 것을 교육
- 스플린트
  - 약지, 소지의 과도한 폄(hyperextensoin)을 막아주는 Dynamic ulnar nerve splint를 사용함

답 1)

115 부동 테크닉(immobilization techniques)

- 힘줄 복구 후 3½주 동안 완전한 고정이 필요함
- 힘줄 파열(tendon rupture) 후 주로 사용되는 테크닉
- 비순응적인(noncompliant) 환자 또는 아이에게 주로 사용됨

답 4)

근골격계작업치료

116

손목처짐(wrist drop)에 사용되는 스플린트는?

1) cock-up splint
2) opponense splint
3) resting palmar splint
4) knuckle bender splint
5) wrist driven hinge splint

문제해설

116 radial nerve 손상
- 임상적 증상(sign)
  - 손목 관절의 굽힘 및 폄 기능 상실로 손목 하수(wrist drop)가 나타남
- 적용되는 스플린트(splint)
  - dorsal splint
    - 손목의 폄(extension), MP 관절 폄, 엄지의 폄을 제공
    - 회복 기간 동안 과 신장(overstretch)으로부터 폄힘줄(extensor tendon) 보호 및 기능적 사용을 위한 손의 자세 유지를 목적
  - dynamic splint가 일반적으로 적용됨
  - cock-up splint : 손목하수를 막아줌

답 1)

부종(Edema)

Explanation

1. 부종(edema)

1) 발생원인

(1) 기능의 감소로 발생
(2) 외부 압박 없는 의존적 자세로 인해
(3) 림프 조직의 손상과 관련된 상지 주변의 흉터로 인해 발생

2) 악영향

(1) 부종이 있을 경우 통증이 발생
(2) 피부가 손상받기 쉬움
(3) 지속적인 부종은 섬유화로 연결됨

3) 탄력 붕대(coban)를 종종 압박 붕대로 사용함

- 손과 손가락에 적용

4) 손의 부종 치료

(1) 올림(elevation), 점진적인 압박, 활동(activity)이 추천됨
(2) 자가 접착식 붕대(coban self adhesive wrap)의 사용
- 나선형으로 감아줌 : 손과 손목에 적용

(3) 붕대를 감은 손으로 ADL과 다른 기능적 활동을 수행
- 휴식 시 심장보다 높게 위치시킴

(4) 능동적 운동 실시

5) 하지의 부종 치료

(1) 보행 시 두 겹(double layer)의 압박 붕대를 착용

(2) 휴식 시 하지를 들어 올려줌(elevation)
(3) 장시간 서있는 것을 피함
(4) 간헐적 압박 펌프 치료(intermittent compression pump therapy)
- 원위부(먼쪽) 사지의 만성 부종을 치료하기 위해 사용됨

2. icing의 효과

1) 부종감소
2) 통증감소
3) 과도한 근긴장 감소

117

drop arm test에 대한 설명으로 옳은 것은?

1) 신경수술 후에 활용된다
2) 팔의 radial pulse를 촉지한다
3) 환자의 팔을 90° 굽힘하고 손바닥을 위로 향하게 한다
4) 환자는 평가 받는 동안 깊게 숨을 들이 쉬고 호흡을 참아야 한다
5) 대상자가 팔을 천천히 내리지 못하거나 통증이 나타나면 양성 반응이다

118

Tinel's sign의 내용으로 타당한 것은?

1) 신경 수술 전에 활용된다
2) 혈관을 따라 천천히 가볍게 두드리며 나간다
3) 맥박이 사라지거나 느려지는 것이 양성반응이다
4) 몸쪽에서 먼쪽으로 이동하며 찌릿한 감각을 유도한다
5) 찌릿한 감각이 시작되는 부위가 신경압박이 있는 부위이다

문제해설

117 drop arm test
- 방법
  - 환자의 팔을 90° 벌림(abduction)하도록 하고 손바닥을 아래로 향하게 함
  - 팔을 아래로 내리도록 요구함
- 반응
  - 팔을 천천히 내리지 못하거나 통증이 나타나면 양성 반응

답 5)

118 Tinel's sign
- 방법
  - 신경(nerve course)을 따라 천천히 가볍게 두드리며 나아감
  - 먼쪽(distal)에서 몸쪽(proximal)으로 이동하며 찌릿한(tingling) 감각을 유도 함
  - 찌릿한(tingling) 감각이 시작되는 부위가 신경 압박(nerve compression)이 있는 부위
  - 신경 수술(nerve repair) 후에 활용됨
  - 감각 신경의 수초(sensory axon)의 성장 범위를 가늠하기 위해 사용됨
- 반응
  - 찌릿한(tingling) 감각이 시작되는 부위가 신경 압박(nerve compression)이 있는 부위

답 5)

119

치료사는 피검자의 얼굴에 통증반응이 나타나는지를 관찰하고 있다. 치료사는 위팔뼈(humerus)와 어깨뼈(scapular)의 충돌을 보기 위해 남성의 팔을 수동적으로 ROM 끝까지 밀고 있다. 어떤 평가인가?

1) Plalen's test
2) Drop arm test
3) Adson maneuver
4) Impingement test
5) Upper limb tension test

120

다음 중 drop arm test의 평가자세로 옳은 것은?

1) 어깨관절의 90° 굽힘(flexion)
2) 어깨관절의 180° 굽힘(flexion)
3) 어깨관절의 0° 벌림(abduction)
4) 어깨관절의 90° 벌림(abduction)
5) 어깨관절의 160° 벌림(abduction)

121

다음 설명하는 내용의 평가는 무엇인가?

> 위팔뼈의 greater tuberosity와 어깨뼈의 acrominal surface 가 서로 충돌하는지를 보기 위해 환자의 팔을 수동적으로 끝까지 들어 올린다

1) Roos test
2) Tinel's SIGN
3) Drop arm test
4) Adson maneuver
5) Impingement test

문제해설

119 impingement test

- 방법
  - 위팔골(humerus)의 greater tuberosity와 어깨뼈(scapula)의 acrominal surface가 서로 충돌하는지를 보기 위해 환자의 팔을 수동적(passive)으로 관절가동범위 끝(end-range)까지 올림
- 반응
  - 환자의 얼굴에 통증이 나타나면 양성반응

답 4)

120 drop arm test

- 방법
  - 환자의 팔을 90°외전(abduction)하도록 하고, 손바닥을 아래로 향하게 함
  - 팔을 아래로 내리도록 요구함
- 반응
  - 팔을 천천히 내리지 못하거나 통증이 나타나면 양성 반응

답 4)

121 Impingement test

- 방법
  - 위팔뼈(humerus)의 greater tuberosity와 어깨뼈(scapula)의 acrominal surface가 서로 충돌하는지를 보기 위해 환자의 팔을 수동적(passive)으로 끝(end-range)까지 들어 올림
- 반응
  - 환자의 얼굴에 통증 있음이 나타나면 양성 반응

답 5)

122

다음 설명하는 운동기능 테스트는 어떤 신경을 위한 것인가?

- 환자에게 엄지(thumb)와 검지(index) 손가락 사이에 종이를 끼워 잡게 한다
- 손상 시 adductor pollicis 기능의 부재(absence)로 종이를 당기면 빠져 나온다

1) 자신경(ulnar nerve) 2) 노신경(radial nerve)
3) 뇌신경(cranial nerve) 4) 척수 신경(spianl nerve)
5) 정중 신경(median nerve)

문제해설

122 말초 신경의 운동 기능 퀵 테스트 (quick tests for motor function in the peripheral nerves)

- 자신경(ulnar nerve)
  - 환자에게 엄지(thumb)와 검지(index) 손가락 사이에 종이를 끼워 잡게 함
  - 손상 시 adductor pollicis 근육 기능의 부재(absence)로 종이를 당기면 빠져나옴
    - Froment's sign
- 노신경(radial nerve)
  - 환자에게 손목과 손가락의 폄(extension)을 요구함
  - 손상 시 손목 하수(wrist drop)의 발생

답 1)

말초 신경의 운동 기능 퀵 테스트 (Quick tests for motor function in the peripheral nerves)

Explanation

1. 자신경(ulnar nerve)

1) 환자에게 엄지(thumb)와 검지(index) 손가락 사이에 종이를 끼워 잡게 함
2) 손상 시 adductor pollicis 근육 기능의 부재(absence)로 종이를 당기면 빠져나옴
   - Froment's sign

2. 노신경(radial nerve)

1) 환자에게 손목과 손가락의 폄(extension)을 요구함
2) 손상 시 손목 하수(wrist drop)가 발생함

3. 정중 신경(median nerve)

1) 환자에게 손가락 굽힘(flexion) 및 엄지의 대립(opposition)을 요구함
2) 손상 시 손가락 굽힘 및 엄지 대립의 부재가 발생함

4. 기타

1) Jeanne's sign
   - froment's sign과 다르게 엄지의 MP 관절 폄(extension)이 나타남
2) Wartenberg's sign
   - 소지(small finger) 모음(adduction)의 어려움

근골격계작업치료

123

힘줄 성형술 실시 후 할 수 있는 치료로 타당한 것은?

1) 유착 형성을 촉진해야 한다
2) 고무 밴드를 사용을 피한다
3) 힘줄의 글라이딩을 예방해야 한다
4) 초기 치료 시 완전한 ROM을 유지한다
5) dorsal blocking splint를 굽힘힘줄 성형 후 실시한다

문제해설

123 해설내용 참조

답 5)

힘줄 손상(Tendon injuries)

Explanation

1. 굽힘힘줄(flexor tendons)

- 일반적 목표
  - 힘줄의 유동(tendon gliding) 촉진
  - 유착(scar adhesion) 형성의 최소화

1) 급성기 굽힘 힘줄 손상의 조절된 유동성

- 루이스빌 테크닉(controlled mobilization of acute flexor tendon injuries : Louisville technique)

(1) 밴드의 이용 : zone 2의 굽힘 힘줄(flexor tendon) 복구 후에 밴드를 이용하여 당김(traction)
① 수술 후 고무 밴드를 손상된 손가락의 손톱에 연결
② 특수 접착제를 사용하여 손톱에 hook을 붙이거나, 손톱을 이용

(2) 손등 블로킹 스플린트(dorsal blocking splint)
① MP 관절 60° 굽힘(flexoion)+IP 관절 완전 폄(full extension)
② 고무 밴드가 손바닥의 안전핀을 통과해 잡아당김
③ 밴드는 strap에 부착되어 충분한 장력을 가져야 함
④ PIP 관절 : 40～60° 굽힘(flexion)

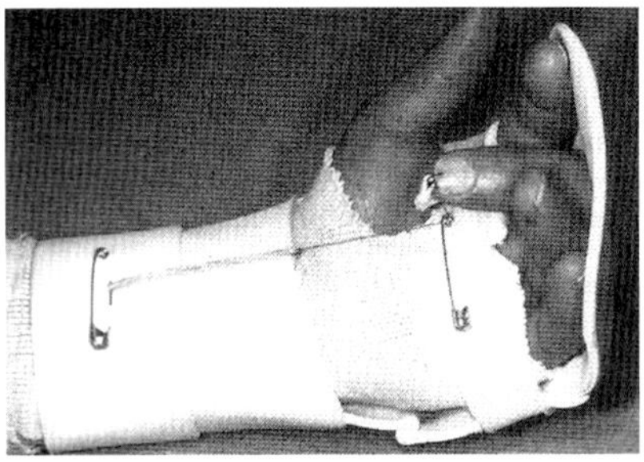

dorsal blocking splint

(3) 착용

① 환자는 스플린트를 3주 동안 하루 24시간 착용해야 함

② 환자는 스플린트를 착용한 상태로 하루에 여러 번 능동적(active)으로 손가락을 신전시킬 것을 교육받게 됨

③ 제거(remove)는 3주 후에 하며 고무 밴드는 손목의 밴드(band)에 부착됨

- 추가적으로 1~5주 정도 더 착용

(4) 단점

① PIP 관절의 구축이 자주 발생됨

② 고무 밴드의 과도한 장력 또는 불완전한 IP 관절의 폄으로 인해

2) **조절된 수동적 움직임**

- 듀란과 하우저 테크닉(controlled passive motion : Duran and Houser technique)

(1) 수술 후 3일 뒤에 시작

(2) 힘줄의 움직임이 3~5mm 허용됨

(3) 6~8번의 수동적 굽힘 및 폄(운동 시 MP 관절은 70° 굽힘과 손목은 굽힘을 유지)

(4) 4½주 때 dorsal splint 제거 후 손목 밴드에 고무 밴드를 부착

3) **부동 테크닉**(immobilization techniques)

(1) 힘줄 복구 후 3½주 동안 완전히 고정함

(2) 힘줄 파열(tendon rupture) 후 주로 사용

(3) 비순응적인(noncompliant) 환자 또는 아이에게 주로 사용

2. 폄 힘줄(extensor tendons)

1) **등쪽의 흉터**(dorsal scar)

(1) 폄 힘줄 수술 후 가장 문제가 됨

(2) 배측의 폄근 후드(extensor hood)가 하부 조직에 유착되므로 폄과 굽힘 시 정상적 움직임(excursion)을 방해함

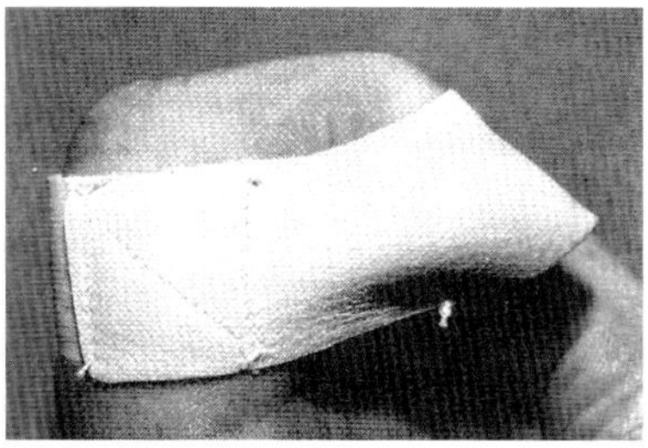

PIP-DIP splint

2) Evans**의 연구 내용**

(1) 수술 후 5mm의 움직임(tendon gliding)이 효과적이며 안전함

(2) 3주간의 스플린트 적용이 필요함

(3) 3~4주 후 스플린트 제거 후 제거 가능한 수장(removable volar) 스플린트를 적용함

124

축적성 외상성 장애(CTD)의 발생 원인으로 가장 타당한 것은?

1) 온도
2) 부종
3) 낮은 강도
4) 부적절한 자세
5) 단시간의 정적 자세

문제해설

124 업무관련 CTD 발생 위험 요소 6가지

1. 반복(repetition)
2. 높은 강도(high force)
3. 나쁜 관절의 자세(awkward joint posture)
4. 직접적인 압력(direct pressure)
5. 진동(vibration)
6. 장시간의 정적인 자세(prolonged static positioning)

답 4)

Explanation

CTD(Cummulative Trauma Disorders)

1. 개념

1) 많은 용어들이 같은 뜻으로 전 세계적으로 사용됨
   - overuse syndrome, repetitive strain syndrome, cervicalbrachial disorders, repetitive motion injury, CTD

2) CTD의 발생은 간은 근육에 축적된 손상이 힘줄과 근육의 염증으로 이어지게 될 경우
   - 근 피로가 중요한 일면이 되므로 적절한 휴식이 매우 중요

3) 휴식
   (1) 축적된 손상(cumulative trauma) 매우 중요한 면
   (2) 근육 및 신체의 과도한 사용은 근 경련(muscle cramp)을 일으키기도 함
   (3) 급성피로(acute overuse)는 휴식으로 감소되지만 만성피로(chronic fatigue)는 휴식을 통해 사라지지 않음

2. 종류 및 위험 요소

1) **CTD의 3가지 종류**
   (1) 힘줄염(tendinitis)
   (2) 신경 압박 증후군(nerve compression syndromes)
   (3) 근육 근막 통증(myofascial pain)

2) **업무관련 CTD 발생 위험 요소 6가지**
   (1) 반복(repetition)
   (2) 높은 강도(high force)
   (3) 나쁜 관절의 자세(awkward joint posture)
   (4) 직접적인 압력(direct pressure)
   (5) 진동(vibration)
   (6) 장시간의 정적인 자세(prolonged static positioning)

125

Carpal compression test의 양성반응으로 옳은 것은?

1) 손뼉을 칠 수 없다
2) 손바닥에 이상감각이 나타난다
3) 4~5번 손가락에 변형이 생긴다
4) 엄지와 검지의 집기가 불가능하다
5) 스스로 손목을 들어 올릴 수 있다

126

수부 손상 환자에게 적용하는 연속적 부목(serial cast)의 목적은?

1) 통증감소
2) 근력향상
3) 손상방지
4) 부종감소
5) 구축예방

문제해설

125 Carpal compression test

- 방법
  - 평가자는 손목굴(carpal turner)에 있는 정중신경(median nerve)을 30초간 압박함
- 반응
  - 정중신경(median nerve) 분포 부위에 찌릿한 느낌(tingling sense)이 발생하면 양성반응

답 2)

126 시리얼 캐스팅(또는 점진적 부목 : serial casting)의 적용

- 보다 공격적인 방법
- 관절의 ROM 증가 및 근 긴장 감소의 목적

답 5)

스플린트 및 캐스트(Splinting and casting)

Explanation

1. 스플린트와 캐스트의 사용

1) 관절 ROM의 제한이 있을 경우
2) 연부 조직(soft-tissue)의 구축(contracture)이 있을 경우
3) 경직(spasticity)이 있을 경우

2. 손과 손목의 스플린트 적용

1) 휴식(rest) 시 기능적 자세를 유지할 목적으로 적용
2) 긴장을 감소시킬 목적으로 적용

3. 시리얼 캐스팅(또는 점진적 부목 : serial casting)의 적용

1) 보다 공격적인 방법
2) 관절의 ROM 증가 및 근 긴장 감소의 목적

127

다음 중 정중신경의 지배를 받는 근육은?

1) 위팔노근(brachioradialis)
2) 노쪽손목굽힘근(flexor carpi radialis)
3) 자쪽손목폄근(extensor carpi ulnaris)
4) 새끼손가락폄근(extensor digiti minimi)
5) 긴엄지벌림근(abductor pollicis longus)

문제해설

127 관련 근육

- brachioradialis(elbow flexion)
- triceps brachii(elbow extension)
- extensor carpi radialis longus(wrist extension)
- extensor carpi radialis brevis
- extensor digitorum(MP joint extension)
- extensor digiti minimi
- extensor indicis
- extensor carpi ulnaris
- supinator(forearm supination)
- abducor pollicis longus(thumb abduction)
- extensor pollicis brevis(thumb MP extension)
- extensor pollicis longus(thumb IP extension)

답 2)

Explanation 노뼈 신경(Radial nerve)

1. 신경 지배

- 위팔(forearm)의 폄근 및 뒤침근(extensor-supinator) 그룹의 신경지배(innervation)

2. 관련 근육

1) brachioradialis(elbow flexion)
2) triceps brachii(elbow extension)
3) extensor carpi radialis longus(wrist extension)
4) extensor carpi radialis brevis
5) extensor digitorum(MP joint extension)
6) extensor digiti minimi
7) extensor indicis
8) extensor carpi ulnaris
9) supinator(forearm supination)
10) abducor pollicis longus(thumb abduction)
11) extensor pollicis brevis(thumb MP extension)
12) extensor pollicis longus(thumb IP extension)

3. 임상적 증상(sign)

1) **상위 레벨**(level)
   - 위팔(forearm)의 엎침(pronation), 손목 관절의 굽힘 및 폄(flexion-extension) 기능의 상실로 손목 하수(wrist drop)가 나타남

2) **하위 레벨**(level)
   - 엄지와 손가락의 MP 관절의 완전한 폄(full extension)이 어려움(IP 관절은 폄, MP 관절은 약 30° 굽힘)

4. 적용되는 스플린트(splint)

1) dorsal splint
   (1) 손목의 폄(extension), MP 관절 폄, 엄지의 폄을 제공함
   (2) 회복 기간 동안 과 신장(overstretch)으로부터 폄힘줄(extensor tendon) 보호 및 기능적 사용을 위한 손의 자세 유지가 목적임
   (3) dynamic splint가 일반적으로 적용됨

128

진동(vibration)에 대한 설명으로 옳은 것은?

1) 상업적 진동 측정기는 피한다
2) 신경복구 후 진동감각의 회복이 있다
3) 평가를 위해 Tine's sign를 이용할 수 있다
4) dynamometer는 가장 일반적인 진동 평가도구이다
5) 진동감각을 평가하는 도구는 없으며 질문을 통해 평가한다

129

신경압박 및 신경재생에 대한 설명으로 옳은 것은?

1) 축삭(axon)은 재생되지 않는다
2) 신경 수술 후 신경의 재생은 없다
3) drop arm test로 재생 정도를 평가한다
4) 정중신경 압박은 손목 처짐(wrist drop)을 유발한다
5) 하루에 1mm 정도 지나며, 한 달에 2.54cm까지 자라난다

문제해설

128 진동(vibration)
- 신경 복구(nerve repair) 후 진동 감각(vibratory sensation) 회복 정도를 평가
- turning forks(초당 30~256 사이클)
  - 수술 후 진동 감각 회복을 평가하기 위해
- lundborg
  - 상업적인 진동 측정기(vibrometer)
  - 비정상 감각(abnormal sensation)을 찾아낼(defect) 수 있음

답 2)

129 신경압박 및 신경재생(nerve compression and nerve regeneration)
- 신경 수술 이후 2~4개월 동안 axon의 재생(regenerate)
  - 하루에 1mm 정도, 한 달에 2.54cm 자라남
  - Tinel's sing을 이용하여 재생 정도를 평가

답 5)

130

Phalen's test의 대상이 되는 신경과 Revers Phalen's test의 대상이 되는 신경은 각각 무엇인가?

1) ulnar nerve, ulnar nerve 2) radial nerve, ulnar nerve
3) ulnar nerve, median nerve 4) median nerve, radial nerve
5) median nerve, median nerve

131

다음 그림에 대한 설명으로 옳은 것은?

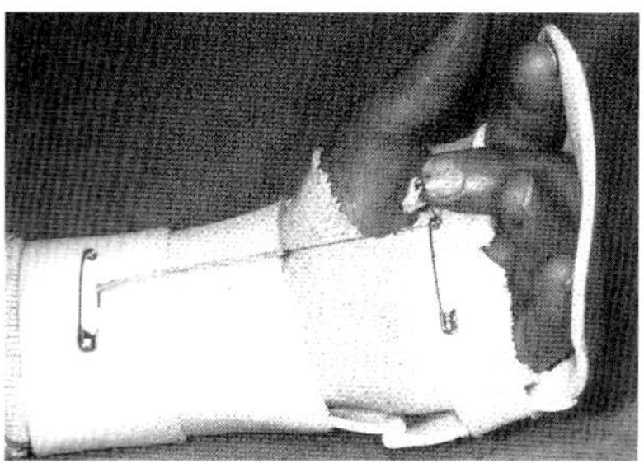

1) 폄 힘줄 손상이다
2) MP 관절은 90° 굽힘이다
3) PIP 관절에 구축이 자주 발생된다
4) 3주 동안 매일 12시간 이상 착용해야 한다
5) 듀란과 하우저(Duran & Houser) 테크닉이다

132

굽힘 힘줄 재활 테크닉 중 루이스빌 테크닉(Louisville technique)의 dorsal blocking splint를 올바르게 설명한 것은?

1) 부종의 감소가 목적이다
2) 스프링을 이용한 보조기이다
3) 보조기 착용 후에는 손가락을 움직일 수 없다
4) 매일 24시간 착용하며 3주 동안 착용해야 한다
5) MP 관절의 60° 굽힘과 IP 관절의 약간 굽힘이 필요하다

문제해설

130 두 가지 Phalen's test

두 평가 모두 정중신경에 대한 평가이다.

답 5)

131 급성기 굽힘 힘줄 손상의 조절된 유동성 : 루이스빌 테크닉

- 밴드의 이용
  - zone 2의 굽힘 힘줄(flexor tendon) 복구 후에 밴드를 이용하여 당김(traction)
  - 수술 후 고무 밴드를 손상된 손가락의 손톱에 연결
  - 특수 접착제를 사용하여 손톱에 hook을 붙이거나, 손톱을 이용
- 손등 블로킹 스플린트(dorsal blocking splint)
  - MP 관절 60° 굽힘(flexoion)+IP 관절 완전 폄(full extension)
  - 고무 밴드가 손바닥의 안전핀을 통과해 잡아당김
  - 밴드는 strap에 부착되어 충분한 장력을 가져야 함
  - PIP 관절 : 40~60° 굽힘(flexion)

답 3)

132 해설내용 참조

답 4)

133

다음 중 루이스빌 테크닉(Louisville technique)의 적용 대상자는?

1) SCI C_7 완전손상 환자
2) 굽힘 힘줄이 분리된 환자
3) 정중신경이 완전히 분리된 환자
4) 뇌졸중으로 편마비가 심한 환자
5) 2도 이상의 깊은 화상을 입은 환자

문제해설

133 해설내용 참조

답 2)

급성기 굽힘 힘줄 손상의 조절된 유동성 : 루이스빌 테크닉

Explanation

1. 밴드의 이용

1) zone 2의 굽힘 힘줄(flexor tendon) 복구 후에 밴드를 이용하여 당김(traction)
   (1) 수술 후 고무 밴드를 손상된 손가락의 손톱에 연결
   (2) 특수 접착제를 사용하여 손톱에 hook을 붙이거나, 손톱을 이용

2. 손등 블로킹 스플린트(dorsal blocking splint)

1) MP 관절 60° 굽힘(flexoion)+IP 관절 완전 폄(full extension)
2) 고무 밴드가 손바닥의 안전핀을 통과해 잡아당김
3) 밴드는 strap에 부착되어 충분한 장력을 가져야 함
4) PIP 관절 : 40~60° 굽힘(flexion)

3. 착용

1) 환자는 스플린트를 3주 동안 하루 24시간 착용해야 함
2) 환자는 스플린트를 착용한 상태로 하루에 여러 번 능동적(active)으로 손가락을 폄시킬 것을 교육받게 됨
3) 제거(remove)는 3주 후에 하며 고무 밴드는 손목의 밴드(band)에 부착됨
   • 추가적으로 1~5주 정도 더 착용

4. 단점

1) PIP 관절의 구축이 자주 발생됨
   • 고무 밴드의 과도한 장력 또는 불완전한 IP 관절의 폄으로 인해 구축이 발생됨

134

다음 그림의 대한 설명으로 옳은 것은?

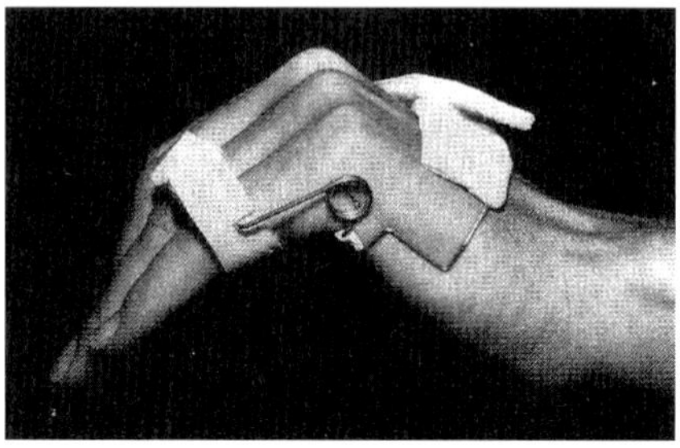

1) 자신경 손상에 적용된다
2) 뇌졸중 환자에게 적용한다
3) ulna drift positioning splint이다
4) 약지, 소지의 과굽힘을 막아준다
5) 손의 기능적 구축을 위해 사용한다

문제해설

134 dynamic ulnar nerve splint

약지, 소지의 과도한 폄(hyperextensoin)을 막아 줌

답 1)

135

노뼈머리(radius head)에 발생하는 골절의 명칭은?

1) Erb’s palsy
2) Wrist fracture
3) Radial fracture
4) Finger fracture
5) Colles’ fracture

135 손목 부위 골절

- Colles’ 골절
  - 가장 일반적인 골절
  - radius의 head에 골절이 발생
- scaphoid 골절
  - 손목 손상 중 두 번째로 많은 부위
  - 부동(immobilization) 기간이 길며, 수개월 동안 캐스트(cast)를 착용해야 함

답 5)

손목 부위 골절

Explanation

1. 매우 흔한 골절
2. Colles 골절
   1) 가장 일반적인 골절
   2) radius의 head에 골절이 발생
3. scaphoid 골절
   1) 손목 손상 중 두 번째로 많은 부위
   2) 부동(immobilization) 기간이 길며, 수개월 동안 캐스트(cast)를 착용해야 함

136

상지에 외상이 있는 40대 남성에게 손목을 들어 올리라고 요구했더니 수행하지 못하였다. 이 남성의 문제로 타당한 것은?

1) 뇌신경 손상
2) Erb's palsy
3) 자신경 손상
4) 노신경 손상
5) 정중신경 손상

137

다음 그림의 보조기에 대한 내용으로 옳은 것은?

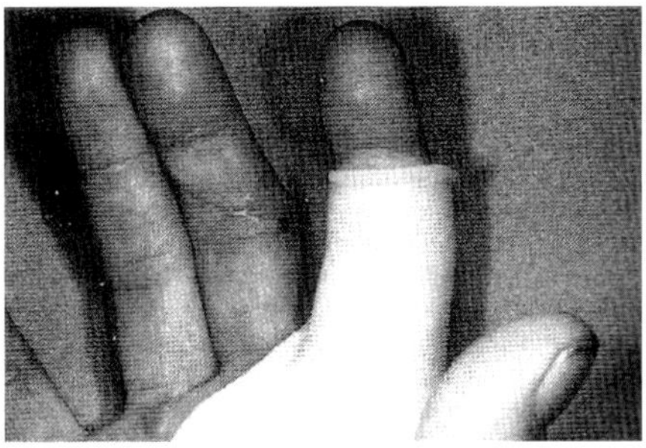

1) 동적 스플린트이다
2) 고무 밴드를 사용한다
3) 폄 힘줄 손상 시 사용한다
4) MP 관절의 60° 굽힘을 유지한다
5) 고립된 유동(gliding) 운동을 제공한다

138

굽힘 힘줄 복구 후 중재 방법으로 '부동 테크닉(immobilization techniques)'을 사용하려고 한다. 가장 적절한 대상자는?

1) 노인
2) 아동
3) 여성
4) 젊은 남성
5) 치료에 순응적인 환자

문제해설

136 노신경 손상 시 팔목하수가 나타난다.

답 4)

137 blocking splint

굽힘 힘줄의 글라이딩(tendon gliding)을 돕는 고립된 운동(isolated exercise) 제공함

답 5)

138 부동 테크닉 (immobilization techniques)

- 힘줄 복구 후 3½주 동안 완전한 고정이 필요함
- 힘줄 파열(tendon rupture) 후 주로 사용되는 테크닉
- 비순응적인(noncompliant) 환자 또는 아이에게 주로 사용됨

답 2)

139

노신경(radial nerve) 손상 시 나타나는 임상적 증상에 해당하는 것은?

1) web space가 감소한다
2) 손목 처짐(wrist drop)이 나타난다
3) 엄지의 대립(opposition)이 손상된다
4) 원숭이 손(ape's hand)이 나타난다
5) 엄지둔덕(thenar eminence)이 사라진다

문제해설

139 임상적 증상(sign)

- 상위 레벨(level)
  - 엄지의 대립(opposition), palmar abduction, active pronation 손상
- 하위 레벨(level)
  - thenar eminence가 편평해짐
  - 엄지 굽힘(thumb flexion), palmar abduction, 엄지의 대립 손상
- 원숭이 손(Ape's hand)
- web space 감소

답 2)

Median nerve

Explanation

1. 신경 지배

1) 아래팔 및 수부(forearm & hand)의 굽힘근(flexor)의 신경 지배
2) '손의 눈(eye of the hands)'이라 불림
   - 엄지, 검지, 중지의 바닥면 감각 지배 때문

2. 관련 근육

1) pronator teres(forearm pronation)
2) palmaris longus
3) flexor carpi radialis(wrist flexion)
4) index and middle fingers의 flexor digitorum profundus(DIP flexion)
5) flexor digitorum superficialis(PIP flexion)
6) flexor pollicis longus(thumb의 IP flexion)
7) pronater quadratus
8) abductor pollicis brevis(thumb의 abduction)
9) opponens pollicis(thumb opposition)
10) flexor pollicis brevis의 superfical head
11) 1st, 2nd lumbricals

3. 감각(sensory) 분포

1) 엄지, 검지, 중지의 바닥 면(volar surface)+약지의 노뼈 측 1/2(radial half)
2) 검지, 중지의 후면(dorsal surface)+약지 PIP 관절 노뼈 측 1/2(radial half)

4. 임상적 증상(sign)

1) 상위 레벨(level)
   - 엄지의 대립(opposition), palmar abduction, active pronation 손상
2) 하위 레벨(level)
   (1) thenar eminence가 편평해짐
   (2) 엄지 굽힘(thumb flexion), palmar abduction, 엄지의 대립 손상
3) 원숭이 손(ape's hand)
4) web space 감소

140

CTD 치료에 대한 내용으로 옳은 것은?

1) 급성기에는 다양한 활동이 바람직하다
2) 다양한 휴식을 통해 근력을 감소시킨다
3) 하루 3회 정도의 스트레칭을 실시할 것을 환자에게 교육한다
4) 점진적 저항운동을 수행할 경우 저항은 ROM 전체에 적용한다
5) 냉(icing), contrast bath, 울트라 사운드 등을 이용해 부종을 감소시킬 수 있다

문제해설

140 CTD의 치료
- 급성기
  - 다양한(dynamic) 휴식을 통해 염증을 감소시키는 데 중점을 둠
  - 부동(immobilization)을 목적으로 스플린트를 사용하기도 함
  - cortisone 주사를 통한 염증 감소
  - 냉(icing), contrast bath, 울트라 사운드 등을 이용한 통증 감소

답 3)

CTD의 치료

Explanation

급성기	• 다양한(dynamic) 휴식을 통해 염증을 감소시키는 데 중점을 둠 • 부동(immobilization) 목적으로 스플린트를 사용하기도 함 • cortisone 주사를 통해, 염증을 감소시킴 • 냉(icing), contrast bath, 울트라사운드 등을 이용해 통증을 감소시킴
아급성기	• 급성기 증상들이 줄어든 시기임 • 치료 과정에 운동이 포함됨 • 느린 신장운동(stretch)을 통해 근육을 준비(warmup)한 후 점진적으로 운동을 실시함 • 점진적 저항운동을 수행할 경우 저항은 ROM 끝(edge)에서만 적용함 • 하루 3회 정도의 스트레칭을 실시할 것을 환자에게 교육함 – 운동 전 실시가 원칙임 • 적절한 자세 취하기를 교육함

141

작업치료사 K씨는 40대 남성의 피부에 땀 분비 유무와 피부의 질감을 관찰하고 있다. 치료사의 관찰 내용과 남성의 문제가 바르게 연결된 것은?

1) 부종 관찰 — 상지의 외상
2) 피부의 회복 관찰 — 화상
3) 피부의 유착 관찰 — 굽힘 힘줄 손상
4) 관절의 변형 관찰 — 류마티스 관절염
5) 교감신경 기능 관찰 — 말초신경 손상

142

손가락 굽힘 힘줄을 접합하는 수술을 마친 20대 남성에게 후 블로킹 스플린트(dorsal blocking splint)와 고무 밴드를 이용해 손가락을 굽힘 운동을 요구하였다. 대상 손가락의 PIP 관절을 40~60° 굽힘시키는 이 중재법의 목적으로 가장 타당한 것은?

1) 부종 감소
2) ROM 증진
3) 근력 강화
4) 유동성 제공
5) 기능적 자세 유지

143

수부(hand) 손상에 의한 부종관리에 대한 내용으로 옳은 것은?

1) 손을 항상 머리보다 높게 위치시킨다
2) 말초신경을 따라가는 마사지를 실시한다
3) 누워있는 경우 베개 위에 손을 올려놓는다
4) 슬링(sling)의 사용은 혈액의 유입을 증가시킨다
5) '10분은 찬물에 10분은 따뜻한 물에 손 넣기'를 20분간 반복한다

문제해설

141 교감신경의 기능
- sudomotor(땀 : sweating)
- vasomotor(온도 구별 : temperature discrimination)
- pilomotor(소름 : gooseflesh)
- trophic(피부 질감 : skin texture)
- 손톱 및 체모성장

답 5)

142 이 스플린트의 목적은 굽힘 힘줄에 유동성을 제공하므로 유착을 예방하는 것이다. 자세는 다음과 같다.
- MP 관절 60° 굽힘(flexion)+IP 관절 완전 폄(full extension)
- 고무 밴드가 손바닥의 안전핀을 통과해 잡아당김
- 밴드는 스트랩(strap)에 부착되어 충분한 장력을 가져야 함
- 대상 PIP 관절 : 40~60° 굽힘(flexion)

답 4)

143 수부(손) 손상에 의한 부종(edema) 관리
- 올림(elevation)
  - 손을 심장보다 높게 위치시킴
  - 슬링(sling)은 혈액의 유입을 감소시킴
  - 누워있는 경우 또는 앉아있는 경우 베개(pillow) 위에 손을 올림

답 3)

144

다음 내용은 상지의 어떤 문제에 공통적으로 적용할 수 있는 치료법이다. 무엇인가?

얼음, 능동운동, coban wrap

1) scar
2) pain
3) edema
4) spasticity
5) contracture

145

수부 손상 환자의 부종을 감소시키기 위해 '온냉 교대 목욕(contrast baths)'을 적용하고자 한다. 방법으로 옳은 것은?

1) 처음의 1분은 따뜻한 물로 한다
2) 마지막 1분은 따뜻한 물로 한다
3) 1분은 찬물에, 1분은 따뜻한 물로 한다
4) 10분은 찬물에, 10분은 따뜻한 물에 넣는다
5) 처음에는 따뜻한 물로 시작해 점차 찬 물로 등급화한다

146

다음 증상이 나타나는 신경 손상 시 착용해야 하는 부목(splint)으로 타당한 것은?

- 엄지, 검지, 중지의 손바닥 쪽 감각 이상
- CTS(carpal tunnel syndrome)
- Ape's hand

1) blocking splint
2) dorsal blocking splint
3) cylindrical plaster splint
4) thumb stabilization splint
5) dynamic ulnar nerve splint

문제해설

144 손의 부종 치료

- 올림(elevation), 점진적인 압박, 활동(activity)이 추천됨
- 자가 접착식 붕대(coban self adhesive wrap)의 사용
  - 나선형으로 감아줌 : 손과 손목에 적용
- 붕대를 감은 손으로 ADL과 다른 기능적 활동을 수행
  - 휴식 시 심장보다 높게 위치시킴
- 능동적 운동 실시

답 3)

145 온냉 교대 목욕(contrast baths)

- 따뜻한 물과 차가운 물에 담그기
  - contrast bath는 20분간 시행됨
  - 1분은 찬물에, 1분은 따뜻한 물에 넣기를 번갈아가며 반복함
  - 처음의 1분과 마지막 1분은 찬물로 해야 함

답 3)

146 정중신경(median nerve)에 적용되는 스플린트(splint)

- 엄지의 palmar abduction과 대립(opposition)을 만들어주어 손 기능을 증진시킴
- 검지와 중지에 갈고리 모양(clawing)이 나오면, MP 관절의 과도한 폄을 방지해 주는 스플린트를 제작해야 함

답 4)

147

기계작업 중 손에 큰 부상을 입은 K씨는 복합골절과 좌상으로 입원하였고, 현재 K씨는 재활 중이며, 가장 큰 이슈는 손의 부종이다. 치료사의 접근으로 옳은 것은?

1) TENS를 이용해 손을 자극한다
2) AROM보다는 PROM을 추천한다
3) 손에 압박을 가하는 행동을 피한다
4) 누워있는 때 베개 아래에 손을 놓는다
5) 따뜻한 물과 차가운 물에 교대로 담그기를 실시한다

문제해설

147 해설내용 참조

답 5)

수부(손) 손상에 의한 부종(Edema) 치료의 사례

Explanation

올림(elevation)	• 손을 심장보다 높게 위치시킴 • 슬링(sling)은 혈액의 유입을 감소시킬 수도 있음 • 누워있는 경우(또는 앉아있는 경우) 베개(pillow) 위에 손을 올림
온냉 교대 목욕 (contrast baths)	• 따뜻한 물과 차가운 물에 담그기 – contrast bath는 20분간 시행됨 – '1분은 찬물에 1분은 따뜻한 물에 넣기'를 번갈아가며 반복함 – 처음 1분과 마지막 1분은 찬물로 실시해야 함
MEM (manual edema mobilization)	• 림프샘(lymphatic)의 역할 이용한 부종 감소법 – 조직액, 단백질, 기타 미분자성 물질(molecule substance)의 이동이 일어남 – 아급성기(subacute) 환자의 부종이 만성화되는 것을 예방하기 위해 또는 만성 부종을 감소시키기 위해 사용하는 테크닉 • MEM의 원칙 및 개념 – 가벼운 마사지 – 마사지 이후의 운동 – 몸쪽에서 먼쪽으로의 마사지 후 먼쪽에서 몸쪽으로 림프선을 따라가며 마사지를 함 – 마사지는 절개지(incision) 주변을 돌아 지나가야함 – 추가적인 염증을 만들지 않음 – 가정에서의 셀프 마사지 프로그램을 포함시킴 – 다른 치료법(테크닉)이 부종을 증가시키지 않도록 주의함 – 낮은 장력의 압박붕대를 적용해야 하며 견고한(harden) 연부조직에는 온기(warmth)를 제공함
AROM (active range of motion)	• 근육 활동을 통해 정상적인 혈류의 이동이 발생함 • 하루 수차례 어깨와 팔꿈치를 움직여야 함
압박(compression)	• Coban wrap을 이용한 압박 • 압박 의복을 통한 압박

148

상지 손상 후 혈관 수축(vaso spasm)과 혈관 확장(vasodilatation)의 순환에 의해 발생되는 통증으로 부종, 무산소증 등이 원인이 된다. 무엇인가?

1) central pain syndrome
2) autonomic dysreflexia
3) carpal tunnel syndrome
4) orthostatic hypotension
5) complex regional pain syndrome

문제해설

148 해설내용 참조

답 5)

149

교통사고로 상지에 외상을 입은 40대 남성은 팔이 차가워지며 창백해지는 혈액 순환의 문제와 심한 통증을 호소하고 있다. 예상되는 질환은?

1) MPS
2) CTD
3) CRPS
4) HIVD
5) Claw hand

149 해설내용 참조

답 3)

CRPS(Complex Regional Pain Syndrome)

Explanation

1. 'RSD(reflex sympathetic dystrophy)'로 불림
2. 자발적인(spontaneous) 통증이 있어야 하며, 통증 부위에 부종, 혈액공급의 이상, 발한(sudomotor) 기능의 이상 등이 나타남
   - 종류(type)

타입 I	• RSD(reflex sympathetic dystrophy)와 같음 • 손상 후 혈관 수축(vaso spasm)과 혈관확장(vasodilatation)의 반복순환(cycle)에 의해 발생됨 – 혈관수축은 부종과 무산소증(anoxia)의 원인이 되며 더욱 통증을 증가시킴 – 계속적인 악순환의 반복이 일어남 • 혈액순환의 감소 – 사지(extremity)가 창백해지며 차갑게 되는 원인
타입 II	• 작열통(causalgia)과 같은 말 • 강하고 후끈거리는(burning) 통증이 발생함

150

CTD(cummulative trauma disorders)의 발생 사례로 옳은 것은?

1) 직립 자세로 일을 하는 경우
2) 반복적인 휴식을 자주하는 경우
3) 단시간의 정적 자세가 요구되는 경우
4) 강한 힘이 필요한 업무에 종사할 경우
5) 소음이 발생되는 업무에 종사하는 경우

문제해설

150 해설내용 참조

답 4)

CTD(Cummulative Trauma Disorders)

Explanation

1. 개념

1) 많은 용어들이 같은 뜻으로 전 세계적으로 사용되고 있음
   - overuse syndrome, repetitive strain syndrome, cervicalbrachial disorders, repetitive motion injury, CTD
2) CTD의 발생은 같은 근육에 축적된 손상이 힘줄과 근육의 염증으로 이어지게 되면서 시작됨
   - 근 피로가 중요한 일면이 되므로 적절한 휴식이 매우 중요함
3) 휴식
   (1) 축적된 손상(cumulative trauma)이 매우 중요한 요소가 됨
   (2) 근육 및 신체의 과도한 사용은 근 경련(muscle cramp)을 일으킬 수 있음
   (3) 급성피로(acute overuse)는 휴식으로 감소되지만, 만성피로(chronic fatigue)는 휴식을 통해서는 사라지지 않음

2. 종류 및 위험 요소

1) **CTD의 3가지 종류**
   (1) 힘줄염(tendinitis)
   (2) 신경 압박 증후군(nerve compression syndromes)
   (3) 근육 근막 통증(myofascial pain)
2) **업무관련 CTD 발생 위험 요소 6가지**
   (1) 반복(repetition)
   (2) 높은 강도(high force)
   (3) 나쁜 관절의 자세(awkward joint posture)
   (4) 직접적인 압력(direct pressure)
   (5) 진동(vibration)
   (6) 장시간의 정적인 자세(prolonged static positioning)

151

급성기 CTD(cummulative trauma disorders) 환자의 치료 내용으로 타당한 것은?

1) 염증 감소를 위해 운동을 한다
2) 휴식을 통한 염증 감소에 중점을 둔다
3) 부동(immobilization)을 위해 침상휴식을 추천한다
4) 냉(icing) contrast bath 등의 적용을 피한다
5) 느린 신장 운동과 저항 운동을 통해 지구력을 증진시킨다

문제해설

151 해설내용 참조

답 2)

Explanation

CTD(Cummulative Trauma Disorders)

1. CTD의 종류 및 위험 요소

종류	• 힘줄염(tendinitis) • 신경압박증후군(nerve compression syndromes) • 근육근막통증(myofascial pain)
업무 관련 위험요소	• 반복(repetition) • 높은 강도(high force) • 나쁜 관절의 자세(awkward joint posture) • 직접적인 압력(direct pressure) • 진동(vibration) • 장시간의 정적 자세(prolonged static positioning)

2. 치료

급성기	• 다양한(dynamic) 휴식을 통해 염증을 감소시키는 데 중점을 둠 • 부동(immobilization) 목적으로 스플린트를 사용하기도 함 • cortisone 주사를 통해, 염증을 감소시킴 • 냉(icing), contrast bath, 울트라사운드 등을 이용해 통증을 감소시킴
아급성기	• 급성기 증상들이 줄어든 시기임 • 치료 과정에 운동이 포함됨 • 느린 신장운동(stretch)을 통해 근육을 준비(warmup)한 후 점진적으로 운동을 실시함 • 점진적 저항운동을 수행할 경우 저항은 ROM 끝(edge)에서만 적용함 • 하루 3회 정도의 스트레칭을 실시할 것을 환자에게 교육함 – 운동 전 실시가 원칙임 • 적절한 자세 취하기를 교육함

159

다음 중 Colle's fracture가 발생하는 부위는?

1) ulnar
2) radius
3) scapular
4) scaphoid
5) olecranon

문제해설

159 손목 부위의 골절

- Colles 골절
  - 가장 일반적인 골절
  - 노뼈두(radius head)에 골절이 발생
- Scaphoid 골절
  - 손목 손상 중 두 번째로 많은 부위가 됨
  - 부동(immobilization) 기간이 길며, 수개월 동안 캐스트(cast)를 착용해야 함

답 2)

160

정중신경과 자신경이 공통으로 지배하는 근육은?

1) palmaris interossei
2) adductor opponens
3) flexor pollicis brevis
4) flexor pollicis longus
5) extensor pollicis longus

문제해설

160 median nerve

flexor pollicis longus(thumb의 IP flexion)

ulnar nerve

flexor pollicis brevis의 medial head

답 3)

정중신경과 자신경

Explanation

1. Median Nerve

1) 신경 지배

(1) 아래팔 및 수부(forearm & hand)의 굽힘근(flexor)이 신경 지배

(2) 손의 눈(eye of the hands)'이라 불림

- 엄지, 검지, 중지의 바닥면 감각 지배 때문

2) 신경 손상

(1) laceration

(2) CTS(carpal tunnel syndrome)와 압박 증후군(compression syndromes)

3) 관련 근육

(1) pronator teres(forearm pronation)

(2) palmaris longus

(3) flexor carpi radialis(wrist flexion)

(4) index and middle fingers의 flexor digitorum profundus(DIP flexion)

(5) flexor digitorum superficialis(PIP flexion)

(6) flexor pollicis longus(thumb의 IP flexion)
(7) pronater quadratus
(8) abductor pollicis brevis(thumb의 abduction)
(9) opponens pollicis(thumb opposition)
(10) flexor pollicis brevis의 superfical head
(11) 1st, 2nd lumbricals

4) **감각**(sensory) **분포**

(1) 엄지, 검지, 중지의 바닥 면(volar surface)+약지의 노뼈 측 1/2(radial half)
(2) 검지, 중지의 후면(dorsal surface)+약지 PIP 관절 노뼈 측 1/2(radial half)

2. Ulnar Nerve

1) **신경 지배**

(1) 아래팔 부위에서 flexor carpi ulnaris, flexor digitorum profundus의 1/2 지배
(2) guyon 터널을 지남
(3) 손의 내재근(intrinsic muscles) 지배

2) **관련 근육**

(1) palmaris brevis
(2) abductor digiti minimi
(3) opponens digiti minimi
(4) flexor digiti minimi
(5) dorsal & volar interossei
(6) 3th & 4th lumbricals
(7) flexor pollicis brevis의 medial head

3) **임상적 증상**(signs)

(1) 상위 레벨(level)
- claw hand 발생 : 약지와 소지의 MP 관절에 과도한 폄(hyperextension)

(2) 하위 레벨(level)
- claw hand 발생 : 약지와 소지의 MP 관절 과도한 폄+IP 관절의 더 강한 굽힘

(3) Froment's sign 양성 반응이 나타남
(4) 감각 상실(sensory loss)
(5) 노뼈 측에 손상이 생길 수 있음(화상 위험)
(6) 시각적으로 보호할 것을 교육

4) **스플린트**

(1) 약지, 소지의 과도한 폄(hyperextensoin)을 막아 줌
(2) Dynamic ulnar nerve splint

161

화가인 40대 여성이 말초신경 손상으로 다음 보기의 근육을 제대로 사용하지 못하고 감각이 떨어져 붓을 잡고 그리는 데 문제가 있다. 어떤 신경의 손상인가?

- 벌레근(lumbrical m.)
- 새끼두덩근육(hypothenar m.)
- 짧은손바닥근(palmaris brevis m.)
- 손바닥쪽/손등쪽 뼈사이근 (dorsal & palmar interosseous m.)

1) ulnar nerve
2) radial nerve
3) medial nerve
4) axillary nerve
5) musculocutaneous nerve

162

4~5번 손가락 사이에 종이를 유지하지 못할 때 어떤 신경의 손상인가?

1) 자신경
2) 노신경
3) 겨드랑신경
4) 근육피부신경
5) 정중신경

문제해설

161 자신경의 손상으로 인해 손의 모음과 벌림에 문제가 생기며, 자뼈쪽 손바닥에 근위축이 나타난다. 까마귀손이 특징이다.

답 1)

162 말초 신경의 운동 기능 퀵 테스트
- 자신경(ulnar nerve)
  - 환자에게 엄지(thumb)와 검지(index) 손가락 사이에 종이를 끼워 잡게 함
    - Froment's sign

답 1)

Ulnar nerve

Explanation

1. 말초 신경의 운동 기능 퀵 테스트

1) **자신경**(ulnar nerve)
   (1) 환자에게 엄지(thumb)와 검지(index) 손가락 사이에 종이를 끼워 잡게 함
   - Froment's sign
2) **노신경**(radial nerve)
   (1) 환자에게 손목과 손가락의 폄(extension)을 요구함
   (2) 손상 시 손목 처짐(wrist drop)이 발생

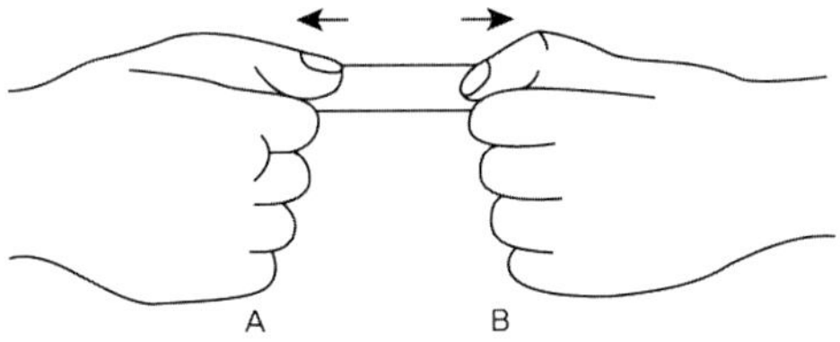

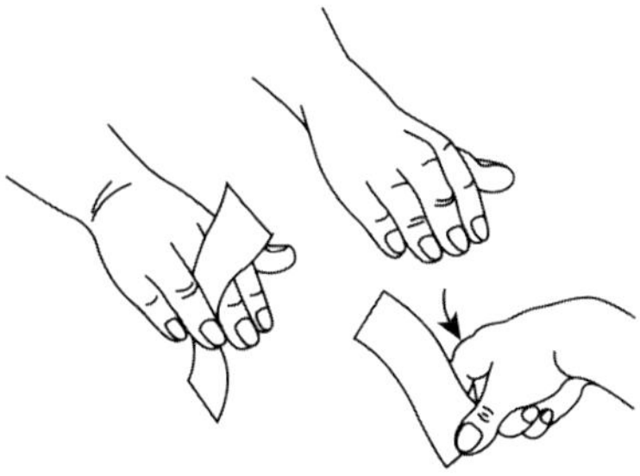

3) **정중 신경**(median nerve)

(1) 환자에게 손가락 굽힘(flexion) 및 엄지의 대립(opposition)을 요구함

(2) 손상 시 손가락 굽힘 및 엄지 대립의 부재

2. Ulnar Nerve의 기능

1) **신경 지배**

(1) 아래팔 부위에서 flexor carpi ulnaris, flexor digitorum profundus의 1/2 지배

(2) guyon 터널을 지남

(3) 손의 내재근(intrinsic muscles) 지배

2) **관련 근육**

(1) palmaris brevis

(2) abductor digiti minimi

(3) opponens digiti minimi

(4) flexor digiti minimi

(5) dorsal & volar interossei

(6) 3th & 4th lumbricals

(7) flexor pollicis brevis의 medial head

3) **임상적 증상**(signs)

(1) 상위 레벨(level)

• claw hand 발생 : 약지와 소지의 MP 관절에 과도한 폄(hyperextension)

(2) 하위 레벨(level)

• claw hand 발생 : 약지와 소지의 MP 관절 과도한 폄+IP 관절의 더 강한 굽힘

(3) Froment's sign 양성 반응이 나타남

(4) 감각 상실(sensory loss)

① 노뼈 측에 손상이 생길 수 있음(화상 위험)

② 시각적으로 보호할 것을 교육

163

고무줄을 손가락에 끼우고 손가락을 벌림시킬 때 사용하는 근육과 등급은?

1) 벌레근(lumbricals), 새끼손가락벌림근(abductor digiti minimi) – good
2) 등쪽뼈사이근(dorsal interossei), 새끼손가락굽힘근(flexor digiti minimi) – fair
3) 손바닥쪽뼈사이근(ventral interossei), 새끼손가락굽힘근(flexor digiti minimi) – fair
4) 등쪽뼈사이근(dorsal interossei), 새끼손가락벌림근(abductor digiti minimi) – good
5) 손바닥쪽뼈사이근(ventral interossei), 새끼손가락벌림근(abductor digiti minimi) – good

문제해설

163 손가락의 벌림(finger abduction)

- 주동근(prime movers)
  - dorsal interossei
  - abductor digiti minimi

답 4)

손가락의 벌림(Finger abduction)

Explanation

1. 주동근(prime movers)

1) dorsal interossei
2) abductor digiti minimi

2. 시작자세(start position)

1) 아래팔은 엎침(pronation)하여 지지
2) 손목은 중립자세
3) 손가락은 펴하고 모음함
4) MP 관절은 중립을 취하거나 약간의 굽힘

3. 저항(resistance)

1) 핀서(pincer) 형태로 엄지와 검지를 사용
2) 치료사는 proximal phalanx의 head의 자뼈 또는 노뼈 측에 저항을 가함
   - 정중선 쪽으로 손가락을 밀어 줌

4. 보상(substitution)

- extensor digitorum

5. 등급(grading)

1) 5 : 저항을 이기지 못하였지만 저항 제거 시 다시 돌아옴
2) 4 : 약간에 저항으로 수행
3) 3 : 완전한 AROM 일 때
4) 2 : 부분적 AROM 일 때
5) 1 : 촉지 시 수축이 느껴질 때
6) 0 : 수축 활동을 촉지할 수 없을 때

164

정중신경(median nerve)과 가장 관계 깊은 평가는?

1) Muphy's test
2) Phanlen's test
3) Froment's test
4) Finkelstein's test
5) Elbow flexion test

문제해설

164 Phalen's Test

- 방법
  - 손등을 서로 반대로 대고 손목을 완전 굽힘(full flexion)시킴
  - 1분 동안 기도하는 자세로 손을 유지함
- 반응
  - 정중 신경(median nerve) 부위(엄지, 검지, 중지, 약지의 1/2)에 1분 이내 찌릿한 느낌이 발생하면 양성 반응

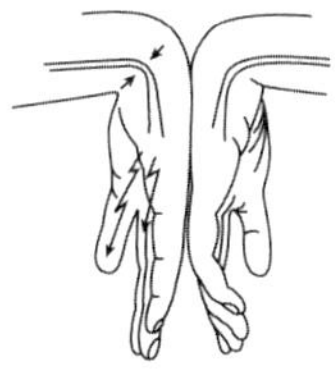

답 2)

165

평가를 받고 있는 50대 여성은 양 손을 맞대고 손목을 완전히 굽혀 1분 동안 유지하고 있다. 평가의 결과가 양성반응이라면 이 여성의 손에 나타나는 반응으로 옳은 것은?

1) 양 쪽 엄지를 굽힐 수 없다
2) 양 손바닥 전체가 무감각해진다
3) 평가 후 손목을 들어 올릴 수 없다
4) 4~5번 손가락의 움직임이 사라진다
5) 엄지, 검지, 중지에 찌릿한(tingling) 느낌이 발생한다

165 Phalen's test

- 방법
  - 손등을 서로 반대로 맞대고 손목을 완전 굽힘(full flexion)시킴
  - 1분 동안 유지함
- 반응
  - 정중신경(median nerve)의 감각지각 부위(엄지, 검지, 중지, 약지의 1/2)에 1분 이내 찌릿한(tingling) 느낌이 발생하면 양성반응

답 5)

166

엄지모음근(adductor pollicis)의 기능을 보기 위해 엄지와 검지로 종이 집기를 수행하는 테스트는?

1) Tinel's sign
2) Muphy's sign
3) Phanlen's test
4) Froment's sign
5) Finkelstein's test

문제해설

166 말초신경의 운동 기능 퀵 테스트(quick tests)

- 자뼈 신경(ulnar nerve)
  - 환자에게 엄지(thumb)와 검지(index) 손가락 사이에 종이를 끼워 잡게 함
  - 손상 시 adductor pollicis 근육 기능의 부재(absence)로 종이를 당기면 빠져나옴
    - Froment's sign
- 노뼈 신경(radial nerve)
  - 환자에게 손목과 손가락의 폄(extension)을 요구함
  - 손상 시 손목 하수(wrist drop)의 발생

답 4)

말초 신경 테스트

Explanation

1. 말초 신경의 운동 기능 퀵 테스트(quick tests)

1) **자뼈 신경**(ulnar nerve)
   (1) 환자에게 엄지(thumb)와 검지(index) 손가락 사이에 종이를 끼워 잡게 함
   (2) 손상 시 adductor pollicis 근육 기능의 부재(absence)로 종이를 당기면 빠져나옴
   - froment's sign

2) **노뼈 신경**(radial nerve)
   (1) 환자에게 손목과 손가락의 폄(extension)을 요구함
   (2) 손상 시 손목 처짐(wrist drop)의 발생

3) **정중 신경**(median nerve)
   (1) 환자에게 손가락 굽힘(flexion) 및 엄지의 대립(opposition)을 요구함
   (2) 손상 시 손가락 굽힘 및 엄지 대립의 부재 발생

2. Tinel's Sling

1) **방법 및 목적**
   (1) 신경(nerve course)을 따라 천천히 가볍게 두드리며 나아감
   (2) 먼쪽(distal)에서 몸쪽(proximal) 쪽으로 이동하며 찌릿한(tingling) 감각을 유도
   (3) 찌릿한(tingling) 감각이 시작되는 부위가 신경 압박(nerve compression)이 있는 부위
   (4) 신경 수술(nerve repair) 후에 활용됨
   - 감각 신경의 수초(sensory axon)의 성장 범위를 가늠하기 위해 사용됨

2) 반응

• 찌릿한(tingling) 감각이 시작되는 부위가 신경 압박(nerve compression)이 있는 부위

3. Phalen's Test

1) 방법

(1) 손등을 서로 반대로 대고 손목을 완전 굽힘(full flexion)시킴

(2) 1분 동안 기도하는 자세로 손을 유지함

2) 반응

• 정중 신경(median nerve) 부위(엄지, 검지, 중지, 약지의 1/2)에 1분 이내 찌릿한 느낌이 발생하면 양성 반응

167

winging scapular가 나타나는 경우 어떤 근육의 문제인가?

1) 등세모근(trapezius)
2) 마름근(rhomboids)
3) 가시위근(supraspinatus)
4) 부리위팔근(coracobrachialis)
5) 앞톱니근(serratus anterior)

문제해설

167 상지의 신경손상 및 증상

척추신경	$C_{5\sim7}$
신경 루트(root)	Long thoracic
운동 지배	Shoulder girdle Serratus anterior
임상적 증상	Winged scapular

답 5)

상지의 신경손상 및 증상

Explanation

척추신경	신경 루트(root)	운동 지배	임상적 증상
$C_{5\sim7}$	Long thoracic	• Shoulder girdle • Serratus anterior	• Winged scapular
$C_{5\sim6}$	Dosal scapular	• Rhomboid major and minor • Levator scapular	• Loss of scapular adduction and elevation
$C_{5\sim6}$	Axillary	• Deltoid • Teres minor	• Loss of arm abduction, weakened • lateral rotation of humerus

168

Tennis elbow test는 어느 부위에 기원(origin)하는 근육의 염증을 검사하는 것인가?

1) 자뼈 고랑
2) 가쪽위관절융기
3) 안쪽위관절융기
4) 안쪽관절융기위능선
5) 가쪽관절융기능성위

169

Carpal compression test의 양성반응으로 타당한 것은?

1) 손등 전체에 이상감각이 나타난다
2) 손바닥 전체에 이상감각이 나타난다
3) 통증으로 인해 손목을 굽힐 수 없다
4) 손가락 전체에 근력 약화가 나타난다
5) 손바닥쪽 엄지 / 검지 / 중지 / 약지에 이상감각이 나타난다

170

직업이 건설 노동자인 32세 남성은 CTD(cumulative trauma disorder) 진단을 받았다. 이 남성이 CTD를 진단받게 된 원인으로 타당한 것은?

1) 반복적인 휴식
2) 진동이 없는 업무
3) 단시간의 동적인 업무
4) 나쁜 관절자세를 유지하는 업무
5) 낮은 강도의 작업이 포함된 업무

171

책이나 접시를 집을 때 사용되며 정중신경(median n.)과 자뼈신경(ulnar n.)의 손상 시 상실되는 손의 잡기 형태는?

1) hook grasp
2) spherical grasp
3) lateral prehension
4) cylindrical grasp
5) intrinsic plus grasp

문제해설

168 이 검사는 가쪽위관절융기염이기 때문에 가쪽위관절융기에서 시작하는 근육에 대한 뻗침 검사로 염증 유무를 확인할 수 있다.

답 2)

169 Carpal compression test

- 방법
  - 평가자는 수근굴(carpal turner)에 있는 정중신경(median nerve)을 30초간 압박함
- 반응
  - 정중신경(median nerve) 분포 부위에 찌릿한 느낌(tingling sense)이 발생하면 양성반응

답 5)

170 CTD 발병 위험 요소

- 반복(repetition)
- 높은 강도(high force)
- 나쁜 관절의 자세(awkward joint posture)
- 직접적인 압력(direct pressure)
- 진동(vibration)
- 장시간의 정적 자세(prolonged static positioning)

답 4)

171 intrinsic plus grasp

- 관련 근육
  - interossei, lumbricals : MCP 굽힘+IP 폄
- 관련 신경
  - median nerve, ulnar nerve
- 자세
  - MCP 굽힘+IP 폄
  - 책잡기, 작은 물체잡기 등의 기능적 잡기에 사용됨

답 5)

172

검사 방법에 대한 설명으로 바르지 못한 것은?

1) Neer's test : 검사자가 대상자의 어깨관절 굽힘을 시행함
2) Pinch grip test : 집게손가락 끝과 엄지손가락 끝을 맞닿게 함
3) Tinel's sign : 엄지손가락을 굽히고 다른 손가락으로 싸서 주먹을 쥠
4) Supraspinatus test : 어깨를 안쪽돌림, 수평모음 30도에서 어깨 벌림에 저항을 줌
5) Golfer's elbow test : 팔꿉을 굽히고 아래팔을 뒤침한 상태에서 검사자가 손목굽힘에 저항을 줌

173

평가 명과 평가 목적의 연결이 바르지 못한 것은?

1) Allens' test — 어깨 부딪힘 평가
2) Yegason's test — 두갈래근 힘줄염 검사
3) Drop arm test — 근육둘레띠 파열 검사
4) Apprehension test — 어깨의 탈구 검사
5) Apley's scratch test — 팔이음뼈의 기능적 움직임 평가

174

25세 남성은 수부 손상(hand injury) 이후 주치의로부터 자뼈쪽(ulnar side) 손바닥의 시각적 관찰(inspection)을 요구받았다. 목공예에 참여하고 있는 이 남성에게 작업치료사는 특별한 주의를 기울여 자뼈쪽 손바닥을 수시로 관찰하라고 요구하고 있다. 예상되는 이 남성의 문제는?

1) 노뼈의 골절　　2) 자뼈의 골절
3) 노신경의 손상　　4) 자신경의 손상
5) 정중신경의 손상

문제해설

172 Tinel's sign은 손목굴증후군을 검사하기 위해 사용하는데 검사하고자 하는 손의 손목인대 위를 두드려, 정중신경 지배 영역에서 통증이나 저린 증상이 발생하는지 본다. 만약 통증이나 저린 증산이 발생하면 손목굴증후군이 있음을 의미한다.

답 3)

173 Allens' test는 가슴문증후군 평가이다.

답 1)

174 자신경

자뼈쪽 손바닥의 신경지배는 자신경이다.

답 4)

175

Froment's sign의 대상 근육과 신경이 바르게 연결된 것은?

1) 엄지모음근 — 자신경
2) 엄지벌림근 — 자신경
3) 긴엄지굽힘근 — 노신경
4) 엄지모음근 — 정중신경
5) 긴엄지굽힘근 — 정중신경

문제해설

175 Froment's sign

- 자뼈 신경(ulnar nerve) 손상 시 평가
- 환자에게 엄지(thumb)와 검지(index) 손가락 사이에 종이를 끼워 잡게 함
- 손상 시 adductor pollicis 근육 기능의 부재(absence)로 종이를 당기면 빠져나옴
  - Froment's sign

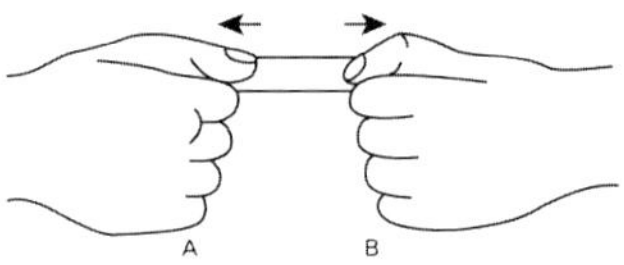

답 1)

손가락 DIP 굽힘(Finger DIP flexion)의 항중력 자세(Against-gravity position)

Explanation

1. 주동근(prime movers)

- flexor digitorum profundus(FDP)

2. 시작자세(start position)

1) 테이블 위에 아래팔의 뒤침(supination)을 지지
2) 손목과 IP 관절은 이완

3. 안정(stabilize)

1) 각각 손가락의 middle phalanx를 확고히 지지함
   - DIP 관절의 굽힘 방지를 위해

4. 지시(instruction)

- "할 수 있는 한 최대로 손가락을 구부리세요."

5. 저항(resistance)

1) 치료사는 환자 손가락의 패드(pad)에 한 손가락을 위치
2) 폄 방향으로 저항을 가함

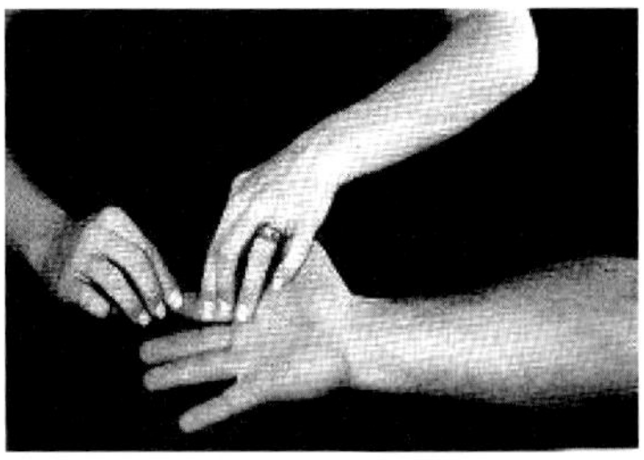

6. 보상(substitution)

1) 폄근의 수축 후 자연스러운 굽힘 현상(rebound effect)
2) 손목 폄은 tenodesis 동작을 야기함

176

Trendelenberg's sign과 가장 관계 깊은 근육은?

1) 장딴지근(GCM)
2) 중간볼기근(gluteus medius)
3) 앞정강근(tibialis anterior)
4) 큰볼기근(gluteus maximus)
5) 넙다리네갈래근(quadriceps femoris)

문제해설

176 Trendelenberg's sign
- 발을 지면에서 뗄 때 손상된 엉덩관절의 처짐(dropping)이 나타남
- 허벅지 벌림근의 신경 손상으로 인해 발생
  - gluteus medius
  - gluteus minimus
  - tensor fasciae latae

답 2)

말초 신경의 운동 기능 퀵 테스트

Explanation

1. 자뼈 신경(ulnar nerve)

1) 환자에게 엄지(thumb)와 검지(index) 손가락 사이에 종이를 끼워 잡게 함
   - Froment's sign : adductor pollicis를 평가함
2) 관련근육
   (1) palmaris brevis
   (2) abductor digiti minimi
   (3) opponens digiti minimi
   (4) flexor digiti minimi
   (5) dorsal & volar interossei
   (6) 3th & 4th lumbricals
   (7) flexor pollicis brevis의 medial head

2. 노뼈 신경(radial nerve)

1) 환자에게 손목과 손가락의 폄(extension)을 요구함
2) 손상 시 손목 처짐(wrist drop)의 발생

3. 정중 신경(median nerve)

- 환자에게 손가락 굽힘(flexion) 및 엄지의 대립(opposition)을 요구함

182

손상된 말초신경과 임상적 증상의 연결이 옳은 것은?

1) Ulnar nerve — 손목 폄 손상
2) Axillary nerve — 위팔 굽힘 손상
3) Subscapular nerve — 위팔 안쪽돌림 손상
4) Long thoracic nerve — 어깨세모근의 위축
5) Musculocutaneos nerve — 아래팔 폄 손상

문제해설

182 해설내용 참조

답 3)

BPI의 임상적 증상(Clinical manifestations)

Explanation

척추신경	신경 루트(root)	운동 지배	임상적 증상
$C_{5\sim7}$	Long thoracic	Shoulder girdle Serratus anterior	winged scapular
$C_{5\sim6}$	Dosal scapular	Rhomboid major and minor Levator scapular	어깨뼈 모음 및 올림의 상실 (loss of scapular adduction and elevation)
$C_{7\sim8}$	Thoracodorsal	Latissimus dorosi	팔의 폄 및 모음의 상실 (loss of arm adduction and extension)
$C_{5\sim6}$	Suprascapular	Supraspinatus Infraspinatus	위팔의 바깥돌림 약화 (weakened lateral rotation of humerus)
$C_{5\sim6}$	Subscapular	Subscapularis Teres major	위팔의 안쪽돌림 약화 (weakened lateral rotation of humerus)
$C_{6\sim8}$, T_1	Radial	All extensors of forearm Triceps	손목 하수, 손목 폄근의 마비 (wrist drop, extensor paralysis)
$C_{5\sim6}$	Axillary	Deltoid, Teres minor	팔의 벌림 상실, 위팔의 바깥돌림 약화 (loss of arm abduction, weakened lateral rotation of humerus)
$C_{5\sim6}$	Musculocutaneo	Biceps brachii, Brachialis Coracobrachialis	아래팔의 굽힘 및 뒤침의 상실 (loss of forearm flexion and supination)
$C_{6\sim8}$, T_1	Median	Flexors of hand and digits Oponens pollicis	유인원 손, 쥐기약화, 엄지 두덕의 감소, 대립 부재 (ape hand deformity, weakened grip, thenar atrophy, unopposed thumb)
C_8, T_1	Ulnar	Flexors of hand and digits Oponens pollicis	까마귀손, 내재근 위축, 엄지의 모음 상실 (claw hand deformity, interosseus atrophy, loss of thumb adduction)

183

손목압박검사(carpal compression test)의 대상이 되는 해부학적 구조물과 동일한 검사는?

1) Roos test
2) Watson' Test
3) Phalen's test
4) Piano Key Test
5) Lunotriquetral ballottement test

184

다음 중 교감신경계 기능을 검사하기 위한 목적의 검사는?

1) Roos test
2) Kernig test
3) Hoover test
4) Phalen's test
5) Ninhtdrin test

185

가시위근(supraspinatus) 손상 여부를 알아보기 위한 평가는?

1) Neer test
2) Roos test
3) Adson test
4) Hawkins test
5) Empty can test

문제해설

183 Carpal compression test

방법	평가자는 수근굴(carpal turner)을 지나는 정중신경(median nerve)을 30초간 압박함
반응	정중신경 분포 부위에 찌릿한 느낌(tingling sense)이 발생하면 양성반응
기타	손목굽힘과 압박을 동시에 제공할 경우(20초 적용), 보다 민감한 결과를 얻을 수 있음

답 3)

184
- Roos test : 가슴우리 통증 증후군 검사
- Kernig test : 척수의 신장을 통한 통증유발 검사
- Hoover test : 척수 & 궁둥신경 손상(꾀병검사)
- Phalen's test : 정중신경 손상 검사

답 5)

185 해설내용 참조

답 5)

가시위근(supraspinatus) 손상 검사

Explanation

깡통비우기 검사 (Empty can test)	• 어깨관절을 45도 굽힘 시킨 후 안쪽돌림을 만듦 – 엄지손가락이 바닥을 향하도록 함 • 치료사가 양쪽 손목을 잡은 후 아랫방향으로 저항을 제공함 – 어깨벌림근에 저항을 제공함	• 가시위근(supraspinatus)의 힘줄 파열을 확인할 수 있음 • 같은 방법으로 90도에서 시행할 경우 통증이 발생된다면 윤활주머니의 염증을 의심할 수 있음
팔 떨어뜨리기 검사 (Drop arm test)	• 어깨관절을 90도 벌리게 함 • 환자에게 천천히 팔을 내리라고 지시함	• 팔을 천천히 내리지 못하면 양성 반응 – 옆으로 팔을 떨어뜨림 • 가시위근의 파열 여부를 확인할 수 있음

근골격계작업치료

186

다음 중 드퀘르벵 병(De Quervain's Tenosynovitis) 평가 방법은?

1) 티넬 징후(Tinnel Sign)
2) 애드손검사(Adson Test)
3) 핀켈스타인검사(Finkelstein Test)
4) 깡통비우기 검사(Empty Can Test)
5) 바르텐베르그검사(Wartenberg's Test)

187

골프 엘보우 검사(Golf's elbow test)의 대상 근육은?

1) 가시위근
2) 위팔세갈래근
3) 위팔두갈래근
4) 노쪽손목굽힘근
5) 어깨봉우리빗장관절

188

다음 중 'elbow flexion test'의 대상이 되는 해부학적 구조물은?

1) 자신경
2) 노신경
3) 정중신경
4) 엄지모음근
5) 위팔두갈래근

189

다음 중 평가의 목적이 같은 조합은?

1) Adson test – Roos test
2) Roos test – Phalen's test
3) Tinel's test – Phalen's test
4) Piano Key Test – Roos test
5) Phalen's test – Piano Key Test

문제해설

186 드퀘르벵 병의 평가방법은 핀켈 스타인 검사이다. 협착성 힘줄염인 드퀘르벵 병의 여부를 검사하고 엄지손가락을 손 안에 넣고 자쪽으로 치우친다. 통증이 유발되는 게 이상반응이다.

답 3)

187 골프 엘보검사는 손목굽힘근과 엎침근의 이는곳인 안쪽위관절융기의 염증여부를 검사한다.

답 4)

188 Elbow flexion test

방법	• cubital tunnel syndrome(자신경의 압박)을 위한 스크리닝(screening)이 목적 • 환자에게 3~5분 동안 팔꿈치의 완전 굽힘(full flexion)과 손목의 완전 폄(full extension)을 요구함
반응	• 아래팔과 손의 자신경 분포 부위에 찌릿한 느낌이 발생하면 양성 반응

답 1)

189 두 평가도구의 목적은 가슴우리증후군(thoracic outlet syndrome) 유무 분별이다.

답 1)

190

드퀘르벵 병(De Quervain's Tenosynovitis)의 감별진단 항목은?

1) Tennis Elbow
2) Golfer's Elbow
3) Intersection Syndrome
4) Carpal tunnel Syndrom
5) Extensor Carpi Ulnaris Tendinopathy

191

다음 보기의 증상이 나타나는 문제는?

> 첫 번째 등 쪽에 있는 긴 엄지벌림근(Abductor Pollicis Longus, APL)과 짧은 엄지폄근(Extensor Pollicis Brevis, EPB) 나타나는 힘줄염이다

1) Tennis Elbow
2) Golfer's Elbow
3) Carpal tunnel Syndrom
4) De Quervain's Tenosynovitis
5) Extensor Carpi Ulnaris Tendinopathy

192

다음 해부학적 구조물들과 가장 관계 깊은 평가는?

> • ECRL(Extensor carpi radialis longus)
> • ECRB(Extensor carpi radialis brevis)
> • ECU(Extensor carpi ulnaris)
> • 가쪽위관절융기(Lateral epicondyle)

1) Roos test
2) Adson test
3) Golf's elbow test
4) Tennis elbow test
5) Collateral ligament stability test

문제해설

190 드퀘르벵 병(De Quervain's Tenosynovitis)의 감별진단은 손목손허리관절염, 손배뼈골절, 교차증후군, FCR 힘줄염 등이다.
답 3)

191 보기에서 설명하는 질환은 De Quervain's Tenosynovitis이다.
첫 번째 등 쪽에 있는 긴 엄지벌림근과 짧은 엄지폄근힘줄에서 생기는 힘줄염으로 팔에서 나타나는 가장 일반적인 형태의 힘줄염이다.
답 4)

192 Tennis elbow test는 손목폄근의 이는 곳인 가쪽위관절융기(Lateral epicondyle) 부위의 염증 여부를 검사하는 것으로 위의 근육은 손목 폄근에 해당하는 근육이다.
답 4)

193

치료사는 측정 대상이 되는 환자에게 대상이 되는 팔 방향으로 고개를 돌리게 하고 머리는 폄시키는 동시에 깊게 숨을 들어마시게 하였다. 이 검사의 양성반응은?

1) 손목의 처짐이 나타난다
2) 손목 맥박수가 감소된다
3) 손등이 점차 차갑게 된다
4) 엄지에 이상감각이 나타난다
5) 중지에 이상감각이 나타난다

문제해설

193 Adson maneuver/Adson test

목적	• 가슴우리증후군(thoracic outlet syndrome)을 검사함
방법	• 팔의 맥박(radial pulse)을 촉진(palpate)함 • 환자는 평가 받는 팔의 방향으로 고개를 돌리고, 머리는 폄(extension)시키고, 깊게 숨을 들어마심 • 어깨관절의 폄, 벌림, 바깥 돌림
반응	• 목을 돌릴 때 맥박(plus rate)이 사라지거나 느려지면 양성반응

답 2)

194

깡통비우기 검사(empty can test)의 결과로 확인 가능한 것은?

1) 어깨뼈 충돌 유무
2) 정중신경 압박 유무
3) 가슴우리증후근 유무
4) 가시위근의 파열 유무
5) 위팔두갈래근의 압박 유무

194 해설내용 참조

답 4)

대표적인 상지 평가

Explanation

평가명	평가방법	결과해석
니어 충돌징후 (Neer impingement sign)	• 검사자의 어깨를 안쪽으로 돌리고(internal rotation) 어깨관절을 굽힘	• 통증을 호소하면 양성반응 • 위팔두갈래근에서 충돌 또는 압박이 있음을 의미함
호킨스 검사 (Hawkins test)	• 어깨관절 및 팔꿉관절을 90도 굽힘시킨 상태에서 어깨관절을 안쪽돌림 방향으로 회전시킴	• 통증을 호소하면 양성반응 • 위팔두갈래근에서 충돌 또는 압박이 있음을 의미함
깡통비우기 검사 (Empty can test)	• 어깨관절을 45도 굽힘 시킨 후 안쪽돌림을 만듦 – 엄지손가락이 바닥을 향하도록 함 • 치료사가 양쪽 손목을 잡은 후 아랫방향으로 저항을 제공함 – 어깨벌림근에 저항을 제공함	• 가시위근(supraspinatus)의 힘줄 파열을 확인할 수 있음 • 같은 방법으로 90도에서 시행할 경우 통증이 발생된다면 윤활주머니의 염증을 의심할 수 있음
팔 떨어뜨리기 검사 (Drop arm test)	• 어깨관절을 90도 벌리게 함 • 환자에게 천천히 팔을 내리라고 지시함	• 팔을 천천히 내리지 못하면 양성 반응 – 옆으로 팔을 떨어뜨림 • 가시위근의 파열 여부를 확인할 수 있음

195

치료사는 Murphy sign 유무를 알아보고자 한다. 치료사의 요구사항이 타당한 것은?

1) 주먹을 쥐고 유지하세요.
2) 손가락을 완전히 펴보세요.
3) 손가락 끝에 힘을 주어 굽혀보세요.
4) 기도하는 자세로 손바닥을 모아보세요.
5) 어깨를 벌리고 팔꿈치를 90도 굽힌 후 주먹 쥐기를 반복하세요.

196

다음 평가 조합 중 평가 대상이 같은 구성은?

1) Adson's test, Roos' test, Froment's test
2) Adson's test, Watson's Test, Phalen's test
3) Watson's Test, Piano Key Test, Adson's test
4) Phalen's test, Revers Phalen's test, carpal compression test
5) Lunotriquetral ballottement test, carpal compression test, Revers Phalen's test

문제해설

195 Murphy sign

- 주먹을 쥐는 동안 네 번째와 두 번째 손허리뼈와 함께 있는 세 번째 손허리뼈 머리의 높이를 측정함
  - 양성인 경우는 높이가 감소되어 있음
  - 반달뼈(월상골)의 어긋남(Lunate dislocation)을 알 수 있음

답 1)

196 해설내용 참조

답 4)

상지의 특정 신경기능장애를 위한 임상검사

Explanation

조건	증상	특징 및 감별검사
가슴우리 충돌 증후군 (Thoracic outlet syndrome)	• 어깨높이 이상에서 활동하거나 몸의 뒷면에서 자세를 유지할 때 뻣뻣함이 있거나 불특정 감각 이상이 나타남	• Adson 검사 • Roos 검사
유해신경 긴장 (Adverse neural tension)	• 위팔신경얼기에 긴장이 제공되면 팔을 뻗은 자세에서 불특정한 통증이나 감각이상이 나타남	• Positive upper limb screening test
손목굴 증후군 (Carpal tunnel syndrome)	• 엄지, 검지, 중지손가락에 통증과 감각소실이 발생됨 • 야간에 증상이 심해지며, 활동 시 영향을 받음	• 손목에서의 Tinel's 징후가 나타남 • Phalen's 검사 • 역 Phalen's 검사 • 손목 압박 검사
팔꿈굴 증후군 (Cubital tunnel syndrome)	• 팔꿈치의 자신경 압박	• 팔꿈치 굴곡 검사

197

다음 중 Watson' Test의 목적에 해당하는 것은?

1) 반달뼈 탈구 검사
2) TFCC 손상 유무 검사
3) 손배뼈의 불안정성 검사
4) 노자 관절 불안정성 검사
5) 엄지 MP관절의 불안정성 검사

198

루이스빌 테크닉(Louisville technique)에 사용되는 손등 블로킹 스플린트(dorsal blocking splint)의 역할은?

1) 부종방지
2) 통증예방
3) 근력강화
4) 손가락 변형 예방
5) 과도한 움직임 방지

199

다음 보기의 중재법들을 사용하는 가장 타당한 이유는?

> 가. 대조욕(contrast baths)
> 나. MEM(Manual edema mobilization)
> 다. 압박(compression)

1) 통증 관리
2) 부종 관리
3) 염증 관리
4) 흉터 관리
5) 탈감각 훈련

문제해설

197 손배뼈(주상골) 불안정(Instability of the scaphoid)

- 손배뼈 구역(해부학적 코담배)에서 통증 또는 손목의 움직임의 부딪치는 소리 발생함
- 손배뼈 변위검사(와트슨 검사 : Watson' Test)
  - 검사목적 : 손배반달인대 손상으로 인한 손배반달뼈(Scapholunate) 안정성 검사
  - 자극 : 검사자의 엄지를 손목관절 손바닥면의 손배뼈 거친면에 위치시킨 후, 피검자의 손목관절을 굽히면서 자쪽으로 치우침
  - 이상반응 : 먼쪽 노뼈의 부분탈구가 확인되며 통증을 동반하기도 함

답 3)

198 루이스빌 테크닉(Louisville technique) : 굽힘 힘줄 복구 후 재활(유동성 제공)

- Zone 2의 굽힘 힘줄(flexor tendon) 복구 후 고무밴드를 이용하여 당겨줌(traction)
  - 수술 후 고무 밴드를 손상된 손가락의 손톱에 연결함
  - 특수 접착제를 사용하여 손톱에 hook를 붙이거나 손톱을 직접 이용함
- 손등 블로킹 스플린트(dorsal blocking splint)
  - MP 관절 60° 굽힘(flexion)+IP 관절 완전 폄(full extension)
    - 과도한 움직임을 예방하는 동시에 굽힘 힘줄에는 유동성(gliding)을 제공함
  - 고무 밴드가 손바닥의 안전핀을 통과해 잡아당김
  - 밴드는 스트랩(strap)에 부착되어 충분한 장력을 가져야 함
  - 대상 PIP 관절 : 40~60° 굽힘(flexion)

답 5)

199 대조욕, MEM, 압박, 거상, AROM, 아이싱 등은 대표적인 부종 관리 방법들이다.

답 2)

200

CRPS(complex regional pain syndrome) 타입 Ⅱ의 발병 원인으로 가장 타당한 것은?

1) 종양
2) 압박
3) 화상
4) 교통사고
5) 보조기 또는 깁스

201

호킨스 검사(Hawkins test)의 자세와 동작은?

1) 어깨관절 굽힘 방향으로 수동적으로 끝까지 들어 올린다
2) 어깨관절을 45도 굽힘 시킨 후 안쪽 방향으로 회전시킨다
3) 어깨와 팔꿉 관절을 90도 굽힘시키고 어깨관절을 안쪽 방향으로 회전시킨다
4) 어깨와 팔꿉 관절을 180도 굽힘시키고 어깨관절을 안쪽 방향으로 회전시킨다
5) 어깨관절을 90도 벌림(abduction)시키고 천천히 팔을 아래로 내리도록 요구한다

문제해설

200 CRPS(complex regional pain syndrome) 타입

타입 Ⅰ	• RSD(reflex sympathetic dystrophy)와 같음 • 손상 후 혈관 수축(vaso spasm)과 혈관확장(vasodilatation)의 반복순환(cycle)에 의해 발생됨(직접적인 신경손상이 없음) – 혈관수축은 부종과 무산소증(anoxia)의 원인이 되며 더욱 통증을 증가시킴 – 계속적인 악순환의 반복이 일어남 • 혈액순환의 감소가 원인이 됨 – 사지(extremity)가 창백해지며 차갑게 되는 원인이 됨 – 부종, 깁스, 꽉 조이는 보조기 등이 원인이 됨
타입 Ⅱ	• 작열통(causalgia)과 같은 말 • 강하고 후끈거리는(burning) 통증이 발생함 • 교통사고, 자상, 열상 등이 원인이 됨 – 직접적인 신경손상이 있음

답 4)

201 니어 충돌징후(Neer impingement sign)

• 검사자의 어깨를 안쪽으로 돌리고(internal rotation) 어깨관절을 굽힘
– 수동적으로 끝까지 들어 올림
• 통증을 호소하면 양성반응

호킨스 검사(Hawkins test)

• 어깨관절 및 팔꿉관절을 90도 굽힘시킨 상태에서 어깨관절을 안쪽돌림 방향으로 회전시킴
• 통증을 호소하면 양성반응

깡통비우기 검사(Empty can test)

• 어깨관절을 45도 굽힘 시킨 후 안쪽 돌림을 만듦
– 엄지손가락이 바닥을 향하도록 함
• 치료사가 양쪽 손목을 잡은 후 아랫방향으로 저항을 제공함
• 가시위근(supraspinatus)의 힘줄 파열을 확인할 수 있음

팔 떨어뜨리기 검사(Drop arm test)

• 어깨관절을 90도 벌리게 함
• 환자에게 천천히 팔을 내리라고 지시함
• 팔을 천천히 내리지 못하면 양성 반응

답 3)

202

작업 중 겨드랑이에 상해를 입은 40대 남성은 어깨를 돌출시키기 어려우며, 어깨뼈의 벌림과 모음의 수행도 어렵다. 손상이 예상되는 신경은?

1) Ulnar nerve
2) Radial nerve
3) Median nerve
4) Axillary nerve
5) Long thoracic nerve

203

루이스빌 테크닉(Louisville technique)에 사용되는 도구로 구성된 조합은?

1) 철사, dynamic splint
2) 스프링, dynamic splint
3) 낚시줄, tenodesis splint
4) 고무줄, dorsal blocking splint
5) 가죽끈, dorsal blocking splint

204

CTD를 유발하는 위험 요소는?

1) 지속적인 진동
2) 동적인 움직임
3) 낮은 강도의 힘
4) 전방 골반 자세
5) 단시간의 정적 자세

문제해설

202 긴 가슴신경 손상(Long thoracic nerve injury)

- 원인
  - 어깨 위에 무거운 물건을 들고 옮길 때 발생함
  - 목에 강한 타격을 받았을 때 발생함
  - 겨드랑이에 상해를 입었을 때 발생함
- 증상
  - 어깨뼈의 '날개 현상(winged scapular)'이 나타남
  - 어깨의 돌출(protraction) 동작이 어려움
  - 어깨뼈의 벌림과 모음을 수행하기 어려움
- 치료
  - 어깨의 움직임이 일어나는 활동을 피함
  - ADL의 독립성을 확보함

답 5)

203 루이스빌 테크닉(controlled mobilization of acute flexor tendon injuries : Louisville technique)

- 고무 밴드 이용 : zone 2의 굽힘 힘줄(flexor tendon) 복구 후에 밴드를 이용하여 당김(traction)
  - 수술 후 고무 밴드를 손상된 손가락의 손톱에 연결
  - 특수 접착제를 사용하여 손톱에 hook을 붙이거나, 손톱을 이용
- 손등 블로킹 스플린트(dorsal blocking splint)
  - MP 관절 60° 굽힘(flexoion)+IP 관절 완전 폄(full extension)
  - 고무 밴드가 손바닥의 안전핀을 통과해 잡아당김
  - 밴드는 strap에 부착되어 충분한 장력을 가져야 함
  - PIP 관절 : 40~60° 굽힘(flexion)

답 4)

204 CTD 발생 위험 요소

- 반복(repetition)
- 높은 강도(high force)
- 나쁜 관절의 자세(awkward joint posture)
- 직접적인 압력(direct pressure)
- 진동(vibration)
- 장시간의 정적인 자세(prolonged static positioning)

답 1)

205

노신경 손상 환자에게 가장 유용한 보조기는?

1) cock-up splint
2) thumb spica splint
3) resting palmar splint
4) knuckle bender splint
5) wrist driven hinge splint

206

치료사는 40대 남성 K씨에게 장시간 서있는 것을 피할 것과 보행 시 두 겹의 압박 붕대를 착용할 것을 권고하였다. 예상되는 K씨의 문제는?

1) 흉터
2) 부종
3) 통증
4) 감염
5) 과감각

문제해설

205 노신경(radial nerve) 손상

- 임상적 증상(sign) : 손목 관절의 굽힘 및 폄 기능 상실로 손목 하수(wrist drop)가 나타남
- 적용되는 스플린트(splint)
  - dorsal splint
    - 손목의 폄(extension), MP 관절 폄, 엄지의 폄을 제공
    - 회복 기간 동안 과신장(overstretch)으로부터 폄힘줄(extensor tendon) 보호 및 기능적 사용을 위한 손의 자세 유지를 목적
  - dynamic splint가 일반적으로 적용됨
  - cock-up splint : 손목하수를 막아줌

답 1)

206 원위부(먼쪽) 사지의 만성 부종을 치료하기 위해 사용됨

부종(edema)

- 발생원인
  - 기능의 감소로 발생
  - 외부 압박 없는 의존적 자세로 인해
  - 림프 조직의 손상과 관련된 상지 주변의 흉터로 인해 발생
- 악영향
  - 부종이 있을 경우 통증이 발생
  - 피부가 손상받기 쉬움
  - 지속적인 부종은 섬유화로 연결됨
- 탄력 붕대(coban)를 종종 압박 붕대로 사용함
  - 손과 손가락에 적용
- 손의 부종 치료
  - 올림(elevation), 점진적인 압박, 활동(activity)이 추천됨
  - 자가 접착식 붕대(coban self adhesive wrap)의 사용
    - 나선형으로 감아줌 : 손과 손목에 적용
  - 붕대를 감은 손으로 ADL과 다른 기능적 활동을 수행
    - 휴식 시 심장보다 높게 위치시킴
  - 능동적 운동 실시
- 하지의 부종 치료
  - 보행 시 두 겹(double layer)의 압박 붕대를 착용
  - 휴식 시 하지를 들어 올려줌(elevation)
  - 장시간 서있는 것을 피함
    - 간헐적 압박 펌프 치료(intermittent compression pump therapy)

답 2)

207

다음 중 두점구별(two point discrimination) 감각 검사에 필요한 도구의 이름은?

1) Goniometer
2) Metal probe
3) Monofilament
4) Aesthesiometer
5) Disk criminator

문제해설

207 two point discriminatior

- 도구
  - 무딘 캘리퍼(blunt calipers), 구부린 종이 클립(bent paper clip)의 사용
  - Disk criminator
  - Two Point Discriminatior

답 5)

Two Point Discrimination

Explanation

1. 목적

- 감각 평가 시 두 점 분별의 측정에 사용

2. 정상범위

- 6mm 또는 그 이하

3. 방법 1(정적)

1) 환자의 시야를 가림
2) 캘리퍼(caliper)를 10mm 간격을 벌리고 손끝(fingertip)에서 시작해서 몸쪽(proximal) 쪽으로 이동함
3) 환자가 더 이상 두 점을 인식하지 못할 때 까지 간격을 줄이며 측정함
4) 3~4초의 적용 시간을 주고, 5번 중에서 4번을 정확히 답해야함

4. 방법 2(동적 : moving 2 point discrimination)

1) 환자의 시야를 가림
2) 5~8mm 간격으로 근위부(몸쪽)(proximal)에서 원위부(먼쪽)(distal)로 한 자극(one point)과 두 자극(two point)을 번갈아 가며 적용함
3) 8번 중에서 7번 정확히 대답해야 함

5. 도구

1) 무딘 캘리퍼(blunt calipers), 구부린 종이 클립(bent paper clip)의 사용함
2) ‘disk criminator’
3) ‘two Point Discriminatior’

208

건설노동자인 40대 홍씨는 업무 중 신체 한 곳에 통증이 일을 하는 동안 통증이 지속적으로 발생하지만 멈추면 통증이 사라진다. 이로 인해 생산성에 약간의 저하가 발생된다면 홍씨의 CTD 등급은?

1) 1등급
2) 2등급
3) 3등급
4) 4등급
5) 5등급

문제해설

208 해설내용 참조

답 2)

CTD의 등급 : 기능적 단계

Explanation

등급	내용
1등급 (Grade 1)	• 활동 후 통증이 있으나 휴식을 통해 해결할 수 있음 • 업무(일)의 양 또는 속도의 저하는 없음 • 객관적 소견(objective finding)이 없음
2등급 (Grade 2)	• 업무 중 한 곳에서만 통증이 발생함 • 일을 하는 동안 통증이 지속적으로 발생하지만 스스로 일을 멈추면 통증이 해소됨 • 생산성(productivity)에 있어 가끔 약간의 영향이 있음 • 객관적 소견이 나타날 수 있음
3등급 (Grade 3)	• 업무 중 한 곳 이상에서 통증이 발생함 • 일을 멈춘 후에도 통증이 지속됨 • 생산성에 영향을 받으며, 업무를 지속하기 위해 수 차례의 휴식이 필요함 • 업무와 동떨어진 활동에도 영향이 나타날 수 있음 • 약화(weakness), 민첩성 및 조절의 이상(loss of control), 따끔거림(tingling), 무딤(nurmbness), 기타 객관적 소견들이 나타날 수 있음 • 잠재적인(latent) 또는 활동성 통증원들(trigger points)이 존재할 수 있음
4등급 (Grade 4)	• 상지 및 손의 일반적인 사용에도 모두 통증이 나타남 – 약 50~75% 정도의 시간에 나타남 • 전혀 일을 할 수 없거나 제한된 범위에서만 일을 할 수 있음 • 약화, 민첩성 및 조절의 이상, 따끔거림, 무딤 통증원들, 기타 객관적 소견들이 나타날 수 있음
5등급 (Grade 5)	• 장시간의 통증, 줄어들지 않는 통증으로 인해 상지의 사용이 불가능함 • 업무(일)를 할 수 없음 • 증상이 때때로 무기한으로 지속되기도 함

209

C8~T1 팔신경 얼기뿌리(brachial plexus root)가 손상되어 어깨 쪽보다는 상지 먼 쪽이 더 큰 영향을 받는 BPI 유형은?

1) Erb's palsy
2) Klumpke's palsy
3) Axillary nerve injury
4) Long thoracic nerve injury
5) Musculocutaneous nerve injury

210

교통사고로 재활 중인 40대 K씨는 CRPS 3단계이다. 예상되는 증상은?

1) 손이 전반적으로 뜨겁다
2) 전반적으로 손에 땀이 많다
3) 손의 색이 전반적으로 붉다
4) 통증이 최고조에 도달해 있다
5) 부종이 있어도 치료하기 어렵다

문제해설

209 Erb's palsy

- 정의
  - 팔신경얼기뿌리(brachial plexus root)의 5~6번에 병변이 발생하는 것
- 증상
  - 몸쪽 쪽의 근육 마비 및 위축(atrophy)이 특징
    - 어깨세모근(deltoid), 위팔근(brachialis), 위팔두갈래근(biceps), 위팔노근(brachiordialis)
  - 임상적으로 팔이 힘없이 흔들리며 달려 있는 양상이 나타남
  - 손이 안쪽으로 돌림되어 있음(inward rotation)
  - 기능적 움직임이 매우(extremely) 제한됨
    - 어깨의 사용이 어려움

Klumpke's palsy

- 정의
  - 상지의 먼 쪽이 더 큰 영향을 받음
  - C8~T1 팔신경얼기뿌리(brachial plexus root)가 손상됨
- 증상
  - 손목의 굽힘근(flexors)의 먼쪽(distal) 마비
  - 손의 내재근(intrinsc muscles) 마비

답 2)

210 CRPS 단계

- 1단계
  - 3개월까지(외상 단계 : traumatic stage)
  - 통증, 요흔성 부종(pitting edema), 피부색 변화 등이 나타남
- 2단계
  - 추가적인 6~9개월(이영양성 단계 : dystrophic stage)
  - 통증, 단단한 부종(brawny edema), 강직(stiffness), 발적(redness), 열(heat), 골격의 탈무기질 등이 나타남
- 3단계
  - 수년 또는 무기한(위축 단계 : atrophic stage)
  - 통증은 2단계에 절정이며, 그 보다는 줄어듦
  - 관절 주변이 커짐(thickening), 구축의 고착(fix) 등이 나타남
  - 부종이 있을 경우 단단하고, 치료에 잘 반응하지 않음
  - 손이 차고, 건조하며, 창백함

답 5)

211

다음 보기와 같은 결과가 나타나게 되는 원인은?

- Jeanne's sign
- Froment's sign
- Wartenberg's sign

1) CRPS
2) 듀센 MD
3) 자신경 손상
4) 노신경 손상
5) RA로 인한 침식

212

부종을 줄이기 위한 방법으로 옳은 것은?

1) 국소거양법을 실시한다
2) 넉넉한 의복을 착용한다
3) 30분 이상 대조욕을 실시한다
4) 대조욕은 따뜻한 물에서 시작한다
5) 부목을 착용할 경우 AROM은 피한다

213

CTD에 대한 설명으로 옳은 것은?

1) 진동은 원인이 아니다
2) 힘줄염의 원인은 정적 사용이다
3) 특정 부위의 반복적 사용이 원인이다
4) 근막통증 증후군은 'CRPS 타입 1'에 해당한다
5) 신경압박증후군은 운동의 문제가 없지만 감각의 문제는 발생한다

문제해설

211 자신경 평가

Froment's sign	• 환자에게 엄지와 검지 손가락 사이에 종이를 잡게 함 • 치료사가 종이를 당길 경우 엄지 끝에 굽힘이 나타남 – 엄지모음근(adductor pollicis)의 부재가 원인이 됨
Jeanne's sign	• Froment's sign과 다르게 엄지의 MP 관절에 폄이 나타남
Wartenberg's sign	• 손바닥을 테이블 위에 올려놓고 손가락을 수동적으로 벌림을 시켜놓았을 때 소지(small finger)의 모음이 어려움

답 3)

212 대조욕은 20분 동안 실시하며, 몸에 딱 맞는 의복 착용이 필요하며, 차가운 물에서 시작하여 차가운 물에서 종료한다. 움직임이 가능한 다른 부위의 활동을 유지해야 해야한다.

답 1)

213
- 진동이 원인이 된다.
- 힘줄염의 원인은 반복 사용이다.
- 근막통증 증후군은 MPS이며 CRPS에 포함되지 않는다.
- 신경압박증은 운동과 감각기능에 장애를 유발한다.

답 3)

근골격계작업치료

214

다음 말초신경 검사들 중 평가 대상이 다른 하나는?

1) Tinel test
2) Roos test
3) Phalen test
4) Reverse Phalen test
5) Carpal compression test

문제해설

214 Roos test는 가슴우리 충돌 증후군(Thoracic outlet syndrome) 검사이며, 나머지 검사는 정중신경 관련 검사이다.

손목굴 증후군(Carpal tunnel syndrome)

- 엄지, 검지, 중지손가락에 통증과 감각소실이 발생됨
- 야간에 증상이 심해지며, 활동 시 영향을 받음
- 손목의 Tinel 징후
- Phalen 검사
- 역 Phalen 검사
- 손목 압박 검사

답 2)

215

횡궁(transverse arch)과 종궁(longitudinal arch) 및 손의 구조에 대한 설명이다. 가장 거리가 먼 것은?

1) 횡궁은 둥근 호(arch)의 형태를 가진다
2) 두개의 횡궁과 한 개의 종궁으로 구성된다
3) 손의 종궁은 주로 3번째 손가락에 위치한다
4) 손의 가장 기능적인 자세는 정구공을 쥔 자세이다
5) 손가락의 기능성과 민첩성은 횡궁의 가동성과 유연성에 의존한다

215 신경/근육/골격 및 기능과 관련된 움직임

- 관절의 ROM 제공
- 뻗기(reaching)나 운반(carrying) 기술에 중요한 역할
- 손의 사용과 팔의 위치에 중요한 역할
- 근력(strength), 근 긴장(muscle tone), 근 지구력(muscle endurance)
- 중추신경계 발달
- 말초신경계의 기능

답 5)

손의 기능

Explanation

1. 손가락의 기능성 및 민첩성에 영향을 미치는 요소

1) **시각기술**(visual skills)
   (1) 손 기능 발달에 중요한 역할을 함
   (2) 새로운 운동학습에 매우 중요한 역할을 함

2) **체성감각 기능**(somatosensory functions)
   (1) 'haptic perception'
   (2) 터치를 통해 물체의 정보를 얻을 수 있는 지각
   (3) 손가락 끝(fingertip)

(4) 다양한 종류의 사물에 관한 정보제공에 중요함

3) **감각통합**(sensory integration)

(1) 손 기능에 부정적 영향을 미치는 형태

(2) 감각등록(sensory registration)의 문제

(3) 과도한 촉각(tactile hypersensitivity)

(4) 빈약한 촉각구분(poor tactile discrimination)

(5) 'dyspraxia'

4) **시지각 및 인지**(visual perception and cognition)

(1) 물체의 특징, 크기, 모양, 표면의 질에 손이 반응함

(2) 손의 활동을 조절함

(3) 물체 조작을 통해 다양한 자극을 얻게 됨

(4) 시각, 촉각 등이 소운동에 영향을 미침

5) **신경/근육/골격 및 기능과 관련된 움직임**

(1) 관절의 ROM 제공

(2) 뻗기(reaching)나 운반(carrying) 기술에 중요한 역할

(3) 손의 사용과 팔의 위치에 중요한 역할

(4) 근력(strength), 근 긴장(muscle tone), 근 지구력(muscle endurance)

(5) 중추신경계 발달

(6) 말초신경계의 기능

2. 손의 궁(arch)

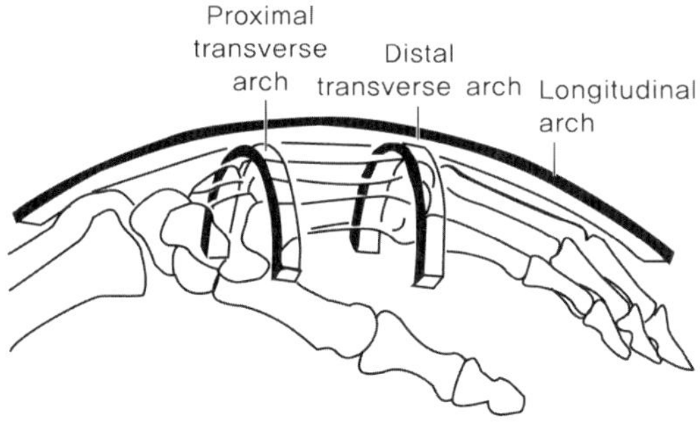

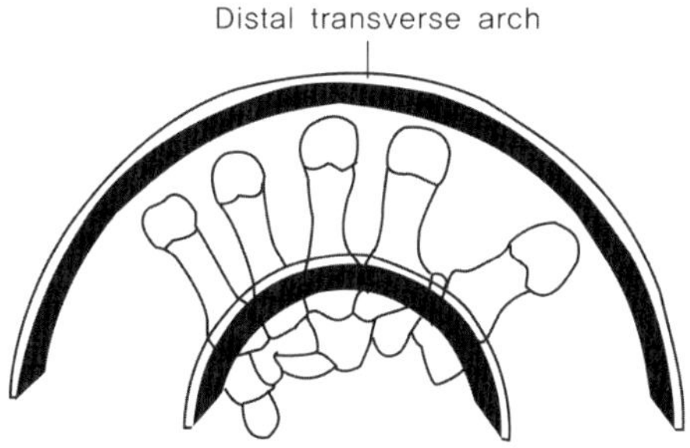

216

'Moberg pick up test'를 통해 평가할 수 있는 말초신경은?

1) 노신경
2) 정중신경
3) 겨드랑신경
4) 긴가슴신경
5) 근육피부신경

217

BPI 중 다음 근육의 손상이 특징인 질환은?

- 위팔근(brachialis)
- 어깨세모근(deltoid)
- 위팔두갈래근(biceps)

1) Erb's palsy
2) Winging scapula
3) Klumpke's palsy
4) Axillary nerve injury
5) Long thoracic nerve injury

218

다음 내용의 검사에 해당하는 평가는?

> 치료사는 먼쪽 노자관절의 안정성을 검사하기 위해 한 손의 엄지와 집게손가락은 환자의 자뼈 머리를, 다른 손의 엄지와 집게손가락은 노뼈를 잡고 위아래로 움직임을 만들었다.

1) 머피 검사(Murphy sign)
2) 와트슨 검사(Watson' Test)
3) 프로멘츠 검사(Froment's sign)
4) 피아노 키 검사(Piano Key Test)
5) 와텐버그 검사(Wartenberg's sign)

문제해설

216 Moberg pick up test

- 사물의 재인식을 평가할 수 있음
- 정중 신경 손상 또는 '정중 신경 및 자 신경'의 복합손상에 사용됨
- 첫 평가에서는 시각차단 없이 평가하며, 두 번째 평가는 시각차단 후 평가함

답 2)

217 Erb's palsy

- 정의 : 팔신경얼기뿌리(brachial plexus root)의 5~6번에 병변이 발생하는 것
- 증상
  - 몸쪽 쪽의 근육 마비 및 위축(atrophy)이 특징
    - 어깨세모근(deltoid), 위팔근(brachialis), 위팔두갈래근(biceps), 위팔노근(brachiordialis)
  - 임상적으로 팔이 힘없이 흔들리며 달려 있는 양상이 나타남
  - 손이 안쪽으로 돌림되어 있음(inward rotation)
  - 기능적 움직임이 매우(extremely) 제한됨
    - 어깨의 사용이 어려움, 손사용가능(손가락 굽힘 가능)

답 1)

218 피아노 키 검사(Piano Key Test)

- 검사목적 : 먼쪽 노자관절의 안정성 검사
- 자극 : 아래팔을 엎침시킨 자세에서 한 손의 엄지와 집게손가락으로는 자뼈머리를, 다른 손의 엄지와 집게손가락으로는 노뼈를 잡고 위, 아래로 움직임
- 이상반응 : 통증이 유발됨

답 4)

219

다음 중 임상적 증상과 관련 신경이 올바르게 연결된 것은?

1) ape hand — ulnar nerve
2) claw hand — radial nerve
3) wrist drop — median nerve
4) mallet finger — median nerve
5) intrinsic minus hand — ulnar nerve

문제해설

219 BPI의 일상적 증상

척추신경	$C_{6\sim8}$, T_1	C_8, T_1
신경루트 (root)	Median	Ulnar
운동지배	Flexors of hand and digits Oponens pollicis	Ape hand deformity, weakened grip, thenar atrophy, unopposed thumb
임상적 증상	Flexors of hand and digits Oponens pollicis	Claw hand deformity, interosseus atrophy, loss of thumb adduction, intrinsic minus hand

답 5)

BPI의 임상적증상(Clinical manifestations)

Explanation

척추신경	신경 루트(root)	운동 지배	임상적 증상
$C_{5\sim7}$	• Long thoracic	• Shoulder girdle • Serratus anterior	• Winged scapular
$C_{5\sim6}$	• Dosal scapular	• Rhomboid major and minor • Levator scapular	• Loss of scapular adduction and elevation
$C_{7\sim8}$	• Thoracodorsal	• Latissimus dorosi	• Loss of arm adduction and extension
$C_{5\sim6}$	• Suprascapular	• Subscapularis • Infraspinatus	• Weakened lateral rotation of humerus
$C_{5\sim6}$	• Subscapular	• Subscapularis • Teres major	• Weakened lateral rotation of humerus
$C_{6\sim8}$, T_1	• Radial	• All extensors of forearm • Triceps	• Wrist drop, extensor paralysis
$C_{5\sim6}$	• Axillary	• Deltoid, • Teres minor	• Loss of arm abduction, weakened • lateral rotation of humerus
$C_{5\sim6}$	• Musculocutaneous	• Biceps brachii, Brachialis Coracobrachialis	• Loss of forearm flexion and supination
$C_{6\sim8}$, T_1	• Median	• Flexors of hand and digits • Oponens pollicis	• Ape hand deformity, weakened grip, thenar atrophy, unopposed thumb
C_8, T_1	• Ulnar	• Flexors of hand and digits • Oponens pollicis	• Claw hand deformity, interosseus • atrophy, loss of thumb adduction, intrinsic minus hand

220

다음의 중재 내용에 부합하는 질환은?

- 수술 후 고무 밴드를 손상된 손가락의 손톱에 연결하였다.
- 대상 PIP 관절은 40~60° 굽힘을 유지한다.

1) RA
2) 요신경 마비
3) 노신경 마비
4) 폄 힘줄 손상
5) 굽힘 힘줄 손상

문제해설

220 해설내용 참조

답 5)

굽힘 힘줄 치료 테크닉 : 급성기 조절된 유동성(루이스빌 테크닉, Louisville technique)

Explanation

1. 고무밴드의 이용

1) Zone 2의 굽힘 힘줄(flexor tendon) 복구 후 고무밴드를 이용하여 당겨줌(traction)
   (1) 수술 후 고무 밴드를 손상된 손가락의 손톱에 연결함
   (2) 특수 접착제를 사용하여 손톱에 hook를 붙이거나 손톱을 직접 이용함

2. 손등 블로킹 스프린트(dorsal blocking splint)

1) MP 관절 60° 굽힘(flexion)+IP 관절 완전 폄(full extension)
2) 고무 밴드가 손바닥의 안전핀을 통과해 잡아당김
3) 밴드는 스트랩(strap)에 부착되어 충분한 장력을 가져야 함
4) 대상 PIP 관절 : 40~60° 굽힘

3. 착용

1) 환자는 스플린트를 하루 24시간, 3주 동안 착용해야 함
2) 환자는 스플린트를 착용한 상태로 하루에 여러 번 '능동적(active) 손가락 폄'을 교육받게 됨
3) 제거(remove)는 3주 후에 하며, 고무 밴드는 손목의 밴드(band)에 다시 부착됨
   → 추가적으로 1~5주 정도 더 착용할 수 있음

4. 단점

1) PIP 관절의 구축이 자주 발생됨
   (1) 고무 밴드의 과도한 장력 또는 불완전한 IP 관절의 폄이 원인이 됨

221

다음 사례의 평가는?

> 치료사는 자신의 엄지를 환자의 손목관절 손바닥면의 손배뼈 거친면에 위치시킨 후 환자의 손목관절을 굽히면서 자쪽으로 치우치게 당기고 있다.

1) 머피 검사(Murphy sign)
2) 와트슨 검사(Watson' Test)
3) 프로멘츠 검사(Froment's sign)
4) 피아노 키 검사(Piano Key Test)
5) 와텐버그 검사(Wartenberg's sign)

222

치료사는 환자의 팔을 90° 벌림시키고, 손바닥을 아래로 향하게 한 후 팔을 천천히 아래로 내리도록 요구하였다. 이 평가의 양성 반응은?

1) 팔이 위로 더 올라간다
2) 팔이 힘 없이 떨어진다
3) 어깨에 통증이 발생한다
4) 상지에 맥박이 사라진다
5) 손의 색이 하얗게 변한다

223

상지 손상 환자인 홍씨는 손목 하수와 손목 폄근의 마비가 나타난다. 예상되는 신경손상은?

1) 자신경(Ulnar)
2) 노신경(Radial)
3) 정중신경(Median)
4) 겨드랑신경(Axillary)
5) 근육피부신경(Musculocutaneo)

문제해설

221 와트슨 검사(Watson' Test)

- 검사목적 : 손배반달인대 손상으로 인한 손배반달뼈(Scapholunate) 안정성 검사함
- 자극 : 검사자의 엄지를 손목관절 손바닥면의 손배뼈 거친면에 위치시킨 후, 피검자의 손목관절을 굽히면서 자쪽으로 치우치게 당김
- 이상반응 : 먼쪽 노뼈의 부분탈구가 확인되며 통증을 동반됨

답 2)

222 Drop arm test

- 목적 및 방법 : 가시위근(supraspinatus)의 파열 여부를 확인하기 위해, 환자의 팔을 90° 벌림(abduction)시키고, 손바닥을 아래로 향하게 함, 팔을 아래로 내리도록 요구함
- 반응 : 팔을 천천히 내리지 못하거나 통증이 나타나면 양성반응

답 3)

223

- 노신경(Radial) : 손목 하수, 손목 폄근의 마비(wrist drop, extensor paralysis)
- 겨드랑신경(Axillary) : 팔의 벌림 상실, 위팔의 바깥돌림 약화(loss of arm abduction, weakened lateral rotation of humerus)
- 근육피부신경(Musculocutaneo) : 아래팔의 굽힘 및 뒤침의 상실(loss of forearm flexion and supination)
- 정중신경(Median) : 유인원 손, 쥐기 약화, 엄지 둔덕의 감소, 대립 부재(ape hand deformity, weakened grip, thenar atrophy, unopposed thumb)
- 자신경(Ulnar) : 까마귀손, 내재근 위축, 엄지의 모음 상실(claw hand deformity, interosseus atrophy, loss of thumb adduction)

답 2)

224

다음 사례의 증상에 해당 CTD 등급은?

> 40대 남성은 업무 중 한 곳에서만 통증이 발생한다. 일을 하는 동안 통증이 지속적으로 발생하지만 스스로 일을 멈추면 통증이 해소된다. 이 남성은 현재 생산성(productivity)에 있어 가끔 약간의 영향을 받는 수준이다.

1) 1등급
2) 2등급
3) 3등급
4) 4등급
5) 5등급

문제해설

224 해설내용 참조

답 2)

CTD 등급

Explanation

1. 1등급(Grade 1)

1) 활동 후 통증이 있으나 휴식을 통해 해결할 수 있음
2) 업무(일)의 양 또는 속도의 저하는 없음
3) 객관적 소견(objective finding)이 없음

2. 2등급(Grade 2)

1) 업무 중 한 곳에서만 통증이 발생함
2) 일을 하는 동안 통증이 지속적으로 발생하지만 스스로 일을 멈추면 통증이 해소됨
3) 생산성(productivity)에 있어 가끔 약간의 영향이 있음
4) 객관적 소견이 나타날 수 있음

3. 3등급(Grade 3)

1) 업무 중 한 곳 이상에서 통증이 발생함
2) 일을 멈춘 후에도 통증이 지속됨
3) 생산성에 영향을 받으며, 업무를 지속하기 위해 수 차례의 휴식이 필요함
4) 업무와 동떨어진 활동에도 영향이 나타날 수 있음
5) 약화(weakness), 민첩성 및 조절의 이상(loss of control), 따끔거림(tingling), 무딤(nurmbness), 기타 객관적 소견들이 나타날 수 있음
6) 잠재적인(latent) 또는 활동성 통증원들(trigger points)이 존재할 수 있음

4. 4등급(Grade 4)

1) 상지 및 손의 일반적인 사용에도 모두 통증이 나타남
   (1) 약 50~75% 정도의 시간에 나타남
2) 전혀 일을 할 수 없거나 제한된 범위에서만 일을 할 수 있음
3) 약화, 민첩성 및 조절의 이상, 따끔거림, 무딤 통증원들, 기타 객관적 소견들이 나타날 수 있음

5. 5등급(Grade 5)

1) 장시간의 통증, 줄어들지 않는 통증으로 인해 상지의 사용이 불가능함
2) 업무(일)를 할 수 없음
3) 증상이 때때로 무기한으로 지속되기도 함

225

다음 설명에 부합하는 문제는?

- 주로 위팔뼈에 골절이 발생하여 치료과정 중 허혈로 인해 발생한다.
- 심각한 손상이 예상되는 근육은 깊은 손가락 굽힘근(FDP)와 긴엄지 손가락 굽힘근이다.

1) BPI
2) CRPS
3) Erb's pals
4) Klumpke's palsy
5) Volkman's contracture

문제해설

225 Volkman's contracture

- 원인
  - 위팔뼈(humerus)의 하부(lower end)에 골절이 발생되어 치료과정 중 혈액공급의 감소로 인해 발생됨
  - 아래팔(forearm)의 근육들에 공급되는 혈액이 감소되어 발생됨 : 골절 부위에 꼭 맞는(또는 꽉 조이는) 캐스트(cast) 또는 붕대로 인해 허혈(ischemia)이 발생됨
- 증상
  - 허혈로 인한 문제
    - 산소와 영양공급의 박탈로 인해 발생됨
    - 근육의 괴사(necrotic)가 초래됨 : 손목, 손가락, 아래팔의 구축(contracture)과 위축(atrophy)이 발생됨
    - 6시간 동안의 허혈로 인한 결과 : 약간의 구축을 발생시킴
    - 48시간 이상의 허혈로 인한 결과 : 아래팔의 영구적 변형(deformity)을 초래함
  - 심각한 손상이 예상되는 근육 : 깊은 손가락 굽힘근(flexor digitorum profundus), 긴엄지 손가락 굽힘근(flexor policis longus)
  - 신경 손상 : 정중 신경(median nerve)이 자신경(ulnar nerve)보다 더 많이 손상됨

답 5)

226

다음 사례의 환자에게 의심되는 문제는?

> 어깨를 80~100° 들어올리거나 능동관절운동 시 끝 부분에서 통증이 유발된다. 초기에는 양성임에도 불구하고 근력이 정상이며, 통증이 없을 수도 있다.

1) 어깨돌림띠 손상(Rotator cuff tear)
2) 유착성 관절낭 염(Adhesive capsulitis)
3) 어깨돌림띠 힘줄 염(Rotator cuff tendinitis)
4) 어깨밑봉우리 충돌(Subacromial impingment)
5) 가슴우리 증후군(Thoracic outlet syndrome)

문제해설

226 해설내용 참조

답 4)

어깨의 통증

Explanation

문제	손상패턴	특징 및 감별법
유착성 관절낭 염 (Adhesive capsulitis)	• 어깨의 바깥돌림의 소실과 벌림 및 안쪽돌림의 제한으로 인해 어깨의 능동적/수동적 움직임에 제한이 나타남	• 수동적 움직임으로 어깨관절의 끝 부분에서 관절 움직임의 제한을 느낄 수 있음
어깨돌림띠 힘줄 염 (Rotator cuff tendinitis)	• 저항을 이기며 어깨 돌림근을 능동적으로 움직일 때 통증이 유발됨	• 어깨뼈의 벌림 및 바깥돌림의 근력검사 시 통증이 나타남 • 마지막 범위에서는 수동적인 움직임을 제공하여도 통증이 없음 • 가시위근이나 가시아래근의 힘줄의 유약함이 나타남
어깨밑봉우리 충돌 (Subacromial impingment)	• 어깨의 올림(80~100°) 및 능동관절운동 끝 부분에서 통증이 유발됨	• 초기에는 양성임에도 불구하고 근력이 정상이며, 통증이 없을 수도 있음
어깨돌림띠 손상 (Rotator cuff tear)	• 팔을 올리려고 할 때 어깨뼈에서 보상동작이 나타남	• 팔 내림 검사 시 양성반응이 나타남 • 벌림 또는 바깥돌림이 54° 보다 적고 매우 약함

227

다음 검사들의 공통점은?

- Tinel sign
- Phalen test
- Reverse Phalen test
- 손목 압박 검사

1) 자뼈 신경(Ulnar nerve) 평가
2) 유해신경 긴장(Adverse neural tension) 평가
3) 손목굴 증후군(Carpal tunnel syndrome) 평가
4) 팔꿈굴 증후군(Cubital tunnel syndrome) 평가
5) 가슴우리 증후군(Thoracic outlet syndrome) 평가

228

건설 현장에서 어깨 위에 무거운 물건을 들고 옮기는 남성은 긴가슴신경 손상(Long thoracic nerve injury)이라는 진단을 받았다. 이 남성에게 예상되는 문제는?

1) 손목 처짐
2) 까마귀 손
3) 원숭이 손
4) 어깨뼈 돌출
5) 어깨 근육 비대칭

229

치료사가 '피아노 건반 검사(Piano Key Test)'를 실시하고자 한다면 그 목적은?

1) 손배반달뼈의 안정성 검사
2) 먼저 노자관절의 안정성 검사
3) 손허리뼈 머리의 높이 측정
4) 반달뼈의 움직임 유무 검사
5) 자뼈쪽 손목의 통증 및 불안정성 검사

문제해설

227 손목굴 증후군(Carpal tunnel syndrome)

- 엄지, 검지, 중지손가락에 통증과 감각소실이 발생됨
- 야간에 증상이 심해지며, 활동 시 영향을 받음
- 손목의 Tinel 징후
- Phalen 검사
- 역 Phalen 검사
- 손목 압박 검사

답 3)

228 긴가슴신경 손상(Long thoracic nerve injury) 손상

- 원인 : 어깨 위에 무거운 물건을 들고 옮길 때 발생함, 목에 강한 타격을 받았을 때 발생함, 겨드랑이에 상해를 입었을 때 발생함
- 증상 : 어깨뼈의 '날개 현상(winged scapular)'이 나타남, 어깨의 돌출(protraction) 동작이 어려움, 어깨뼈의 벌림과 모음을 수행하기 어려움
- 치료 : 어깨의 움직임이 일어나는 활동을 피함, ADL의 독립성을 확보함

답 4)

229 피아노 건반 검사(Piano Key Test)

- 검사목적 : 먼저 노자관절의 안정성을 검사함
- 자극 : 아래팔을 엎침시킨 자세에서 한 손의 엄지와 집게손가락으로는 자뼈머리를, 다른 손의 엄지와 집게손가락으로는 노뼈를 잡고 위아래로 움직임
- 이상반응 : 통증이 유발됨

답 2)

230

다음 설명하는 검사의 목적은?

어깨관절을 45도 굽힘 시킨 후 안쪽돌림을 만든 후 엄지손가락이 바닥을 향하도록 한다. 치료사는 양쪽 손목을 잡은 후 아랫방향으로 저항을 제공한다.

1) 힘줄 파열 확인
2) 오십견 유무 확인
3) 아탈골 유무 확인
4) 인대 파열 유무 확인
5) 말초신경 긴장 유무 확인

231

다음과 같은 자세가 필요한 검사는?

- 어깨관절 모음(shoulder adduction)
- 팔꿉관절 90° 굽힘(elbow 90° flexion)
- 아래팔의 중립(forearm neutral position)
- 손목 관절 0~30° 폄(wrist extension)

1) 악력검사
2) Roos 검사
3) Adson 검사
4) 프로멘츠 검사
5) 피아노 키 검사

232

루스 테스트(Roos test)의 평가 목적은?

1) 윤활주머니의 염증 유무 검사
2) 위팔두갈래근의 충돌 또는 압박 검사
3) 팔 신경얼기(brachial plexus)의 당겨짐 검사
4) 가시위근(supraspinatus)의 힘줄 파열 유무 검사
5) 가슴우리증후군(thoracic outlet syndrome) 유무 검사

문제해설

230 깡통비우기 검사(Empty can test)

- 평가 방법
  - 어깨관절을 45도 굽힘 시킨 후 안쪽돌림을 만듦 : 엄지손가락이 바닥을 향하도록 함
  - 치료사가 양쪽 손목을 잡은 후 아랫방향으로 저항을 제공함 : 어깨벌림근에 저항을 제공함
- 결과 해석 : 가시위근(supraspinatus)의 힘줄 파열을 확인할 수 있음, 같은 방법으로 90도에서 시행할 경우 통증이 발생된다면 윤활주머니의 염증을 의심할 수 있음

답 1)

231 장악력(Grip strength)

- 도구 : 표준형 adjustable-handle dynamometer
- 측정 자세
  - 어깨관절 모음(shoulder adduction) +자연스런 돌림(neutrally rotation) +팔꿉관절 90° 굽힘(elbow 90° flexion)+아래팔의 중립(forearm neutral position)+손목 관절 0~30° 폄(wrist extension)+자뼈 편위 0~15°(ulnar deviation)
  - 각 손을 3번 측정 후 평균을 계산한 값을 측정 결과로 사용함

답 1)

232 루스 테스트(Roos test)

- 목적 : 가슴우리증후군(thoracic outlet syndrome)을 검사함
- 방법
  - 양팔의 90° 벌림(abduction), 어깨관절의 바깥돌림(shoulder external rotation), 팔꿉관절의 90° 굽힘(elbow 90° flexion)으로 3분 동안 유지함
  - 손은 쥐기와 펴기를 천천히 반복함(15회 정도)
- 반응
  - 3분 동안 이 자세를 유지할 수 없을 경우는 양성반응
  - 가슴우리증후군 증상이 나타날 경우에는 양성반응

답 5)

233

어깨 관절 및 팔꿉 관절을 90도 굽힘시키고 어깨의 안쪽돌림을 유도하므로 통증 유무를 확인하는 검사는?

1) 에드손 테스트(Adson test)
2) 호킨스 검사(Hawkins test)
3) 깡통비우기 검사(Empty can test)
4) 팔 떨어뜨리기 검사(Drop arm test)
5) 위팔두갈래근 스피드 검사(Biceps speed test)

문제해설

233 해설내용 참조

답 2)

근골격계작업치료

돌림띠 손상 평가(test for rotator cuff tearing) 모음

Explanation

평가명	평가방법	결과해석
니어 충돌징후 (Neer impingement sign)	• 검사자의 어깨를 안쪽으로 돌리고(internal rotation) 어깨관절을 굽힘	• 통증을 호소하면 양성반응 • 위팔두갈래근에서 충돌 또는 압박이 있음을 의미함
호킨스 검사 (Hawkins test)	• 어깨관절 및 팔꿉관절을 90도 굽힘시킨 상태에서 어깨관절을 안쪽돌림 방향으로 회전시킴	• 통증을 호소하면 양성반응 • 위팔두갈래근에서 충돌 또는 압박이 있음을 의미함
깡통비우기 검사 (Empty can test)	• 어깨관절을 45도 굽힘 시킨 후 안쪽돌림을 만듦 – 엄지손가락이 바닥을 향하도록 함 • 치료사가 양쪽 손목을 잡은 후 아랫방향으로 저항을 제공함 – 어깨벌림근에 저항을 제공함	• 가시위근(supraspinatus)의 힘줄 파열을 확인할 수 있음 • 같은 방법으로 90도에서 시행할 경우 통증이 발생된다면 윤활주머니의 염증을 의심할 수 있음
팔 떨어뜨리기 검사 (Drop arm test)	• 어깨관절을 90도 벌리게 함 • 환자에게 천천히 팔을 내리라고 지시함	• 팔을 천천히 내리지 못하면 양성 반응 – 옆으로 팔을 떨어뜨림 • 가시위근의 파열 여부를 확인할 수 있음
위팔두갈래근 스피드 검사 (Biceps speed test)	• 어깨관절 90도 굽힘, 팔꿉관절 폄, 아래팔 뒤침 자세를 만듦 • 손목 부위에 저항을 제공함 – 아랫방향으로 제공	• 위팔두갈래근의 구(groove)에 통증이 발생하면 양성반응

234

다음 내용의 검사에 해당하는 평가는?

- 자극
  - 검사자의 엄지를 손목관절 손바닥면의 손배뼈 거친면에 위치시킨 후 피검자의 손목관절을 굽히면서 자쪽으로 치우치게 당김
- 양성반응
  - 먼쪽 노뼈의 부분탈구가 확인되며 통증이 나타남

1) 머피 검사(Murphy sign)
2) 와트슨 검사(Watson' Test)
3) 프로멘츠 검사(Froment's sign)
4) 피아노 키 검사(Piano Key Test)
5) 와텐버그 검사(Wartenberg's sign)

문제해설

234 와트슨 검사(Watson' Test)

- 검사목적 : 손배반달인대 손상으로 인한 손배반달뼈(Scapholunate) 안정성 검사함
- 자극 : 검사자의 엄지를 손목관절 손바닥면의 손배뼈 거친면에 위치시킨 후, 피검자의 손목관절을 굽히면서 자쪽으로 치우치게 당김
- 이상반응 : 먼쪽 노뼈의 부분탈구가 확인되며 통증을 동반됨

답 2)

OCCUPATIONAL THERAPY

3

C·H·A·P·T·E·R

엉덩관절전치술 (THR : total hip replacement)

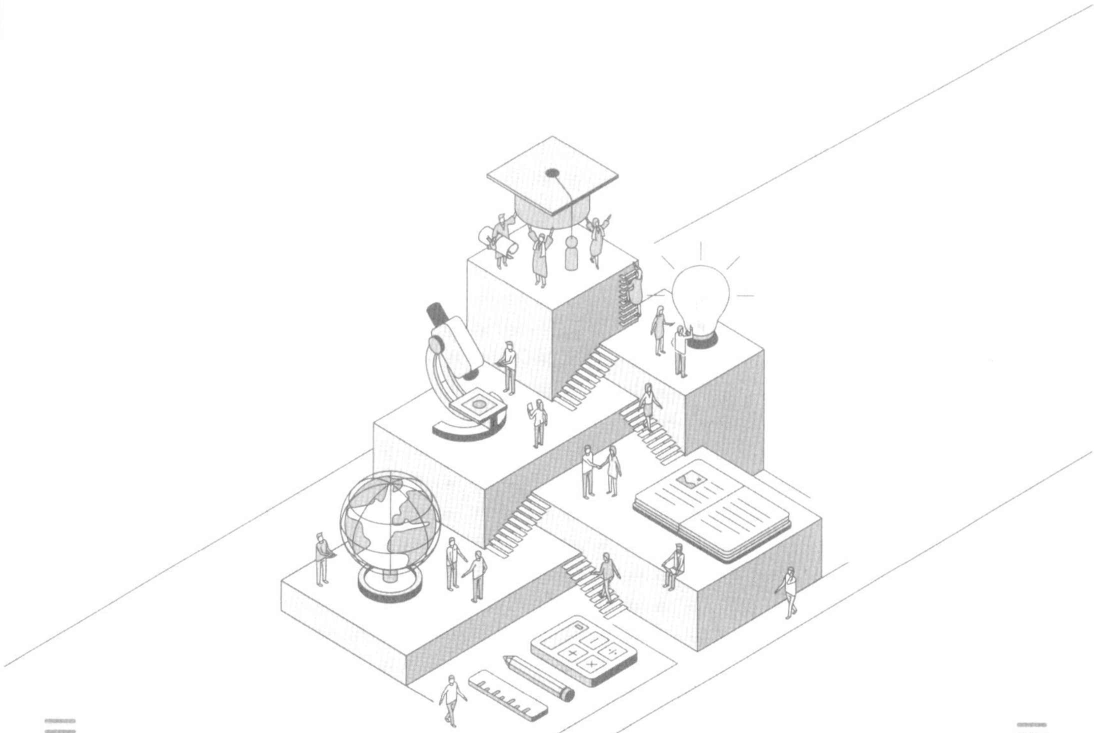

예·상·문·제·풀·이

01

THR 환자인 60세 여성은 후측방법(posterolateral approach)을 시행한 환자이다. 일상생활동작으로 바르지 못한 것은?

1) 가능한 수술한 쪽으로 누워 자도록 권장한다
2) 옆으로 누워 잘 경우 두 다리의 모음을 유지한다
3) 옆으로 누워 잘 경우 수술한 다리의 90° 굽힘을 피한다
4) 옆으로 누워 잘 경우 수술한 다리의 바깥 돌림을 막아야 한다
5) 수술 받지 않은 쪽으로 누워 잘 경우에는 웨지나 베개 등을 이용해야 한다

02

다음 중 TKR(total knee replacement) 시술 후 knee immobilizer를 사용하는 이유로 가장 타당한 것은?

1) 무릎 관절의 완전한 고정을 위해
2) 무릎 관절의 폄을 방지하기 위해
3) 무릎 관절의 굽힘을 방지하기 위해
4) 무릎 관절의 돌림을 방지하기 위해
5) 무릎 관절의 움직임을 자유롭게 허용하기 위해

03

뒤가쪽 엉덩관절치환술을 한 환자가 피해야 하는 자세는?

1) 엉덩관절 폄, 안쪽돌림
2) 엉덩관절 폄, 가쪽돌림
3) 엉덩관절 안쪽돌림, 폄
4) 엉덩관절 90° 이상 굽힘, 폄
5) 엉덩관절 90° 이상 굽힘, 안쪽돌림

문제해설

01 후측방 접근법(posterolateral approach)의 경우 90° 이상의 엉덩관절의 굽힘과 모음을 피해야 한다.

답 2)

02 TKR

- 시술 후 12주 동안 무릎관절의 회전을 제한해야 함
- knee immobilizer를 사용할 경우 굽힘의 제한은 없음

답 4)

03 뒤가쪽 엉덩관절치환술 환자의 금기자세는 엉덩관절의 90° 이상 굽힘, 안쪽돌림, 모음을 제한한다.

답 5)

04

수술 후 체중지지에 관한 설명이다. 부합하는 단계는?

- 환자가 견딜 수 있을 만큼(너무 많은 통증이 발생되지 않을 만큼)의 체중을 부가한다

1) NWB
2) TWB
3) PWB
4) FWB
5) WBAT

05

다음 중 엉덩관절 전치환술 환자의 일생생활 방법으로 옳은 것은?

1) 차에 탈 때에는 넓은 뒷자리에 앉는다
2) 의자의 앞부분에 걸터앉으며 등을 기댄다
3) 바닥으로부터 낮고, 푹신한 의자를 사용한다
4) 화장실을 이용할 때는 변기 밸브를 앉은 상태로 내린다
5) 의자에 앉을 때 수술하지 않은 다리를 앞으로 뻗어 팔걸이를 잡고 천천히 뒤로 앉는다

06

엉덩관절성형술(THR) 환자에게 추천할 수 있는 의자는?

1) 낮은 의자
2) 흔들의자
3) 딱딱한 의자
4) 기울어진 의자
5) 바퀴가 있는 의자

문제해설

04 체중지지의 제한(weight-bearing restriction)

NWB(Non Weight Bearing)	• 손상된 사지에 전혀 체중이 실리지 않음
TTWB (Toe-touch Weight Bearing)	• 균형 제공을 위해 지면에 발가락 닿기만을 허용함 • 서있는 동안 체중의 90%는 아직 정상 다리에 있음 • 환자는 발밑에 계란이 있다는 상상을 하도록 교육받게 됨
PWB (Partial Weight Bearing)	• 체중의 50%가 손상된 다리에 실릴 수 있음
WBAT (Weight Bearing At Tolerance)	• 환자의 판단으로 너무 많은 통증이 발생되지 않을 정도로 다리에 체중을 실을 수 있음
FWB (Full Weight Bearing)	• 골절 부위에 손상이 발생되지 않을 수준으로 100%의 체중을 실을 수 있음

답 5)

05 엉덩관절치환술을 한 환자는 낮은 의자와 푹신한 의자는 금기해야 하며 수술한 다리를 펴고 손잡이를 잡고 천천히 앉아야 하고 화장실을 이용할 때 밸브는 일어서서 내리도록 한다. 또한 차에 탈 때에는 되도록 조수석에 앉는다.

답 2)

06 낮은 의자, 푹신한 의자, 기울어진 의자, 흔들의자는 피하는 것이 좋다.

답 3)

07

하지 골절 후 회복 중인 60대 남성에게 주치의는 TTWB 수준의 체중지지를 지시하였다. 회복 중인 하지에 몇 %의 체중을 실을 수 있는가?

1) 약 10%
2) 약 30%
3) 약 50%
4) 약 70%
5) 약 90%

08

femoral neck fracture에 대한 설명으로 가장 거리가 먼 것은?

1) 남성에게 더 자주 발생된다
2) 60세 이상의 성인에서 호발한다
3) 골다공증이 있을 경우에는 약간의 손상에도 발생된다
4) 치료 시 혈액 공급의 문제로 인한 합병증이 발생될 수 있다
5) 일반적으로 수술 후 안정이 되면 휠체어보다는 목발이나 워커를 사용해 이동한다

09

다음 중 혈액공급의 영향은 없지만 직접적인 외상과 낙상이 원인이 되어 주로 고령의 여성들에게 골절이 발생되는 부위는?

1) A
2) B
3) C
4) D
5) E

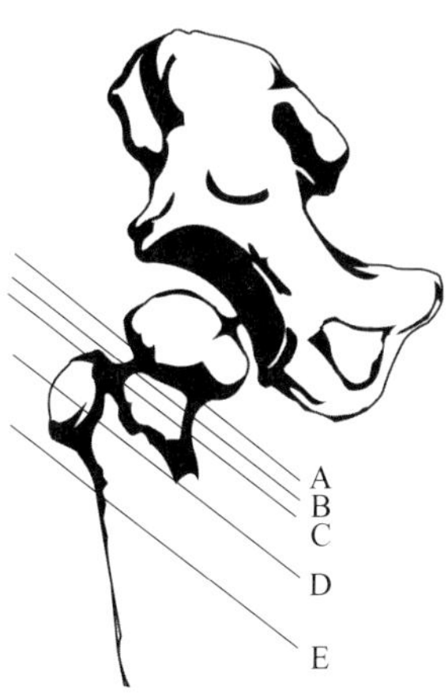

문제해설

07 TTWB(Toe-touch Weight Bearing)

- 균형 제공을 위해 지면에 발가락 닿기만을 허용함
- 서있는 동안 체중의 90%는 아직 정상 다리에 있음
- 환자는 발밑에 계란이 있다는 상상을 하도록 교육 받게 됨

답 1)

08 수술 후 보통 6~8주 정도 목발이나 워커를 사용해 보행한다.

답 1)

09 Intertrochanteric fracture VS Subtrochanteric fractures

- 돌기사이골절(Intertrochanteric fractures)
  - 혈액공급의 영향을 받지 않음
  - 주로 여성에게 일어남(고령층)
  - 직접적인 외상 및 낙상과 같은 돌기(trochanter) 위의 충격이 원인이 됨
  - ORIF(open reduction internal fixation)가 선호됨
- 돌기아래골절(Subtrochanteric fractures)
  - 직접적인 외상이 원인이 됨
    - 낙상, 교통사고 등이 주요 원인
  - 60세 미만에서 가장 많이 발생하는 골절임

답 4)

10

급성기 THR 환자의 수술기법이 'posterolateral approach'이었다면 피해야 하는 자세는?

1) 무릎관절 폄
2) 무릎관절 굽힘
3) 엉덩관절 벌림
4) 엉덩관절 안쪽돌림
5) 엉덩관절 바깥돌림

11

다음 설명에 부합하는 골절의 유형은?

- 60세 이상의 성인에게 주로 발생한다
- 여성에게 더 많이 나타난다
- 골다공증이 있는 경우 약간의 손상이나 회전력에 의해서도 발생한다

1) 엉치뼈 골절
2) 궁둥뼈 골절
3) 돌기사이 골절
4) 돌기아래 골절
5) 넙다리뼈 목 골절

12

다음 보기의 사례들과 같이 ADL 활동을 해야 하는 질환은?

- 긴 손잡이가 있는 구두주걱을 사용한다
- 욕조(tub)에 들어갈 때 측면으로 접근한다
- 바퀴가 달린 카트(cart)를 이용해 물건을 옮긴다

1) CVA
2) THR
3) HIVD
4) 파킨슨병
5) 헌팅톤병

문제해설

10 THR 접근법과 주의사항

posterolateral approach (뒤가측 접근법)	• 90° 이상의 굽힘 금지(No hip flexion greater than 90°) • 안쪽돌림 금지(No internal rotation) • 모음 금지(No adduction) – 다리 교차(crossing legs or feet) 금지
anterolateral apprach (앞가측 접근법)	• 바깥돌림 금지(No external rotation) • 모음 금지(No adduction) • 폄 금지(No extension)

답 4)

11 보기 설명은 넙다리뼈 목 골절이 가장 대표적인 골절유형으로 돌기사이골절은 직접적인 외상으로 인해 발생하며 돌기아래골절은 젊은 층에 주로 다발한다.

답 5)

12 THR 환자는 엉덩관절의 모음과 굽힘을 피하기 위한 동작이 필요하다.

답 2)

13

이소성골화증(Heterotopic ossification)에 대한 설명으로 옳은 것은?

1) 주로 20세 이하에서 발병한다
2) 손상 후 6개월 이후에 발생한다
3) 대부분 무릎, 발목관절에서 보이며 관절구축을 일으킨다
4) 발생률은 '무릎관절 > 엉덩관절 > 발목관절 > 어깨관절' 순이다
5) 증상은 온열과 부기가 있는 사지, 발열, 관절가동범위 제한 등이다

14

다음 환자가 피해야 하는 하지의 동작은?

- 진단 : Hip fracture
- 수술법 : posterolateral approach
- Hx : 내원 1주 전 TA로 응급실 방문 후 THR 시행 후 현재 재활치료 중

1) 폄
2) 벌림
3) 바깥돌림
4) 안쪽돌림
5) 45도 이상 굽힘

15

다음의 특성을 지닌 골절의 유형은?

- 60세 이상의 여성에게 자주 발생한다
- 뼈엉성증이 있는 경우 약간의 손상이나 회전력에 의해서도 발생한다

1) 정강뼈 골절
2) 종아리뼈 골절
3) 돌기사이 골절
4) 돌기 아래골절
5) 넙다리뼈목 골절

문제해설

13
- 손상 후 1~4개월 후 발생, 대부분 고관절과 견관절에서 보이며 관절구축을 일으킴
- 발생률 : 골반 > 슬관절 > 어깨 > 팔꿈치

답 5)

14 THR

posterolateral approach (뒤가측 접근법)	• 90° 이상의 굽힘 금지(No hip flexion greater than 90°) • 안쪽돌림 금지(No internal rotation) • 모음 금지(No adduction) − 다리 교차(crossing legs or feet) 금지
anterolateral apprach (앞가측 접근법)	• 바깥돌림 금지(No external rotation) • 모음 금지(No adduction) • 폄 금지(No extension)

답 4)

15
- 돌기사이 골절
  - 여성·노인에게 다발, 넙다리뼈 큰돌기와 작은돌기 사이의 골절
  - 외상 또는 큰돌기 위에 직접적으로 힘이 가해졌을 때 발생
  - 관절 주변에서 발생한 골절로 혈액공급에 영향을 주지 않음
- 돌기아래 골절
  - 작은 돌기 아래 부위에서 발생하는 골절
  - 젊은 층에서 다발
- 종아리뼈 골절, 정강뼈골절은 엉덩관절에 포함되지 않음

답 5)

16

다음 사례에 해당하는 체중지지의 제한(weight-bearing restriction)은?

> 오른쪽 정강이 뼈 골절 환자인 김 씨의 주치의는 체중의 90%를 정상 다리에 실을 것을 요구하였다. 단, 서 있는 동안 균형을 위해 지면에 발가락만 닿을 것만을 요구하였다. 발밑에 계란이 있다는 상상을 하라고 이해하기 쉽게 설명해 주었다

1) NWB
2) PWB
3) FWB
4) WBAT
5) TTWB

17

74세 여성은 엉덩관절치환술을 앞가측 접근법으로 받았다. 이 여성이 주의해야할 고관절 움직임은 무엇인가?

1) 30° flexion
2) 90° flexion
3) internal rotation
4) external rotation
5) 25° 이상 abduction

18

다음 중 엉덩관절전치술(THR)의 원인이 되는 문제로 가장 거리가 먼 것은?

1) 낙상
2) 악성종양
3) 전기적 사고
4) 신경종(neuroma)
5) PVD(Peripheral Vascular Disease)

문제해설

16 체중지지의 제한(weight-bearing restriction)

NWB (Non Weight Bearing)	• 손상된 사지에 전혀 체중이 실리지 않음
TTWB (Toe-touch Weight Bearing)	• 균형 제공을 위해 지면에 발가락 닿기만을 허용함 • 서있는 동안 체중의 90%는 아직 정상 다리에 있음 • 환자는 발밑에 계란이 있다는 상상을 하도록 교육받게 됨
PWB (Partial Weight Bearing)	• 체중의 50%가 손상된 다리에 실릴 수 있음
WBAT (Weight Bearing At Tolerance)	• 환자의 판단으로 너무 많은 통증이 발생되지 않을 정도로 다리에 체중을 실을 수 있음
FWB (Full Weight Bearing)	• 골절 부위에 손상이 발생되지 않을 수준으로 100%의 체중을 실을 수 있음

답 5)

17 앞가측 접근법(anterolateral approach)의 주의점

hip external rotation, 90° 이상의 hip flexion, 수술하지 않는 다리위로 다리를 교차하기, 수술한 다리의 adduction이다. THR 이후에 hip을 90°를 넘는 flexion이 금기사항이 된다.

답 4)

18 신경은 말초신경의 불규칙한 덩어리이며, THR의 직접적인 원인은 아니다.

답 4)

19

골절 후 체중을 50%만 손상된 다리에 실을 수 있다고 주치의가 처방하였다면 체중지지(weight-bearing restriction)의 종류는?

1) NWB(Non Weight Bearing)
2) FWB(Full Weight Bearing)
3) PWB(Partial Weight Bearing)
4) TTWB(Toe-touch Weight Bearing)
5) WBAT(Weight Bearing At Tolerance)

20

엉덩관절전치환술(THR) 환자의 일어나기 및 앉기 시 올바른 동작은?

1) 앉을 때는 수술한 다리는 뒤로 뻗는다
2) 일어날 때는 수술하지 않은 다리는 편다
3) 일어날 때는 팔걸이(armrest) 사용은 피한다
4) 앉을 때는 천천히 앉으며 수술한 다리의 굽힘을 유지한다
5) 엉덩관절 굽힘을 방지하기 위해 몸을 앞으로 기울이는 동작은 피한다

21

엉덩관절 수술 후 욕조 출입순서가 바르게 나열된 것은?

> 가. 수술한 다리의 엉덩관절은 펴고 무릎은 구부린다. 이후 다리를 벌려 욕조 안으로 넣는다
> 나. 수술하지 않은 다리로 체중부하를 한다
> 다. 수술한 다리쪽을 욕조 가까이에 위치시키고 나란히 선다
> 라. 욕조에 먼저 넣은 수술한 다리의 무릎을 편다

1) 가–다–나–라
2) 가–라–나–다
3) 나–가–다–라
4) 다–나–가–라
5) 라–가–나–다

문제해설

19 PWB는 체중의 50%를 실을 수 있다. NWB(Non Weight Bearing)의 경우는 체중을 실을 수 없다.

답 3)

20 THR 환자의 앉기

- 수술한 다리를 앞으로 뻗는다.
- 팔걸이(armrest)를 밀며 앉거나 일어난다.
- 천천히 앉으면서 수술한 다리를 신전(extension)시킨다.
- 일어날 때도 수술한 다리를 신전시킨다.

답 5)

21 가. 수술한 다리의 엉덩관절은 펴고 무릎은 구부린다. 이후 다리를 벌려 욕조 안으로 넣는다.
나. 수술하지 않은 다리로 체중부하를 한다.
다. 수술한 다리쪽을 욕조 가까이에 위치시키고 나란히 선다.
라. 욕조에 먼저 넣은 수술한 다리의 무릎을 편다.

답 4)

22

다음 환자에게 가장 유용한 중재는?

5일 전 무릎관절치환술을 받은 60대 후반 여성

1) 바퀴달린 좌식의자
2) 양말 신기 보조기구
3) 높이 조절식 싱크장
4) 벨크로로 여미는 신발
5) 미끄러짐 방지용 욕실 매트

23

THR 환자의 옆으로 눕기(side lying)의 내용으로 옳은 것은?

1) 수술한 다리에 돌림을 허용한다
2) 두 다리의 모음을 항상 유지해야 한다
3) 수술한 쪽으로 눕는 것은 금기사항이다
4) 웨지를 사용하여 올바른 자세를 만들어 준다
5) 건측으로 누워 잘 경우에는 베개를 사용하지 않는다

24

후측방법(posterolateral approach)으로 엉덩관절전치술(THR)을 받은 환자의 변기로 가장 적절한 것은?

1) 일반 변기
2) 차가운 변기
3) 이동식 변기
4) 폭이 넓은 변기
5) 높이가 낮은 변기

25

엉덩관절 골절환자의 일상생활동작에 대한 설명으로 옳은 것은?

1) 가급적 푹신한 의자를 이용한다
2) 변기의자는 앞쪽다리가 뒤쪽다리보다 낮게 한다
3) 욕조에서 옆으로 이동할 때는 무릎을 최대한 편다
4) 자동차에 탑승할 때는 상체와 다리를 따로 움직인다
5) 바지는 수술한 다리를 먼저 리처를 이용하여 벗는다

문제해설

22 무릎의 과도한 굽힘

엉덩관절의 안쪽돌림, 바깥돌림을 제한해야 함. 이러한 불안정한 동작을 제한하기 위해 옷 입는 보조막대, 양말 신기 보조기구, 긴 손잡이가 달린 목욕용 스펀지, 긴 손잡이 신발 주걱, 리처(reacher), 신축성이 있는 신발끈, 다리 올리는 기구, 변기 높임 좌석 및 이동식 변기, 샤워 의자나 벤치 등이 유용함

답 2)

23 THR 환자의 옆으로 눕기(side lying)

- 견딜 수 있다면 수술한 쪽으로 누워 자도록 권장함
- 반대쪽으로 누워 잘 경우 웨지 또는 베개를 이용해야 함
- 두 다리의 벌림을 유지함
- 수술한 다리의 돌림을 방지함

답 4)

24 후측방법(posterolateral approach)을 시행한 환자는 높이와 각도 조절이 가능한 이동형 변기(comodo)가 좋으며, 전측방법을 시행한 환자는 표준형 변기(standard toilet seat)의 사용이 바람직하다.

답 3)

25
- 가급적 딱딱한 의자를 이용한다.
- 욕조에서 옆으로 이동할 때는 무릎을 구부린다.
- 자동차에 탑승할 때는 상체와 다리를 한꺼번에 움직인다.
- 수술한 다리를 나중에 벗어야 한다.

답 2)

26

엉덩관절 골절의 종류와 원인에 대한 설명으로 옳은 것은?

1) 넙다리뼈목골절(femoral neck fractures) : 젊은 층에서 잘 발생함
2) 돌기사이골절(intertrochanteric fractures) : 병적골절이 원인이 됨
3) 돌기아래골절(subtrochanteric fractures) : 노인층에서 가장 많이 발생하는 골절임
4) 돌기사이골절(intertrochanteric fractures) : 치료 시 혈액공급에 가장 많은 영향을 받음
5) 넙다리뼈목골절(femoral neck fractures) : 치료 시 혈액공급 문제로 인한 합병증이 올 수 있음

문제해설

26 intertrochanteric fractures

- 혈액 공급이 영향 받지 않음
- 주로 여성에게 일어남(고령층)
- 직접적인 외상 및 낙상과 같은 전자(trochanter) 위의 힘이 원인
- ORIF(Open Reduction Internal Fixation)가 선호됨

답 5)

엉덩관절 골절(Hip fractures)의 종류

Explanation

1. Femoral Neck Fractures

1) 60세 이상의 성인, 여자에게 더 자주 발생함
2) 골다공증이 있을 경우 약간의 손상이나 돌림력에도 골절이 발생될 수 있음
3) 치료 시 혈액 공급 문제로 인한 합병증이 올 수 있음
4) 골다공증이 있을 경우 금속 고정의 어려움
5) 수술 형태의 결정
   - 탈골(displacement)의 정도 및 대퇴 머리(head)의 혈액 순환 정도를 기초로 해서 결정하게 됨
6) 수술 후
   (1) 1～3일부터 제한된 침상 밖 활동이 가능(의사의 승인 후)
   (2) 보통 6～8주 정도 목발이나 워커 사용

2. Intertrochanteric Fractures

1) 혈액 공급이 영향 받지 않음
2) 주로 여성에게 일어남(고령층)
3) 직접적인 외상 및 낙상과 같은 전자(trochanter) 위의 힘이 원인임
4) ORIF(Open Reduction Internal Fixation)가 선호됨

3. Subtrochanteric Fractures

1) 직접적인 외상이 원인임
   - 낙상, 교통사고 등
2) 60세 미만에서 가장 많이 발생하는 골절임

27

다음 중 엉덩관절 전치술(THR)을 시행하기 어려운 환자는?

1) 재활프로그램에 잘 순응하지 않는 환자
2) 엉덩관절에 통증이 심하게 발생되는 환자
3) 기타 다른 치료가 성공적이지 못했던 환자
4) 일상의 작업수행 회복을 기대할 수 있는 환자
5) THR을 수행할 경우 기능의 향상을 기대할 수 있는 환자

28

무릎관절 전치술(total knee replacement)의 내용으로 옳은 것은?

1) 무릎의 구부림을 제한한다
2) 수술 후 무릎관절 돌림을 허용된다
3) 30° 이상의 엉덩관절 굽힘을 금한다
4) 무릎 지지를 위해 knee immobilizer를 사용한다
5) 수술 후 12주 동안 어떠한 움직임도 허용하지 않는다

문제해설

27 THR을 고려할 수 없는 경우

- 재활 프로그램에 순응하지 않는 경우
- 기능적 향상을 기대하기 어려운 경우

답 1)

28 무릎관절 전치술(total knee replacement, knee joint replacement)

- 일반적으로 관절염, 골절이 있을 때 수행함
- TKR(total knee replacement), TKA (total knee arthroplasty)라고 함
- 무릎 지지(support)를 제공하기 위해 knee immobilizer 사용함
- 제한된 움직임
  - 환자는 수술 후 12주까지 무릎관절의 돌림(rotation)을 피해야 함
  - 구부림(bending)의 제한은 없음
- 치료와 동시에 움직임(mobility)의 발생이 중요함

답 4)

Explanation 무릎관절 전치술(Total knee replacement, Knee joint replacement)

1. 일반적으로 관절염, 골절이 있을 때 수행함
2. TKR(total knee replacement), TKA(total knee arthroplasty)라고 함
3. 무릎 지지(support)를 제공하기 위해 knee immobilizer 사용함
4. 제한된 움직임
   1) 환자는 수술 후 12주까지 무릎관절의 돌림(rotation)을 피해야 함
   2) 구부림(bending)의 제한은 없음
5. 치료와 동시에 움직임(mobility)의 발생이 중요함

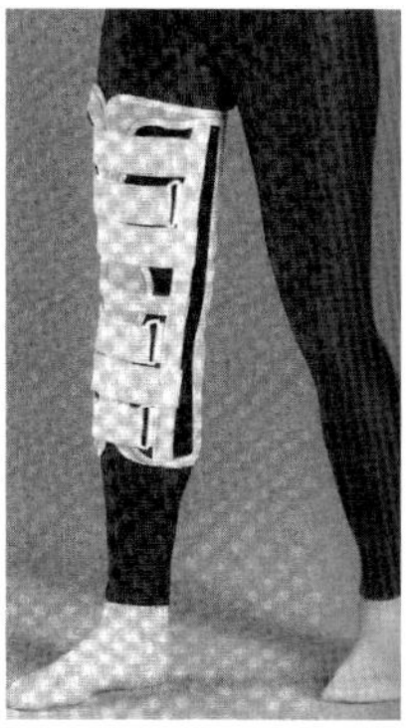

knee immobilizer

29

THR 시행 후 피해야 하는 동작 중 후측방법(posterolateral approach)과 전측방법(anterolateral approach)의 공통적인 동작은?

1) 엉덩관절 모음 2) 엉덩관절 벌림
3) 엉덩관절 안쪽 돌림 4) 엉덩관절 바깥 돌림
5) 엉덩관절 90° 이상 굽힘

30

뒤가측 접근법(posterolateral approach)과 앞가측 접근법(anterolateral approach)으로 THR을 시행한 환자가 공통으로 주의해야 할 자세는?

1) 엉덩관절 폄 2) 엉덩관절 굽힘
3) 엉덩관절 벌림 4) 엉덩관절 모음
5) 엉덩관절 안쪽돌림

31

무릎관절전치술(TKR) 후 사용하는 knee immobilizer의 사용 목적으로 가장 타당한 것은?

1) 무릎 폄을 제한하기 위해
2) 무릎 굽힘을 제한하기 위해
3) 무릎 돌림을 허용하기 위해
4) 무릎 관절에 움직임을 제공하기 위해
5) 수술한 부위의 빠른 상처 회복을 돕기 위해

문제해설

29 THR 시행 후 피해야 하는 동작

- Posterolateral approach(후측 접근법)
  - 90° 이상의 엉덩관절굽힘 금지(No hip flexion greater than 90°)
  - 안쪽돌림의 금지(No internal rotation)
  - 모음의 금지(No adduction) 다리 교차(crossing legs or feet)
- Anterolateral apprach(전측 접근법)
  - 바깥돌림의 금지(No external rotation)
  - 모음의 금지(No adduction)
  - 폄의 금지(No extension)

답 1)

30 THR 시술

- Posterolateral approach(뒤가측 접근법)
  - 90° 이상의 엉덩관절굽힘 금지(No hip flexion greater than 90°)
  - 안쪽돌림의 금지(No internal rotation)
  - 모음의 금지(No adduction) 다리 교차(crossing legs or feet)
- Anterolateral apprach(앞가측 접근법)
  - 바깥돌림의 금지(No external rotation)
  - 모음의 금지(No adduction)
  - 폄의 금지(No extension)

답 4)

31 Knee immobilizer

- 무릎 지지(support) 제공을 위해 knee immobilizer'를 사용함
- 제한된 움직임을 제공함
  - 수술 후 12주까지 무릎관절 돌림(rotation)을 피해야 함
  - 구부림(bending)에 대한 제한은 없음

답 4)

32

3일 전 무릎관절 치환술을 실시한 남성은 합병증 없이 회복하고 있다. 이 남성은 침대에서 욕실로 감독 하에 워커를 이용해 보행했다. 재활단계에 이 남성은 어느 정도의 체중지지가 요구되는가?

1) full weight bearing
2) non weight bearing
3) partial weight bearing
4) toe touch weight bearing
5) weight bearing at tolerance

33

초기 골절 환자의 의학적 관리에 대한 설명으로 옳은 것은?

1) 뼈의 정렬보다는 통증관리가 우선이다
2) 골절의 복구를 위해 ROM 운동이 일반적이다
3) ROM 증진을 위해 어느 정도의 통증은 참아야 한다
4) 초기에는 구축예방을 위해 부동은 바람직하지 않다
5) ORIF(open reduction and internal fixation)에는 핀, 나사, 막대(rod) 등이 사용된다

문제해설

32 무릎관절 치환술이 합병증 없이 잘 되었다면, 환자는 일반적으로 수술한 다리에 weight bearing at tolerance로 훈련할 수 있다.

답 5)

33 ORIF
(open reduction and internal fixation)
- 수술+핀, 나사, 판(plate), 막대(rod)
- 과도한 힘을 예방함

답 5)

골절 환자의 의학적 관리(Medical management)

Explanation

1. 골절치료의 목적

1) 통증의 감소
2) 뼈의 좋은 자세 유지
3) 골절 회복
4) 최상의 기능 회복

2. 골절 복구(reduction)

1) 뼈 조각들을 정상적 정렬로 복구하는 것
2) 폐쇄법(closed procedure)과 개방법(open procedure)이 있음
3) ORIF(open reduction and internal fixation)
   (1) 수술+핀, 나사, 판(plate), 막대(rod)
   (2) 과도한 힘을 예방함

34

후측방법(posterolateral approach)으로 수술한 엉덩관절 전치술(THR) 환자의 옷 입기 동작 시 피해야 하는 엉덩관절의 동작은?

1) 폄, 모음
2) 벌림, 바깥돌림
3) 벌림, 안쪽돌림
4) 굽힘, 바깥돌림
5) 굽힘, 안쪽돌림

문제해설

34 posterolateral approach(후측 방법)
- 제한된 굽힘(flexion)
  - 엉덩관절의 굽힘은 보통 60~190° 사이를 넘지 못함
- 안쪽돌림(IR)과 모음(AD)의 제한

답 5)

THR 접근법

Explanation

1. THR의 두 가지 접근법

1) Anterolateral approach(전측 방법)
   (1) 바깥돌림(ER), 모음(AD), 폄(E)의 불안정
   (2) 6~12주 동안 엉덩관절 움직임의 주의를 요함

2) Posterolateral approach(후측 방법)
   (1) 제한된 굽힘(flexion)
      - 엉덩관절의 굽힘은 보통 60~90° 사이를 넘지 못함
   (2) 안쪽돌림(IR)과 모음(AD)의 제한

2. 주의할 점(hip precaution)

- 근육 및 연부 조직의 회복기 동안 다음의 주의를 지키지 못하면 탈골이 발생될 수 있음

1) Anterolateral apprach
   (1) 바깥돌림의 금지(no external rotation)
   (2) 모음의 금지(no adduction)
   (3) 폄의 금지(no extension)

2) Posterolateral approach
   (1) 90° 이상의 엉덩관절 굽힘 금지(no hip flexion greater than 90°)
   (2) 안쪽돌림의 금지(no internal rotation)
   (3) 모음의 금지(no adduction) : 다리의 교차(crossing leg or feet) 금지

35

THR 환자의 심리적 요소에 대한 설명으로 옳은 것은?

1) 노인의 경우 책임감의 증가가 나타난다
2) 공포, 분노, 신체 이미지 변화, 통증, 우울 등을 경험한다
3) 노인들은 경험이 많으므로 일반적으로 새로운 환경에 잘 적응한다
4) 심리적 문제는 환자 상태의 진전을 막고 독립성을 증가시킨다
5) 노인의 경우 새로운 물건들을 이용하여 방을 꾸며주면 심리적으로 도움이 된다

문제해설

35 노인 환자
- 노화 과정에 따른 특별한 심리적 문제를 지님
- 노년기의 장애
  - 독립성과 자부심(self-sufficiency)에서 멀어지게 만듦
  - 책임감의 회피, 장시간의 슬픔
  - 병원 생활의 연장을 초래함

답 2)

THR 환자의 심리적 요소(Psychological factors)

Explanation

1. 심리적 이슈

1) 전반적인 치료 과정에 중요한 부분이 됨
2) 정형외과 환자들의 심리적 경험
   - 신체 일부분의 질환, 공포, 분노, 신체 이미지 변화, 기능적 능력의 감소, 변형, 통증, 우울 등
3) 심리적 문제는 환자 상태의 진전을 막고 자아상(self image)을 더욱 손상시킴

2. 노인 환자

1) 노화 과정에 따른 특별한 심리적 문제를 지님
2) 노년기의 장애
   (1) 독립성과 자부심(self-sufficiency)에서 멀어지게 만듦
   (2) 책임감의 회피, 장시간의 슬픔
   (3) 병원 생활의 연장을 초래함
   (4) 새로운 환경 적응의 어려움
   (5) 익숙한 물건들, 달력 등을 이용하여 방을 꾸며주는 것이 도움이 됨
      - 사고의 기억을 감소시키는 데 도움이 됨

36

뒤가측 수술법(Posterolateral approach)을 시행한 THR 환자들이 이동식 변기(commode chair)를 사용하는 주된 이유는?

1) 이동을 용이하게 하기 위해
2) 엉덩관절 굽힘을 90로 유지하기 위해
3) 엉덩관절의 과도한 움직임을 막기 위해
4) 푹신한 바닥면을 엉덩관절 주변에 제공하기 위해
5) 팔걸이를 이용해 편안한 자세를 만들어 주기 위해

문제해설

36 코모도 의자(commode chair)

- posterolateral approach를 시행한 환자
  - 높이와 각도를 조절하여 comodo의 앞다리가 뒷다리보다 낮게 만듦
  - 엉덩관절 굽힘(hip flexion) 과도하게 만드는 것 예방
- anterolateral approach를 시행한 환자
  - 표준형 변기(standard toilet seat)를 사용
  - 엉덩관절의 돌림을 피함
    - 일어난 뒤 돌아서 서서 물 내리기를 함

답 3)

37

다음 중 THR 환자에게 추천할 수 있는 적절한 의자는?

1) 흔들의자
2) 낮은 의자
3) 딱딱한 의자
4) 기울어진 의자
5) 팔걸이(armrest)가 없는 의자

37 THR 환자의 의자 추천

- 바닥이 단단하고 팔걸이(armrest)가 있는 것이 추천됨
- 낮은 의자, 푹신한 의자, 기울어진 의자, 흔들의자는 피함

답 3)

38

엉덩관절 전치술(THR) 중 전측방법(anterolateral approach)을 시행한 환자가 주의해야 하는 동작은?

1) 바깥돌림, 모음, 폄
2) 안쪽돌림, 모음, 폄
3) 바깥돌림, 벌림, 폄
4) 바깥돌림, 모음, 굽힘
5) 안쪽돌림, 벌림, 굽힘

38 엉덩관절 전치술 중 anterolateral approach(전측 방법)의 불안정 자세

Anterolateral approach(전측 방법) : 바깥돌림(ER), 모음(AD), 폄(E)의 불안정(6~12주 동안 엉덩관절 움직임의 주의를 요함)

답 1)

Explanation 엉덩관절 전치술 중 Anterolateral approach(전측방법)의 불안정 자세

Anterolateral approach(전측 방법)	Posterolateral approach(후측 방법)
• 바깥돌림(ER), 모음(AD), 폄(E)의 불안정 – 6~12주 동안 엉덩관절 움직임의 주의를 요함	• 제한된 굽힘(flexion) – 엉덩관절의 굽힘은 보통 60~190 사이를 넘지 못함 • 안쪽돌림(IR)과 모음(AD)의 제한

43

THR 환자의 침상 이동에 대한 설명으로 옳은 것은?

1) 두 다리를 가운데로 모은다
2) 엉덩관절의 굽힘을 촉진하는 자세를 취한다
3) 베개를 이용해 자세를 만드는 것은 금기사항이다
4) 수술 받은 다리를 들어올리기 위해 reacher를 사용한다
5) 옆으로 누울 경우 견딜 수 있다면 수술한 쪽으로 누워 자도록 권장한다

문제해설

43 옆으로 누울 경우

- 견딜 수 있다면 수술한 쪽으로 누워 자도록 권장
- 반대쪽으로 누워 잘 경우 웨지 또는 베개를 이용
  - 두 다리가 벌림(AB)되도록
  - 수술한 다리는 돌림을 방지함

답 5)

THR 환자의 침대 이동(Bed mobility)

Explanation

1. 적절한 웨지 또는 베개를 이용

- 바로 누운(supine) 자세에 추천됨

2. 옆으로 누울 경우

1) 견딜 수 있다면 수술한 쪽으로 누워 자도록 권장
2) 반대쪽으로 누워 잘 경우 웨지 또는 베개를 이용
   (1) 두 다리가 벌림(AB)되도록
   (2) 수술한 다리는 돌림을 방지함

3. 침대를 벗어날 때

1) 양쪽 모두 이용하도록 교육
2) 초기에는 수술 받지 않은 쪽으로

4. 초기 침대에 들어가고 나올 때

1) 수술 받은 다리를 들어올리기 위해 leg lifter를 사용
2) 공중에 손잡이를 달아 이동을 도움

44

THR 환자의 샤워실 이용에 필요한 보조도구의 조합으로 타당한 것은?

1) sticker, suction brush, grab bar
2) sticker, mouth stick, shower chair
3) mouth stick, suction brush, grab bar
4) nonskid strip, shower chair, grab bar
5) nonskid strip, rocking knife, shower chair

문제해설

44 THR 환자의 샤워실 보조 도구
- 미끄럼 방지
  - 샤워실 및 욕조(tub)에 nonskid strip 또는 sticker를 붙임
- 샤워시설이 달린 욕조(shower over tub)
  - 환자는 샤워기를 바라보고 욕조와 같은 방향으로 서도록 교육
  - 측면(side)으로 이동 시
    - 워커 및 목발을 이용함
    - 무릎을 구부리지만 엉덩관절은 구부리기 않으면서 옆으로 이동

답 4)

THR 환자의 샤워실(Shower stall) 이용

Explanation

1. 미끄럼 방지

- 샤워실 및 욕조(tub)에 nonskid strip 또는 sticker를 붙임

2. 들어가는 순서

1) 워커(walker)나 목발(crutches)로 다가감
2) 수술한 다리 이동
3) 건측 다리

3. 균형(balance)의 문제가 있을 경우

1) 다리의 높이 조절이 가능한 샤워 의자(shower chair)나 스툴(stool)을 이용함
2) 손잡이(grab bar)의 설치가 필요함

4. 샤워시설이 달린 욕조(shower over tub)

1) 환자는 샤워기를 바라보고 욕조와 같은 방향으로 서도록 교육
2) 측면(side)으로 이동 시
   (1) 워커 및 목발을 이용함
   (2) 무릎을 구부리지만 엉덩관절은 구부리기 않으면서 옆으로 이동

45

다음 중 ORIF(open reduction and internal fixation)에 대한 정의로 옳은 것은?

1) RA 환자의 보조기
2) 척수손상 보조도구
3) THR 환자의 인공관절
4) 골절 후 고정을 위한 방법
5) 힘줄 손상 후 복구하는 수술법

46

다음과 같은 자세를 피해야 하는 환자는?

- 쪼그려 앉기
- 다리 꼬고 앉기
- 엄지발가락을 안쪽으로 돌리는 움직임

1) THR 환자
2) LBP 환자
3) 골다공증 환자
4) 강직성 척추염 환자
5) 무릎 인대손상 환자

47

55세 여성은 엉덩관절 전치술을 시행한 환자이다. 이 여성의 수술법이 전측방법(anterolateral approach)이였다면 사용해야할 변기의 종류 및 사용법으로 가장 적절한 것은?

1) 높이가 낮은 변기이며, 엉덩관절의 폄을 피한다
2) 표준형 변기이며, 엉덩관절의 돌림을 최대한 피하도록 한다
3) 반드시 이동식 변기(comode)를 사용하며, 엉덩관절의 굽힘을 피한다
4) 높이가 높은 변기이며, 엉덩관절의 굽힘이 전혀 일어나지 않도록 한다
5) 변기의 종류와 높이는 관계없지만 반드시 엉덩관절의 굽힘은 피해야 한다

문제해설

45 ORIF(open reduction and internal fixation)

- 핀, 나사, 판(plate), 막대(rod) 등을 사용한 수술적 방법
- 과도한 힘이 걸리는 것을 예방할 수 있음

답 4)

46 고관절 전치환술 환자는 수술 후 고관절 탈구를 방지하기 위해 고관절을 90도 이상 구부리지 않아야 하고 다리를 꼬지 않고(고관절 내전) 엄지발가락이 안으로(고관절 내회전) 돌아가지 않도록 하는 것이 중요하다.

답 1)

47 THR

후측방법과 달리 전측방법은 어느 정도의 굽힘이 허용되므로 표준형 변기를 사용한다. 폄과 돌림동작이 금기 자세이다.

답 2)

48

다음 중 THR을 시행한 환자를 위한 보조도구로 가장 타당한 것은?

1) 낮은 변기
2) 피자칼(pizza cutter)
3) dressing stick
4) 짧은 손잡이의 구두주걱
5) 굵은 손잡이의 숟가락

49

다음 중 THR의 원인이 되는 '돌기 밑 골절(Subtrochanteric fracture)'의 특징으로 옳은 것은?

1) 직접적인 외상이 원인이다
2) 골다공증이 주요 원인이다
3) 여성에게 가장 많이 발생한다
4) 노인에게 가장 많이 발생한다
5) 혈액공급의 문제가 가장 많이 발생하는 골절이다

문제해설

48 굵은 손잡이의 숟가락은 근력이 약한 환자 또는 LOM이 있는 환자에게 주로 적용한다. 또한 RA와 같이 손에 염증이 있는 경우에도 적용할 수 있다.

답 3)

49 해설내용 참조

답 1)

엉덩관절의 골절의 종류

Explanation

Femoral neck fractures	• 60세 이상의 성인 및 여성에게 호발함 • 골다공증이 있는 경우 약간의 손상이나 돌림장력에도 골절이 쉽게 발생될 수 있음 • 치료 시 혈액공급 문제로 인한 합병증이 나타날 수 있음 • 골다공증이 있는 경우 금속의 고정이 어려움 • 수술 형태의 결정 - 탈골(displacement) 정도 및 대퇴 머리(head)의 혈액순환 정도를 기초로 결정됨 • 수술 후 움직임 - 수술 후 1~3일부터 제한된 침상 밖 활동이 가능함(의사의 승인 후) - 보통 수술 후 6~8주 동안 목발이나 워커를 사용하게 됨
Intertrochanteric fractures	• 혈액공급의 영향을 받지 않음 • 주로 여성에게 일어남(고령층) • 직접적인 외상 및 낙상과 같은 전자(trochanter) 위의 충격이 원인이 됨 • ORIF(open reduction internal fixation)가 선호됨
Subtrochanteric fractures	• 직접적인 외상이 원인이 됨 - 낙상, 교통사고 등이 주요 원인 • 60세 미만에서 가장 많이 발생하는 골절임

50

넓적다리뼈에 골절이 있는 30대 남성에게 주치의는 바닥에 발가락만 닿게 할 것을 요구하였다. 서 있는 동안 정상쪽 다리에 90% 정도의 체중을 실어야 하며, 골절이 있는 다리에는 마치 계란을 밟고 있다는 상상을 하라고 주문하였다. 이 남성의 체중지지 제한 등급은?

1) NWB
2) PWB
3) FWB
4) WBAT
5) TTWB

51

골절 후 처방되는 체중지지제한 중 WBAT에 대한 정의로 옳은 것은?

1) 손상된 사지에 체중지지가 전혀 없다
2) 정상 다리에 90%의 체중지지가 있다
3) 손상된 다리에 50%의 체중지지가 있다
4) 어떤 제한도 없이 100%의 체중지지가 가능하다
5) 통증이 발생되지 않을 수준으로 100%의 체중지지가 가능하다

52

체중지지제한(weight bearing restriction) 중 TTWB(toe touch weight bearing)를 올바르게 정의한 것은?

1) 손상된 다리에 1%의 체중을 싣는다
2) 체중의 50% 정도를 손상된 다리에 실을 수 있다
3) 서 있는 동안 정상쪽 다리에 90%의 체중지지가 가능하다
4) 환자가 판단해서 통증이 발생되지 않는 범위 내에서 체중을 실을 수 있다
5) 균형 제공을 위해 발바닥 전체가 지면에 닿을 수 있는 수준으로 체중지지가 가능하다

문제해설

50
- 등급
  - NWB(Non Weight Bearing)
  - TTWB(Toe-touch Weight Bearing)
  - PWB(Partial Weight Bearing)
  - WBAT(Weight Bearing At Tolerance)
  - FWB(Full Weight Bearing)
- TTWB(Toe-touch Weight Bearing)
  - 균형 제공을 위해 지면에 발가락 닿기만을 허용함
  - 서있는 동안 체중의 90%는 아직 정상 다리에 있음
  - 환자는 발밑에 계란이 있다는 상상을 하도록 교육 받게 됨

답 5)

51 해설내용 참조

답 5)

52 해설내용 참조

답 3)

53

넙다리뼈에 골절이 있는 K씨는 현재 보행 시 체중의 50% 정도를 손상된 다리에 실을 수 있다고 한다. K씨의 체중지지제한 등급에 해당하는 것은?

1) NWB
2) PWB
3) FWB
4) TTWB
5) WBAT

54

골절부위에 손상이 발생되지 않을 정도로 100% 수준의 체중을 실을 수 있는 단계는?

1) NWB
2) FWB
3) PWB
4) TTWB
5) WBAT

문제해설

53 해설내용 참조

답 2)

54 해설내용 참조

답 2)

체중지지의 제한(Weight-bearing restriction)

Explanation

NWB(Non Weight Bearing)	• 손상된 사지에 전혀 체중이 실리지 않음
TTWB(Toe-touch Weight Bearing)	• 균형 제공을 위해 지면에 발가락 닿기만을 허용함 • 서있는 동안 체중의 90%는 아직 정상 다리에 있음 • 환자는 발밑에 계란이 있다는 상상을 하도록 교육 받게 됨
PWB(Partial Weight Bearing)	• 체중의 50%가 손상된 다리에 실릴 수 있음
WBAT(Weight Bearing At Tolerance)	• 환자의 판단으로 너무 많은 통증이 발생되지 않을 정도로 다리에 체중을 실을 수 있음
FWB(Full Weight Bearing)	• 골절 부위에 손상이 발생되지 않을 수준으로 100%의 체중을 실을 수 있음

55

THR 환자의 자동차 타기의 내용으로 옳은 것은?

1) 움푹 들어간 시트가 좋다
2) 벤치 같은 시트는 피해야 한다
3) 수술한 다리를 폄시키며 앉는다
4) 무릎과 엉덩관절을 굽힘하여 앉는다
5) 자가용의 앞좌석보다는 뒷자석이 선호된다

56

THR 환자의 가사활동에 대한 내용으로 옳은 것은?

1) 카트의 사용을 피해야 한다
2) 초기에는 가사일이 도움이 된다
3) 워커에 바구니를 달아서 사용하는 것이 좋다
4) 허리에 착용하는 가방보다는 손으로 들어 나르는 것이 좋다
5) 초기에 진공청소기로 청소하기는 바람직한 활동이다

문제해설

55 THR 환자의 자동차(car) 타기

- 작은 차와 음푹 들어간 의자는 피해야 함
  - 벤치(bench) 같은 시트가 추천됨
- 앉기 순서
  - 앞좌석 의자 뒤로 밀기 : 앞좌석을 사용하기 위해
  - 단단한 부분 잡기
  - 수술한 다리 뻗기
  - 천천히 앉기
  - 등을 뒤로 기댐
  - 엉덩이로 미끄러져서 운전석으로 들어가기
  - 상지와 하지를 하나처럼 움직여 앞쪽으로 향하기

답 3)

56 물건을 옮기는 방법

- 큰 주머니가 있는 앞치마의 이용
- 카트(cart)의 사용
- 워커에 바구니를 달아서 사용
- 허리에 착용하는 가방(fanny pack)을 이용

답 3)

Explanation THR 환자의 가사일(Homemaking)

1. 진공청소기로 청소하기, 들어올리기, 잠자리(침대) 준비하기와 같은 힘든 가사일(heavy housework)
   - 초기에는 피해야 함
2. 물건을 옮기는 방법
   1) 큰 주머니가 있는 앞치마의 이용
   2) 카트(cart)의 사용
   3) 워커에 바구니를 달아서 사용
   4) 허리에 착용하는 가방(fanny pack)을 이용

57

다음과 같은 자세를 피해야 하는 환자로 타당한 것은?

- 쪼그려 앉기
- 다리 꼬고 앉기
- 엄지발가락 안쪽으로 돌리기

1) 요통 환자
2) 골다공증 환자
3) 강직성 척추염 환자
4) 무릎 인대손상 환자
5) 엉덩관절 전치환술 환자

58

THR 환자의 침상 활동의 사례로 옳은 것은?

1) 바로 누운 자세에서 쐐기를 이용한다
2) 수술한 쪽으로 눕는 것을 피해야 한다
3) 침대에 올라갈 때 dressing stick을 사용한다
4) 바로 누운 자세에서는 베개를 사용하지 않는다
5) 옆으로 누울 경우 베개를 이용한 눕기는 피해야 한다

문제해설

57 고관절 전치환술 환자는 수술 후 고관절 탈구를 방지하기 위해 고관절을 90도 이상 구부리지 않아야 하고 다리를 꼬지 않고(고관절 내전) 엄지발가락이 안으로(고관절 내회전) 돌아가지 않도록 하는 것이 중요하다.

답 5)

58 해설내용 참조

답 1)

THR 환자의 침대 이동(Bed mobility)

Explanation

1. THR 환자의 침대 이동(bed mobility)

1) 적절한 웨지 또는 베개를 이용
   - 바로 누운(supine) 자세에 추천
2) 옆으로 누울 경우
   (1) 견딜 수 있다면 수술한 쪽으로 누워 자도록 권장
   (2) 반대쪽으로 누워 잘 경우 웨지 또는 베개를 이용
3) 초기 침대에 들어가고 나올 때
   - 수술 받은 다리를 들어올리기 위해 leg lifter를 사용

59

THR의 종류 중 앞가측법을 시행한 환자가 금해야 하는 동작은?

1) 엉덩관절 벌림
2) 양 다리의 굽힘
3) 엉덩관절 안쪽 돌림
4) 엉덩관절 바깥 돌림
5) 90° 이상의 엉덩관절 굽힘

60

엉덩관절 수술 후 중재 방법으로 옳은 것은?

1) 수술 후 엉덩관절 모음은 가능하다
2) 변기, 침상, 의자는 높이를 낮게 변형한다
3) 차안에 들어갈 때 수술 받은 쪽 다리를 먼저 넣는다
4) 초기 체중 부하 운동 시작 시 보조도구는 지팡이를 사용한다
5) 손잡이가 긴 보조도구는 허리를 숙이지 않도록 하기 위한 도구이다

61

THR의 시술 중 뒤가측접근법(posterolateral approach) 환자의 일상생활 활동의 사례로 타당한 것은?

1) 높이가 낮은 변기를 사용한다
2) 요리 활동 시 엉덩관절의 폄을 금한다
3) 목욕 시 엉덩관절의 바깥 돌림을 피한다
4) 침상에서 다리의 교차를 막기 위해 쐐기를 사용한다
5) 의자에서 일어날 때 양손으로 허벅지를 밀면서 일어난다

문제해설

59 THR

- Posterolateral approach(후측 접근법)
  - 90° 이상의 엉덩관절굽힘 금지(No hip flexion greater than 90°)
  - 안쪽돌림의 금지(No internal rotation)
  - 모음의 금지(No adduction) 다리 교차(crossing legs or feet)
- Anterolateral apprach(전측 접근법)
  - 바깥돌림의 금지(No external rotation)
  - 모음의 금지(No adduction)
  - 폄의 금지(No extension)

답 4)

60 1) 수술 후 엉덩관절 모음은 금기
2) 변기, 침상, 의자는 높이를 높게 변형한다.
3) 차안에 들어갈 때 건측 다리를 먼저 넣는다.
4) 초기 체중 부하 운동 시작 시 보조도구는 보행기를 사용한다.

답 5)

61 해설내용 참조

답 4)

62

THR 접근법인 후측방법(posterolateral approach)과 전측방법(anterolateral approach)으로 수술한 환자들이 공통으로 피해야 동작은?

1) 엉덩관절의 굽힘
2) 엉덩관절의 모음
3) 엉덩관절의 안쪽돌림
4) 엉덩관절의 굽힘과 폄
5) 엉덩절의 모음과 벌림

문제해설

62 해설내용 참조

답 2)

63

전측방법(anterolateral approach)과 후측방법(posterolateral approach)으로 THR을 시행한 환자들이 공통적으로 피해야 할 동작은?

1) 엉덩관절 폄
2) 엉덩관절 모음
3) 엉덩관절 굽힘
4) 엉덩관절 벌림
5) 엉덩관절 안쪽돌림

63 해설내용 참조

답 2)

Explanation

THR 환자가 피해야 하는 자세

posterolateral approach (후측방 접근법)	• 90° 이상의 굽힘 금지(No hip flexion greater than 90°) • 안쪽돌림 금지(No internal rotation) • 모음 금지(No adduction) : 다리 교차(crossing legs or feet) 금지
anterolateral approach (전측방 접근법)	• 바깥돌림 금지(No external rotation) • 모음 금지(No adduction) • 폄 금지(No extension)

64

TBI 환자의 휠체어 사용 시 하지의 자세로 옳은 것은?

1) 모음을 위해 쐐기(wedge)를 사용한다
2) 엉덩관절의 안쪽돌림 자세를 유지한다
3) 허벅지 양 측면에 폼 패드(foam pad)를 적용한다
4) 하지의 벌림를 감소시키기 위해 쐐기를 적용한다
5) 무릎관절의 자세는 항상 80° 굽힘을 유지해야 한다

65

THR을 뒤가측법(Posterolateral approach)을 이용해 실시한 환자가 피해야 하는 동작은?

1) 엉덩관절 폄
2) 엉덩관절 모음
3) 엉덩관절 바깥돌림
4) 90° 이하의 엉덩관절 굽힘
5) 90° 이상의 무릎관절 굽힘

66

다음 사례의 체중지지제한은?

> 주치의는 골절 환자인 김씨에게 체중지지 교육을 하고 있다.
> "내일부터는 지면에 발가락 닿기를 시작할 예정입니다. 서있는 동안 체중의 90%는 정상 다리에 있어야 합니다. 그리고 다치신 다리는 계란이 발아래 하나 있다고 상상하시고 약간의 체중만 지지하셔야 합니다. 아시겠죠?"

1) NWB
2) PWB
3) FWB
4) TTWB
5) WBAT

문제해설

64 1) 벌림 쐐기(abductor wedge)를 사용한다.
2) 엉덩관절(hip)의 모음(hip adduction)과 안쪽돌림(IR)을 감소시킨다.
4) 허벅지(thigh) 측면에 폼 패드(foam pad)를 적용하여 하지의 벌림(abduction)을 감소시킨다.
5) 무릎관의 자세는 90° 굽힘을 유지한다.

답 3)

65 THR 주의할 동작

- Posterolateral approach(뒤가측 접근법)
  - 90° 이상의 엉덩관절굽힘 금지(No hip flexion greater than 90°)
  - 안쪽돌림의 금지(No internal rotation)
  - 모음의 금지(No adduction) 다리 교차(crossing legs or feet)
- Anterolateral apprach(앞가측 접근법)
  - 바깥돌림의 금지(No external rotation)
  - 모음의 금지(No adduction)
  - 폄의 금지(No extension)

답 2)

66 체중지지의 제한(weight-bearing restriction)

- NWB(Non Weight Bearing) : 손상된 사지에 전혀 체중이 실리지 않음
- TTWB(Toe-touch Weight Bearing) : 균형 제공을 위해 지면에 발가락 닿기만을 허용함, 서있는 동안 체중의 90%는 아직 정상 다리에 있음, 환자는 발밑에 계란이 있다는 상상을 하도록 교육 받게 됨
- PWB(Partial Weight Bearing) : 체중의 50%가 손상된 다리에 실릴 수 있음
- WBAT(Weight Bearing At Tolerance) : 환자의 판단으로 너무 많은 통증이 발생되지 않을 정도로 다리에 체중을 실을 수 있음
- FWB(Full Weight Bearing) : 골절 부위에 손상이 발생되지 않을 수준으로 100%의 체중을 실을 수 있음

답 4)

67

20대 남성은 자신의 판단으로 너무 많은 통증이 발생되지 않을 정도로 자신의 다리에 체중을 실을 수 있다. 이 남성의 체중지지 제한은?

1) NWB 2) PWB
3) FWB 4) WBAT
5) TTWB

68

뒤가측 접근법(posterolateral approach)으로 THR을 수행한 환자에게 적절한 교육은?

1) 엉덩관절 폄을 금한다 2) 무릎관절 폄을 금한다
3) 양 다리 교차를 금한다 4) 무릎관절 굽힘을 금한다
5) 엉덩관절 바깥돌림을 금한다

69

THR 중 앞가측 접근법(anterolateral approach) 시행 후 주의해야 할 자세로 옳은 것은?

1) 엉덩관절 벌림 2) 엉덩관절 바깥돌림
3) 엉덩관절 안쪽돌림 4) 엉덩관절 90° 이상의 굽힘
5) 무릎관절과 엉덩관절의 동시 굽힘

문제해설

67 체중지지의 제한(weight-bearing restriction)

- NWB(Non Weight Bearing) : 손상된 사지에 전혀 체중이 실리지 않음
- TTWB(Toe-touch Weight Bearing)
  - 균형 제공을 위해 지면에 발가락 닿기만을 허용함
  - 서있는 동안 체중의 90%는 아직 정상 다리에 있음
  - 환자는 발밑에 계란이 있다는 상상을 하도록 교육 받게 됨
- PWB(Partial Weight Bearing) : 체중의 50%가 손상된 다리에 실릴 수 있음
- WBAT(Weight Bearing At Tolerance) : 환자의 판단으로 너무 많은 통증이 발생되지 않을 정도로 다리에 체중을 실을 수 있음
- FWB(Full Weight Bearing) : 골절 부위에 손상이 발생되지 않을 수준으로 100%의 체중을 실을 수 있음

답 4)

68 수술 후 주의점(hip precaution)

- posterolateral approach(뒤가측 접근법)
  - 90° 이상의 굽힘 금지(No hip flexion greater than 90°)
  - 안쪽돌림 금지(No internal rotation)
  - 모음 금지(No adduction) : 다리 교차(crossing legs or feet) 금지
- anterolateral apprach(앞가측 접근법) : 바깥돌림 금지(No external rotation), 모음 금지(No adduction), 폄 금지(No extension)

답 3)

69 THR 접근법

- posterolateral approach(뒤가측 접근법)
  - 90° 이상의 굽힘 금지(No hip flexion greater than 90°)
  - 안쪽돌림 금지(No internal rotation)
  - 모음 금지(No adduction) : 다리 교차(crossing legs or feet) 금지
- anterolateral apprach(앞가측 접근법)
  - 바깥돌림 금지(No external rotation)
  - 모음 금지(No adduction)
  - 폄 금지(No extension)

답 2)

70

엉덩관절대치술 환자의 보상방법에 대한 설명으로 옳은 것은?

1) 변기의 높이를 낮게 한다
2) 바지를 입을 때는 리처를 사용한다
3) 욕실에 미끄럼 방지 매트를 제거한다
4) 의자 등받이에 푹신한 쿠션을 부착한다
5) 발을 닦을 때에는 손잡이가 없는 목욕 스펀지를 사용한다

71

무릎관절전치술(TKR) 시행 후 무릎에 착용하는 knee immobilizer의 사용목적으로 타당한 것은?

1) 무릎관절의 폄 방지
2) 무릎관절의 굽힘 방지
3) 무릎관절의 돌림 방지
4) 무릎관절의 측면 굽힘 방지
5) 무릎관절의 완전한 고정 유지

72

체중지지의 제한 중 PWB(Partial Weight Bearing)일 경우 손상된 다리에 어느 정도의 체중을 실을 수 있는가?

1) 약 10%
2) 약 30%
3) 약 50%
4) 약 80%
5) 통증이 발생되지 않는 수준

문제해설

70 의자 등받이에는 단단한 쿠션을 부착해야 고관절의 굽힘을 방지할 수 있다.

답 2)

71 Knee immobilizer

- 무릎 지지(support) 제공을 위해 knee immobilizer를 사용하여 제한된 움직임을 제공함
  - 수술 후 12주까지 무릎관절 돌림(rotation)을 피해야 함
  - 구부림(bending)에 대한 제한은 없음

답 3)

72 체중지지의 제한(weight-bearing restriction)

NWB (Non Weight Bearing)	• 손상된 사지에 전혀 체중이 실리지 않음
TTWB (Toe-touch Weight Bearing)	• 균형 제공을 위해 지면에 발가락 닿기만을 허용함 • 서있는 동안 체중의 90%는 아직 정상 다리에 있음 • 환자는 발밑에 계란이 있다는 상상을 하도록 교육받게 됨
PWB (Partial Weight Bearing)	• 체중의 50%가 손상된 다리에 실릴 수 있음
WBAT (Weight Bearing At Tolerance)	• 환자의 판단으로 너무 많은 통증이 발생되지 않을 정도로 다리에 체중을 실을 수 있음
FWB (Full Weight Bearing)	• 골절 부위에 손상이 발생되지 않을 수준으로 100%의 체중을 실을 수 있음

답 3)

73

THR에 대한 설명으로 옳은 것은?

1) 돌기아래골절은 노인층에서 다발한다
2) 넙다리뼈 목 골절은 60세 남성에게 다발한다
3) 넙다리뼈 목 골절은 골다공증에 의해 발생한다
4) 넙다리뼈 목 골절은 타박상에 의해서 발생한다
5) 돌기아래골절은 혈관성 질환에 의해 주로 발생한다

74

주치의는 하지 골절환자인 30대 남성에게 손상된 다리에 체중의 50%만 실을 것을 요구하였다면 이 남성의 체중지지제한은?

1) NWB
2) PWB
3) FWB
4) WBAT
5) TTWB

문제해설

73 1) 돌기아래골절은 젊은 층에서 다발한다.
2) 넙다리뼈 목 골절은 60세 여성에게 다발한다.
4) 넙다리뼈 목 골절은 회전력에 의해서 발생한다.
5) 돌기아래골절은 직접적인 외상에 의해 발생한다.

답 3)

74 해설내용 참조

답 2)

체중지지의 제한(weight-bearing restriction)

Explanation

NWB (Non Weight Bearing)	• 손상된 사지에 전혀 체중이 실리지 않음
TTWB (Toe-touch Weight Bearing)	• 균형 제공을 위해 지면에 발가락 닿기만을 허용함 • 서있는 동안 체중의 90%는 아직 정상 다리에 있음 • 환자는 발밑에 계란이 있다는 상상을 하도록 교육 받게 됨
PWB(Partial Weight Bearing)	• 체중의 50%가 손상된 다리에 실릴 수 있음
WBAT (Weight Bearing At Tolerance)	• 환자의 판단으로 너무 많은 통증이 발생되지 않을 정도로 다리에 체중을 실을 수 있음
FWB(Full Weight Bearing)	• 골절 부위에 손상이 발생되지 않을 수준으로 100%의 체중을 실을 수 있음

75

낙상 발생의 위험성이 있는 편마비 환자의 가옥 변경에 대한 내용으로 옳은 것은?

1) 의자의 팔걸이를 제거한다
2) 목욕탕에 샤워벤치를 추천한다
3) 바닥이 좁은 지팡이를 추천한다
4) 침대대신 온돌 바닥에서의 생활을 추천한다
5) 낙상 사고에 대비해 거실에 푹신한 매트를 설치한다

76

엉덩관절 전치술(THR)을 실시한 50대 여성에게 주치의는 50% 이상의 체중을 통증이 발생되지 않을 정도로 수술한 다리에 실을 수 있다고 교육했다. 이 여성의 체중지지 제한 수준은?

1) NWB
2) FWB
3) PWB
4) TTWB
5) WBAT

77

골절 환자가 '자신의 체중을 50% 정도 손상된 다리에 실을 수 있는 체중지지제한'에 해당하는 등급은?

1) NWB
2) PWB
3) FWB
4) WBAT
5) TTWB

78

하지 골절 후 체중의 50% 정도를 손상된 다리에 실을 수 있는 체중지지제한 등급은?

1) FWB
2) NWB
3) PWB
4) TTWB
5) WBAT

문제해설

75
- 팔걸이가 있는 의자를 추천한다. 바닥이 넓은 지팡이가 더 유리하다. 침대가 온돌보다 더 유리하다.
- 낙상 사고 예방을 위해 거실에 매트나 러그 등을 제거한다.

답 2)

76 해설내용 참조

답 3)

77 해설내용 참조

답 2)

78 해설내용 참조

답 3)

79

하지 골절환자에게 주치의는 WBAT 수준의 체중지지를 허락하였다. 적용으로 옳은 것은?

1) 체중을 전혀 실지 않는다
2) 지면에 발가락 닿기만 한다
3) 양쪽 하지에 5 : 5 체중지지를 실시한다
4) 통증이 발생되지 않는 범위에서 체중을 지지한다
5) 손상이 발생하지 않는 수준으로 100% 수준의 체중지지를 실시한다

80

왼쪽 하지에 골절을 입은 20대 K씨는 수술한 다리에 통증이 발생되지 않을 정도로 체중을 실을 수 있다. K씨 스스로 판단해 통증이 발생하지 않을 정도로 체중을 싣고 있다면 어떤 종류의 체중지지 제한인가?

1) FWB
2) PWB
3) NWB
4) TTWB
5) WBAT

문제해설

79 해설내용 참조

답 4)

80 해설내용 참조

답 5)

체중지지의 제한(Weight-bearing restriction)

Explanation

NWB(Non Weight Bearing)	• 손상된 사지에 전혀 체중이 실리지 않음
TTWB(Toe-touch Weight Bearing)	• 균형 제공을 위해 지면에 발가락 닿기만을 허용함 • 서있는 동안 체중의 90%는 아직 정상 다리에 있음 • 환자는 발밑에 계란이 있다는 상상을 하도록 교육 받게 됨
PWB(Partial Weight Bearing)	• 체중의 50%가 손상된 다리에 실릴 수 있음
WBAT(Weight Bearing At Tolerance)	• 환자의 판단으로 너무 많은 통증이 발생되지 않을 정도로 다리에 체중을 실을 수 있음
FWB(Full Weight Bearing)	• 골절 부위에 손상이 발생되지 않을 수준으로 100%의 체중을 실을 수 있음

81

여성인 56세 K씨는 쐐기(wedge)를 다리 사이에 넣고 누워있다. 그녀의 주치의는 가능한 수술한 쪽으로 누워있을 것을 권하였다. 이 여성은 leg lifter를 자주 사용하며, 주변에 설치된 손잡이를 사용하고 있다. 예상되는 여성의 질환으로 타당한 것은?

1) SCI
2) TBI
3) THR
4) TKR
5) HIVD

문제해설

81 해설내용 참조

답 3)

THR 환자의 침상 활동

Explanation

웨지 또는 베개의 사용	• 바로 누운(supine) 자세에서 추천됨
옆으로 누울 경우(side lying)	• 견딜 수 있다면 수술한 쪽으로 누워 자도록 권장함 • 반대쪽으로 누워 잘 경우 웨지 또는 베개를 이용해야 함 - 두 다리의 벌림(abduction)을 유지함 - 수술한 다리의 돌림을 방지함
침대를 벗어날 때	• 신체의 양쪽 모두를 사용할 수 있도록 교육함 • 초기에는 수술 받지 않은 쪽으로만 사용할 것을 권장함
초기 침대에 들어가기	• 수술 받은 다리를 들어올리기 위해 leg lifter를 사용함 • 공중에 손잡이를 달아 이동을 도울 수 있음

4

C·H·A·P·T·E·R

요 통
(LBP : low back pain)

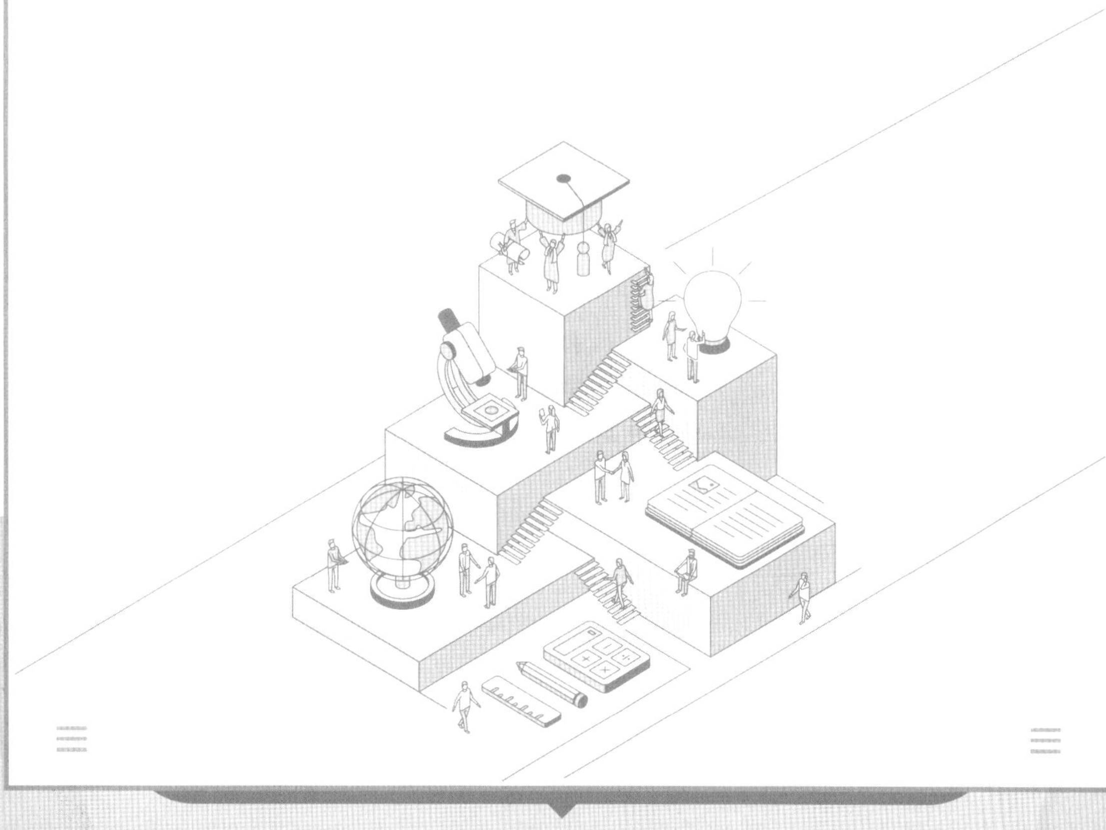

09

요통 환자의 운동에 대한 설명으로 옳은 것은?

1) 통증을 느끼며 운동을 시작한다
2) 요통이 있는 환자는 운동을 금한다
3) 운동 시 통증을 이기며 수행해야 한다
4) 모두 비슷한 내용으로 디자인 되어야 한다
5) 빠르고, 부드러우며, 점진적으로 운동을 실시한다

10

요통환자의 가사 활동 중 아기 목욕시키기 방법으로 옳은 것은?

1) 성인용 욕조에서 함께 목욕한다
2) 일반 아동용 욕조를 이용하여 씻긴다
3) 가능한 작은 욕조를 바닥에 놓고 목욕시킨다
4) 씽크대에 물을 받아서 높은 곳에서 목욕시킨다
5) 아동을 탕에서 들어 올릴 때 아동과 보호자의 거리는 한 뼘 정도 떨어진다

11

급성 요통 환자인 K씨의 운동 방법을 지도해야 한다. 지도 내용으로 가장 타당한 것은?

1) 급성인 경우라도 운동을 금하지 않는다
2) 모든 운동은 통증이 없는 범위 내에서 실시해야 한다
3) 통증이 줄어든 후에라도 1개월 동안 운동은 피해야 한다
4) 가능한 느리고 부드럽게 통증을 이겨가며 운동을 해야 한다
5) 통증이 사라진 후에는 빠르고 강한 운동으로 허리를 강화해야 한다

문제해설

09 요통 환자의 운동

- 요통 환자는 운동을 금함
  - 증상을 악화시키고 문제(disability)를 장기화시킴
- 통증이 조절된 후 운동을 시작할 수 있음
  - 느리고, 부드러우며, 점진적인 운동
  - 개인마다 적절한 내용으로 디자인 되어야 함
  - 운동은 통증 없이 범위 내에서 수행해야 함

답 2)

10 요통환자의 아이 다루기

- 아기를 다룰 때 갑작스런 움직임은 통증을 증가시키며 치료를 방해함
- 높이 조절이 가능한 테이블이나 높은 면의 테이블이 추천됨
- 아기 목욕시키기
  - 부엌의 싱크대를 이용하거나, 높은 곳에 욕조를 올려서 수행함
- 자동차 시트에 아기 앉히기
  - 아기를 들기 전 아기를 세우거나 앉혀서 드는 것이 바람직함
    → 특히 나이가 많은 아동일수록 더욱 추천됨
  - 엄마와 아기와의 거리를 최소화해야 함
    → 앞으로 구부리는 것을 줄여줌
    → 차에 아이를 넣을 때 허리를 곧게 유지해야 함

답 4)

11 요통 환자의 운동

- 운동
  - 요통 환자는 운동을 금함
    - 증상을 악화시키고 문제(disability)를 장기화시킴
  - 통증이 조절된 후 운동을 시작할 수 있음
  - 느리고, 부드러우며, 점진적인 운동
    - 개인마다 적절한 내용으로 디자인 되어야 함
    - 운동은 통증 없이 범위 내에서 수행해야 함
- 유산소(aerobic) 운동과 근력 운동
  - 통증 감소가 성취되고 증상 조절(control)이 시작될 때 실시함
    - 운동은 매우 보존적(conservative)이어야 함
    - 부드럽게 등급화시켜 나아가야 함
    - 너무 급진적인 운동은 요통의 재발생을 초래함

답 2)

12

다음은 요통환자 평가에 대한 설명이다. 사용된 검사는?

- 양쪽 발꿈치를 감싸 들고 한쪽 다리를 들어 올리도록 했을 때 반대편 다리의 내려누르는 힘을 느낀다
- 피검자의 통증에 대해 꾀병 여부를 확인하기 위한 검사이다

1) 후버검사
2) 건측하지 검사
3) 맥버니 검사
4) 하지폄거상 검사
5) 게르니히 검사

13

급성 요통 환자인 20대 남성에게 필요한 휴식의 양으로 가장 적당한 것은?

1) 가능한 휴식 시간은 주지 않는다
2) 가능한 24시간 침상에서 휴식한다
3) 서서 30~50분 정도로 1일 10회 이상 휴식한다
4) 누워서 10~20분 정도로 1일 3회 이상 휴식한다
5) 앉아서 10~20분 정도로 1일 3회 이상 휴식한다

14

요통 환자의 들기(lift) 방법으로 옳은 것은?

1) 등을 약간 굽히고 다리를 이용한다
2) 허리 대신 무릎의 사용을 최대로 한다
3) 하지의 사용 없이 팔만을 사용해 물건을 든다
4) 물건을 몸에 가까이 밀착하여 허리를 최대로 이용한다
5) 차에서 아기를 들어 내릴 때 엄마와 아기의 거리를 최대한 멀게 한다

문제해설

12 후버검사는 지렛대 원리를 이용한 검사로 한 쪽다리를 올릴 때 다른 쪽 다리에 주어지는 내려누르는 힘의 여부를 통해 실질적인 통증여부를 확인할 수 있는 검사이다.

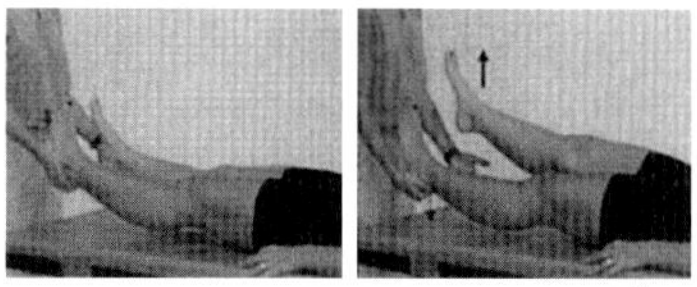

답 1)

13 요통 환자의 휴식(초기 휴식)

- 누워있기로 1회 10~20분, 하루 3회 이상
- 앉기, 서기, 걷기로 인해 생긴 스트레스를 감소시켜줌
  - 온전한 침상 휴식(bed rest)은 바람직하지 않음

답 4)

14 요통 환자의 들기

- 옮길 물건을 신체 가까이에 부착시킴
- 무릎을 이용해 일어남 : 허리의 사용을 최소화함
- 등을 곧게 유지해야 함
- 아이를 차에서 내릴 때 엄마와 아기의 거리는 최대로 가깝게 유지한다.

답 2)

15

요통(LBP) 환자의 초기 휴식으로 옳은 것은?

1) 가능한 운동과 함께 수행되어야 한다
2) 침상 휴식은 1회당 1시간 이상이어야 한다
3) 초기 휴식의 형태는 온전한 침상 휴식이다
4) 침상 휴식은 하루 3회 이하로 제한해야 한다
5) 앉아서 쉬는 것은 허용되지만 누워서 쉬는 것은 불허한다

16

다음과 같은 원인과 증상을 지닌 질환은?

> • 보행 시 하지의 방사통이 심하고, 감각운동장애가 나타나지만 앉거나 허리를 숙이면 통증이 완화된다
> • 황색인대의 비후와 접힘, 원판의 팽륜으로 척추관이 좁아지는 것이 주요 원인이다

1) 척추골절
2) 척추앞전위증
3) 척추뒤전위증
4) 척추관 협착증
5) 척추사이원판탈출증

17

요통 환자의 일상생활 활동 시 주의사항으로 옳은 것은?

1) 가방은 무겁게 맨다
2) 바느질을 할 때에는 허리를 숙인다
3) 어깨 한쪽으로 매는 가방을 사용한다
4) 긴 손잡이 솔을 이용하여 바닥을 닦는다
5) 바닥에 있는 물건을 들 때에는 허리를 굽혀 힘차게 든다

문제해설

15 LBP 환자의 휴식

휴식	• 반드시 운동(exercise)과 함께 수행되어야 함 • 초기 휴식 방법 – 누워있기 1회당 10~20분으로 하루 3회 이상 실시함 – 앉기, 서기, 걷기로 인해 발생된 스트레스를 감소시킴 • 통증의 감소 – 통증 감소 효과는 1~3일 사이에 발생되어야 함 • 온전한 침상 휴식(bed rest)은 바람직하지 않음 – 직립(upright) 자세를 견딜 수 없을 경우에만 처방됨

답 1)

16 척추관 협착증

• 신경이 지나가는 통로인 척추관이 좁아진 상태를 말함
• 척추관 협착증이란 용어는 주로 요추부(허리)에서 사용함
• 정상에 비하여 척추관이 좁아져 신경이 압박 받음

답 4)

17 가방은 가볍게 들고 다니며 어깨는 되도록 양쪽에 체중을 부하시키는 백팩을 사용하는 것이 좋다. 또한 바닥에 물건을 들어올릴 때에는 다리를 굽혀 들어올려야 한다.

답 4)

18

요통 환자의 욕실 활동으로 옳은 것은?

1) 한 발은 올리고 허리는 굽힌다
2) 무릎꿇기 자세(kneeling)를 피한다
3) 급성 요통 시 변기의 사용은 정상적으로 한다
4) 엉덩관절은 구부리지 않고 등은 구부린다
5) 환자는 카운터 위에 손을 놓아 체중을 지지한다

19

요통 환자의 휴식에 대한 내용으로 옳은 것은?

1) 운동과 같이 병행하면 안 된다
2) 온전한 침상 휴식이 바람직하다
3) 통증 감소를 위해 강한 달리기를 한다
4) 베개를 지지물로 사용하여 눕기는 피한다
5) 초기 휴식은 1회 10~20분 누워있기를 실시하며, 하루 3회 이상 실시한다

문제해설

18 요통환자의 욕실 활동 (bathroom activities)

- 환자는 카운터(counter) 위에 손을 놓으므로 체중을 지지함
- 엉덩관절(hip)은 구부리고 등은 구부리지 않음
- 한 발을 올리고 머리를 듦
- 무릎 자세(kneeling position)
  - 허리를 앞으로 구부리려는 유혹을 감소시킬 수 있음

답 5)

19 초기 휴식

- 누워있기로 1회 10~20분, 하루 3회 이상
- 앉기, 서기, 걷기로 인해 생긴 스트레스를 감소시켜줌
  - 현저한 통증의 감소
- 통증 감소가 1~3일 사이에 발생되어야 함

답 5)

요통 환자의 휴식

Explanation

1. 반드시 운동(exercise)과 같이 수행되어야 함
2. 초기 휴식
   1) 누워있기로 1회 10~20분, 하루 3회 이상
   2) 앉기, 서기, 걷기로 인해 생긴 스트레스를 감소시켜줌
      - 현저한 통증의 감소
   3) 통증 감소가 1~3일 사이에 발생되어야 함
3. 온전한 침상 휴식(bed rest)은 바람직하지 않음
   - 직립(upright) 자세를 견딜 수 없을 경우에만 처방됨

20

근육 연축(spasm)을 완화시키기 위한 얼음과 열의 사용법이다. 적용으로 옳은 것은?

1) 찐 완두콩을 열 적용에 사용한다
2) 10분 이상 적용하는 것은 금기이다
3) 통증이 있을 때 하루 3~5회 정도 반복한다
4) 보통 열이 얼음보다 더 효과적이다
5) 마른 수건을 전자레인지에 넣어 가열할 수 있다

21

요통에 대한 설명으로 옳은 것은?

1) 주로 노인층에 발생된다
2) 타인에게 오해 받지 않는 질병이다
3) 갑자기 발생하지는 않지만 여러 증상을 동반한다
4) 척추 관절에 지속적인 스트레스가 부여될 때 예방된다
5) PLL(posterior longitudinal ligament)은 선천적으로 구조적 취약성을 지닌다

문제해설

20 아이스 팩(pack) 만들기

- 축축한 수건에 싸여진 얼린 완두콩(pea) 주머니를 봉하여 제시함
- 다시 완두콩을 얼려 다시 사용함
- 위에서 지시한 내용대로 적용함
- 콩은 식용 불가임

답 3)

21 발병

주로 25~55세 성인에게 가장 많은 영향을 미침

답 5)

요통의 개요

Explanation

1. 주관적인 통증

1) 타인에게 꾀병으로 보일 수도 있음
2) 갑자기 발생하고 여러 가지 증상을 동반함
3) 자기만의 주관적인 상해라는 고유의 특성을 지님

2. 발병

- 주로 25~55세 성인에게 가장 많은 영향을 미침

1) **원인**

(1) 한 번의 상해 또는 사건으로만 발생하는 것이 아님
(2) 척추(spine) 관절에 지속적인 스트레스가 부여될 때

(3) 장기간(몇 시간~몇 년)에 걸쳐 습관적 자세를 유지할 때
① 앞으로 구부린 자세
② 지속적인 정적 자세(static posture)
③ 밀기, 당기기, 들기, 운반과 같은 반복적인 일

2) 요통관리의 목표
(1) 지속적인 장애의 예방
(2) 이전의 기능으로 회복

3) 작업치료사의 역할
(1) 다양한 역할을 지님
(2) 기능적 활동(functional activity) 수행 시
• 정상적인 척추 정렬을 유지하도록 환자를 교육하고 훈련시킴

4) 인대
(1) ALL과 PLL
① ALL(anterior longitudinal ligament)
② PLL(posterior longitudinal ligament) : 선천적인 구조적 취약성을 지님

22

요통 환자의 부엌 활동을 보조하기 위해 자주 사용되는 물건의 위치로 가장 바람직한 높이는?

1) 바닥
2) 머리 위
3) 무릎 높이
4) 무릎과 골반 높이
5) 허리와 가슴 높이

23

요통환자의 일상생활활동 방법으로 적절한 것은?

1) 샤워실보다는 욕조를 사용한다
2) 수면 시 푹신한 매트리스를 사용한다
3) 손잡이가 있는 이동형 샤워기를 사용한다
4) 자주 사용하는 물건은 선반의 아래쪽에 배치한다
5) 세탁기 바닥에서 세탁물을 꺼낼 때 양쪽 다리를 바닥에 붙인다

문제해설

22 굽힘을 감소시키기 위해 자주 사용되는 물건은 허리와 가슴 높이에 두는 것이 좋다.
답 5)

23 손잡이가 있는 이동형 샤워기는 물의 흐름을 조절할 수 있고 불필요한 움직임을 감소시킬 수 있다.
답 3)

24

요통환자의 가정관리 훈련으로 옳은 것은?

1) 가능한 허리의 굽힘을 이용한다
2) 세탁 시 빨래의 부피와 무게가 크면 좋다
3) 물체 이동시 크거나 무거운 물체는 손을 사용한다
4) 부엌에서 자주 사용되는 물건은 무릎 높이에 배열한다
5) 변기 사용 시 거꾸로 앉아서 허리를 구부리지 않게 유지한다

문제해설

24 해설내용 참조

답 5)

요통환자의 치료

Explanation

1. 일반적으로 편한 자세

1) 바로 누운(supine) 자세, 뒤로 누운(prone) 자세, 옆으로 누운(side-lying) 자세
2) 베개, 수건을 이용하여 신체의 구조에 맞게 지지해주므로 근 긴장도를 감소시킴

2. 휴식

1) 반드시 운동(exercise)과 같이 수행되어야 함
2) 초기 휴식
   (1) 누워있기로 1회 10~20분, 하루 3회 이상
   (2) 앉기, 서기, 걷기로 인해 생긴 스트레스를 감소시켜줌
3) 온전한 침상 휴식(bed rest)은 바람직하지 않음

3. 침상에서의 이동성(bed mobility)

• 환자는 허리(lumbar spine)의 굽힘(flexion)과 틀어짐(torsion)을 감소시키는 방법을 배워야 함

4. 얼음과 열(ice & heat)의 사용

1) 휴식 시 비정상적인 근 긴장(abnormal muscle tone)을 감소시킴
2) 통증(pain) 감소를 위해 가정에서도 쉽게 사용할 수 있음
3) 근육의 연축(spasm)을 완화시킴

5. 운동

1) 요통 환자는 운동을 금함
2) 통증이 조절된 후 운동을 시작할 수 있음

6. 모달리티(modality)

• 울트라 사운드(ultrasound), 전기적 자극(electrical stimulation) 등을 사용

7. 유산소(aerobic) 운동과 근력 운동

1) 통증 감소가 성취되고 증상 조절(control)이 될 때 시작
2) 부드럽게 등급화 되어져야 함

8. 에너지 보존(energy conservation)과 페이스 유지(pacing)에 대한 교육

• 모든 자기 유지(self maintenance) 활동, 직업(work), 놀이(play), 레저(leisure) 활동과 관련된 증상을 조절(control)하기 위해

9. 특정 활동에 대한 근력 및 지구력 확보

• 척추의 스트레스 최소로 유지하며 점진적이고 반복적인 업무(task) 수행하기

10. 잘못된 신체역학(body mechanics) 및 자세(postures)에 대한 교육

• 기능적 수행 시 올바른 테크닉을 사용하는 특정 교육 및 훈련이 포함

11. 보조 도구(assistive device) 사용에 대한 훈련

1) ADL에서의 독립성 증가를 위해
2) 증상의 재 발생을 최소화하기 위해

12. 업무 단순화(work simplification)와 에너지 보존(energy conservation) 테크닉

• 업무 단순화와 에너지 보존 테크닉에 대해 교육해야 하며 모든 활동에 적용시킴

13. ADL

1) **욕실 활동**(bathroom activities)
   (1) 환자는 카운터(counter) 위에 손을 놓으므로 체중을 지지함
   (2) 엉덩관절(hip)은 구부리고 등은 구부리지 않음
   (3) 한 발을 올리고 머리를 듦
   (4) 무릎 자세(kneeling position)
   (5) 카운터(counter)의 활용
   (6) 급성 요통 시 변기에 반대로 앉기
2) **침대 잠자리 만들기**(bed making)
   (1) 침대 한쪽 면에 서서 반대쪽을 닿기 위한 뻗기(reach)를 하는 것은 안 됨
   (2) 침대위에 올라가기 또는 무릎 사용(kneeling)

(3) 먼 쪽의 마무리는 침대 주변으로 걸어가서 마무리함

(4) 무거운 침구류 보다는 가벼운 종류의 침구(comforter)를 사용

3) **부엌 활동**(kitchen activities)

(1) 자주 사용되는 물건들 허리와 어깨 사이의 높이에 둠

(2) 낮은 위치의 물건을 꺼낼 때의 방법

- 순서 : 한 쪽 무릎을 굽힘 · 물건 집기 · 카운터 위에 물건 올리기 · 지지물(의자, 카운터 등)을 이용하여 일어서기

4) **세탁**(laundry)

(1) 빨래 덩어리는 작게 유지함

(2) 한 두 번의 큰 빨래뭉치보다는 여러 번 작은 양으로 나누면 스트레스가 적음

(3) 특히 빨래가 젖었을 때 큰 덩어리로 다루지 말아야 함

(4) 하지를 이용함

5) **가사 유지**(home maintenance)

(1) 초기 회복기(진공청소기, 차 관리, 풀 깎기, 삽질은 권장 되지 않음)

(2) 상태가 안정화되었을 때 재발 예방을 위한 방법들을 교육

(3) 진공청소기와 빗자루의 사용

① 몸에 밀착시켜 사용

② 발과 하지의 사용

- 몸을 앞으로 굽히거나 뒤틀림(twisting)을 대신하여 발과 다리를 이동시킴

③ 의자 또는 테이블 아래 청소 시

- 엉덩관절과 무릎을 구부리고 등(back)은 바른 자세를 유지함

요통 환자에게 적절한 집안 정리 방법	• 자주 사용되는 물건들 허리와 가슴 레벨의 선반에 둠 • 가장 자주 사용되는 물건들은 냉장고 위쪽에 저장함 • 부엌에서는 무릎 앉기 패드(kneeling pad)를 사용함(오븐, 식기세척기, 냉장고의 낮은 선반 등을 사용할 때 이용함) • 들고 옮기는 것을 피하기 위해, 에너지 보존을 위해 바퀴달린 카트(cart)를 사용함 • 점원에게 가볍게 넣어달라고 하거나 배달을 부탁함 • 차 트렁크에 상자 등을 깔아 바닥을 올려줌(대체 방법으로 뒷좌석을 이용함) • 허리 수준의 높이, 얕은 깊이의 카트를 제공하는 상점을 이용함 • 스트레스가 발생하는 신체적 자세로 인해 갑작스런 통증이 발생되면, 직립 서기 자세를 만들고 척추의 정상 커브를 재정렬(realign)시킴(같은 활동의 시작 전 스트레칭 운동을 실시함)

25

산재환자인 32세 남성의 진단명은 LBP이다. 이 남성의 발병 원인으로 가장 타당한 것은?

1) 무릎을 굽히는 활동
2) 한 자세로 장시간 서있는 활동
3) 무거운 물건을 들고 있는 활동
4) 물기가 없는 소량 세탁물을 꺼내는 활동
5) 바닥의 물건을 다리를 이용해 줍는 활동

26

요통의 원인이 되는 척추사이원판의 내용으로 옳은 것은?

1) 요통의 직접적인 원인은 아니다
2) 정적이며 반복적 폄은 핵을 밖으로 밀어낸다
3) 나이가 들면서 유연성이 늘고 높이가 증가된다
4) 가장 큰 스트레스는 폄과 돌림의 복합된 움직임이다
5) 노인의 경우 작은 장력에도 쉽게 내부 손상이 발생될 수 있다

문제해설

25 요통의 원인

- 한 번의 상해나 사건으로 발생하는 것만은 아님
- 척추(spine) 관절에 지속적인 스트레스가 있을 때 발생됨
- 장기간(몇 시간~몇 년)에 걸쳐 습관적인 나쁜 자세가 원인이 됨
  - 앞으로 구부린 자세
  - 지속적인 정적 자세(static posture)
  - 밀기, 당기기, 들기, 운반과 같은 반복적인 동작

답 2)

26 노화

- 나이가 들면서 유연성이 줄어들고 높이가 감소됨
- 작은 장력에도 쉽게 내부 손상이 발생될 수 있음
  - 심한 통증과 근육 경직(muscle spasm)의 원인

답 5)

척추사이원판(Intervertebral disk)

Explanation

1. 일반적으로 요통의 주요 원인이 됨
2. 중심부(central portion) 또는 추핵(nucleus pulposus), 섬유륜(annulus fibrosus)으로 구성
3. 정적(static)이며 반복적 굽힘(flexion)은 핵을 밖(back)으로 밀어냄
   - 섬유륜의 손상(찢어짐)이 발생할 수 있음
4. 가장 큰 스트레스
   - 굴곡(flexion)과 돌림(rotation)의 복합된 움직임
5. 노화
   1) 나이가 들면서 유연성이 줄어들고 높이가 감소됨
   2) 작은 장력에도 쉽게 내부 손상이 발생될 수 있음
      - 심한 통증과 근육 경직(muscle spasm)의 원인

27

요통 환자의 통증 관리 방법 중 얼음과 열에 대한 설명으로 옳은 것은?

1) 보통 열의 적용은 30분이 적절하다
2) 보통 얼음의 적용은 30분이 적절하다
3) 얼음과 열 모두 20분 이상 적용하지 않는다
4) 열은 통증을 증가시키고 얼음은 통증을 감소시킨다
5) 얼음과 열 모두 수면 상태에서 적용하는 것이 바람직하다

문제해설

27 해설내용 참조

답 3)

근육 연축(Spasm) 완화를 위한 얼음 및 열의 사용법

Explanation

1. 얼음과 열을 사용(use ice or heat)

1) 얼음과 열 모두 통증과 근육 연축(spasm) 감소에 도움이 됨
2) 보통 얼음(ice)이 열(heat)보다 더 효과적임
3) 보통 열을 10분 정도 사용하고, 그 다음 얼음을 10분 정도 사용함

2. 주의할 점(remember)

1) 휴식 시 얼음과 열을 사용함(잠자거나 앉은 상태는 안 됨)
2) 20분 이상 하지 말 것
3) 통증이 있을 때 하루 3~5회 정도 반복함

3. 아이스 팩(pack) 만들기

1) **방법** 1
   (1) 축축한 수건에 싸여진 얼린 완두콩(pea) 주머니를 봉하여 제시함
   (2) 다시 완두콩을 얼려 다시 사용함
   (3) 위에서 지시한 내용대로 적용함
   (4) 콩은 식용 불가임

2) **방법** 2
   (1) 지퍼 잠금 팩에 부서진 얼음을 넣음
   (2) 등 위에 젖은 수건을 올려놓음
   (3) 위에서 지시한 내용대로 적용함
   (4) 다시 얼려서 사용, 다시 부서뜨려 사용함

4. 열팩(heat pack) 만들기

1) **방법 1**
   (1) 젖은 수건을 전자레인지에 넣음
   (2) 온도를 평가함
   (3) 위에서 지시한 내용대로 적용함

2) **방법 2**
   (1) 낮은 온도로 가열 패드(heating pad)를 사용함
   (2) 가열 패드에서 잠자는 것 불허함
   (3) 가열 패드를 이용하여 의자에 앉아있기 불허함
   (4) 위에서 지시한 내용대로 적용함

28

요통 환자의 세탁 방법으로 옳은 것은?

1) 빨래 덩어리는 크게 유지한다
2) 앞으로 굽히기 대신 발을 이동시킨다
3) 빨래 뭉치는 나누지 않고 한번에 이동한다
4) 전면으로 빨래를 넣을 수 있는 세탁기는 피한다
5) 세탁기 안으로 허리를 굽히므로 팔의 스트레스를 줄인다

29

요통 환자의 허리뼈에 발생하는 스트레스의 원인으로 타당한 것은?

1) 허리를 펼 때
2) 직립자세로 서 있을 때
3) 허리뼈에 정상 커브를 만들 때
4) 엉덩관절과 무릎관절을 많이 사용할 때
5) 허리뼈를 굽힘하여 장시간 정적 자세로 서 있을 때

문제해설

28 요통 환자의 세탁(laundry)

- 빨래 덩어리는 작게 유지함
- 한 두 번의 큰 빨래뭉치보다는 여러 번 작은 양으로 나누면 스트레스가 적음
- 세탁기 안으로 허리를 굽히지 말아야 함
- 특히 빨래가 젖었을 때 큰 덩어리로 다루지 말아야 함
- 하지를 이용함
  - 앞으로 굽히기 또는 뻗기를 대신하여 발을 이동시킴
- 전면으로 넣는 세탁기
  - 허리를 굽히거나 틀어지는 것을 피하기 위해 무릎을 굽힘

답 2)

29 허리에 스트레스가 발생하는 자세(stress position)

- 허리뼈(lumbar)가 굽힘(flexion)된 상태로 장시간 정적 자세를 취할 때
- 반복적인 허리 구부림(bending)
- 정상적인 허리뼈 커브(lumbar curve)가 유지되지 않은 상태로 들어올리기 및 나르기

답 5)

30

요통 환자의 작업치료 중재의 내용으로 가장 거리가 먼 것은?

1) 에너지 보존에 대한 교육
2) 근력 및 지구력 유지 활동
3) 관절변형 예방에 대한 교육
4) 보조도구 사용에 대한 훈련
5) 직업 및 레저 활동에 대한 교육

문제해설

30 해설내용 참조

답 3)

요통환자를 위한 중재

Explanation

1. 치료 계획

1) 에너지 보존(energy conservation) 및 페이스 유지(pacing)에 대한 교육 : 모든 자기유지(self maintenance) 활동, 직업(work), 놀이(play), 레저(leisure) 활동과 관련된 증상을 조절(control)하기 위해
2) 특정 활동에 대한 근력 및 지구력 확보 : 척추의 스트레스를 최소로 유지하며 점진적이고 반복적인 업무(task) 수행하기
3) 잘못된 신체역학(body mechanics) 및 자세(postures)에 대한 교육 : 기능 수행 시 올바른 테크닉의 사용에 대한 특정 교육 및 훈련
4) 보조도구(assistive device) 사용에 대한 훈련
   (1) ADL에서의 독립성 증진을 위해
   (2) 증상의 재발생을 최소화하기 위해
5) 가상의 업무(simulated work task) 훈련
   (1) 척추에 발생하는 스트레스를 최소화시키기 위해
   (2) 일에 대한 지구력(tolerance)을 등급화하기 위해
6) 신체역학 가상훈련(simulation of body mechanics) : 놀이 및 레저 활동의 적절성을 결정하기 위해 실시함

31

다음 그림에 대한 설명으로 옳은 것은?

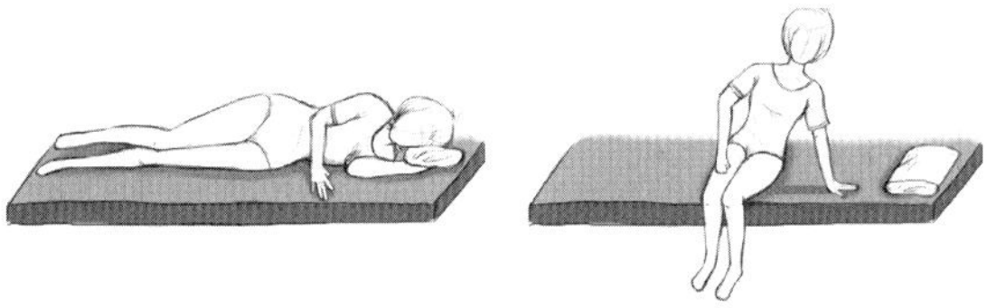

1) 요통이 발생하는 자세이다
2) 편마비 환자의 일어나기이다
3) 편마비 환자의 편측 체중지지하기이다
4) 엉덩관절 전치술 환자의 침상 이동법이다
5) 요추의 굽힘과 틀어짐을 감소시키는 방법이다

문제해설

31 요통 환자의 침상 이동(bed mobility)
- 침상 이동 테크닉 및 기술(skill)은 작업치료사와 물리치료사가 교육함
- 환자는 허리(lumbar spine)의 굽힘(flexion)과 틀어짐(torsion)을 감소시키는 방법 배워야 함
- 침대에서 일어나기
  - 옆으로 구르기
  - 무릎을 앞쪽으로 구부려 침대를 벗어난 뒤, 팔을 이용하여 밀어 일어남
  - 척주의 정열(alignment)을 지속적으로 유지시켜야 함

답 5)

요통 환자의 욕실 활동(Bathroom activities)

Explanation

1. 환자는 카운터(counter) 위에 손을 놓으므로 체중을 지지함
2. 엉덩관절(hip)은 구부리고 등은 구부리지 않음
3. 한 발을 올리고 머리를 듦
4. 무릎 자세(kneeling position)
   - 허리를 앞으로 구부리려는 유혹을 감소시킬 수 있음
5. 카운터(counter)의 활용
   - 일어날 때 지지물(support)로 이용할 수 있음
6. 변기(toilet)
   1) 급성기 요통 시 변기에 반대로 앉기
      (1) 앞으로 구부러지는 것을 방지
      (2) 지지물(support)을 제공
7. accordion mounted mirror : 면도 및 화장 시 숙이기에 대한 유혹을 줄여줌
8. shower caddy : 면도기, 칫솔, 치약 등을 담을 수 있음
9. tub mirror : 낮은 싱크대 위에서의 사용을 피할 수 있음
10. tub bar : 안전성을 높여줌(노인, 균형감이 낮은 사람일 경우)

32

요통 환자의 얼음과 열(ice & heat) 적용에 대한 설명으로 옳은 것은?

1) 부종을 줄여준다
2) 비정상적인 근 긴장을 감소시킨다
3) 부종은 줄어들고 ROM은 증가된다
4) 통증은 증가되지만 근육의 긴장은 내려간다
5) 통증은 완화되지만 근육의 긴장은 올라간다

33

요통 환자의 부엌 활동으로 옳은 것은?

1) 앉기 시 한 쪽 무릎 굽히기를 피한다
2) 지지물이 없을 경우는 빠르게 일어난다
3) 자주 사용하는 물건은 허리 아래에 둔다
4) 굽히기를 증가시켜 허리 근육을 강화한다
5) 낮은 위치의 물건을 꺼낼 때는 무릎을 굽힌다

문제해설

32 얼음과 열(ice & heat)의 특징

- 휴식 시 비정상적인 근 긴장(abnormal muscle tone)을 감소시킴
- 통증(pain) 감소를 위해 가정에서도 쉽게 사용할 수 있음
- 근육의 연축(spasm)을 완화시킴

답 2)

33 낮은 위치의 물건을 꺼낼 때의 방법

- 순서 : 한 쪽 무릎을 굽힘·물건 집기·카운터 위에 물건 올리기·지지물(의자, 카운터 등)을 이용하여 일어서기
- 지지물이 없을 경우 : 자신의 허벅지를 손으로 밀면서 일어남

답 5)

요통 환자의 부엌 활동(Kitchen activities)

Explanation

1. 자주 사용되는 물건들

- 허리와 어깨 사이의 높이에 둠 → 굽힘을 감소시키기 위해

2. 낮은 위치의 물건을 꺼낼 때의 방법

1) 순서 : 한 쪽 무릎을 굽힘·물건 집기·카운터 위에 물건 올리기·지지물(의자, 카운터 등)을 이용하여 일어서기
2) 지지물이 없을 경우 : 자신의 허벅지를 손으로 밀면서 일어남

34

요통 환자의 침대 만들기(bed making)에 대한 내용으로 옳은 것은?

1) 침대 위에 올라가는 것은 금기이다
2) 가벼운 종류의 침구류의 사용은 금기이다
3) 침대에서의 무릎 꿇기(kneeling)는 금기이다
4) 침대 한쪽에 서서 반대쪽으로 뻗기는 금기이다
5) 먼 쪽의 마무리를 위해 침대 주변을 걷기는 금기이다

35

다음 중 요통 환자의 초기 휴식의 방법으로 옳은 것은?

1) 앉아 있기로 하루 3회 이상, 매회 1시간 이상의 휴식시간을 가진다
2) 누워 있기로 하루 3회 이상, 매회 1시간 이상의 휴식시간을 가진다
3) 앉아 있기로 하루 3회 이상, 매회 10~20분 정도의 휴식시간을 가진다
4) 누워 있기로 하루 3회 이상, 매회 10~20분 정도의 휴식시간을 가진다
5) 통증 발생 시 휴식보다는 적절한 근력 운동을 통해 통증의 역치를 높여준다

36

25세 여성은 최근 반복적인 허리의 굽힘으로 급성 통증이 발생하였다. 이 여성의 세탁방법으로 옳은 것은?

1) 가능한 상지를 많이 사용한다
2) 전면에 입구가 있는 세탁기는 피한다
3) 빨래가 젖어있는 경우 작은 덩어리로 나눈다
4) 세탁기 안으로 몸을 굽히는 동작을 추천한다
5) 큰 뭉치의 빨래는 시간이 더 걸리더라도 한 뭉치로 옮긴다

문제해설

34 요통 환자의 침대 잠자리 만들기 (bed making)

- 침대 한쪽 면에 서서 반대쪽을 닿기 위한 뻗기(reach)를 하는 것은 안됨
- 침대위에 올라가기 또는 무릎 사용(kneeling)
  - 앞으로 구부림을 감소시킴
  - 올바른 척추(back) 자세를 유도
- 먼 쪽의 마무리는 침대 주변으로 걸어가서 마무리함
- 무거운 침구류보다는 가벼운 종류의 침구(comforter)를 사용함

답 4)

35 요통환자의 초기 휴식

- 반드시 운동(exercise)과 같이 수행되어야 함
- 초기 휴식의 방법
  - 누워있기 1회 10~20분, 하루 3회 이상을 실시함
  - 앉기, 서기, 걷기로 인해 생긴 스트레스를 감소시켜줌
- 현저한 통증의 감소
  - 통증 감소의 효과가 1~3일 사이에 발생되어야 함
- 온전한 침상 휴식(bed rest)은 바람직하지 않음
  - 직립(upright) 자세를 견딜 수 없을 경우에만 처방됨

답 4)

36 세탁기의 입구

전면에 입구가 있는 세탁기는 허리의 굽힘을 감소시키므로 요통 환자에게 추천되는 세탁기이다.

답 3)

37

요통(LBP) 환자의 운동에 대한 설명으로 옳은 것은?

1) 보존적인 운동은 피한다
2) 통증 감소를 목적으로 실시해야 한다
3) 증상 조절이 시작될 때 운동을 피해야 한다
4) 급진적 운동은 요통 억제에 도움이 된다
5) 운동의 강도는 부드럽게 등급화시켜 나가야 한다

38

요통환자의 ADL 방법으로 옳은 것은?

1) 활동 안에 허리운동을 반드시 포함시킨다
2) 세탁물을 꺼낼 때는 큰 양으로 한 번에 꺼낸다
3) 자주 사용하는 물건들은 허리와 무릎 사이의 높이에 배치한다
4) 배변을 할 때 변기를 마주보고 거꾸로 앉아 허리를 곧게 유지한다
5) 몸을 앞으로 굽히거나 뒤틀림을 대신해 골반과 상지를 이용해 이동한다

문제해설

37 요통 환자의 유산소(aerobic) 운동과 근력 운동

- 통증 감소가 성취되고 증상 조절(control)이 시작될 때 실시함
- 운동은 매우 보존적(conservative)이어야 함
- 부드럽게 등급화시켜 나아가야 함
- 너무 급진적인 운동은 요통의 재발생을 초래함

답 5)

38 해설내용 참조

답 4)

요 통

Explanation

1. 요통환자의 ADL

1) 일반적으로 편한 자세
   (1) 바로 누운(supine) 자세, 뒤로 누운(prone) 자세, 옆으로 누운(side-lying) 자세
   (2) 베개, 수건을 이용하여 신체의 구조에 맞게 지지해주므로 근 긴장도를 감소시킴
2) 휴식
   (1) 반드시 운동(exercise)과 같이 수행되어야 함
   (2) 초기 휴식
      ① 누워있기로 1회 10~20분, 하루 3회 이상
      ② 앉기, 서기, 걷기로 인해 생긴 스트레스를 감소시켜줌

(3) 온전한 침상 휴식(bed rest)은 바람직하지 않음

3) 침상에서의 이동성(bed mobility)

• 환자는 요추(lumbar spine)의 굽힘(flexion)과 틀어짐(torsion)을 감소시키는 방법을 배워야 함

4) 얼음과 열(Ice & heat)의 사용

(1) 휴식 시 비정상적인 근 긴장(abnormal muscle tone)을 감소시킴

(2) 통증(pain) 감소를 위해 가정에서도 쉽게 사용할 수 있음

(3) 근육의 연축(spasm)을 완화시킴

5) 운동

(1) 요통 환자는 운동을 금함

(2) 통증이 조절된 후 운동을 시작할 수 있음

6) 모달리티(modality)

• 울트라 사운드(ultrasound), 전기적 자극(electrical stimulation) 등을 사용함

7) 유산소(aerobic) 운동과 근력 운동

(1) 통증 감소가 성취되고 증상 조절(control)이 될 때 시작함

(2) 부드럽게 등급화 되어져야 함

8) 에너지 보존(energy conservation)과 페이스 유지(pacing)에 대한 교육

• 모든 자기 유지(self maintenance) 활동, 직업(work), 놀이(play), 레저(leisure) 활동과 관련된 증상을 조절(control)하기 위해

9) 특정 활동에 대한 근력 및 지구력 확보

• 척추의 스트레스를 최소로 유지하며 점진적이고 반복적인 업무(task) 수행하기

10) 잘못된 신체역학(body mechanics) 및 자세(postures)에 대한 교육

• 기능적 수행 시 올바른 테크닉을 사용하는 특정 교육 및 훈련이 포함

11) 보조 도구(assistive device) 사용에 대한 훈련

(1) ADL에서의 독립성 증가를 위해

(2) 증상의 재 발생을 최소화하기 위해

12) 업무 단순화(work simplification)와 에너지 보존(energy conservation) 테크닉

• 업무 단순화와 에너지 보존 테크닉에 대해 교육해야하며 모든 활동에 적용시킴

13) ADL

(1) 욕실 활동(bathroom activites)

① 환자는 카운터(counter) 위에 손을 놓으므로 체중을 지지함

② 엉덩관절(hip)은 구부리고 등은 구부리지 않음

③ 한 발을 올리고 머리를 듦

④ 무릎 자세(kneeling position)

⑤ 카운터(counter)의 활용

⑥ 급성 요통 시 변기에 반대로 앉기

(2) 침대 잠자리 만들기(bed making)

① 침대 한쪽 면에 서서 반대쪽을 닿기 위한 뻗기(reach)를 하는 것은 안 됨

② 침대위에 올라가기 또는 무릎 사용(kneeling)
③ 먼 쪽의 마무리는 침대 주변으로 걸어가서 마무리함
④ 무거운 침구류 보다는 가벼운 종류의 침구(comforter)를 사용

(3) 부엌 활동(kitchen activities)
① 자주 사용되는 물건들은 허리와 어깨 사이의 높이에 둠
② 낮은 위치의 물건을 꺼낼 때의 방법
- 순서 : 한 쪽 무릎을 굽힘 → 물건 집기 → 카운터 위에 물건 올리기 → 지지물(의자, 카운터 등)을 이용하여 일어서기

(4) 세탁(laundry)
① 빨래 덩어리는 작게 유지함
② 한 두 번의 큰 빨래뭉치보다는 여러 번 작은 양으로 나누면 스트레스가 적음
③ 특히 빨래가 젖었을 때 큰 덩어리로 다루지 말아야 함
④ 하지를 이용함

(5) 가사 유지(home maintenance)
① 초기 회복기
- 진공청소기 사용, 차 관리, 풀 깎기, 삽질은 권장되지 않음

② 상태가 안정화되었을 때 재발 예방을 위한 방법들을 교육함
③ 진공청소기와 빗자루의 사용
- 몸에 밀착시켜 사용
- 발과 하지의 사용
  - 몸을 앞으로 굽히거나 뒤틀림(twisting)을 대신하여 발과 다리를 이동시킴
- 의자 또는 테이블 아래 청소 시
  - 엉덩관절과 무릎을 구부리고 등(back)은 바른 자세를 유지함

2. 요통 환자에게 적절한 집안 정리 방법

1) 자주 사용되는 물건들은 허리와 가슴 레벨의 선반에 둠
2) 가장 자주 사용되는 물건들은 냉장고 위쪽에 저장함
3) 부엌에서는 무릎 앉기 패드(kneeling pad)를 사용함(오븐, 식기세척기, 냉장고의 낮은 선반 등을 사용할 때 이용함)
4) 들고 옮기는 것을 피하기 위해, 에너지 보존을 위해 바퀴달린 카트(cart)를 사용함
5) 점원에게 가볍게 넣어달라고 하거나 배달을 부탁함
6) 차 트렁크에 상자 등을 깔아 바닥을 올려줌(대체 방법으로 뒷좌석을 이용함)
7) 허리 수준의 높이, 얕은 깊이의 카트를 제공하는 상점을 이용함
8) 스트레스가 발생하는 신체적 자세로 인해 갑작스런 통증이 발생되면, 직립 서기 자세를 만들고 척추의 정상 커브를 재정렬(realign)시킴(같은 활동의 시작 전 스트레칭 운동을 실시함)

39

요통 환자의 가사유지 활동의 내용으로 옳은 것은?

1) 차 트렁크 바닥의 상자 등은 제거한다
2) 자주 사용되는 물건들은 냉장고 아래쪽에 저장한다
3) 진공청소기와 빗자루의 사용 시 몸에 멀리 떨어뜨려 사용한다
4) 자주 사용되는 물건들을 허리와 무릎 레벨의 선반에 둔다
5) 의자 또는 테이블 아래의 청소 시 엉덩관절과 무릎관절을 구부리고 등은 곧게 유지한다

문제해설

39 요통 환자에게 적절한 집안 정리 방법

- 자주 사용되는 물건들은 허리와 가슴 레벨의 선반에 둠
- 가장 자주 사용되는 물건들은 냉장고 위쪽에 저장함
- 부엌에서는 무릎 앉기 패드(kneeling pad)를 사용함(오븐, 식기세척기, 냉장고의 낮은 선반 등을 사용할 때 이용함)

답 5)

요통 환자의 가사활동 유지(Home maintenance)

Explanation

1. 초기 회복기

- 진공청소기, 차 관리, 풀 깎기, 삽질은 권장되지 않음

2. 상태가 안정화되었을 때 재발 예방을 위한 방법들을 교육

3. 진공청소기와 빗자루의 사용

1) 몸에 밀착시켜 사용
2) 발과 하지의 사용
   - 몸을 앞으로 굽히거나 뒤틀림(twisting)을 대신하여 발과 다리를 이동시킴
3) 의자 또는 테이블 아래 청소 시
   - 엉덩관절과 무릎을 구부리고 등(back)은 바른 자세를 유지함

4. 요통 환자에게 적절한 집안 정리 방법

1) 자주 사용되는 물건들은 허리와 가슴 레벨의 선반에 둠
2) 가장 자주 사용되는 물건들은 냉장고 위쪽에 저장함
3) 부엌에서는 무릎 앉기 패드(kneeling pad)를 사용함(오븐, 식기세척기, 냉장고의 낮은 선반 등을 사용할 때 이용함)
4) 들고 옮기는 것을 피하기 위해, 에너지 보존을 위해 바퀴달린 카트(cart)를 사용함
5) 점원에게 가볍게 넣어달라고 하거나 배달을 부탁함
6) 차 트렁크에 상자 등을 깔아 바닥을 올려줌(대체 방법으로 뒷좌석을 이용함)
7) 허리 수준의 높이, 얕은 깊이의 카트를 제공하는 상점을 이용함
8) 스트레스가 발생하는 신체적 자세로 인해 갑작스런 통증이 발생되면, 직립 서기 자세를 만들고 척추의 정상 커브를 재정렬(realign)시킴(같은 활동의 시작 전 스트레칭 운동을 실시함)

40

근 연축(muscle spasm)을 인한 급성 요통을 감소시키기 위한 방법으로 옳은 것은?

1) 운동을 금한다
2) 울트라사운드(ultrasound)를 금한다
3) 얼음의 적용은 근기장을 증가시키므로 피하는 것이 좋다
4) 요통의 경우 골반견인(pelvic traction)을 피하는 것이 좋다
5) 따뜻한 물수건의 적용 후 얼음주머니를 30분간 적용하였다

문제해설

40 해설내용 참조

답 1)

근 연축(Muscle spasm)

Explanation

1. 얼음과 열의 사용법

얼음과 열을 사용 (use ice or heat)	• 얼음과 열 모두 통증과 근육 연축(spasm) 감소에 도움이 됨 • 보통 얼음(ice)이 열(heat)보다 더 효과적임 • 보통 열을 10분 정도 사용하고, 그 다음 얼음을 10분 정도 사용함	
주의할 점(remember)	• 휴식 시 얼음과 열을 사용함(잠자거나 앉은 상태에서는 사용하지 않음) • 20분 이상 적용하지 말 것 • 통증이 있을 때 하루 3~5회 정도 반복함	
아이스 팩(pack) 만들기	• 방법 1 - 축축한 수건에 싸여진 얼린 완두콩(pea) 주머니를 봉하여 사용함 - 완두콩을 얼려 재사용이 가능함 - 앞서 지시한 내용대로 적용함 - 콩은 식용할 수 없음	• 방법 2 - 지퍼 잠금 팩에 조각 얼음을 넣음 - 등 위에 젖은 수건을 올려놓음 - 앞서 지시한 내용대로 적용함 - 다시 얼려서 사용할 수 있으며 다시 부서트려 사용할 수 있음
열 팩(heat pack) 만들기	• 방법 1 - 젖은 수건을 전자레인지에 넣음 - 온도를 평가함 - 위에서 지시한 내용대로 적용	• 방법 2 - 낮은 온도로 가열 패드(heating pad)를 사용 - 가열 패드에서 잠자는 것은 불허함 - 가열 패드를 이용하여 의자에 앉아있기 또한 불허함 - 앞서 지시한 내용대로 적용함

2. 얼음과 열의 효과

1) 휴식 시 비정상적인 근 긴장(abnormal muscle tone)을 감소시켜줌
2) 통증(pain) 감소를 위해 가정에서도 쉽게 사용할 수 있음
3) 근육 연축(spasm)을 완화시킴

3. 운동

1) **요통 환자는 운동을 금함**
   - 증상을 악화시키고 문제(disability)를 장기화시킴

2) **통증이 조절된 후 운동을 시작할 수 있음**
   (1) 느리고, 부드러우며, 점진적인 운동을 실시해야 함
   (2) 개인마다 적절한 내용으로 디자인되어야 함
   (3) 운동은 통증 없는 범위 내에서 수행되어야 함

4. 모달리티(modality)

1) 울트라 사운드(ultrasound), 전기적 자극(electrical stimulation) 등을 사용하게 됨
2) 통증과 근육 연축이 지속될 경우에 사용함
3) 통증 감소 및 근 긴장(muscle tone)을 정상화시키기 위해 사용함

5. 유산소(aerobic) 운동과 근력 운동

1) 통증 감소가 성취되고 증상 조절(control)이 시작될 때 실시함
2) 운동은 매우 보존적(conservative)이어야 함
3) 부드럽게 등급화시켜 나아가야 함
4) 너무 급진적인 운동은 요통의 재발생을 초래함

6. 기타

1) **골반 견인**(pelvic traction)
   - 하지의 반사적 증상, 통증, 이상 감각을 줄여줄 수 있음

2) **풀장 운동**(pool exercise)
   (1) 급성기 환자의 대체 치료 방법임
   (2) 체중지지(weight bearing) 관절에 가해지는 중력을 감소시킴(부력 이용)
      - 통증 없이 움직임이 가능해짐
   (3) 관절에 스트레스를 적게 주는 좋은 치료법

41

요통 환자인 30대 여성의 통증 완화를 위해 핫 팩(hot pack)과 아이스 팩(ice pack)을 적용하고자 한다. 적절한 적용시간은?

1) 5분
2) 15분
3) 25분
4) 35분
5) 1시간

42

식사준비를 하는 데 있어 요통 환자가 하는 활동의 사례는?

1) 가능한 서서 활동을 한다
2) 물건 이동 시 주머니가 없는 카트를 사용한다
3) 자주 사용하는 물건은 가능한 허리 아래에 둔다
4) 낮은 곳의 물건을 꺼낼 때는 허리대신 무릎을 굽힌다
5) 자신의 허벅지를 손으로 밀고 일어나는 것은 피해야 하는 동작이다

문제해설

41 20분 이상의 적용은 금기이다. 10~20분 사이로 적용한다.

답 2)

42 해설내용 참조

답 4)

요통(LBP)

Explanation

1. 요통의 작업치료

1) **요통환자 신체역학 훈련**(body mechanics training)

(1) ADL에 대한 자세한 평가가 필수적임
- 허리에 발생하는 스트레스를 관찰하기 위해

(2) 해부학적인 취약점(weakness)
① 허리 디스크(lumbar disk)와 PLL(Posterior Longitudinal Ligament)
② 작업치료사는 두 취약한 해부학적 구조를 인식하고 일상의 활동들을 관찰해야 함

(3) 스트레스가 발생하는 자세(stress position)
① 허리(lumbar)가 굽힘(flexion)된 상태로 장시간 정적 자세를 취할 때
② 반복적인 허리 구부림(bending)
③ 정상적인 허리 커브(lumbar curve)가 유지되지 않은 상태로 들어올리기 및 나르기

(4) 활동 시작 전 수행할 움직임을 시각화(visualization)하는 교육이 이루어져야 함

2) **욕실 활동**(bathroom activites)

(1) 환자는 카운터(counter) 위에 손을 놓으므로 체중을 지지함

(2) 엉덩관절(hip)은 구부리고 등은 구부리지 않음

(3) 한 발을 올리고 머리를 듦

(4) 무릎 자세(kneeling position)

• 허리를 앞으로 구부리려는 유혹을 감소시킬 수 있음

(5) 카운터(counter)의 활용

• 일어날 때 지지물(support)로 이용할 수 있음

(6) 변기(toilet)

① 급성기 요통 시 변기에 반대로 앉기

• 앞으로 구부러지는 것을 방지함

• 지지물(support)을 제공

(7) 기타

① accordion mounted mirror : 면도 및 화장 시 숙이기에 대한 유혹을 줄여줌

② shower caddy : 면도기, 칫솔, 치약 등을 담을 수 있음

③ tub mirror : 낮은 싱크대 위에서의 사용을 피할 수 있음

④ tub bar : 안정성을 높여줌(노인, 균형감이 낮은 사람일 경우)

3) **침대 잠자리 만들기**(bed making)

(1) 침대 한쪽 면에 서서 반대쪽에 닿기 위한 뻗기(reach)를 하는 것은 안 됨

(2) 침대위에 올라가기 또는 무릎 사용(kneeling)

① 앞으로 구부림을 감소시킴

② 올바른 척추(back) 자세를 유도

(3) 먼 쪽의 마무리는 침대 주변으로 걸어가서 마무리함

(4) 무거운 침구류 보다는 가벼운 종류의 침구(comforter)를 사용하여 척추의 스트레스를 줄여 줌

4) **부엌 활동**(kitchen activities)

(1) 자주 사용되는 물건들

① 허리와 어깨 사이의 높이에 둠

• 굽힘을 감소시키기 위해

(2) 낮은 위치의 물건을 꺼낼 때의 방법

① 순서

• 한 쪽 무릎을 굽힘 → 물건 집기 → 카운터 위에 물건 올리기 → 지지물(의자, 카운터 등)을 이용하여 일어서기

② 지지물이 없을 경우 : 자신의 허벅지를 손으로 밀면서 일어남

43

클라이언트가 이동하고자 하는 방향으로 몸을 옮기려고 한다. 이 때 자세유지의 원칙으로 옳은 것은?

1) 발목은 발바닥굽힘을 유지한다
2) 발바닥은 바닥에 밀착시킨다
3) 몸통은 한쪽으로 체중이 치우치도록 한다
4) 골반은 중립상태 또는 약간 후방 경사가 되도록 한다
5) 체중이 엉덩이에서 뒤로 옮길 수 있도록 준비시킨다

44

32세 남성은 급성 요통 환자이다. 이 남성의 휴식(rest)으로 옳은 것은?

1) 휴식과 운동의 병행은 피해야 한다
2) 초기 1주 동안의 휴식은 24시간 침상에서의 휴식이다
3) 통증이 심할 경우에는 통증이 사라질 때까지 운동을 실시해야 한다
4) 베개, 수건 등을 이용해 적절한 자세를 제공해 근 긴장을 줄인다
5) 바로 누운 (supine)자세와 배로 누운(prone) 자세는 허용되지만 옆으로 눕는 자세는 피해야 한다

45

요통 환자는 급성기에 적절한 침상휴식을 취해야 한다. 적절한 횟수와 시간은?

1) 10～20분이며, 하루 1회
2) 20～30분이며, 하루 1회
3) 30～40분이며, 하루 1회
4) 10～20분이며, 하루 3회
5) 30～40분이며, 하루 3회

문제해설

43 클라이언트가 이동하려고 하는 방향으로 옮기려 할 때는 우선 골반은 중립상태나 약간 전방경사가 되도록 한다.
답 2)

44 요통환자의 휴식
신체의 적절한 자세는 통증을 감소시키며, 이를 위해 수건, 베개 등을 이용한다.
답 4)

45 휴식은 반드시 운동(exercise)과 같이 수행되어야 하며. 초기에는 누워있기로 1회에 10～20분 정도로 하루 3회 이상이 바람직하다.
답 4)

46

다음과 같은 주의사항이 필요한 질환은?

- 피로에 주의하라!
- 정적이고, 스트레스가 있으며, 저항이 있는 활동은 피하라!
- 열의 적용은 20분으로 제한하라!

1) RA
2) 화상
3) SCI
4) LBP
5) CRPS

47

재활의학과 외래 환자인 김씨는 치료사의 교육으로 빨래 덩어리를 작게 나누어 세탁을 하고 있으며, 일반 세탁기를 전면 세탁기로 교체하였다면 김씨의 근본 문제는?

1) 요통
2) 관절염
3) 상지 LOM
4) CRPS 타입1
5) CRPS 타입2

48

요통 환자의 휴식에 대한 설명으로 옳은 것은?

1) 가능한 온전한 침상 휴식을 취한다
2) 휴식은 하루 2회 미만으로 제한한다
3) 휴식은 반드시 운동과 함께 수행한다
4) 초기 휴식은 누워있기 1회당 1~2시간이 적당하다
5) 직립 자세를 견딜 수 없는 경우에만 눕지 않고 앉아서 휴식을 취한다

문제해설

46 치료 시 주의 사항

- 피로를 피하라!
- 통증을 고려하라!
- 정적이고, 스트레스가 있으며, 저항이 있는 활동을 피하라!
- 열(heat) 적용은 20분으로 제한하라!
- 저항운동 사용 시 주의를 기울이며, 안정적이지 못한(unstable) 관절은 절대로 사용하지 마시오!
- 감각 손상에 대해 인식하라!

답 1)

47 빨래 덩어리를 작게 나누어 세탁을 하고 세탁기는 전면 세탁기로 교체한 것은 허리 굽힘을 예방하기 위한 방법들이다.

답 1)

48 휴식

- 반드시 운동(exercise)과 함께 수행되어야 함
- 초기 휴식 방법
  - 누워있기 1회당 10~20분으로 하루 3회 이상 실시함
  - 앉기, 서기, 걷기로 인해 발생된 스트레스를 감소시킴
- 통증의 감소 : 통증 감소 효과는 1~3일 사이에 발생되어야 함
- 온전한 침상 휴식(bed rest)은 바람직하지 않음 : 직립(upright) 자세를 견딜 수 없을 경우에만 처방됨

답 3)

근골격계작업치료

49

요통 환자의 일상생활 훈련 계획에 대한 설명으로 옳은 것은?

1) 침상 정리 시 서서 한다
2) 화장을 할 때 벽걸이 거울을 사용한다
3) 변기 사용 시 벽을 보고 거꾸로 앉는다
4) 세탁 시 입구가 위로 달린 세탁기를 사용한다
5) 양치를 할 때 hip flexion 대신 lumbar flexion을 사용한다

문제해설

49 변기(toilet)

- 급성기 요통 시 변기에 반대로 앉기
  - 앞으로 구부러지는 것을 방지
  - 지지물(support)을 제공

답 3)

요통 환자의 일상생활

Explanation

1. 신체역학 훈련(body bechanics training)

1) ADL에 대한 자세한 평가가 필수적
   - 허리에 발생하는 스트레스를 관찰을 하기 위해
2) 해부학적인 취약점(weakness)
   (1) 허리 디스크(lumbar disk)와 PLL(posterior longitudinal ligament)
   (2) 작업치료사는 두 취약한 해부학적 구조를 인식하고 일상의 활동들을 관찰해야 함
3) 스트레스가 발생하는 자세(stress position)
   (1) 허리(lumbar)가 굽힘(flexion)된 상태로 장시간 정적 자세를 취할 때
   (2) 반복적인 허리 구부림(bending)
   (3) 정상적인 허리 커브(lumbar curve)가 유지되지 않은 상태로 들어올리기 및 나르기
4) 활동 시작 전 수행할 움직임을 시각화(visualization)하는 교육이 이루어져야 함

2. 욕실 활동(bathroom activites)

1) **올바른 자세**(Balanced)
   (1) 환자는 카운터(counter) 위에 손을 놓으므로 체중을 지지함
   (2) 엉덩관절(hip)은 구부리고 등은 구부리지 않음
   (3) 한 발을 올리고 머리를 듦
   (4) 무릎 자세(kneeling position)
   - 허리를 앞으로 구부리려는 유혹을 감소시킬 수 있음
   (5) 카운터(counter)의 활용
   - 일어날 때 지지물(support)로 이용할 수 있음
   (6) 변기(toilet)
   ① 급성기 요통 시 변기에 반대로 앉기

- 앞으로 구부러지는 것을 방지
- 지지물(support)을 제공

2) 기타

(1) accordion mounted mirror : 면도 및 화장 시 숙이기에 대한 유혹을 줄여줌

(2) shower caddy : 면도기, 칫솔, 치약 등을 담을 수 있음

(3) tub mirror : 낮은 싱크대 위에서의 사용을 피할 수 있음

(4) tub bar : 안전성을 높여줌(노인, 균형감이 낮은 사람일 경우)

3) 침대 잠자리 만들기(bed making)

(1) 침대 한쪽 면에 서서 반대쪽을 닿기 위한 뻗기(reach)를 하는 것은 안 됨

(2) 침대 위에 올라가기 또는 무릎 사용(kneeling)

① 앞으로 구부림을 감소시킴

② 올바른 척추(back) 자세를 유도

(3) 먼 쪽의 마무리는 침대 주변으로 걸어가서 마무리함

(4) 무거운 침구류 보다는 가벼운 종류의 침구(comforter)를 사용하여 척추의 스트레스를 줄여 줌

4) 부엌 활동(kitchen activities)

(1) 자주 사용되는 물건들 : 허리와 어깨 사이의 높이에 둠 → 굽힘을 감소시키기 위해

(2) 낮은 위치의 물건을 꺼낼 때의 방법

① 순서 : 한 쪽 무릎을 굽힘·물건 집기·카운터 위에 물건 올리기·지지물(의자, 카운터 등)을 이용하여 일어서기

② 지지물이 없을 경우 : 자신의 허벅지를 손으로 밀면서 일어남

5) 세탁(laundry)

(1) 빨래 덩어리는 작게 유지함

(2) 한 두 번의 큰 빨래뭉치보다는 여러 번 작은 양으로 나누면 스트레스가 적음

(3) 세탁기 안으로 허리를 굽히지 말아야 함

(4) 특히 빨래가 젖었을 때 큰 덩어리로 다루지 말아야 함

(5) 하지를 이용함 : 앞으로 굽히기 또는 뻗기를 대신하여 발을 이동시킴

(6) 전면으로 넣는 세탁기 : 허리를 굽히거나 틀어지는 것을 피하기 위해 무릎을 굽힘

6) 가사 유지(home maintenance)

(1) 초기 회복기 : 진공청소기, 차 관리, 풀 깎기, 삽질은 권장되지 않음

(2) 상태가 안정화되었을 때 재발 예방을 위한 방법들을 교육

(3) 진공청소기와 빗자루의 사용

① 몸에 밀착시켜 사용

② 발과 하지의 사용

- 몸을 앞으로 굽히거나 뒤틀림(twisting)을 대신하여 발과 다리를 이동시킴

③ 의자 또는 테이블 아래 청소 시

- 엉덩관절과 무릎을 구부리고 등(back)은 바른 자세를 유지함

56

요통 환자의 ADL 활동에 대한 설명으로 옳은 것은?

1) 주방 바닥의 무릎 패드는 제거한다
2) 세탁물을 꺼낼 때 허리를 사용하는 것이 좋다
3) 침대에 누울 경우 배로 눕는 것과 등으로 눕는 것을 피한다
4) 자주 쓰는 물건들은 허리와 가슴 레벨 사이에 두어 허리 굽힘을 줄인다
5) 갑작스런 통증이 발생되면, 굽힘 자세를 만들고 척추를 재정렬해야 한다

57

요통 환자의 가사일 수행이 적절한 사례는?

1) 바퀴 달린 카트의 사용은 피한다
2) 부엌에 무릎 앉기 패드를 제거해 준다
3) 자동차 트렁크의 바닥을 높게 변형시킨다
4) 자주 사용하는 것들을 냉장고 아래쪽에 저장한다
5) 허리에 통증이 발생하면 직립 자세에서 굽힘 자세로 바꾼다

문제해설

56 해설내용 참조

답 4)

57 해설내용 참조

답 3)

요통 환자에게 적절한 집안 정리 방법

Explanation

1. 자주 사용되는 물건들은 허리와 가슴 레벨 사이의 선반에 둠
2. 가장 자주 사용되는 물건들은 냉장고 위쪽에 저장함
3. 부엌에서는 무릎 앉기 패드(kneeling pad)를 사용함(오븐, 식기세척기, 냉장고의 낮은 선반 등을 사용할 때 이용함)
4. 들고 옮기는 것을 피하기 위해 그리고 에너지 보존을 위해 바퀴달린 카트(cart)를 사용함
5. 점원에게 가볍게 넣어달라고 요구하거나 배달을 부탁함
6. 차 트렁크에 상자 등을 깔아 바닥을 올려줌(대체 방법으로 뒷좌석을 이용할 수도 있음)
7. 허리 수준의 높이, 얕은 깊이의 카트를 제공하는 상점을 이용함
8. 스트레스가 발생하는 신체적 자세로 인해 갑작스런 통증이 발생되면, 직립 자세(서기)를 만들고 척추의 정상 커브를 재정렬(realign)시킴 : 같은 활동을 시작하기 전 스트레칭 운동을 실시하는 것이 바람직함

58

요통 환자의 집안 정리방법으로 옳은 것은?

1) 부엌에 무릎 패드를 제거한다
2) 물건을 살 때 배달을 요구한다
3) 물건을 옮길 때 바퀴가 없는 카트를 사용한다
4) 갑자기 통증이 발생되면 직립 서기 자세를 피한다
5) 자주 사용하는 물건들은 허리와 무릎 높이의 선반에 둔다

59

급성기 요통환자의 운동과 치료에 대해 바르게 설명한 것은?

1) 통증이 있을 경우 24시간 침상에서 휴식해야 한다
2) 통증이 갑자기 심해질 경우 느린 몸통 회전 운동을 실시한다
3) 통증이 있을 경우 견딜 수 있는 시간 동안만 운동을 실시한다
4) 통증이 있을 경우 얼음과 열(heat) 모두를 적용해 통증을 감소시킨다
5) 통증이 갑자기 심해질 경우 가능한 허리를 곧게 펴고 느린 굽힘 운동을 실시한다

60

LBP환자의 통증 관리 중재 방법으로 옳은 것은?

1) 초기에는 온전히 누워 있는다
2) 온·냉치료는 30분 이상하지 않는다
3) 온·냉치료는 앉은 자세에서 실시한다
4) 전기자극치료 및 골반당김치료가 적용될 수 있다
5) 수치료는 물의 저항 때문에 요통환자의 중재로는 부적절하다

문제해설

58 요통 환자에게 적절한 집안 정리 방법

- 자주 사용되는 물건들은 허리와 가슴 레벨의 선반에 둠
- 가장 자주 사용되는 물건들은 냉장고 위쪽에 저장함
- 부엌에서는 무릎 앉기 패드(kneeling pad)를 사용함(오븐, 식기세척기, 냉장고의 낮은 선반 등을 사용할 때 이용함)
- 들고 옮기는 것을 피하기 위해, 에너지 보존을 위해 바퀴달린 카트(cart)를 사용함
- 점원에게 가볍게 넣어달라고 하거나 배달을 부탁함
- 차 트렁크에 상자 등을 깔아 바닥을 올려줌(대체 방법으로 뒷좌석을 이용함)
- 허리 수준의 높이, 얕은 깊이의 카트를 제공하는 상점을 이용함
- 스트레스가 발생하는 신체적 자세로 인해 갑작스런 통증이 발생되면, 직립 서기 자세를 만들고 척추의 정상 커브를 재 정렬(realign)시킴(같은 활동의 시작 전 스트레칭 운동을 실시함)

답 2)

59 온전한 휴식은 좋지 않다. 통증이 갑자기 심해질 경우 회전 운동을 피해야 한다. 통증이 있을 경우 운동을 피해야 한다. 통증이 갑자기 심해질 경우 가능한 허리를 곧게 펴야하며, 굽힘 운동은 피해야 한다.

답 4)

60
1) 초기에는 하루 3번 10분~20분 정도 누워있도록 한다.
2) 온·냉치료는 20분 이상 하지 않는다.
3) 온·냉치료는 바로 눕거나 엎드려 누운 상태에서 실시한다.
5) 수치료는 물의 부력으로 중력을 줄여줌으로 쉽게 움직임이 가능하여 통증 없이 운동이 가능하다.

답 4)

61

38세 남성 환자는 요통을 호소하여 입원하였다. 이에 대한 설명과 중재 방법으로 옳은 것은?

1) 장시간 서있는 동안 발 받침대를 피한다
2) 가능한 빨리 직장으로 복귀하는 것은 목표가 될 수 없다
3) 요통의 원인으로 척추관협착증, 종양 등이 원인일 수 있다
4) 물리치료에서 지구력 훈련을 할 때 작업치료에서는 업무의 양과 유형을 감소시킨다
5) 무거운 물건을 들어 올릴 때에는 다리를 고정하고 허리를 숙여서 들어 올려야 안전하다

62

다음과 같은 방법으로 일상생활을 수행해야 하는 질환으로 타당한 것은?

- 자동차 트렁크의 바닥을 높게 만든다
- 물건을 옮길 때 바퀴가 달린 카트를 사용한다
- 슈퍼 점원에게 물건을 가볍게 나눠달라고 요구한다

1) MS
2) RA
3) SCI
4) LBP
5) CVA

63

요통 환자를 위한 신체역학의 원칙으로 옳은 것은?

1) 체중 지지면을 최대한 좁게 유지해야 한다
2) 가급적 몸을 과제 오른쪽에 위치시켜야 한다
3) 가급적 척추를 돌리는 동작을 많이 사용해야 한다
4) 몸을 낮추거나 일어설 때 엉덩관절 굽힘근과 폄근을 사용한다
5) 무거운 물건을 들어 올릴 때에는 최대한 몸에서 멀리 두고 들어야 한다

문제해설

61 무거운 물건을 들어올릴 때에는 다리를 구부려서 들어올린다.

답 3)

62 허리에 발생하는 스트레스를 최소화하며, 허리 굽힘을 방지하는 방법이다.

답 4)

63 1) 체중지지면은 넓게 유지해야 한다.
2) 몸을 과제 정면에 위치해야 한다.
3) 척추를 비트는 동작을 피해야 한다.
5) 물건을 최대한 몸 가까이에 위치해야 한다.

답 4)

64

다음 보기의 특성을 지닌 질환으로 타당한 것은?

- 남녀 모두에게 발병한다
- 주관적 증상이 특징이며, 꾀병으로 오해받을 수 있다
- 갑작스럽게 발병하기도 하며 장기간에 걸쳐 발병하기도 한다

1) LBP
2) AIDS
3) CRPS
4) 전환장애
5) 양극성장애

65

요통 환자인 40대 남성은 HNP로 진단을 받았다. 이 남성의 문제와 가장 관계 깊은 해부학적 구조물은?

1) 척수
2) 척추뼈
3) 추간판(IVD)
4) ALL(Anterior Longitudinal Ligament)
5) PLL(Posterior Longitudinal Ligament)

66

영아를 키워야 하는 요통 환자의 ADL 활동으로 옳은 것은?

1) 갑작스런 움직임을 추천한다
2) 통증이 발생하면 바로 몸을 굽힌다
3) 아이의 목욕을 위해 욕조는 허리 높이에 놓아야 한다
4) 자동차에 아이를 앉힐 때 아이를 눕힌 후 들어야 한다
5) 높이의 변화가 있는 테이블의 사용을 피하는 것이 좋다

문제해설

64 요통(LBP)은 주관적 통증이 특징이며, 타인에게 꾀병으로 오해받을 수도 있다. 갑자기 발생하며 여러 가지 증상을 동반한다. 주로 25~55세 성인에게 많이 발병한다. 원인은 한 번의 상해나 사건으로도 발생하지만 지속적인 스트레스에 의해서도 발생된다.

답 1)

65 수핵탈출증(HNP : Herniation of Nucleus Pulposus)의 원인은 추간판 내의 수핵이 원인이 된다.

답 3)

66 LBP 환자의 아기 다루기(child care)

- 아기를 다루면서 갑작스런 움직임은 통증을 증가시키며 치료를 방해함
- 높이 조절이 가능한 테이블이나 높은 면의 테이블이 추천됨
- 아기 목욕시키기
  - 부엌의 싱크대를 이용하거나, 높은 곳에 욕조를 올려서 수행함
- 자동차 시트에 아기 앉히기
  - 아기를 들기 전 아기를 세우거나 앉혀서 드는 것이 바람직함 : 특히 나이가 많은 아동일수록 더욱 추천됨
  - 엄마와 아기와의 거리를 최소화해야 함 : 앞으로 구부리는 것을 줄여줌
  - 차에 아이를 넣을 때 허리를 곧게 유지해야 함

답 3)

5

C·H·A·P·T·E·R

화 상
(Burn)

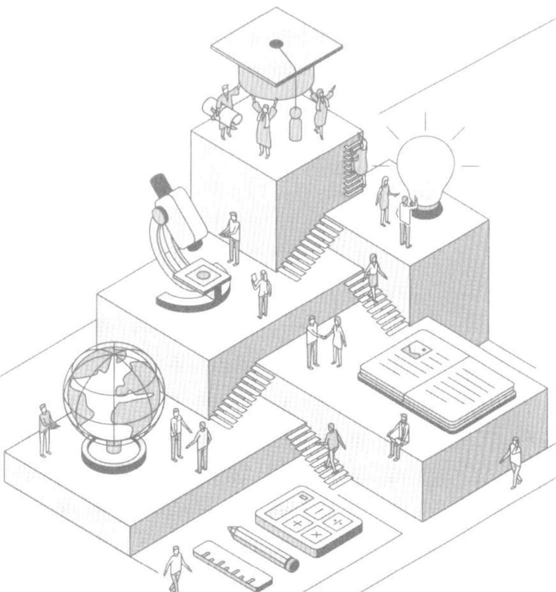

예·상·문·제·풀·이

01

화상 환자인 40대 여성 홍○○씨는 맞춤 압박 의복을 세탁하고자 한다. 가장 바람직한 방법은?

1) 비누를 이용해 손으로 세탁한다
2) 물비누를 사용해 세탁기로 세탁한다
3) 세제나 비누 없이 물을 이용해 세탁한다
4) 일반 세제를 사용해 일반 세탁기로 세탁한다
5) 강한 세제와 표백제를 사용하는 전문 업체에서 세탁한다

문제해설

01 화상 환자의 맞춤 의복 관리 – 맞춤식 압박의복

- 등급화된 압력을 제공함
- 처음에는 먼쪽에 35mmHg 정도의 압력이 이상적임
- 목욕, 마사지, 의복 교환을 제외하고는 하루 중 23시간 착용함
- 얼굴의 마스크와 장갑은 식사 시간에는 착용하지 않음
- 야외 작업
  - 착용 후 장시간의 야외 작업을 피해야 하며, 작업 환경을 바꿔주어야 함
- 압박 치료는 약 12~18개월 동안 실시됨
- 세탁을 위해 최소 2개 이상 주문할 것을 권장함
- 탄력적(resilient) 성질을 유지하기 위해 비누를 이용한 손세탁을 원칙으로 함
- 세탁기 사용, 드라이기 사용, 직접 열에 노출시킴, 강한 세제 및 표백제 사용 등은 피해야 함
- 아동의 의복
- 성장과 생활방식에 따라 다르지만 성인보다 자주 교체하는 것이 일반적임

답 1)

02

다음과 같은 자세를 취해야 하는 급성기 환자에게 아급성기 중재로 옳은 것은?

- 손목 폄 30°
- MP 관절의 굽힘 50~70°
- DIP 및 PIP 관절의 완전 폄

1) 압박의복을 적용한다
2) 마비된 쪽에 체중을 지지한다
3) 인지지각 훈련을 매일 실시한다
4) 감각재교육 훈련이 가장 중요한 중재이다
5) 강직의 증가를 막는 약물을 매일 섭취한다

02 화상 환자의 급성기 변형 예방 자세

신체 부위	증상 및 조직 회복기간
팔꿈치와 아래팔 (elbow and forearm)	• 팔꿈치의 폄(extension) • 아래팔의 중립(neutral)
손목과 손 (wrist and hand)	• 손목의 폄(extension) : 30° – 엄지의 벌림(abducted) 및 폄 – MP 관절의 굽힘(flexion) : 50~70° • 손가락의 폄(IP extension)

답 1)

03

다음에서 설명하는 합병증은?

- 진단
  - 전신 화상
- 증상
  - 방사선상 팔꿈치 뒤쪽에 새로운 뼈가 형성됨
  - 팔꿈치 주변이 붉게 변하고 부종이 발생함

1) HO
2) CTS
3) HNP
4) HIVD
5) COPD

04

화상 환자에게 적용하는 손바닥 부목(volar hand splint)의 적용으로 옳은 것은?

1) 휴식 시보다는 활동할 때 착용한다
2) MP 관절은 폄 상태를 유지해야 한다
3) 모든 IP 관절은 폄 상태를 유지해야 한다
4) 재활기에 주로 사용하는 정적 스플린트이다
5) 손에 부종이 있는 환자에게는 적용하지 않는다

05

화상환자의 구축을 예방하기 위한 적절한 자세는?

1) 목 굽힘(flexion)
2) 팔꿈치 굽힘(flexion)
3) 어깨 앞당김(protraction)
4) 어깨 30도 벌림(abduction)
5) 발목 0~5도 발등굽힘(dorsiflexion)

문제해설

03 화상 환자의 HO(골이 형성, Heterotopic ossification)

- 정의
  - 정상적으로는 없어야 할 조직에 새로운 뼈가 형성되는 것
- 주로 팔꿈치 뒤쪽에 발생됨
  - 어깨, 손목, 손, 엉덩관절, 무릎, 발목 관절에도 잘 발생됨
- 한 쪽 또는 양쪽 모두에서 나타남
  - 화상을 양쪽으로 입지 않아도 양쪽에 발생할 수 있음
- 관절 주변의 연부조직 내에 발생함
- 관절주머니(joint capsule)와 인대 내에도 발생할 수 있음
- 종종 관절을 가로질러 다리(bridge) 모양을 형성되기도 함
- 보통 입원 후기에 나타남
  - 관절 ROM의 특정 지점에서 통증을 호소함
- 염증반응이 나타남
  - 붉은 색 또는 부종이 발생됨
  - 회복 중인 상처 내에서는 식별하기가(discernible) 어려움

답 1)

04 volar hand splint

- 급성기 동안 주로 정적(static) 스플린트가 사용됨
  - 활동과 운동이 동반되어야 함
  - 휴식 시에 주로 착용하게 됨
- 처방 대상
  - 손에 심한 부종이 있는 경우
  - 능동적(active) 움직임이 제한된 경우
  - 특정 움직임을 예방할 경우
- 자세
  - 손목의 30°폄+MP 관절의 50°~70° 굽힘+IP 관절의 완전(full) 폄+엄지(thumb)의 벌림과 폄

답 3)

05 목 폄, 팔꿈치 폄, 어깨 뒤당김, 어깨 90도 벌림, 발목 0~5도 발등굽힘(dorsiflexion)

답 5)

06

화상환자의 손 보조기 적용 자세로 옳은 것은?

1) MP 관절 폄
2) 손목 10도 폄
3) 손목 10도 굽힘
4) 엄지 벌림 및 폄
5) 모든 IP 관절 약간 굽힘

07

화상의 초기 흉터에 대한 설명으로 옳은 것은?

1) 점진적으로 부드러워지며 두꺼워진다
2) 모든 흉터는 점차적으로 얇아지고 부드러워진다
3) 구축의 형성은 상처 부위에 생긴 교원질들이 원인이다
4) 통증과 피부의 단단함으로 인해 환자의 활동성이 증가된다
5) 2일 이상의 붉은 흉터는 과도한 흉터 형성으로 발전하기 쉽다

문제해설

06 손 보조기 적용 자세

손목의 30° 폄+MP 관절의 50~70° 굽힘+IP 관절의 완전(full) 폄+엄지(thumb)의 벌림과 폄

답 4)

07 화상 초기의 흉터

- 모든 흉터는 증가된 혈관과 붉은 외관을 지니게 됨
- 2달 이상의 붉은 흉터는 과도한 흉터 형성으로 발전되기 쉬움
- 점진적으로 단단해지며 두꺼워짐
  - 원래의 피부 높이가 보다 더 높아짐

답 3)

화상 초기의 흉터

Explanation

1. 모든 흉터는 증가된 혈관과 붉은 외관을 지니게 됨
2. 2달 이상의 붉은 흉터는 과도한 흉터 형성으로 발전되기 쉬움
3. 점진적으로 단단해지며 두꺼워짐
   원래의 피부 높이가 보다 더 높아짐
4. 환자의 활동성
   1) 통증과 피부 단단함으로 인해 환자의 활동성이 감소됨
   2) 굽힘 및 모음 자세는 환자에게 편하게 느껴짐
      - 환자에게 편한 자세는 구축(contracture)을 발달시킴
5. 구축의 형성
   - 상처 부위에 생긴 교원질들이 서로 유착하기 때문

08

얼굴 부위에 화상을 입은 환자의 재활기 흉터관리에 대한 설명으로 가장 타당한 것은?

1) 단단한 보장구류는 피해야 한다
2) 흉터부위를 항상 건조하고 깨끗하게 유지한다
3) 탄성이 있는 얼굴 마스크로 얼굴 전체를 덮어준다
4) 흉터형성 억제를 위해 매일 1회 이상 물로 씻는다
5) 흉터부위는 가능한 하루 2~3회 이상 태양에 노출시킨다

09

다음 내용에 해당하는 화상의 깊이 분류는?

- 회복기간은 장기간이다
- 피부 밑의 지방, 근육, 힘줄이 화상을 입은 것이다

1) 1도
2) 얕은 2도
3) 깊은 2도
4) 3도
5) 4도

10

다음에서 설명하는 화상의 깊이는?

- 표피와 진피가 손상됨
- 화염, 뜨거운 금속 물체 장시간 접촉한 경우 발생함
- 홍반, 물집, 통증이 나타나며 2주 이상의 회복기간이 필요함

1) 표면 화상
2) 표면 일부 화상
3) 깊은 일부 화상
4) 전층 화상
5) 피부 밑 화상

문제해설

08 압박을 위해 단단한 보장구류를 사용하며, 흉터부위에 오일이나 보습제를 자주 발라주어야 한다. 흉터형성 억제를 위해 압박이나 마사지를 사용하며, 태양에 직접 노출되는 것은 피해야 한다.
답 3)

09 해설내용 참조
답 5)

10 해설내용 참조
답 3)

11

다음의 증상이 나타나는 화상의 깊이 분류는?

- 회복기간은 2주 이상이다
- 표피와 진피층이 손상된다
- 등쪽 손상 시 단춧구멍변형 위험이 있으며 흉터 발생 가능성이 높다

1) 표면화상
2) 전층화상
3) 피부밑화상
4) 표면일부화상
5) 깊은일부화상

문제해설

11 해설내용 참조

답 5)

깊이에 의한 분류

Explanation

깊이	증상 및 조직	회복기간	흉터발생
표면(Superficial) : 1도	• 피부가 붉음(홍반) • 수포(blister) 없음, 약간의 통증 발생 • 표피 외층(superficial epidermis)	3~7일	없음
표면일부(Superficial partial thickness and donor sites) : 2도	• 피부가 붉음(홍반), 축축함(wet) • 수포 있음, 통증이 심함 • 표피(epidermis), 진피 상층	2주 미만	가능성이 낮음
깊은 일부(Deep partial thickness) : 2도	• 피부가 붉음(홍반), 통증이 심함 • 일반적으로 터지는 물집(손과 발) • 표피(epidermis)와 진피(dermis) 대부분	2주 이상	가능성이 큼
전층(Full thickness) : 3도	• 피부의 창백함 • 엉켜진 모세 혈관 • 가벼운 접촉(light touch)에 감각 없음 • 표피(epidermis)와 진피(dermis)	장시간	발생
피부밑(Subcutaneous) : 4도	• 하부손상이 발생됨		발생

19

다음에 제시된 화상 유형은?

심부 일부를 제외한 가벼운 접촉 감각 상실

1) 전층 화상
2) 얕은 화상
3) 피부 밑 화상
4) 얕은 부분 화상
5) 깊은 부분 화상

20

6개월 전 얼굴 부위에 2도 화상을 입은 30대 여성을 위한 흉터 관리 방법으로 옳은 것은?

1) 투명한 플라스틱 마스크를 제공하며 야간에만 착용한다
2) 탄성재질의 천 마스크를 제공하며 하루 종일 착용하게 한다
3) 화상부위를 가능한 건조하게 유지하며 매일 압박 마사지를 제공한다
4) 화상부위에 직접적인 압박은 피해야 하며 가벼운 접촉을 매일 제공한다
5) 미관을 위해 진한 화장법을 먼저 교육하고 피부를 항상 따뜻하게 유지시킨다

21

화상 환자의 수술기 및 수술 후기의 중재로 가장 타당한 것은?

1) 부종 감소 및 상처 관리
2) 흉터 압박 및 ROM 증진
3) 자세유지 및 보조기 제작
4) LOM 감소 및 근력 증진
5) 체액 관리 및 상처 증식 예방

문제해설

19 전층화상

창백, 건조, 모세혈관 응고, 심부 일부 제외한 가벼운 접촉 감각상실

답 1)

20 투명한 플라스틱 마스크를 제공할 수 있으며, 흉터 압박을 위해 하루 종일 착용해야 한다.
화상부위는 수분 유지가 필요하며, 매일 압박 마사지를 제공할 수 있다. 화상부위에 직접적인 압박이 가능하며 수분 유지를 위해 자극성이 적은 오일을 사용한다. 미관을 위한 화장법 교육은 피부가 숙성된 후 실시한다.

답 2)

21 수술기 및 수술 후기(surgical and postoperative phase)의 중재

- 피부 이식 부위 및 이식 제공 부위의 보호 및 보존이 주요 이슈임
  - 스플린트 제작 및 자세유지 테크닉을 사용함
- 필요한 보조도구의 제작 및 제공을 통해 자조활동(self care)을 향상시킴
- 필요할 경우 지남력(orientation) 활동을 통해 인지자각(cognitive awareness) 능력을 향상시킴
- 근 위축과 지구력 상실을 예방함
- 혈전성 정맥염(thrombophlebitis)의 위험을 예방함
  - 고정되지 않은 부위의 운동을 통해 예방함
- 회복 단계에 대한 교육 및 재확인

답 3)

22

6개월 전에 화상을 입은 40대 남성은 흉터가 발생하기 시작하였다. 이 남성의 압박의복 적용으로 옳은 것은?

1) 잠자는 시간에만 착용한다
2) 압박의복을 매일 세탁기로 빨래한다
3) 맞춤식 압박 의복은 한 벌만 주문할 것을 권장한다
4) 얼굴 마스크와 장갑은 식사 시간에는 착용하지 않는 것이 좋다
5) 신체의 변형 및 생활 방식을 고려해 구입 시에는 한 치수 더 큰 것으로 구입한다

23

급성기 화상 환자에게 실시하는 가피절개술(escharotomy)의 목적으로 가장 타당한 것은?

1) 통증 감소
2) 흉터 감소
3) 허혈 방지
4) LOM 예방
5) 세균증식 예방

문제해설

22 맞춤식 압박 의복은 등급화 된 압력을 제공한다. 목욕, 마사지, 의복 교환을 제외하고는 하루 23시간 착용을 원칙으로 하며, 얼굴의 마스크와 장갑은 식사 시간에는 착용하지 않는다.
세탁을 위해 최소 2개의 주문을 권장하며, 탄력성(resilient) 유지를 위해 비누를 이용하여 손세탁을 하는 것이 좋다.
답 4)

23 해설내용 참조
답 3)

급성기 화상 환자의 초기 치료 이슈들

Explanation

체액의 감소	• 화상은 체액이 감소되므로 정맥주사를 통해 체액을 보충시켜 주어야 함
림프 시스템(Lymphatic system)으로 인한 부종	• 조직에 체액을 운반하는 역할 • 과도한 체액으로 인해 피하조직에 부종이 생김 • 부종의 증가로 말초 쪽의 사지에 허혈(ischemia)이 유발됨
가피절개술(Escharotomy)	• 압력 감소를 통해 말초로 가는 혈액순환을 좋아지게 함
연기의 흡입(Smoke inhalation)	• 열에 의한 손상과 함께 2차적으로 진단 됨
기관지절개(Tracheostomy)	• 기도유지가 어렵거나 호흡기 착용이 지속적일 때 시행함
기타	• 호흡 치료, 삽관(Intubation), 호흡기(Ventilatory) 등의 사용

24

급성기 화상 환자의 작업치료로 옳은 것은?

1) 급성기에는 ADL 활동을 제한하지 않는다
2) 화상 부위를 머리보다 높게 위치하므로 부종을 예방한다
3) 목은 중립(neutral) 또는 약간의 굽힘(slight flexion)을 유지한다
4) 관절가동범위(ROM) 및 기능적 근력(functional strength)을 최대로 증진시킨다
5) 근력 및 지구력 활동은 단순한 활동 또는 견딜 수 있는 수준의 활동을 선택한다

문제해설

24 해설내용 참조

답 5)

화상의 급성기 작업치료

Explanation

1. 올바른 자세의 유지

• 변형 예방 자세

신체 부위	Anti-deformity Position
목(neck)	• 중립(neutral)~약간의 폄(slight extension)
가슴 및 복부 (chest and abdomen)	• 체간의 폄(extension) • 팔꿉관절의 후퇴(retraction)
겨드랑이(axilla)	• 팔꿉관절의 벌림(abduction) : 90~100° • 바깥돌림(external rotation) : 45° • 수평 모음(horizontal adduction) : 60°
팔꿈치와 아래팔 (elbow and forearm)	• 팔꿈치의 폄(extension) • 아래팔의 중립(neutral)
손목과 손 (writs and hand)	• 손목의 폄(extension) : 30°, 엄지의 벌림(abducted) 및 폄(extension), 중수지(MP)의 굽힘(flexion) : 50~70° • 수지의 폄(IP extension)
엉덩관절과 대퇴부 (hip and thigh)	• 중립 폄(neutral extension) • 엉덩관절의 벌림(abduction) : 10~15°
무릎관절 및 하지 (knee and lower leg)	• 무릎관절의 폄(extension) • 전면의 화상(anterior burn) : 약간 굽힘(slight flexion)
발목과 발(ankle and foot)	• 중립(neutral)~배측굽힘(dorsi flexion) : 0~5°
귀와 안면(Ears and face)	• 압력을 피함(prevent pressure)

2. 스플린트 적용

1) 목적(자세의 유지, 상처 보호, 구축의 예방)
2) 급성기동안 주로 정적(static)이 사용됨
   (1) 활동과 운동이 동반됨
   (2) 휴식 시 착용하게 됨

3. 자조 활동(self care activity)

1) 급성기 동안은 제한됨
2) 음식을 입으로 먹을 수 있게 되면 언어치료사와 협조하여 먹기 능력을 평가
3) 보조 도구를 이용하여 독립성을 증진
4) 환자와 협조하여 일상생활을 독립적 수행할 수 있도록 목표를 설정

4. 보행(ambulation) 및 앉기 지구력(sitting balance)

1) 보행(ambulation) 및 앉기 지구력(sitting balance)의 시작
2) 의학적으로 안정된 경우 가능함
   (1) 침대에서의 이동이 가능
   (2) 하지에 체중을 실을 수 있음

5. 기능적 활동 및 능동(active) 운동

1) 매일의 화상 치료 계획의 중요한 일부분이 됨
2) 능동 운동, 능동–보조(active assistive), 수동(passive) 운동
   • 환자의 상태에 맞춰 실시해야 함
3) 이 시기 운동의 초점
   (1) 관절가동범위(ROM) 및 기능적 근력(functional strength)의 유지
   (2) 지구력 형성 및 부종 감소

6. 근력 활동 및 지구력 활동

1) 환자의 상태가 허락될 경우에만 수행됨
2) 범위 : 단순한 활동~견딜 수 있는 수준의 저항 활동
3) 저항 운동의 목적 : 병원 생활로 인한 '디컨디션닝(deconditioning)'의 영향을 예방하는 효과

7. 환자 교육

1) 초기의 교육 목표
   (1) 화상의 회복 단계에 대한 이해
   (2) 독립적인 활동 및 움직임의 중요성과 필요성에 대한 이해
   (3) 통증과 스트레스 관리 요령에 대한 이해
2) 교육 목표들은 치료에 대한 동기 유발과 성공적 치료에 매우 중요함

25

화상 후 발생되는 합병증 중으로 가장 일반적인 것은?

1) CRPS
2) 신경종
3) 환상통
4) 골이형성
5) 자율신경반사부전

26

다음 그림의 보조기가 가장 필요한 환자는?

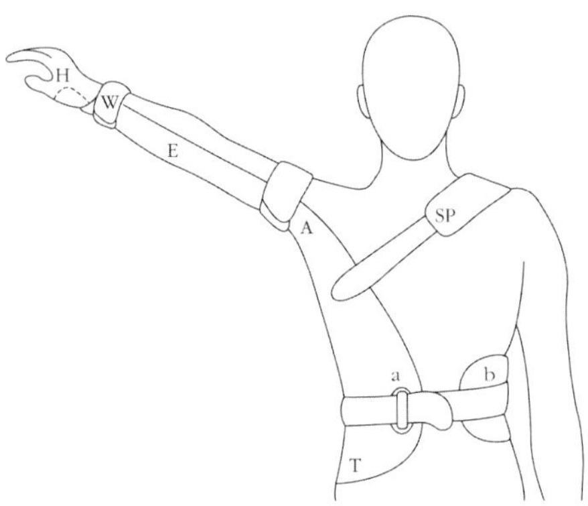

1) 화상
2) 골절
3) 관절염
4) 오십견
5) 척추측만

27

급성기 화상 환자에게 가피절개술(escharotomy)을 시행하는 목적으로 가장 타당한 것은?

1) 기도 유지
2) 통증 관리
3) 흉터 예방
4) 허혈 예방
5) 세균 증식 지연

문제해설

25 HO(골이형성, Heterotopic ossification)

- 정의
  - 정상적으로는 없어야 할 조직에 새로운 뼈가 형성되는 것
- 주로 팔꿈치 뒤쪽에 발생됨
  - 어깨, 손목, 손, 엉덩관절, 무릎, 발목 관절에도 잘 발생됨
- 한 쪽 또는 양쪽 모두에서 나타남
  - 화상을 양쪽으로 입지 않아도 양쪽에 발생할 수 있음

답 4)

26 화상환자의 스플린트 적용

- 목적
  - 자세의 유지, 상처 보호, 구축의 예방
- 급성기동안 주로 정적(static)이 사용됨
  - 활동과 운동이 동반됨
  - 휴식 시 착용하게 됨

  예) airplane splint, volar hand splint, AFO(Ankle Foot Orthosis) 등

답 1)

27 화상 환자의 가피절개술(escharotomy)

체액의 이동으로 발생된 부종의 결과인 압력을 감소시켜 말초로 가는 혈액의 순환을 좋아지게 하기 위해 시행함

답 4)

28

화상의 깊이가 1도일 경우 회복기간은?

1) 1~2일
2) 2~3일
3) 3~7일
4) 1~2주일
5) 3~4주일

29

화상의 깊이에 의한 분류가 옳은 것은?

1) 3도 화상은 진피의 손상이 없다
2) 1도 화상은 피부색의 변화가 없다
3) 4도 화상의 원인은 전기가 될 수 있다
4) 얕은 2도 화상은 물집이 발생되지 않는다
5) 깊은 2도 화상은 2주 미만의 회복이 요구된다

문제해설

28 화상의 깊이와 회복기간

- 1도 화상 : 3~7일
- 2도 표피 화상(Superficial partial thickness) : 2주 미만
- 2도 깊은 화상(Deep partial thickness) : 2주 이상
- 3도 화상－장시간

답 3)

29 해설내용 참조

4도화상

- 전기, 가옥화재, 자동차 사고 등에 의한 화상
- 전층에 화상이 발생함
- 지방, 근육, 힘줄이 화상을 입을 수 있음

답 3)

깊이에 의한 분류

Explanation

깊이	증상 및 조직	회복기간	흉터발생
표면(Superficial) : 1도	• 피부가 붉음(홍반) • 수포(blister) 없음, 약간의 통증 발생 • 표피 외층(superficial epidermis)	3~7일	없음
표면일부(Superficial partial thickness and donor sites) : 2도	• 피부가 붉음(홍반), 축축함(wet) • 수포 있음, 통증이 심함 • 표피(epidermis), 진피 상층	2주 미만	가능성이 낮음
깊은 일부(Deep partial thickness) : 2도	• 피부가 붉음(홍반), 통증이 심함 • 일반적으로 터지는 물집(손과 발) • 표피(epidermis)와 진피(dermis) 대부분	2주 이상	가능성이 큼
전층(Full thickness) : 3도	• 피부의 창백함 • 엉켜진 모세 혈관 • 가벼운 접촉(light touch)에 감각 없음 • 표피(epidermis)와 진피(dermis)	장시간	발생
피부밑(Subcutaneous) : 4도	• 하부손상이 발생됨		발생

30

다음 중 화상 환자의 재활기 치료로 타당한 것은?

1) 부종을 감소시킨다
2) 상처치유를 촉진하고 감염을 최소화시킨다
3) 학교 활동 등에 다시 참여할 수 있도록 지지한다
4) 흉터가 완전히 성숙될 때까지 압박의 사용은 피해야 한다
5) 피부에 오일과 같은 오염물질을 피하고 가능한 건조하게 유지하여 염증을 예방한다

문제해설

30 해설내용 참조

답 3)

31

화상 환자의 재활기 치료에 대한 내용으로 가장 거리가 먼 것은?

1) 지구력 증진
2) 인지능력 향상
3) 자조활동 강화
4) 약해진 근력 강화
5) ROM 유지 및 증진

31 해설내용 참조

답 2)

화상 재활(Burn behabilitation)

Explanation

1. 치료 팀

1) 다면적 팀 접근법(multidisciplinary team approach)이 필요
   - 입원 시기부터 즉시 시행하며 입원 중 및 퇴원 후에도 시행
2) 구성원 : 의사, 작업치료사, 물리치료사, 간호사, 영양사, 사회복지사, 놀이치료사 등

2. 재활치료의 목표(goals of rehabilitation)

1) 치료 팀원들은 환자의 ADL을 독립적으로 시행하는 것에 대한 격려 및 움직임의 중요성을 교육
2) 각 치료 팀의 목표를 재활 팀, 환자, 환자의 가족에게 알려 줌
3) 작업치료사와 물리치료사의 유기적 협동이 필요
   - 운동과 ADL을 촉진시키기 위해 서로 협력함
4) 치료의 기본 개념
   (1) 화상 후 기능적 회복을 방해할 수 있는 주된 요소는 과도한 흉터 형성
   (2) 심한 흉터와 구축은 치료를 통해서 예방됨

3. 회복 단계(phases of recovery)

급성기	• 화상 후 첫 72시간 • 상처가 표면 일부분에 있음 • 상피(epithelial)의 회복이 있을 때까지 시간을 둠 - 표피(superficial thickness)의 화상일 경우 - 수술 없이 2주 이내에 자연적인 회복이 있는 경우
수술 및 수술 후	• 상처 부위의 크기에 따라 그 기간이 늘어날 수 있음 • 감염, 패혈증(sepsis), 패혈성(septic) 쇼크가 일어날 가능성이 큼 • 의학적 처치는 상처 치유를 촉진하고 감염을 최소화하는 것
재활기	• 환자가 의학적으로 안정되는 시기 • 피부 회복, 상처 형성, 재활 등의 정도가 영향을 미치는 시기 • 입원 치료와 퇴원 치료가 모두 이루어지는 시기 • 환자, 환자 가족, 치료사 모두에게 가장 도전적인 단계

4. 단계별 치료표

1) **급성기**(acute care phase)

(1) 부종을 감소시킴

(2) LOM과 피부의 운동성 상실 예방

(3) 근력 및 지구력 상실 예방

(4) 자조 활동 및 독립성 촉진

(5) 재활 과정에 대한 교육과 설명(orientation)을 환자 및 보호자에게 제공

2) **수술 및 수술 후**(surgical and postoperative phase)

(1) 피부 이식 부위와 이식 제공 부위 보호 및 보존

• 스플린트를 제작 및 자세 유지 테크닉을 사용

(2) 필요한 보조 도구의 제작 및 제공을 통해 자조 활동(self care)을 향상시킴

(3) 필요할 경우 지남력(orientation) 활동을 통해 인지 자각(cognitive awareness) 능력을 향상시킴

(4) 근 위축(atrophy)과 지구력 상실을 예방

(5) 혈전성 정맥염(thrombophlebitis)의 위험을 줄임

• 고정되지 않은 부위에 운동을 제공하므로

(6) 회복 단계에 대한 교육 및 재확인(reassure)을 환자 및 보호자에게 실시

3) **재활기**(rehabilitation phase)

(1) 독립적인 자조 활동(self care) 기술을 가르침

(2) 가정 관리 활동들에 대한 교육 및 훈련

• 절적한 운동, 자세, 피부 관리를 포함

(3) 근력, 활동 지구력(activity endurance), 지구력의 회복

(4) 관절의 유동성(mobility) 및 협응력(coordination) 향상

(5) 부종 및 흉터 형성(scar maturation) 조절

• 스플린트 적용, 압박 의복, 압박 보조 도구(pressure adapter)

(6) 사회적 기술 및 직업적 기술들의 재 습득(reacquisition)에 대한 지지
(7) 상처 및 상처 관리에 대한 지시 사항(instruction) 제공
• 감각 및 외관의 잠재적 변화(potential change)를 포함
(8) 부종(edema)의 관리 및 구축(contracture), 과도한 흉터(scar hypertrophy), 외관 손상(disfigurement)의 최소화
(9) 자외선, 화학적 자극물, 마찰, 추위, 더위 등의 노출을 제한하기 위한 보상 테크닉을 교육
(10) 학교, 일, 레저에 다시 참여할 수 있도록 지지하는 퇴원 후 계획을 유도(guide)

32

화상에서 깊은 2도 화상(deep partial thickness)에 대한 설명은?

1) 손상된 부위는 창백(pale)하다
2) 진피상부(upper dermis)까지 손상된다
3) 흉터가 생길 가능성은 최소(minimal)이다
4) 보통 1주~2주 정도의 회복시간이 소요된다
5) 단추구멍변형(boutonniere deformity)이 생기는 경우도 있다

33

재활기 화상 환자에게 맞춤식 의복을 제공하는 목적으로 가장 타당한 것은?

1) 통증 감소
2) 근력 강화
3) 흉터 관리
4) 체온 유지
5) LOM 방지

문제해설

32 • 회복기간은 최소 2주 이상이다.
• 흉터발생가능성이 높고, 단추구멍변형(boutonniere deformity)이 생기는 경우도 있다.

답 5)

33 압박의복의 적용
• 등급화된 압력을 제공함
• 초기
 - 먼쪽의 압력이 35mmHg
• 마사지, 의복 교환 등을 제외하고는 하루 종일 착용함
• 얼굴 마스크와 장갑
 - 식사 시간에는 착용하지 않음
• 압박 치료는 약 18개월 동안 실시됨
 - 흉터와 상처가 완전히 회복될 때까지 필요함
• 탄력적 성질을 유지하기 위해 비누를 이용한 손 세탁을 원칙으로 함

답 3)

34

화상 후 회복기간이 3~7일이며, 피부가 붉고, 통증이 발생하는 등급이라면 분류는?

1) 0도 화상
2) 1도 화상
3) 2도 화상
4) 3도 화상
5) 4도 화상

35

1주에서 2주 미만의 회복기간이 필요한 화상의 종류는?

1) 1도 화상
2) 2도 표피 화상
3) 2도 진피 화상
4) 3도 화상
5) 모든 2도 화상

문제해설

34 해설내용 참조

답 2)

35 해설내용 참조

답 2)

화상의 깊이에 의한 분류

Explanation

깊이	증상 및 조직	회복기간
Superficial(1˚)	• 피부가 붉음(홍반) • 수포(blister) 없음, 약간의 통증 발생 • 표피 외층(superficial epidermis)	3~7일
Superficial partial thickness and donor sites(2˚)	• 피부가 붉음(홍반), 축축함(wet) • 수포 있음, 통증이 심함 • 표피(epidermis), 진피 상층	2주 미만
Deep partial thickness(2˚)	• 피부가 붉음(홍반), 통증이 심함 • 일반적으로 터지는 물집(손과 발) • 표피(epidermis)와 진피(dermis) 대부분	2주 이상
Full thickness(3˚)	• 피부의 창백함 • 엉켜진 모세 혈관 • 가벼운 접촉(light touch)에 감각 없음 • 표피(epidermis)와 진피(dermis)	장시간

36

화상 환자가 피해야할 자세로 옳은 것은?

1) 상지(U/E) – 모음과 굽힘
2) 손목(wrist) – 폄
3) 엄지(thumb) – 벌림
4) 중손가락(MCP) – 굽힘
5) 손가락(IP) – 폄

37

화상 후 새롭게 회복된 피부의 관리에 대한 내용으로 옳은 것은?

1) 수분유지 로션은 피해야 한다
2) 거울을 환자 앞에 놓아주면 자세교정을 방해한다
3) 환자는 자신의 피부에 마사지를 수행할 수 있어야 한다
4) 흉터가 부드러워지면 빠르고 역동적인 스트레칭을 실시한다
5) 유동성 증진을 위해 건조하고 팽팽해진 흉터 위에 마사지를 실시하는 것이 바람직하다

38

화상 환자의 관리에 대한 설명이다. 옳은 것은?

1) 머리 뒤에는 베개를 놓는다
2) 피로예방을 위해 일을 빨리 처리한다
3) 어깨관절은 모음과 굽힘 자세를 유지한다
4) 손상되지 않은 부위는 지속적으로 능동저항운동(activie & resistive exercise)을 실시한다
5) AROM exercise는 작은 회기를 5~7회 반복하는 것보다 긴 회기를 1회 적용한다

문제해설

36 화상 환자가 피해야할 자세

상지(U/E)	모음(AD)과 굽힘(F)	
손목(wrist)	굽힘(F)	claw hand의 발생
엄지(thumb)	모음(AD)	
중손가락(MCP)	폄(E)	
손가락(IP)	굽힘(F)	
엉덩관절(hip)	굽힘(F)	
무릎관절(knee)	굽힘(F)	
발목(ankle)	발바닥쪽굽힘(plantar flexion)	

답 1)

37 화상 후 새롭게 회복된 피부(newly healed skin)를 위한 치료

- 매회 치료 시 마사지가 필요
  - 유동성 증진을 위해 건조하고 팽팽해진 흉터에 마사지
  - 수분 유지 로션을 사용함
  - 환자는 자신의 피부에 수행할 수 있어야 함
  - 흉터가 부드러워지면 스트레칭을 시행함
    - 천천히 지속적인 스트레칭
    - 강한 역동적 스트레칭은 피해야 함
    - 스트레칭 시 보습제를 같이 사용하면 효과적
    - 거울을 환자 앞에 놓으면 자세 교정에 도움이 됨

답 3)

38 화상 환자의 관리

손상부위 주변의 관절구축 예방을 위해 지속적인 ROM 운동이 필요함

답 4)

화상 환자의 치료

Explanation

1. 급성기 치료

1) 올바른 자세의 유지

(1) 부종 감소

① 화상 부위를 심장보다 높은 위치에 놓음

② 화상 부위의 변형 예방

③ claw hand의 발생 예방 : 손의 비기능적 자세

(2) 변형 예방 자세

신체 부위	Anti-deformity Position
목(neck)	• 중립(neutral)~약간의 폄(slight extension)
가슴 및 복부 (chest and abdomen)	• 몸통의 폄(extension) • 어깨관절의 후퇴(retraction)
겨드랑이(axilla)	• 어깨관절의 벌림(abduction) : 90~100° • 바깥돌림(external rotation) : 45° • 수평 모음(horizontal adduction) : 60°
팔꿈치와 아래팔 (elbow and forearm)	• 팔꿈치의 폄(extension) • 아래팔의 중립(neutral)
손목과 손 (writs and hand)	• 손목의 폄(extension) : 30°, 엄지의 벌림(abducted) 및 폄(extension), 중손가락(MP)의 굽힘(flexion) : 50~70° • 손가락의 폄(IP extension)
엉덩관절과 대퇴부 (hip and thigh)	• 중립 폄(neutral extension) • 엉덩관절의 벌림(abduction) : 10~15°
무릎관절 및 하지 (knee and lower leg)	• 무릎관절의 폄(extension) • 전면의 화상(anterior burn) : 약간 굽힘(slight flexion)
발목과 발(ankle and foot)	• 중립(neutral)~발등굽힘(dorsi flexion) : 0~5°
귀와 안면(Ears and face)	• 압력을 피함(prevent pressure)

2) 스플린트 적용

(1) 목적

• 자세의 유지, 상처 보호, 구축의 예방

(2) 급성기동안 주로 정적(static)이 사용됨

① 활동과 운동이 동반됨

② 휴식 시 착용하게 됨

(3) volar hand splint

- 손목의 30° 폄+중손가락(MP) 관절의 50~70° 굽힘+지절간(IP) 관절의 완전(full) 폄+엄지(thumb)의 벌림과 폄

3) **자조 활동**(self care activity)

(1) 급성기 동안은 제한됨

(2) 음식을 입으로 먹을 수 있게 되면 언어치료사와 협조하여 먹기 능력을 평가

(3) 보조 도구를 이용하여 독립성을 증진

(4) 환자와 협조하여 일상생활을 독립적 수행할 수 있도록 목표를 설정

4) **보행**(ambulation) **및 앉기 지구력**(sitting balance)

- 보행(ambulation) 및 앉기 지구력(sitting balance)의 시작 → 의학적으로 안정된 경우

5) **기능적 활동 및 능동**(active) **운동**

(1) 매일의 화상 치료 계획의 중요한 일부분이 됨

(2) 능동 운동, 능동-보조(active assistive), 수동(passive) 운동

- 환자의 상태에 맞춰 실시해야 함

(3) 이 시기 운동의 초점

① 관절가동범위(ROM) 및 기능적 근력(functional strength)의 유지

② 지구력 형성 및 부종 감소

6) **근력 활동 및 지구력 활동**

(1) 환자의 상태가 허락될 경우에만 수행됨

(2) 범위

- 단순한 활동~견딜 수 있는 수준의 저항 활동

(3) 저항 운동의 목적

- 병원 생활로 인한 '디컨디셔닝(deconditioning)'의 영향을 예방하는 효과

2. 수술 및 수술 후 단계(surgical and postoperative phase)

1) **수술**

(1) 수술 부위에 따라 관절의 자세가 다름

(2) 수술 후 부동(immobilization)

① 이식한 부위의 정착(adhesion)과 혈관 형성

② 스플린트, 자세 조절 장치, 붕대 등을 사용

- 이식된 부위를 고정하며 부종을 예방하고 상처 치유를 촉진할 목적으로 사용
  - 이식 부위에 구멍이 있거나 개방되어 있는 재질의 스플린트를 사용
- 나중에는 변형 방지 자세로 다시 제작됨

2) **수술 후**

(1) 능동 운동과 저항 운동의 지속적 실시

- ROM과 근력을 유지하기 위해 화상을 입지 않은 부위에 지속적 시행

(2) 절개와 이식 후
- 인접 부위에 평균 3~5일 정도 운동을 피함

(3) 운동의 시작
- 이식한 곳이 유착되고 안정(confirmed)되면 바로 시작함

(4) ROM 운동
① 부드러운(gentle) 능동 ROM 운동이 선택됨
- 새로 이식한 부위의 손상(shearing)을 피하기 위해

② 피부를 뗀 자리는 과도할 출혈이 없을 경우 2~3일 후부터 능동 운동 실시 가능

(5) 보행(ambulation)
① 하지의 절개 및 이식이 있는 경우 보통 수술 후 5~7일 동안은 실시하지 않음
② 집도의의 동의를 얻어 보행을 시작함
- 처음에는 짧은 거리로 시작
- 느리게 그 거리를 늘려감

(6) 환경적인 자극, 자조 활동, 레저 활동의 지속적 수행
① 독립 수준을 돕기 위해, 자아 성취감 및 자신감을 유지하기 위해
② 예
- 침대에서의 프리즘 안경(prism glasses) 사용
- 스플린트와 같이 사용되는 유니버설 커프(universal cuffs)의 사용
- 긴 손잡이 식사 도구(utensil)의 사용

(7) 지속적인 심리적 지지와 화상 관리 교육을 제공

3. 재활기(rehabilitation phase)

1) 작업치료 평가
(1) 관절가동범위(ROM) 측정, 도수근력검사(MMT) 실시 등
(2) 근 지구력, 심폐 기능, 지구력, 자기 관리 수행 기술, 가사 관리 등
(3) 피부와 흉터의 상태 관찰, 부종 평가, 압박 의복 고려 등

2) 재활의 목표
(1) 피부 상태 관리 및 교육
(2) 관절가동범위, 근력, 지구력의 증진
(3) 독립적인 자기 관리 기술의 성취
(4) 퇴원에 필요한 활동 습득
(5) 심리적인 적응

3) 재활기 치료
(1) 심한 화상을 가진 사람이 더 이상의 집중 치료를 필요로 하지 않을 때 시작됨
(2) 환자의 정상적 일상 활동과 지역사회로의 복귀를 고려하는 시기
(3) 향상된 운동 프로그램, 다양한 자기 관리, 재활 도구 사용 등

① 관절가동범위, 근력, 지구력, 일상생활 등을 도움
- 흉터의 형성(scar formation) 방지
- 피부 유지(skin conditioning) 테크닉 사용
- 새롭게 회복된 피부(newly healed skin) 유지
- 다양한 운동
- 손에 화상이 심한 환자의 활동
- 부종(edema) 예방
- 퇴원 준비
- 환자와 가족에 대한 교육

4. 외래 환자 재활(out-patient rehabilitation)

1) **지속적인 평가**

(1) ROM, 근력, 지구력, ADL, 피부와 흉터의 상태 등

(2) 압박 의복, 스플린트, 심리적 대처 기술 등

2) **직업 재활**

(1) 직업 기술 및 신체적 기능 평가

(2) 운전 및 모형 작업 기술 평가

(3) 직업 상담과 취업에 관한 상담

3) **기타**

(1) 흉터 관리

(2) 외래 환자의 심리적 문제 관리

(3) 압박 의복의 착용

(4) 피부와 흉터 관리 등

39

소방관인 40대 K씨는 업무 중 전신에 화상을 입게 되었다. K씨의 급성기 자세로 가장 타당한 것은?

1) 목은 약간 굽힘을 유지해야 한다
2) 팔꿉 관절은 약간 굽힘을 유지해야 한다
3) 손목 관절은 중립 자세를 유지해야 한다
4) 어깨 관절은 약 45° 바깥돌림을 유지해야 한다
5) 겨드랑이 부위는 약 150° 벌림을 유지해야 한다

문제해설

39 해설내용 참조

답 4)

40

급성기 화상 환자가 피해야 할 자세는?

1) 상지(U/E)의 폄
2) 엄지(thumb)의 벌림
3) 손가락관절(IP)의 폄
4) 손허리관절(MCP)의 굽힘
5) 엉덩관절(hip joint)의 굽힘

문제해설

40 해설내용 참조

답 5)

화상 환자의 변형 예방 자세

Explanation

신체 부위	증상 및 조직 회복기간
목(neck)	• 중립(neutral)~약간의 폄(slight extension)
가슴 및 복부 (chest and abdomen)	• 몸통의 폄(extension) • 어깨관절의 후퇴(retraction)
겨드랑이(axilla)	• 어깨관절의 벌림(abduction) : 90~100° • 바깥돌림(external rotation) : 45° • 수평 모음(horizontal adduction) : 60°
팔꿈치와 아래팔 (elbow and forearm)	• 팔꿈치의 폄(extension) • 아래팔의 중립(neutral)
손목과 손 (wrist and hand)	• 손목의 폄(extension) : 30° – 엄지의 벌림(abducted) 및 폄(extension) – MP 관절의 굽힘(flexion) : 50~70° • 손가락의 폄(IP extension)
엉덩관절과 넓적다리 (hip and thigh)	• 중립 폄(neutral extension) • 엉덩관절의 벌림(abduction) : 10~15°
무릎관절 및 하지 (knee and lower leg)	• 무릎관절의 폄(extension) • 전면 화상(anterior burn)일 경우 : 약간의 굽힘(slight flexion)
발목과 발(ankle and foot)	• 중립(neutral)~발등굽힘(dorsi flexion) : 0~5°
귀와 안면(ears and face)	• 압력을 피함(prevent pressure)

41

화상환자를 위한 Wallace의 '9% 법칙'에 대한 설명이다. 옳은 것은?

1) 성인의 회음부는 9%이다
2) 아동의 머리와 양상지의 합은 36%이다
3) 아동을 9% 단위로 신체부위를 나눠놓았다
4) 아동과 어른은 똑같은 비율로 화상 범위를 나눈다
5) 성인의 화상 부위는 얼굴 9%, 몸통 18%, 양하지가 각각 18%이다

문제해설

41 9%의 법칙

- 성인의 구성
  - 9% 단위로 신체 부위를 나눠놓음
  - 머리와 두 상지(U/E) : 각 9%
    - 머리 9%, 상지 9%
  - 두 하지, 몸통의 앞면, 몸통의 뒷면 : 각 18%
    - 하지 18%, 몸통 36%
  - 회음부 : 1%
- 아동의 구성
  - 머리 : 18%
  - 상지 : 18%(각 9%씩)
  - 몸통 : 36%
  - 하지 : 28(각 14%)

답 2)

9% 법칙(Rule of nine)

Explanation

1. 체표면적을 9%의 비율로 나누어 심한 정도를 측정하는 방법

2. 간단하고 빠르지만 정확도가 부족함

3. TBSA(전신 표면적 : total body surface area)

- 화상을 입은 전신 표면적으로 %로 표시함

4. 성인에게 적용

- 아동은 다른 비례를 적용함

5. 성인의 구성

1) 9% 단위로 신체 부위를 나눠놓음
2) 머리와 두 상지(U/E) : 각 9%
   - 머리 9%, 상지 9%
3) 두 하지, 몸통의 앞면, 몸통의 뒷면 : 각 18%
   - 하지 18%, 몸통 36%
4) 회음부 : 1%

6. 아동의 구성

1) 머리 : 18%
2) 상지 : 18%(각 9%)
3) 몸통 : 36%
4) 하지 : 28(각 14%)

42

깊이에 의한 분류 중 2도 화상의 내용으로 옳은 것은?

1) 신경 손상이 있다
2) 전체가 30% 이상의 화상이다
3) 표피와 진피의 일부분이 손상된다
4) 강력한 태양에 단기간 노출되어 발생한다
5) 고열의 불꽃, 뜨거운 금속, 뜨거운 액체 등에 의해 신경손상이 일어난다

문제해설

42 superficial/deep partial-thickness burns(2도)

- 깊은 부분적 화상
- 표피와 진피의 일부분이 손상
- 강력한 태양에 장기간 노출, 화염, 증기 등이 원인
- 고열의 불꽃, 금속에 접촉, 아주 뜨거운 액체에 담금

답 3)

화상의 분류

Explanation

1. 원인에 의한 분류

1) 온도로 인한 화상
   - 불꽃, 스팀, 뜨거운 액체, 뜨거운 재질, 저온 등
2) 화학 물질로 인한 화상
3) 전기로 인한 화상

2. 깊이(depth)에 의한 분류

1) superficial partial-thickness burns(1도)
   (1) 표피의 바깥층만 포함
   (2) 태양열, 자외선, 짧은 불길, 불꽃에 그을림
2) superficial/deep partial-thickness burns(2도)
   (1) 깊은 부분적 화상
   (2) 표피와 진피의 일부분이 손상
   (3) 강력한 태양에 장기간 노출, 화염, 증기 등이 원인
   (4) 고열의 불꽃, 금속에 접촉, 아주 뜨거운 액체에 담금
3) full-thickness(3도)
   (1) 신경 말단의 손상
   (2) 극도로 높은 열, 장시간의 노출에 의해 발생

43

화상 환자의 재활기 치료 내용으로 타당한 것은?

1) 부종의 감소가 가장 중요한 이슈이다
2) 압박 의복 및 압박 보조도구의 사용이 강조된다
3) 상처 및 상처관리에 대한 지시사항은 간호사가 제공한다
4) 독립적인 자조활동(self care)을 할 수 있는 기술은 물리치료사가 교육한다
5) 자외선, 마찰, 추위, 더위 등에 노출되는 것에 대한 교육보다는 심리적 적응이 더 강조된다

문제해설

43 재활기

- 부종 및 흉터 형성(scar maturation) 조절
  - 스플린트 적용, 압박 의복, 압박 보조 도구(pressure adapter)

답 2)

화상의 단계별 치료

Explanation

1. 급성기(acute care phase)

1) 부종을 감소시킴
2) LOM과 피부의 운동성 상실 예방
3) 근력 및 지구력 상실 예방
4) 자조 활동 및 독립성 촉진
5) 재활 과정에 대한 교육과 설명(orientation)을 환자 및 보호자에게 제공

2. 수술 및 수술 후(surgical and postoperative phase)

1) 피부 이식 부위와 이식 제공 부위 보호 및 보존
   - 스플린트를 제작 및 자세 유지 테크닉을 사용
2) 필요한 보조 도구의 제작 및 제공을 통해 자조 활동(self care)을 향상시킴
3) 필요할 경우 지남력(orientation) 활동을 통해 인지 자각(cognitive awareness) 능력을 향상시킴
4) 근 위축(atrophy)과 지구력 상실을 예방함
5) 회복 단계에 대한 교육 및 재확인(reassure)을 환자 및 보호자에게 실시함

3. 재활기(rehabilitation phase)

1) 독립적인 자조 활동(self care) 기술을 가르침
2) 가정 관리 활동들에 대한 교육 및 훈련
   - 적절한 운동, 자세, 피부 관리를 포함
3) 근력, 활동 지구력(activity endurance), 지구력의 회복

4) 관절의 유동성(mobility) 및 협응력(coordination) 향상
5) 부종 및 흉터 형성(scar maturation) 조절
 • 스플린트 적용, 압박 의복, 압박 보조 도구(pressure adapter)
6) 사회적 기술 및 직업적 기술들의 재습득(reacquisition)에 대한 지지
7) 상처 및 상처 관리에 대한 지시 사항(instruction) 제공
 • 감각 및 외관의 잠재적 변화(potential change)를 포함
8) 부종(edema)의 관리 및 구축(contracture), 과도한 흉터(scar hypertrophy), 외관 손상(disfigurement)의 최소화
9) 자외선, 화학적 자극물, 마찰, 추위, 더위 등의 노출을 제한하기 위한 보상 테크닉을 교육
10) 학교, 일, 레저에 다시 참여할 수 있도록 지지하는 퇴원 후의 계획을 유도(guide)

44

다음 그림에 대한 설명으로 옳은 것은?

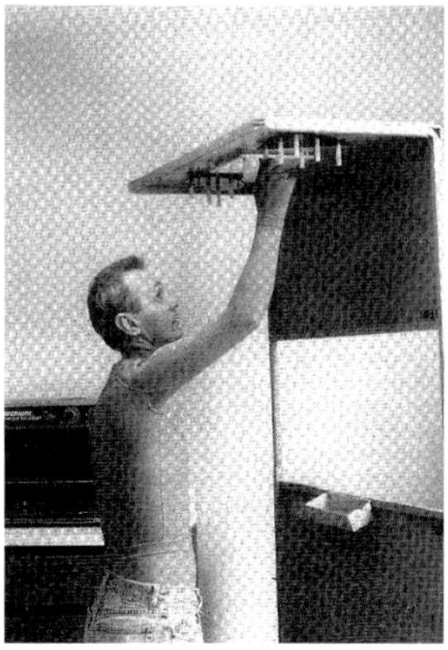

1) 인지평가 중이다
2) 뇌졸중 환자이다
3) 통증에 상당한 효과가 있다
4) 직업 평가도구인 TOWER의 한 종류이다
5) 압박 의복을 입고 '능동적 ROM'을 실시하고 있다

문제해설

44 화상환자의 혼합된(combined) ROM 운동 및 피부 유지(conditioning) 활동

• 능동적 수행이 강조됨
 – ROM 운동, 지구력, 근력이 강조됨
• 압박 의복을 입고하는 피부 유지(skin conditioning) 활동 및 운동
 – 마찰과 쓸림(shear)에 대한 내구성이 향상됨

답 5)

45

수술 후 화상 환자 치료의 내용으로 옳은 것은?

1) 능동운동과 저항운동은 피한다
2) 지속적인 심리적 지지와 화상관리 교육을 제공한다
3) ROM 운동은 빠르고 강한 '능동 ROM 운동'이 선택된다
4) ROM 운동 시 새로 이식한 부위를 집중적으로 실시한다
5) 하지의 절개 및 이식이 있는 경우에는 수술 후 바로 보행을 실시하는 것이 좋다

문제해설

45 수술 후 화상 환자

- 보행(ambulation)
  - 하지의 절개 및 이식이 있는 경우 보통 수술 후 5~7일 동안은 실시하지 않음
  - 집도의의 동의를 얻어 보행을 시작함
    - 처음에는 짧은 거리로 시작함
    - 느리게 그 거리를 늘려감

답 2)

수술 후 화상 환자의 치료

Explanation

1. 능동 운동과 저항 운동의 지속적 실시

- ROM과 근력을 유지하기 위해 화상을 입지 않은 부위에 지속적 시행

2. 절개와 이식 후

- 인접 부위에 평균 3~5일 정도 운동을 피함

3. 운동의 시작

- 이식한 곳이 유착되고 안정(confirmed)되면 바로 시작함

4. ROM 운동

1) 부드러운(gentle) 능동 ROM 운동이 선택됨
   - 새로 이식한 부위의 손상(shearing)을 피하기 위해
2) 피부를 뗀 자리는 과도한 출혈이 없을 경우 2~3일 후부터 능동 운동 실시가 가능함

5. 보행(ambulation)

1) 하지의 절개 및 이식이 있는 경우 보통 수술 후 5~7일 동안은 실시하지 않음
2) 집도의의 동의를 얻어 보행을 시작함
   (1) 처음에는 짧은 거리로 시작함
   (2) 느리게 그 거리를 늘려감

6. 환경적인 자극, 자조 활동, 레저 활동의 지속적 수행

- 독립 수준을 돕기 위해, 자아 성취감 및 자신감을 유지하기 위해

예 침대에서의 프리즘 안경(prism glasses) 사용
스플린트와 같이 사용되는 유니버설 커프(universal cuffs)의 사용
긴 손잡이 식사 도구(utensil)의 사용

7. 지속적인 심리적 지지와 화상 관리 교육을 제공

46

성인 화상 환자의 '9의 법칙(rule of nine)'에 대한 내용으로 옳은 것은?

1) 회음부는 2%이다
2) 정확도가 매우 낮다
3) 아동과 영아는 다른 비례로 적용한다
4) 머리와 두 상지는 각각 18%이다
5) 체표면적을 9%의 비율로 나누어 깊이를 측정하는 방법이다

문제해설

46 손상된 신체 표면의 퍼센트(%)에 의한 분류

• 9의 법칙(rule of nine)
- 체표면적을 9%의 비율로 나누어 심한 정도를 측정하는 방법
- 간단하고 빠르지만 정확도가 부족함

답 3)

Explanation

손상된 신체 표면의 퍼센트(%)에 의한 분류

1. 9의 법칙(rule of nine)

1) 체표면적을 9%의 비율로 나누어 심한 정도를 측정하는 방법
2) 간단하고 빠르지만 정확도가 부족함
3) TBSA(전신 표면적 : total body surface area)
   • 화상을 입은 전신 표면적으로 %로 표시함
4) 성인에게 적용
   (1) 아동은 다른 비례를 적용함
   (2) 9% 단위로 신체 부위를 나눠놓음
   (3) 머리와 두 상지(U/E) : 각 9%
   (4) 두 하지, 몸통의 앞면, 몸통의 뒷면 : 각 18%
   (5) 회음부 : 1%

2. 런과 브라우더 차트(Lund and Browder Chart)

1) 보다 정확한 화상 부위를 평가할 수 있어 대부분 화상 센터에서 사용
2) 신체 부분에 대한 화상의 면적을 백분율로 분류

47

재활기 화상환자의 '피부유지 테크닉'에 대한 설명으로 옳은 것은?

1) 피부재교육을 위해 사용한다
2) 마사지는 매일 10회 이상 실시해야 한다
3) 압박 의복은 밤에만 착용하는 것이 바람직하다
4) 수분성 크림과 로션을 같이 사용하는 것은 피한다
5) 마사지는 감각이 예민해진 이식 부위와 흉터 부위의 탈감각에 효과적이다

문제해설

47 압박 의복(pressure garment)

- 감각 둔화(탈감각), 피부 상태 유지, 부종 조절, 초기 흉터 압박 등에 유익함
- 세척과 피부 관리를 제외하고는 밤과 낮에 온종일 착용함
- 탄력 붕대(elastic bandage)의 사용
  - 얼마나 많은 압박을 줄 것인지에 따라 결정
  - 어느 정도 상처가 견딜 수 있는지에 따라 결정
  - 점진적으로 증가시켜나감

답 5)

재활기 화상환자의 피부유지(Skin conditioning) 테크닉

Explanation

1. 사용 목적

1) 피부의 통합(integrity) 및 내구성(durability) 증진을 위해 사용됨
2) 과감각을 감소시키기 위해 사용됨
3) 마른 피부 및 새로 나온 피부에 습도 제공을 위해 사용됨

2. 윤활(lubrication) 및 마사지(massage)

1) 수분성 크림(water-based cream) 및 로션과 같이 수행됨
2) 마사지는 매일 3~4회 실시해야 함
   - 건조하거나 가려울 때도 실시
3) 마사지는 감각이 예민해진 이식 부위 및 흉터 부위의 탈감각시킴
4) 스트레칭을 하는 동안 단단한 흉터 부위를 부드럽게 해줌
   - 충분한 수분을 공급하고 점진적 압박을 실시

3. 압박 의복(pressure garment)

1) 감각 둔화(탈감각), 피부 상태 유지, 부종 조절, 초기 흉터 압박 등에 유익함
2) 세척과 피부 관리를 제외하고는 밤과 낮에 온종일 착용함
3) 탄력 붕대(elastic bandage)의 사용
   (1) 얼마나 많은 압박을 줄 것인지에 따라 결정
   (2) 어느 정도 상처가 견딜 수 있는지에 따라 결정
   (3) 점진적으로 증가시켜나감

4) 다양한 탄력 붕대
   (1) 자가 접착식 탄력 붕대(self-adherent elastic wraps)
   (2) 관 모양 붕대(tubular bandage wraps)
   (3) 맞춤 탄력 압박 붕대(presized garment pressure garment)
   (4) 치료사가 만든 spandex garment

48

작업치료사가 화상 환자에게 코반 자가접착식 붕대(Coban self adhesive wrap)를 손과 손가락에 적용하였다면 목적은?

1) 상처회복
2) 자세유지
3) 부종 감소
4) ROM 증진
5) 유동성 제공

49

화상의 깊이와 증상이 바르게 연결된 것은?

1) 1도 화상(superficial) — 피부 창백
2) 3도 화상(full thickness) — 근육 노출
3) 4도 화상(subdermal) — 가장 심한 통증
4) 표피 2도 화상(superficial partial thickness) — 물집
5) 심부 2도 화상(deep partial thickness) — 가벼운 촉각 손상

50

다음 중 성인 화상환자의 9% 법칙(rule of nine)의 내용으로 옳은 것은?

1) 머리는 18%이다
2) 회음부는 1%이다
3) 몸통 전체는 18%이다
4) 하지 전체는 18%이다
5) 양쪽 상지의 합은 9%이다

문제해설

48 Coban self adhesive wrap은 탄력 붕대이다. 압박을 목적으로 사용된다.

답 3)

49 1) 피부 창백−3도 화상
2) 근육 노출−4도 화상
3) 가장 심한 통증−심부 2도 화상
5) 가벼운 촉각 손상−3도 화상, 4도 화상

답 4)

50 9% 법칙(rule of nine)

- 성인
  - 아동은 다른 비례를 적용함
  - 구성 : 9% 단위로 신체 부위를 나눠놓음
    - 머리 : 9%
    - 상지 : 각 9%(18%)
    - 몸통 : 앞·뒤 각 18%(36%)
    - 하지 : 각 18%(36%)
    - 회음부 : 1%

답 2)

51

화상 환자의 부종치료에 대한 설명으로 옳은 것은?

1) 탄력붕대의 사용은 피한다
2) 능동적 손목 운동은 피한다
3) 휴식 시 하지를 편하게 내려 놓는다
4) 장시간 서있기 훈련을 실시한다
5) 보행 시 두 겹의 압박 붕대를 착용한다

문제해설

51 하지의 부종 치료

- 보행 시 두 겹(double layer)의 압박 붕대를 착용
- 휴식 시 하지를 들어 올려줌(elevation)
- 능동적 손목 운동 실시(예, pumping)
- 장시간 서있는 것을 피함
- 간헐적 압박 펌프 치료(intermittent compression pump therapy)
  - 먼쪽 사지의 만성 부종을 치료하기 위해 사용됨

답 5)

화상환자의 부종(Edema)

Explanation

1. 발생원인

1) 기능의 감소로 발생
2) 외부 압박이 없는 의존적 자세로 인해
3) 림프 조직의 손상과 관련된 상지 주변의 흉터로 인해 발생

2. 악영향

1) 부종이 있을 경우 통증이 발생
2) 피부가 손상받기 쉬움
3) 지속적인 부종은 섬유화로 연결됨

3. 탄력 붕대(coban)를 종종 압박 붕대로 사용함

- 손과 손가락에 적용

4. 손의 부종 치료

1) 올림(elevation), 점진적인 압박, 활동(activity)이 추천됨
2) 자가 접착식 붕대(coban self adhesive wrap)의 사용
   - 나선형으로 감아줌 : 손과 손목에 적용
3) 붕대를 감은 손으로 ADL과 다른 기능적 활동을 수행
   - 휴식 시 심장보다 높게 위치시킴

5. 하지의 부종 치료

1) 보행 시 두 겹(double layer)의 압박 붕대를 착용
2) 휴식 시 하지를 들어 올려줌(elevation)
3) 능동적 손목 운동 실시(예 pumping)
4) 장시간 서있는 것을 피함
5) 간헐적 압박 펌프 치료(intermittent compression pump therapy)
   - 원위부(먼쪽) 사지의 만성 부종을 치료하기 위해 사용됨

52

다음 내용은 화상 초기의 의학적 관리이다. 어떤 치료에 대한 설명인가?

> 압력 감소를 통해 말초로 가는 혈액의 순환을 좋아지게 하기 위해 시행한다

1) 압력 부위 올리기
2) 정맥주사를 통해 체액을 보충하기
3) 가피절개술(escharotomy)을 시행하기
4) 기관지절개(tracheostomy)를 시행하기
5) 호흡 치료, 삽관, 호흡기 등을 사용하기

53

22세 여성은 1년 전 온몸에 화상을 입고 화상병동에 입원해 있었다. 현재 이 여성은 외래 진료를 통해 흉터예방을 위한 치료를 받고 있는 중이다. 이 여성의 흉터 관리법으로 옳은 것은?

1) 흉터 부위에 직접 마사지를 하는 것은 피한다
2) 탄력붕대를 이용해 흉터부위에 압박을 제공한다
3) 빠르고 강한 스트레칭을 흉터부위에 제공한다
4) 새로 회복된 피부에 수분유지를 위해 보습제를 바르는 것은 피한다
5) 활동이 많은 낮 시간을 제외하고는 휴식 및 취침시간 내내 압박의복을 착용한다

문제해설

52 가피절개술(escharotomy)의 시행
압력 감소를 통해 말초로 가는 혈액의 순환을 좋아지게 함
답 3)

53 압박의복
활동이 많은 낮 시간, 휴식 시간, 취침시간에도 압박의복을 착용해야 한다.
답 2)

54

외래 화상 환자의 맞춤식 압박의복에 대한 설명으로 옳은 것은?

1) 최대로 강한 압력을 제공해야 한다
2) 압박의복은 상처가 회복되기 전부터 착용한다
3) 의복 착용 후 모든 야외 활동은 피해야 한다
4) 탄력성을 유지하기 위해 세탁기를 이용해 세척해야 한다
5) 목욕, 마사지, 의복 교환 등을 제외하고 하루 종일 착용한다

문제해설

54 맞춤식 압박의복

- 세탁을 위해 최소 2개의 주문을 권장
- 탄력적(resilient) 성질을 유지하기 위해 비누를 이용하여 손세탁을 함
  - 세탁기, 드라이기, 직접 열에 노출시킴, 강력한 세제 및 표백제 등을 피함
    - 압박 의복의 수명 단축 때문
  - 아동
    - 성장과 생활 방식에 따라 보다 자주 교체를 필요로 함

답 5)

외래 화상 환자의 흉터 관리

Explanation

1. 화상 재활의 가장 중요한 목표

- 과도한 흉터 형성 및 구축(contracture)의 예방

2. 활동성 흉터(active scar)

1) 붉음, 솟아오름(raised), 단단함(rigid)
2) 흉터의 성숙(maturation)
   - 색의 변화, 울퉁불퉁(contour), 질감의 변화
3) 보다 연해짐(smoother), 보다 유연해짐(pliable), 핏기가 줄어듦(less vascular in color) 등

3. 압박 의복을 상처가 회복(2~3주 정도 걸림) 된 후 적용

4. 맞춤식 압박 의복

1) 등급화 된 압력을 제공함
2) 처음에는 먼쪽에 35mmHg의 압력을 제공함
3) 목욕, 마사지, 의복 교환을 제외하고 하루 23시간 착용
4) 얼굴의 마스크와 장갑은 식사 시간에는 착용하지 않음
5) 야외 작업
   (1) 의복 착용 후 장시간 야외 작업을 피해야하며 작업 환경을 바꿔주어야 함
   (2) 썬(sun) 크림을 발라야 하며, 장시간의 태양빛에 노출되는 것을 피해야 함
6) 압박을 이용한 치료는 약 12~18개월 동안 실시함
7) 흉터와 상처가 완전히 회복될 때까지 필요함

8) 세탁을 위해 최소 2개의 주문을 권장함
9) 탄력적(resilient) 성질을 유지하기 위해 비누를 이용하여 손세탁을 함
10) 세탁기, 드라이기, 직접 열에 노출시킴, 강력한 세제 및 표백제 등을 피함
  • 압박 의복의 수명 단축 때문
11) 아동
  • 성장과 생활 방식에 따라 보다 자주 교체를 필요로 함

55

화상 후 재활치료 중인 40세 남성은 압박의복을 입고 다양한 활동에 참여하고 있다. 이 남성이 압박의복을 통해 얻을 수 있는 효과로 타당한 것은?

1) 근력 강화
2) 직업 강화
3) 사회성 강화
4) 지구력 강화
5) 피부의 내구성 강화

56

전신에 2도 이상의 화상을 입은 30세 남성은 현재 외래 재활치료를 받고 있다. 최근 이 남성의 피부는 새롭게 형성되는 조직으로 인해 특별한 관리가 필요하다. 이 남성의 피부 관리 테크닉으로 옳은 것은?

1) 썬크림의 사용은 피한다
2) 피부가 태양에 직접 노출되는 것을 피한다
3) 흉터 위에 실시하는 직접적인 마사지는 피한다
4) 흉터 위에 직접 압박이 가해지는 것을 피한다
5) 활동이 왕성한 시간에는 압박의복 착용을 피한다

문제해설

55 압박의복을 입고 실시하는 피부유지 활동(skin conditioning)

마찰과 쓸림(shear)에 대한 내구성을 향상시킬 수 있음

답 5)

56 피부관리 테크닉

썬크림의 사용이 추천된다. 흉터위에 직접 마사지를 실시할 수 있다. 흉터 위에 직접 압박이 가할 수 있다. 활동이 왕성한 시간에도 압박의복을 착용해야 한다.

답 2)

57

화상 환자의 말초신경(peripheral nerve) 손상에 대한 설명으로 옳은 것은?

1) 지구력의 감소는 없다
2) 보통 24시간 내에 사라진다
3) 대부분 시간이 지나면서 악화된다
4) 감염, 대사이상, 신경 독소염이 원인이다
5) 화상 환자에게 가장 흔한 신경계 질환은 SCI이다

문제해설

57 말초 신경(peripheral nerve) 손상
- 화상 환자에게 가장 흔한 신경계 문제
- 감염, 대사 이상, 신경 독소염이 원인
- 대부분 시간이 지나면서 호전됨
- 환자의 호소
  - 피로와 지구력의 감소를 호소
- 수 개월간 지속됨

답 4)

화상환자의 신경근육계 합병증(Neuromuscular complication)

Explanation

1. 말초 신경(peripheral nerve) 손상

1) 화상 환자에게 가장 흔한 신경계 문제임
2) 감염, 대사 이상, 신경 독소염이 원인임
3) 대부분 시간이 지나면서 호전됨
4) 환자의 호소
   - 피로와 지구력의 감소를 호소
5) 수 개월간 지속됨

2. 신경의 압박(compression) 또는 신장(stretch)

1) **원인**
   (1) 부적절한 장시간의 침상 자세
   (2) 부적절한 자세의 수술대(operation table)
   (3) 극도(extreme)의 부종
   (4) 지혈기(tourniquet) 손상
2) **일반적으로 손상 입는 부위**
   (1) 위팔 신경총(brachial plexus)
   (2) 자뼈 신경(ulnar nerve)
   (3) 비골 신경(peroneal never)
3) **손상 받는 자세**
   (1) 장시간 개구리 다리(frog-leg) 자세를 할 경우
   - 신장성(stretch) 손상을 받음

(2) 옆으로 장시간 누워있을(side lying) 경우
  • 비골 신경(peroneal never)의 압박(compression) 손상
(3) 자뼈 신경(ulnar nerve)의 압박(compression) 손상
  • 단단한 표면 위에서 팔꿈치의 굽힘과 아래팔의 엎침(pronation)으로 휴식 시 발생됨
(4) 위팔 신경총(brachial plexus)의 압박(compression) 및 신장성(stretch) 손상
  • 부적절한 어깨의 자세로 인해 발생됨

58

다음 중 급성기 화상 환자의 자세로 옳은 것은?

1) 팔목은 굽힘을 유지한다
2) 어깨 관절은 모음을 유지한다
3) 목은 약간의 굽힘을 유지한다
4) 어깨 관절은 퇴거 상태를 유지한다
5) 엉덩관절은 굽힘과 모음을 유지한다

문제해설

58 팔목과 목은 신전 자세를 유지해야 한다.
답 4)

59

급성기 화상 환자는 초기 부종으로 인해 말초로 가는 혈액이 감소한다. 다음 중 이런 압박을 해결하는 방법으로 가장 타당한 것은?

1) Escharotomy
2) Tracheotomy
3) Resting splint
4) Airplane splint
5) Coban self adhesive wrap

59 가피절개술(Escharotomy)
압력 감소를 통해 말초로 가는 혈액순환을 좋아지게 함
답 1)

60

35세 여성은 전신에 화상을 입고 입원 중이다. 이 여성에게 의료진은 적절한 자세유지와 부목(splint)을 착용시켰다면 치료 목적은?

1) 통증 감소
2) 흉터 형성 예방
3) 구축 형성 예방
4) 에너지 보존 법칙의 준수
5) 기능적 활동 수행의 증진

60 화상
화상은 흉터로 인해 연부조직의 구축이 특징인 질환이다. 통증을 피하기 위한 편한 자세는 구축을 유발하므로 급성기 positioning이 매우 중요하다.
답 3)

61

화상 환자의 얼굴에 발생한 미관 손상에 대한 설명으로 옳은 것은?

1) 사회적 거부 및 자존감의 상실은 거의 없다
2) 기능적, 정신적으로 많은 어려움이 발생된다
3) 얼굴 보장구의 장기간 사용은 피해야 한다
4) 여러 사람을 대하는 장소에서는 천 마스크를 사용한다
5) 압박은 과도한 얼굴 흉터를 더욱 악화시키기 때문에 피해야 한다

62

화상 환자의 얼굴 미관의 손상 시 실시하는 피부관리 내용으로 옳은 것은?

1) 단단한 피부에 스트레칭을 적용한다
2) 로션을 이용한 마사지를 피해야 한다
3) 마사지의 목적은 흉터의 강화이다
4) 스트레칭 운동은 가능한 피하는 것이 좋다
5) 마사지는 하루에 최소 10회 이상 실시해야 한다

문제해설

61 해설내용 참조

답 2)

62 해설내용 참조

답 1)

화상환자의 얼굴 미관 손상(Facial disfigurement)

Explanation

1. 얼굴의 흉터

1) 기능적으로 정신적으로 많은 어려움(devastating)을 발생시킴
2) 과도한(hypertrophy) 흉터
   (1) 볼과 이마의 부드러운 곡선을 파괴함
   (2) 코의 모양을 편평하게 만듦
   (3) 눈썹과 입술을 뒤집음(evert)
   (4) 눈과 입술의 모양(commissure)을 수축시킴

3) 얼굴의 표정과 눈 마주침(eye contact)
   (1) 무언의 의사소통 중 많은 부분이 이루어짐
   (2) 사회적 거부 및 자존감(self esteem)의 상실
   (3) 눈 마주침을 감소시킴

2. 피부 관리 교육

1) 마사지
   (1) 최소 하루에 두 번 이상 실시
   (2) 로션을 이용하여 마사지 실시
   (3) 감각 둔화를 위해 실시

2) 운동
   (1) 최소 하루에 두 번 이상 실시
   (2) 단단한(tight) 얼굴의 피부를 스트레칭
   (3) 눈썹과 입술의 유연성 유지
   (4) 콧구멍(nostril)의 유지

3. 얼굴 마스크 착용 지도

1) 식사와 목욕을 제외한 모든 시간에 착용
2) 성공적인 개인 및 사회 적응
   • 가족, 치료사, 사회사업가 등의 도움이 필요
3) 사회적 장벽에도 불구하고 마스크 착용을 권장
4) 종류
   (1) 탄성 있는 얼굴 마스크(elastic face mask)
      ① 내부에 유연한 삽입물(conformer)이 있음
      ② 마스크의 탄성 재질
         • 자세 변화와 움직임 시 일정한 압력 제공
      ③ 머리를 덮는 외관
         • 미관상 및 사회적 수용이 어려움
         • 은행이나 상점을 들어갈 때는 벗어야 함
   (2) 단단하고 전체적 면적을 덮는 투명한 얼굴 보장구(orthosis)
      ① 장기간 사용 환자에게 권함
      ② 환자의 부정적인 인상을 긍정적으로 보이도록 플라스틱 재료를 사용함
      ③ 효과적인 마스크의 사용함
         • 여러 사람 대하는 장소에서는 투명한 마스크를 사용함
         • 집이나 밤에는 천(fabric) 마스크를 사용함

근골격계작업치료

63

화상의 깊이에 의한 분류이다. 몇 도 화상에 대한 기준인가?

- 표피와 진피가 손상된다
- 수포가 발생되며 통증이 심하다
- 회복기간은 2주 이상이다

1) 1도
2) 2도
3) 3도
4) 4도
5) 5도

64

다음 중 화상(burn)의 원인으로 보기 어려운 것은?

1) 불꽃
2) 전기
3) 소금
4) 화학 물질
5) 드라이아이스

문제해설

63 해설내용 참조

답 2)

64 해설내용 참조

답 3)

화상의 분류

Explanation

1. 원인에 의한 분류

1) 온도로 인한 화상
   - 불꽃, 스팀, 뜨거운 액체, 뜨거운 재질, 저온 등으로 인한 화상
2) 화학 물질로 인한 화상
3) 전기로 인한 화상

2. 화상의 깊이(depth)에 의한 분류

1) superficial partial-thickness burns(1도)
   (1) 표피의 바깥층만이 손상된 화상
   (2) 태양열, 자외선, 짧은 불길, 불꽃에 그을림 등으로 인해 발생됨

2) superficial/deep partial-thickness burns(2도)

(1) 깊은 부분적 화상

(2) 표피와 진피의 일부분이 손상됨

(3) 강력한 태양에 장기간 노출되거나, 화염, 증기 등이 원인이 됨

(4) 고열의 불꽃, 달궈진 금속 접촉, 아주 뜨거운 액체 등이 원인이 됨

3) full-thickness(3도)

(1) 신경 말단의 손상

(2) 극도로 높은 열에 장시간 노출되어 발생됨

깊이	증상 및 조직	회복기간	흉터발생
표면(Superficial) : 1도	• 피부가 붉음(홍반) • 수포(blister) 없음, 약간의 통증 발생 • 표피 외층(superficial epidermis)	3~7일	없음
표면일부(Superficial partial thickness and donor sites) : 2도	• 피부가 붉음(홍반), 축축함(wet) • 수포 있음, 통증이 심함 • 표피(epidermis), 진피 상층	2주 미만	가능성이 낮음
깊은 일부(Deep partial thickness) : 2도	• 피부가 붉음(홍반), 통증이 심함 • 일반적으로 터지는 물집(손과 발) • 표피(epidermis)와 진피(dermis) 대부분	2주 이상	가능성이 큼
전층(Full thickness) : 3도	• 피부의 창백함 • 엉켜진 모세 혈관 • 가벼운 접촉(light touch)에 감각 없음 • 표피(epidermis)와 진피(dermis)	장시간	발생
피부밑(Subcutaneous) : 4도	• 하부손상이 발생됨		발생

65

40대 여성은 신체적 문제가 원인이 되어 우울증이 나타났으며 이로 인해 정신과 상담을 받고 있다. 마약성 약물에 대한 의존성을 점차 줄여나가야 하는 이 여성의 신체적 문제의 원인으로 타당한 것은?

1) MS
2) SCI
3) TBI
4) Burn
5) Poliomyelitis

문제해설

65 화상의 심리 사회 요소

- 입원 기간 동안 환자는 고립감과 의존감을 갖게 됨
- 마약성 약물(narcotic analgesia)을 사용하게 됨
  - 치료 과정이 고통스럽기 때문에 마약성 약물이 종종 사용됨
  - 상처 치료의 진행에 따라 마약성 약물의 양도 점차 줄어듦
  - 퇴원 시기에는 최소의 약물로만 통증을 조절하게 됨
- 화상 후 발생되는 심리적 반응
  - 우울증, 외모에 대한 회피 반응, 행동의 퇴행, 짜증 등이 나타남
  - 심리적인 지지 및 지속적인 질환에 대한 교육이 필요함

답 4)

66

치료사는 어떤 문제를 지닌 40세 남성에게 자세유지(positioning) 테크닉을 제공하고 있다. 이 남성은 목을 중립상태로 유지하고, 몸통을 펌 자세로 유지하며, 어깨를 100° 벌림 및 45° 바깥돌림을 유지하게 하고 있다. 또한 손목과 손가락은 펌 자세를 유지하게 하고 있다면 이 남성의 문제는?

1) 부종
2) 요통
3) 화상
4) 골절
5) 관절염

문제해설

66 해설내용 참조

답 3)

67

32세 여성은 전신에 심한 화상을 입고 입원중이다. 이 여성은 자신의 신체 일부에 있는 피부를 화상부위에 이식 받고 침상에서 휴식 중이다. 현재 이 여성에게 필요한 치료 테크닉은?

1) 인지 및 지각 훈련
2) 근력 및 지구력 운동
3) 이식부위에 유동성 제공
4) 스플린트 제작 및 자세유지 테크닉
5) 상체부위에 오일을 이용한 마사지 제공

67 해설내용 참조

답 4)

화상의 단계별 치료

Explanation

1. 급성기(acutecare phase)

1) 부종을 감소시켜야 함
2) LOM 및 피부의 운동성 상실을 예방해야 함
3) 근력 및 지구력 상실을 예방함
   (1) 자조 활동 및 독립성을 촉진함
   (2) 재활에 대한 교육 및 방향(orientation)을 환자와 보호자에게 제공함

2. 수술 및 수술 후(surgical and postoperative phase)

1) 피부 이식 부위와 이식 제공 부위의 보호 및 보존이 중요함

- 스플린트 제작 및 자세유지 테크닉을 사용함

2) 필요한 보조도구의 제작 및 제공을 통해 자조활동(self care)을 향상시킴
3) 필요할 경우 지남력(orientation) 활동을 통해 인지자각(cognitive awareness) 능력을 향상시킴
4) 근 위축(atrophy)과 지구력 상실을 예방함
5) 혈전성 정맥염(thrombophlebitis)의 위험을 예방함
   - 고정되지 않은 부위의 운동을 통해 예방함
6) 회복 단계에 대한 교육 및 재확인(reassure)

3. 재활기(rehabilitation phase)

1) 독립적인 자조활동(self care) 기술을 교육함
2) 가사관리 활동에 대한 교육 및 훈련의 제공
   - 절적한 운동, 자세, 피부 관리 등
3) 근력, 지구력(activity endurance)의 향상
4) 관절의 유동성(mobility) 및 협응력(coordination) 향상
5) 부종 및 흉터 형성(scar maturation) 조절
   - 스플린트, 압박 의복, 압박 보조 도구(pressure adapter) 등의 적용
6) 사회적 기술 및 직업석 기술들의 새습득(reacquisition)
7) 상처 및 상처 관리에 대한 교육(instruction) 제공
   감각 및 외관의 잠재적 변화(potential change)에 대한 교육
8) 부종(edema) 및 구축(contracture)의 관리, 과도한 흉터(scar hypertrophy)관리, 외관손상(disfigurement)의 최소화
9) 자외선, 화학적 자극물, 마찰, 추위, 더위 등에 노출을 피하기 위한 보상 테크닉을 교육함
10) 학교, 일, 레저활동에 다시 참여할 수 있도록 지지하며, 퇴원 후 계획을 유도함(guide)

68

다음 중 화상환자의 재활기 치료 내용으로 타당한 것은?

1) 근력과 지구력의 향상은 피한다
2) 자외선에 노출되는 것을 피하지 않는다
3) ADL 활동 시 무거운 의복을 착용한다
4) 피부에 오일을 적용하는 마사지를 교육한다
5) 흉터 증식을 예방하기 위해 탈감각 테크닉을 사용한다

문제해설

68 ADL 활동 시 무거운 의복이 아닌 압박을 제공하는 의복을 착용해야 한다.

답 4)

69

급성기 화상 환자의 자세로 옳은 것은?

1) 목은 굽힘을 유지한다
2) 체간은 굽힘을 유지한다
3) 팔꿉 관절은 완전 폄을 유지한다
4) 어깨 관절은 180° 벌림을 유지한다
5) 손가락은 자연스러운 굽힘을 유지한다

70

다음 중 급성기 화상환자의 변형 예방자세에 해당하는 것은?

1) 목 — 약간의 굽힘 유지
2) 아래팔 — 중립자세 유지
3) 팔꿈치 — 90° 굽힘 유지
4) 겨드랑이 — 140° 벌림 유지
5) 손가락 — 약간 또는 자연스런 굽힘 유지

71

급성기 화상 환자의 변형예방 자세로 옳은 것은?

1) 몸통은 약간 굽힘 자세이다
2) 손목 관절은 5° 폄 자세이다
3) 어깨 관절은 50~60° 벌림 자세이다
4) 어깨 관절은 10° 안쪽 돌림 자세이다
5) 어깨 관절은 60° 수평 모음 자세이다

문제해설

69 해설내용 참조

답 3)

70 해설내용 참조

답 2)

71 해설내용 참조

답 5)

72

화상환자의 급성기 자세에 대한 설명으로 옳은 것은?

1) 아래팔은 뒤침을 유지한다
2) 목은 약간의 굽힘을 유지한다
3) 어깨는 퇴거 자세를 유지한다
4) 겨드랑이는 60° 벌림을 유지한다
5) 손목은 굽힘과 폄 없는 0°를 유지한다

문제해설

72 해설내용 참조

답 3)

화상 환자의 변형예방 자세

Explanation

신체 부위	증상 및 조직 회복기간
목(neck)	• 중립(neutral)~약간의 폄(slight extension)
가슴 및 복부 (chest and abdomen)	• 몸통의 폄(extension) • 어깨관절의 후퇴(retraction)
겨드랑이(axilla)	• 어깨관절의 벌림(abduction) : 90~100° • 바깥돌림(external rotation) : 45° • 수평 모음(horizontal adduction) : 60°
팔꿈치와 아래팔 (elbow and forearm)	• 팔꿈치의 폄(extension) • 아래팔의 중립(neutral)
손목과 손 (wrist and hand)	• 손목의 폄(extension) : 30° – 엄지의 벌림(abducted) 및 폄(extension) – MP 관절의 굽힘(flexion) : 50~70° • 손가락의 폄(IP extension)
엉덩관절과 넓적다리 (hip and thigh)	• 중립 폄(neutral extension) • 엉덩관절의 벌림(abduction) : 10~15°
무릎관절 및 하지 (knee and lower leg)	• 무릎관절의 폄(extension) • 전면 화상(anterior burn)일 경우 : 약간의 굽힘(slight flexion)
발목과 발(ankle and foot)	• 중립(neutral)~발등굽힘(dorsi flexion) : 0~5°

73

급성기 화상환자의 치료에 대한 설명으로 옳은 것은?

1) 목은 중립 또는 약간의 굽힘을 유지한다
2) 어깨관절은 90~100° 정도 굽힘시켜 유지한다
3) 피로예방을 위해 ADL은 가능한 빨리 처리한다
4) 손상되지 않은 부위의 관절에 지속적인 능동저항운동을 실시한다
5) 환자의 상태와 관계없이 근력 운동과 지구력 운동을 실시한다

74

화상환자의 가정관리의 내용으로 옳은 것은?

1) 단시간의 야외 작업은 피해야한다
2) 흉터부위를 가능한 건조하게 유지한다
3) 윤활유를 사용한 피부 마사지는 피해야 한다
4) 압박의복은 탄력 유지를 위해 손세탁을 피해야 한다
5) 압박의복은 목욕, 마사지, 의복교환 등의 시간을 제외하고 매시간 착용한다

문제해설

73 해설내용 참조

답 4)

74 해설내용 참조

답 5)

외래 화상 환자

Explanation

1. 화상 외래 환자의 재활(out-patient rehabilitation)

1) **지속적인 평가**
   (1) ROM, 근력, 지구력, ADL, 피부와 흉터의 상태 등
   (2) 압박 의복, 스플린트, 심리적 대처 기술 등
2) **직업 재활**
   (1) 직업 기술 및 신체적 기능 평가
   (2) 운전 및 모형 작업 기술 평가
   (3) 직업 상담과 취업에 관한 상담
3) **흉터 형성**
   (1) 화상 재활의 가장 중요한 목표
   - 과도한 흉터 형성 및 구축(contracture)의 예방

(2) 활동성 흉터(active scar)

① 붉음, 솟아오름(raised), 단단함(rigid)

② 흉터의 성숙(maturation)

- 색의 변화, 울퉁불퉁(contour), 질감의 변화

③ 보다 연해짐(smoother), 보다 유연해짐(pliable), 핏기가 줄어듦(less vascular in color) 등

4) 외래 환자의 심리적 문제

(1) 흉터 형성으로 인한 과중한 심리적 부담에 직면하게 됨

(2) 의욕 상실, 무감동, 통증으로 인한 회피 반응, 흉터에 대한 과민성 등

(3) 상담, 이완 요법, 화상 환자 모임 등과 같은 치료가 도움이 될 수 있음

5) 압박 의복의 착용

(1) 압박 의복을 상처가 회복(2~3주 정도 걸림)된 후 적용

(2) 화상 부위, 이식 부위, 이식을 위해 피부 절제 부위에 적용

(3) 상처 회복 후 3주 이내에 맞춤식 압박 의복을 제작하여 착용하는 것이 이상적임

6) 맞춤식 압박 의복

(1) 등급화 된 압력을 제공

(2) 처음에는 원위부(먼쪽)에 35mmHg의 압력

(3) 목욕, 마사지, 의복 교환을 제외하고 하루 23시간 착용

(4) 얼굴의 마스크와 장갑은 식사 시간에는 착용하지 않음

(5) 야외 작업

① 의복 착용 후 장시간 야외 작업을 피해야 하며 작업 환경을 바꿔주어야 함

② 썬(sun) 크림을 발라야 하며, 장시간의 태양빛에 노출되는 것을 피해야 함

(6) 압박을 이용한 치료는 약 12~18개월 동안 실시함

- 흉터와 상처가 완전히 회복될 때까지 필요함

(7) 세탁을 위해 최소 2개의 주문을 권장함

(8) 탄력적(resilient) 성질을 유지하기 위해 비누를 이용하여 손세탁을 함

(9) 세탁기, 드라이기, 직접 열에 노출시킴, 강력한 세제 및 표백제 등을 피함

- 압박 의복의 수명 단축 때문

(10) 아동

- 성장과 생활 방식에 따라 보다 자주 교체를 필요로 함

7) 효과적인 압박

(1) 전부위에 동등한 압력을 가해야 함

① 돌출 부위에는 적절한 압력 조절을 위해 압력 중재물(pressure adapter) 사용

- 가슴의 쇄골 부위, 여성의 가슴 사이와 하부, 인중(nasolabial fold), 입술, 손과 발의 웹 스페이스(web space)들

② 다양한 종류의 삽입물

- 실리콘 젤, Silastic elastomer, Otoformk, Velform 등

8) 피부와 흉터 관리

(1) 치료 계획의 방향

① 가정에서의 독립성 증진

② 이전 삶의 역할을 다시 시작하는 것을 강조

- 이전의 학교, 직장, 레저의 복귀

(2) 능동적 수행이 강조됨

- ROM 운동, 지구력, 근력이 강조됨

9) 외래 환자의 재활

(1) 입원 시의 치료 테크닉, 보조 기구, 치료 활동들이 퇴원 시 치료에도 적절함

① 기능, 지구력, 근력의 향상

② 점진적인 강도, 횟수, 시간의 증가

③ 손상 예방 및 통증의 최소화를 위한 점차적 시행

④ 윤활유(lubrication), 피부 마사지, 스트레칭

- 근력 강화 운동과 활동 전에 실시함
- 외래 환자는 가능한 혼자 수행하는 방법을 배워야 함

10) 학교 및 직장 복귀

(1) 외래 환자 재활의 주된 목적이 됨

(2) 아동

① 흉한 외모와 기능 장애를 가진 아동은 학교 복귀가 더 어려움

② 교사와 학생들에게 교육 프로그램 제공

- 화상에 대한 이해
- 화상을 가진 아동에 대한 이해
- 보조 도구, 압박 의복, 운동, 피부 관리에 대한 목적 설명
- 프로그램의 목적은 활동의 제한을 예방하고 학교로 쉽게 돌아가도록 도움

(3) 직업 복귀

① 화상 환자의 직업 복귀는 장시간의 과정(long term process)일 필요가 없음

② 훈련은 기능적 활동 및 다양한 직업 기술로 구성됨

- 일(work), 지구력, 근력, 인내력, 유연성 등을 향상

(4) 압박 의복을 입고하는 피부 유지(skin conditioning) 활동 및 운동

- 마찰과 쓸림(shear)에 대한 내구성이 향상됨

11) 정기적인 재평가

(1) 목적

- 치료 횟수, 프로그램 진행, 직장 및 학교 복귀 결정을 위해

(2) 흉터 성숙이 손상 후 18개월까지 이루어지므로 지속적인 follow up이 필요함

① 매 2~3개월마다 follow up이 필요함

② 압박 의복을 그만 입을 때까지 실시

75

응급실에 내원한 30대 K를 위해 의료진은 다음과 같은 처치를 하였다. 예상되는 K씨의 문제는?

> 가. 호흡을 위해 기관지절개(tracheostomy)를 시행하였다
> 나. 체액이 감소되므로 정맥주사를 통해 체액을 보충시켰다
> 다. 압력 감소를 위해 가피절개술(escharotomy)을 시행하였다

1) CVA
2) SCI
3) TBI
4) Burn
5) COPD

문제해설

75 해설내용 참조

답 4)

화상의 초기 의학적 관리(Initial medical management)

Explanation

1. 화상은 체액이 감소되므로 정맥주사를 통해 체액을 보충시킴
2. 림프 시스템(lymphatic system)으로 인해 부종 발생
   1) 조직에 체액을 운반하는 역할
   2) 과도한 체액으로 인해 피하조직에 부종이 생김
   3) 부종의 증가로 말초쪽 사지의 허혈(ischemia)을 유발시킴
3. 가피절개술(escharotomy)의 시행
   • 압력 감소를 통해 말초로 가는 혈액의 순환을 좋아지게 함
4. 연기의 흡입(smoke inhalation)으로 인한 손상
   • 열에 의한 손상과 함께 보통 2차적 진단이 됨
5. 기관지절개(tracheostomy)의 시행
   • 기도를 유지하기 어렵거나 호흡기 착용이 지속적일 때 함
6. 호흡 치료, 삽관(intubation), 호흡기(ventilatory) 등의 필요함

76

6개월 전 전신에 2도 화상을 입은 K씨가 압박의복을 입고 운동을 하고 있다. K씨의 압박의복 착용목적으로 타당한 것은?

1) 부종 감소
2) 근력 증진
3) ROM 증진
4) 지구력 증진
5) 피부 내구성 증진

문제해설

76 압박의복을 입고 실시하는 피부유지 활동(skin conditioning) 및 운동

마찰과 쓸림(shear)에 대한 내구성을 향상시킬 수 있음

답 5)

77

화상 환자의 심리사회적 요소에 대한 설명으로 옳은 것은?

1) 마약성 약물은 사용할 수 없다
2) 퇴원 시기에는 최대양의 약물로 통증을 조절한다
3) 입원 기간 동안 환자는 고립감과 의존감을 갖게 된다
4) 심리적인 지지와 지속적인 질환에 대한 교육이 불필요하다
5) 우울증, 외관으로 인한 회피, 행동의 퇴행, 짜증 등은 거의 나타나지 않는다

77 마약성 약물(narcotic analgesia)

- 치료 과정이 고통스럽기 때문에 마약성 약물이 종종 사용됨
- 상처 치료에 따라 마약성 약물도 점차 줄여감
- 퇴원 시기에는 최소의 약물로 통증을 조절

답 3)

화상환자의 심리 사회적 요소(Psychosocial factors)

Explanation

1. 입원 기간 동안 환자는 고립감과 의존감을 갖게 됨

2. 마약성 약물(narcotic analgesia)

1) 치료 과정이 고통스럽기 때문에 마약성 약물이 종종 사용됨
2) 상처 치료에 따라 마약성 약물을 점차 줄여감
3) 퇴원 시기에는 최소의 약물로 통증을 조절함

3. 화상 후 발생되는 심리적 반응

1) 우울증, 외견상 모습에 대한 회피 반응, 행동의 퇴행, 짜증 등
2) 심리적인 지지와 지속적인 질환에 대한 교육이 필요함

78

화상의 깊이에 의한 분류 중 superficial partial thickness의 회복기간은?

1) 24시간
2) 1~2일
3) 3~7일
4) 2주 미만
5) 4주 미만

문제해설

78 해설내용 참조

답 4)

79

화상을 입은 40대 여성의 회복기간이 약 3~7일 정도로 예상된다면, 이 여성의 증상으로 가장 타당한 것은?

1) 물집이 생긴다
2) 흉터가 발생한다
3) 무감각이 특징이다
4) 무통증이 특징이다
5) 피부가 붉게 변한다

79 해설내용 참조

답 5)

깊이에 의한 분류

Explanation

깊이	증상 및 조직	회복기간	흉터발생
표면(Superficial) : 1도	• 피부가 붉음(홍반) • 수포(blister) 없음, 약간의 통증 발생 • 표피 외층(superficial epidermis)	3~7일	없음
표면일부(Superficial partial thickness and donor sites) : 2도	• 피부가 붉음(홍반), 축축함(wet) • 수포 있음, 통증이 심함 • 표피(epidermis), 진피 상층	2주 미만	가능성이 낮음
깊은 일부(Deep partial thickness) : 2도	• 피부가 붉음(홍반), 통증이 심함 • 일반적으로 터지는 물집(손과 발) • 표피(epidermis)와 진피(dermis) 대부분	2주 이상	가능성이 큼
전층(Full thickness) : 3도	• 피부의 창백함 • 엉켜진 모세 혈관 • 가벼운 접촉(light touch)에 감각 없음 • 표피(epidermis)와 진피(dermis)	장시간	발생
피부밑(Subcutaneous) : 4도	• 하부손상이 발생됨		발생

80

급성기 화상 환자의 변형예방 자세이다. 어떤 신체 부위인가?

• 벌림 : 90~100°	• 바깥돌림 : 45°

1) 목　　2) 손
3) 손목　　4) 무릎
5) 겨드랑이

문제해설

80 해설내용 참조

답 5)

급성기(Acute care phase) 화상 환자의 올바른 자세

Explanation

1. 부종 감소
2. 화상 부위를 심장보다 높은 위치에 놓음
3. 화상 부위의 변형 예방
   - claw hand 발생을 예방함 : 손의 비기능적 자세

※ 변형 예방 자세

신체 부위	증상 및 조직 회복기간
목(neck)	• 중립(neutral)~약간의 폄(slight extension)
가슴 및 복부 (chest and abdomen)	• 몸통의 폄(extension) • 어깨관절의 후퇴(retraction)
겨드랑이(axilla)	• 어깨관절의 벌림(abduction) : 90~100° • 바깥돌림(external rotation) : 45° • 수평 모음(horizontal adduction) : 60°
팔꿈치와 아래팔 (elbow and forearm)	• 팔꿈치의 폄(extension) • 아래팔의 중립(neutral)
손목과 손 (wrist and hand)	• 손목의 폄(extension) : 30° - 엄지의 벌림(abducted) 및 폄(extension) - MP 관절의 굽힘(flexion) : 50~70° • 손가락의 폄(IP extension)
엉덩관절과 넓적다리 (hip and thigh)	• 중립 폄(neutral extension) • 엉덩관절의 벌림(abduction) : 10~15°
무릎관절 및 하지 (knee and lower leg)	• 무릎관절의 폄(extension)일 경우 • 전면 화상(anterior burn)일 경우 : 약간의 굽힘(slight flexion)
발목과 발(ankle and foot)	• 중립(neutral)~발등굽힘(dorsi flexion) : 0~5°
귀와 안면(ears and face)	• 압력을 피함(prevent pressure)

81

상지 전체에 2도 깊이의 화상을 입은 20대 여성에게 부목(splint)을 적용하고자 한다. 목적이 손의 자세유지와 구축예방인 volar hand splint를 적용하고자 한다. 이 부목의 적용으로 옳은 것은?

1) 재활기 화상환자에게 적용한다
2) 휴식 시에 주로 착용하는 부목이다
3) ROM 증진을 목적으로도 사용된다
4) 심한 부종이 있는 환자에게 적용할 수 없다
5) MP 관절의 자세는 완전 폄을 유지하는 것이다

82

다음 중 급성기 화상환자의 재활에 대한 내용으로 가장 타당한 것은?

1) 부종 증가
2) 근력 증진
3) LOM 예방
4) 지구력 증진
5) 압박의복 관리

문제해설

81 자세

- 손목의 30° 폄
- MP 관절의 50°~70° 굽힘
- IP 관절의 완전(full) 폄
- 엄지(thumb)의 벌림과 폄

답 2)

82 해설내용 참조

답 3)

재활기 압박의복

Explanation

압박의복의 관리는 재활기에 대한 내용이다.

급성기 (acutecare phase)	• 부종을 감소시켜야 함 • LOM 및 피부의 운동성 상실을 예방해야 함 • 근력 및 지구력 상실을 예방함 - 자조 활동 및 독립성을 촉진함 - 재활에 대한 교육 및 방향(orientation)을 환자와 보호자에게 제공함

83

치료사는 화상 환자인 30대 남성에게 마사지, 압박, 스트레칭에 대한 교육을 실시하고 있다. 중재 목적으로 타당한 것은?

1) 통증 감소
2) 부종 감소
3) ROM 증진
4) 근긴장 완화
5) 흉터 형성 억제

문제해설

83 흉터 형성(scar formation) 억제

- 상처가 아물면서 시작됨
- 이로 인해 관절에 팽팽한 느낌이 들고 기능적 활동에 장애가 발생됨
- 흉터 형성을 억제하는 방법들 : 피부상태 관리, 흉터 부위 마사지, 압박, 느리고 지속적인 스트레칭(stretching) 등

답 5)

84

급성기 화상환자의 변형예방 자세로 옳은 것은?

1) 목은 약간의 굽힘을 유지한다
2) 팔꿈치는 약간 굽힘을 유지한다
3) 엉덩관절은 10~15도 벌림을 유지한다
4) 겨드랑이는 120~130도 벌림을 유지한다
5) 손가락의 모든 MP 관절은 폄을 유지한다

84 해설내용 참조

답 3)

변형 예방 자세

Explanation

신체 부위	Anti-deformity Position
목(neck)	• 중립(neutral)~약간의 폄(slight extension)
겨드랑이(axilla)	• 팔꿉관절의 벌림(abduction) : 90~100° • 바깥돌림(external rotation) : 45° • 수평 모음(horizontal adduction) : 60°
팔꿈치와 아래팔 (elbow and forearm)	• 팔꿈치의 폄(extension) • 아래팔의 중립(neutral)
손목과 손 (writs and hand)	• 손목의 폄(extension) : 30°, 엄지의 벌림(abducted) 및 폄(extension), 중수지(MP)의 굽힘(flexion) : 50~70° • 수지의 폄(IP extension)
엉덩관절과 넙다리 (hip and thigh)	• 중립 폄(neutral extension) • 엉덩관절의 벌림(abduction) : 10~15°

85

다음 중 화상으로 인해 발생되는 2차적 문제인 골이형성증(hetero-topic ossification)에 대한 설명으로 옳은 것은?

1) 갑작스런 쇼크가 특징이다
2) 화상을 입은 상하지에만 발생한다
3) 관절 주변에 발생하며 통증은 없다
4) 응급처치는 재빨리 휠체어를 뒤로 기울이는 것이다
5) 관절 주변의 연부조직 및 관절주머니 내에 형성된다

문제해설

85 해설내용 참조

답 5)

HO(Heterotopic ossification)

Explanation

1. HO(heterotopic ossification)
   1) 정상적으로는 없어야 할 조직에 새로운 뼈가 형성되는 것
   2) 주로 팔꿈치 뒤쪽에 발생됨
      - 어깨, 손목, 손, 엉덩관절, 무릎, 발목 관절에도 잘 발생됨
   3) 한 쪽 또는 양쪽 모두에서 나타남
      - 화상을 양쪽으로 입지 않아도 양쪽에 발생할 수 있음
   4) 관절 주변의 연부조직 내에 발생함
   5) 관절주머니(joint capsule)와 인대 내에도 발생할 수 있음
   6) 종종 관절을 가로질러 다리(bridge) 모양을 형성되기도 함
   7) 보통 입원 후기에 나타남
      - 관절 ROM의 특정 지점에서 통증을 호소함
   8) 염증반응이 나타남
      (1) 붉은 색 또는 부종이 발생됨
      (2) 회복 중인 상처 내에서는 식별하기가(discernible) 어려움
   9) HO라 진단될 경우
      (1) AROM 운동은 통증이 없는 범위에서만 실시함
      (2) 동적(dynamic) 스플린트의 적용을 피함
      (3) 강한(forceful) 수동적 신장을 피함

86

급성기 화상 환자의 심한 부종으로 인한 상하지의 압박을 효율적으로 다루는 의학적 처치 방법은?

1) 거상(elevation)
2) 핫백(hot pack)
3) C 아이싱(icing)
4) 가피절개술(escharotomy)
5) 기관지절개술(tracheostomy)

87

보일러공인 40대 남성은 작업 중 뜨거운 스팀으로 인해 얼굴에 화상을 입었다. 피부가 붉게 변하였고, 약간의 통증이 있지만 수포(blister)는 없다. 예상되는 이 남성의 회복 기간은?

1) 12시간 이내
2) 24시간 이내
3) 2일 이내
4) 3일~7일 사이
5) 1주~2주 사이

문제해설

86 가피절개술(escharotomy)을 시행하면 압력 감소를 통해 말초로 가는 혈액순환을 좋아지게 한다.

답 4)

87 해설내용 참조

답 4)

화상의 깊이에 의한 분류

Explanation

깊이	증상 및 조직	회복기간
1도	• 피부가 붉음(홍반) • 수포(blister) 없음, 약간의 통증 발생 • 표피 외층(superficial epidermis)	3~7일
낮은 2도(S)	• 피부가 붉음(홍반), 축축함(wet) • 수포 있음, 통증이 심함 • 표피(epidermis), 진피 상층	2주 미만
깊은 2도(D)	• 피부가 붉음(홍반), 통증이 심함 • 일반적으로 터지는 물집(손과 발) • 표피(epidermis)와 진피(dermis) 대부분	2주 이상
3도	• 피부의 창백함 • 엉켜진 모세 혈관 • 가벼운 접촉(light touch)에 감각 없음 • 표피(epidermis)와 진피(dermis)	장시간

88

화상환자의 재활기 피부관리에 대한 설명으로 옳은 것은?

1) 콧구멍 유지를 위해 스트레칭을 피해야 한다
2) 단단한 얼굴 부위에는 피부 스트레칭을 사용한다
3) 마사지는 하루에 10회 이상 반드시 실시해야 한다
4) 마사지의 목적은 무감각한 피부의 감각 재교육이다
5) 마사지를 할 때 로션의 사용을 최대로 피하고 순수한 물만을 이용해야 한다

89

화상 재활의 목표와 개념으로 옳은 것은?

1) 심한 흉터와 구축은 치료가 불가능하다
2) 작업치료사와 언어치료사의 유기적 협동이 필요하다
3) 각 치료 팀의 목표를 재활 팀, 환자, 환자의 가족에게 알려 준다
4) 운동과 ADL 훈련의 연관성보다는 각각의 최대 수행을 통해 기능을 성취한다
5) 환자의 독립적 ADL 수행에 대한 격려와 움직임은 언어치료사가 지도한다

90

다음 내용은 화상 환자인 40대 여성에게 처방된 중재법이다. 치료 목적으로 타당한 것은?

- 천 마스크 착용하기
- 오일 마사지 적용하기

1) 통증 감소
2) 부종 예방
3) 흉터 관리
4) ROM 증진
5) 사회적 관계 촉진

문제해설

88 피부관리 교육

- 마사지
  - 최소 하루에 두 번 이상 실시할 것을 권장함
  - 로션을 이용하여 마사지를 실시할 것을 권장함
  - 감각둔화를 위해 실시할 것을 권장함
- 운동
  - 최소 하루에 두 번 이상 실시할 것을 권장함
  - 단단한(tight) 얼굴 부위의 피부를 스트레칭 할 것을 권함
  - 눈썹과 입술의 유연성 유지를 위해 스트레칭 운동이 필요함
  - 콧구멍(nostril) 유지를 위해 스트레칭 운동이 필요함

답 2)

89 화상 재활(burn rehabilitation)의 목표 및 개념

- 치료 팀원들은 환자의 ADL을 독립적으로 시행하는 것에 대한 격려 및 움직임의 중요성을 교육
- 각 치료 팀의 목표를 재활 팀, 환자, 환자의 가족에게 알려 줌
- 작업치료사와 물리치료사의 유기적 협동이 필요
  - 운동과 ADL을 촉진시키기 위해 서로 협력함
- 치료의 기본 개념
  - 화상 후 기능적 회복을 방해할 수 있는 주된 요소는 과도한 흉터 형성
  - 심한 흉터와 구축은 치료를 통해서 예방됨

답 3)

90 천 마스크는 흉터 압박 용도이며, 마사지는 흉터 관리를 위한 중재법이다.

답 3)

91

급성기 화상 환자의 상지 자세(positioning)로 옳은 것은?

1) 팔꿈치 : 굽힘
2) 아래팔 : 중립
3) 어깨관절 벌림 : 180°
4) 어깨관절 바깥돌림 : 0°
5) 어깨관절 수평모음 : 30°

92

화상 환자인 20대 여성은 '표면 화상(1도)'이다. 기대되는 이 여성의 회복 기간은?

1) 1일
2) 2~3일
3) 3~7일
4) 7~14일
5) 14~28일

93

화상 환자인 20대 남성은 피부에 수포가 발생하였고, 통증이 매우 심하다. 이 남성의 주치의는 흉터 발생 가능성이 매우 낮지만 회복기간은 약 2주 이내라고 말한다. 예상되는 이 남성의 화상 깊이는?

1) 1도
2) 얕은 2도
3) 깊은 2도
4) 3도
5) 4도

문제해설

91 화상 환자의 상지 자세(positioning)

- 겨드랑이(axilla)
  - 어깨관절의 벌림(abduction) : 90~100°
  - 바깥돌림(external rotation) : 45°
  - 수평 모음(horizontal adduction) : 60°
- 팔꿈치와 아래팔(elbow and forearm)
  - 팔꿈치의 폄(extension)
  - 아래팔의 중립(neutral)
- 손목과 손(wrist and hand)
  - 손목의 폄(extension) : 30°
    - 엄지의 벌림(abducted) 및 폄(extension)
    - MP 관절의 굽힘(flexion) : 50~70°
  - 손가락의 폄(IP extension)

답 2)

92

깊이	회복기간	흉터발생
표면(Superficial) : 1도	3~7일	없음
표면일부(Superficial partial thickness and donor sites) : 2도	2주 미만	가능성이 낮음
깊은 일부(Deep partial thickness) : 2도	2주 이상	가능성이 큼
전층(Full thickness) : 3도	장시간	발생
피부밑(Subcutaneous) : 4도		발생

답 3)

93 해설내용 참조

답 2)

94

50대 남성은 가옥화재로 지방, 근육, 힘줄까지 화상을 입었다면 이 남성의 화상 깊이는?

1) 1도
2) 얕은 2도
3) 깊은 2도
4) 3도
5) 4도

문제해설

94 해설내용 참조

답 5)

4도(subcutaneous) 화상

Explanation

1. 전기, 가옥화재, 자동차 사고 등에 의한 화상
2. 전층에 화상이 발생함
3. 지방, 근육, 힘줄이 화상을 입을 수 있음

깊이	증상 및 조직
표면(Superficial) : 1도	• 피부가 붉음(홍반) • 수포(blister) 없음, 약간의 통증 발생 • 표피 외층(superficial epidermis)
표면일부(Superficial partial thickness and donor sites) : 2도	• 피부가 붉음(홍반), 축축함(wet) • 수포 있음, 통증이 심함 • 표피(epidermis), 진피 상층
깊은 일부(Deep partial thickness) : 2도	• 피부가 붉음(홍반), 통증이 심함 • 일반적으로 터지는 물집(손과 발) • 표피(epidermis)와 진피(dermis) 대부분
전층(Full thickness) : 3도	• 피부의 창백함 • 엉켜진 모세 혈관 • 가벼운 접촉(light touch)에 감각 없음 • 표피(epidermis)와 진피(dermis)
피부밑(Subcutaneous) : 4도	• 하부손상이 발생됨

95

6개월 전 전신에 2도 화상을 입은 K씨가 압박의복을 입고 운동을 하고 있다. K씨의 압박의복 착용목적으로 타당한 것은?

1) 부종 감소
2) 근력 증진
3) ROM 증진
4) 지구력 증진
5) 피부 내구성 증진

96

화상 환자의 압박의복 관리에 대한 적용으로 옳은 것은?

1) 반드시 하루 24시간을 착용해야 한다
2) 얼굴과 목에는 압박 의복을 착용하지 않는다
3) 압박 의복 착용 기간은 보통 6~8개월 정도이다
4) 압박 장갑은 식사 시간에는 착용하지 않아도 된다
5) 초기 압박의복은 후기 압박의복과 압박정도가 동일해야 한다

97

아파트 화재로 양쪽 다리 앞뒤 전체에 화상을 입은 남성이 응급실을 내원하였다. 이 남성에게 예상되는 화상의 면적(rule of nine)은?

1) 9%
2) 18%
3) 27%
4) 36%
5) 45%

문제해설

95 압박의복을 입고 실시하는 피부유지 활동(skin conditioning) 및 운동

마찰과 쓸림(shear)에 대한 내구성을 향상시킬 수 있음

답 5)

96 압박의복

- 등급화된 압력을 제공함
- 처음에는 먼쪽에 35mmHg 정도의 압력이 이상적임
- 목욕, 마사지, 의복 교환을 제외하고는 하루 중 23시간 착용함
- 얼굴의 마스크와 장갑은 식사 시간에는 착용하지 않음
- 야외 작업 요령 : 착용 후 장시간의 야외 작업을 피해야하며, 작업 환경을 바꿔주어야 함, 썬(sun) 크림을 반드시 발라야하며, 장시간 태양에 노출되는 것은 피해야 함
- 압박 치료는 약 12~18개월 동안 실시됨 : 흉터와 상처가 완전히 회복될 때까지 필요함
- 세탁을 위해 최소 2개 이상 주문할 것을 권장함
- 탄력적(resilient) 성질을 유지하기 위해 비누를 이용한 손세탁을 원칙으로 함
- 세탁기 사용, 드라이기 사용, 직접 열에 노출시킴, 강한 세제 및 표백제 사용 등은 피해야 함 : 압박의복의 수명을 단축시키기 때문
- 아동의 의복 : 성장과 생활방식에 따라 다르지만 성인보다 자주 교체하는 것이 일반적임

답 4)

97 한 다리 한 면은 9%이므로 4면을 곱하면 36%이다.

답 4)

98

화상 환자의 피부 유지 테크닉에 대한 사례로 옳은 것은?

1) 수분성 크림의 사용은 피해야 한다
2) 마사지는 윤활유 없이 시행하는 것이 더 효과적이다
3) 피부가 건조하거나 가려울 때는 스트레칭을 실시한다
4) 마사지의 회수는 매일 3～4회 정도 실시하는 것이 바람직하다
5) 감각이 예민해진 이식부위와 흉터부위에 대한 직접적인 마사지는 피한다

문제해설

98 윤활유 사용(lubrication) 및 마사지(massage)

- 수분성 크림(water-based cream)이나 로션을 사용해 수행함
- 마사지는 매일 3～4회 정도 실시하는 것이 바람직함 : 건조하거나 가려울 때도 실시함
- 마사지는 감각이 예민해진 이식부위 및 흉터부위의 탈감각에 효과적임
- 스트레칭을 하는 동안 단단한 흉터 부위를 부드럽게 해주는 효과가 있음 : 충분한 수분을 공급하며 점진적으로 압박을 증가시킴

답 4)

99

화상 환자의 변형 방지를 위한 올바른 자세는?

1) 목에 베개 받침
2) 발목관절의 5° 발등굽힘
3) 손허리손가락관절 60° 폄
4) 아래팔 뒤침(forearm supination)
5) 어깨뼈 앞당김(scapular protraction)

99

- 베개는 사용하지 않음
- 손허리손가락관절 60도 굽힘
- 아래팔 중립
- 어깨뼈 뒤당김

답 2)

100

재활기 화상 환자에 대한 피부 관리의 내용으로 옳은 것은?

1) 항박테리아 연고를 바른다
2) 가피절개술을 통해 압박을 감소시킨다
3) 피부이식이 잘 정착되도록 적절한 고정이 필요하다
4) 손을 심장보다 높게 유지하며 손가락은 폄을 유지한다
5) 수분유지 크림을 이용해 마시지를 실시하며 신장 운동을 실시한다

100

- 항박테리아 연고를 바른다. – 급성기
- 가피절개술을 통해 압박을 감소시킨다. – 급성기
- 피부이식이 잘 정착되도록 적절한 고정이 필요하다. – 수술기
- 손을 심장보다 높게 유지하며 손가락은 폄을 유지한다. – 급성기

답 5)

101

다음 증상이 나타내는 화상의 깊이는?

- 손상원인 : 심한햇볕 노출, 뜨거운 액체에 장시간 노출 뜨거운 금속에 살짝 닿음
- 손상 조직 : 표피와 진피상층
- 의료적 처치 : 찬물, 보습제, 아스피린 사용

1) 표면화상
2) 전층화상
3) 피부밑화상
4) 표면일부화상
5) 깊은일부화상

102

초기 화상 환자의 변형예방 자세로 옳은 것은?

1) 무릎 : 굽힘
2) 팔꿈치 : 굽힘
3) 겨드랑이 : 어깨관절 안쪽 돌림 45°
4) 목 : 중립에서 약간 뒤로 젖힌 자세
5) 겨드랑이 : 어깨관절 70~80° 벌림

103

다음 설명하는 화상 환자의 상처관리법은?

괴사조직 및 염증물질을 제거하고 육아조직의 성장을 촉진하며 이식 피부의 흡착률을 증진시킴

1) 피부이식
2) 근막절개술
3) 압박의복 제공
4) 건조가피 절개술
5) 음압보조 폐쇄요법

문제해설

101 표면일부화상의 원인은 심한 햇볕 노출 및 뜨거운 액체에 장시간 노출이나 뜨거운 금속에 닿을 경우 발생한다. 손상조직은 표피와 진피상층이고 회복기간은 보통 3주 이하, 흉터 가능성은 적고, 의료적 처치로 찬물, 보습제, 아스피린 등을 사용한다.

답 4)

102 변형예방 자세

- 목 : 중립에서 약간 뒤로 젖힌 자세
- 가슴·복부 : 몸통 폄, 어깨관절 뒷당김 (retraction)
- 겨드랑이 : 어깨관절 90°~100°, 벌림 : 45°, 가쪽 돌림 : 60°, 수평모음
- 팔꿈치·아래팔 : 팔꿈치 폄, 아래팔 중립
- 손목관절·손 : 손목관절 30° 폄, 엄지 벌림·폄, 손허리손가락관절 50°~70° 굽힘, 손가락뼈사이 폄
- 무릎 : 폄

답 4)

103 보기에서 설명하는 상처관리 방법은 음압보조 폐쇄요법이다. 건조가피 절개술과 근막 절개술은 초기의료 조치에 해당한다. 압박의복 제공은 나중에 재활단계에서 제공한다. 피부이식은 14일 이내에 재생피아가 생기지 않을 경우 실시한다.

답 5)

104

손에 화상을 입은 환자의 보조기 착용목적으로 거리가 먼 것은?

1) 근력유지
2) 상처보호
3) ROM 유지
4) 기능적인 자세유지
5) 이식한 부위의 고정

문제해설

104 화상환자에 스플린트 적용
- 목적
- 자세의 유지, 상처 보호, 구축의 예방

답 1)

화상환자에 스플린트 적용

Explanation

1. 목적

• 자세의 유지, 상처 보호, 구축의 예방

2. 급성기동안 주로 정적(static)이 사용됨

1) 활동과 운동이 동반됨
2) 휴식 시 착용하게 됨

3. 'Volar Hand Splint'

1) 처방 대상
 (1) 손에 심한 부종이 있는 경우
 (2) 능동적(active) 움직임이 제한된 경우
 (3) 특정 움직임을 예방할 경우
2) 손목은 30° 폄+중손가락(MP) 관절의 50~70° 굽힘+지절간(IP) 관절의 완전(full) 폄+엄지(thumb)의 벌림과 폄

4. 스플린트 적용 시 고려사항

1) 압박이 주어질 수 있는 지점 확인
2) 화상 부위가 올바른 위치에 놓여 있는지 확인
3) 제작된 스플린트는 지속적인 평가를 통해 수정

105

화상환자에 대한 설명으로 옳은 것은?

1) 1도 화상은 흉터가 생긴다
2) 표면일부화상은 물집이 없다
3) 전층화상은 4도 화상을 말한다
4) 피부 밑 화상은 심한 경우 절단을 한다
5) 깊은일부화상은 회복기간이 3주 이하이다

106

화상환자의 합병증에 대한 설명으로 옳은 것은?

1) 전기적 화상은 말초신경 손상이 없다
2) 얼굴의 화상은 지구력 상실로 이어진다
3) 이소성골화증은 화상부위 외의 부위에는 발생하지 않는다
4) 이소성골화증의 경우 자발적 회복 외에는 치료방법이 없다
5) 강한 전류는 인지장애와 같은 신경학적 증상을 만들 수 있다

107

화상의 피부 회복 단계와 증상이 올바르게 연결된 것은?

1) 염증단계 — 열과 부종이 사라진다
2) 증식단계 — 새로운 피부 성장이 멈춘다
3) 성숙단계 — 화상 발생 후 흉터 성숙이 약 2개월간 진행된다
4) 흉터형성단계 — 치료과정이 지속되면서 흉터는 변형 없이 안정화된다
5) 증식단계 — 새로 회복된 흉터의 장력이 약해서 쉽게 벗겨지거나 손상된다

문제해설

105 1) 1도 화상은 흉터가 발생하지 않음
2) 물집과 홍반 진물 심한 통증이 발생
3) 전층화상은 3도 화상을 말함
5) 깊은일부화상은 3주 이상

답 4)

106 1) 강한 전류는 영구적인 말초신경 손상을 야기할 수 있다.
2) 얼굴의 손상은 사회적 부적응과 자존감 상실로 이어진다.
3) 이소성골화증은 화상부위와 입지 않은 부위 모두 발생한다.
4) 이소성골화증은 자체적으로 회복되지 않은 경우 수술적 방법으로 제거한다.
5) 강한 전류로 인해 마비, 인지장애 등 신경학적 증상이 나타날 수 있다.

답 5)

107 1) 염증단계 : 열과 부종 붉은 반점이 발생한다.
2) 증식단계 : 새로운 피부성장을 위해 vascular bed를 만든다.
3) 성숙단계 : 처음화상 발생 및 마지막 치료 후 2년간 지속된다.
4) 흉터형성단계 : 치료과정이 지속되면서 흉터의 비대와 수축으로 계속 변한다.
5) 증식단계 : 새로 회복된 흉터의 장력이 약해 쉽게 벗겨지거나 손상된다.

답 5)

108

흉터가 생길 가능성이 낮으며 2주안에 회복될 수 있는 화상은?

1) 표면(Superficial) 화상
2) 전층(Full thickness) 화상
3) 피부밑(Subcutaneous) 화상
4) 깊은 일부(Deep partial thickness) 화상
5) 표면일부(Superficial partial thickness) 화상

문제해설

108 해설내용 참조

답 5)

화상의 분류(깊이)

Explanation

깊이	증상 및 조직	회복기간	흉터발생
표면(Superficial) : 1도	• 피부가 붉음(홍반) • 수포(blister) 없음, 약간의 통증 발생 • 표피 외층(superficial epidermis)	3~7일	없음
표면일부(Superficial partial thickness and donor sites) : 2도	• 피부가 붉음(홍반), 축축함(wet) • 수포 있음, 통증이 심함 • 표피(epidermis), 진피 상층	2주 미만	가능성이 낮음
깊은 일부(Deep partial thickness) : 2도	• 피부가 붉음(홍반), 통증이 심함 • 일반적으로 터지는 물집(손과 발) • 표피(epidermis)와 진피(dermis) 대부분	2주 이상	가능성이 큼
전층(Full thickness) : 3도	• 피부의 창백함 • 엉켜진 모세 혈관 • 가벼운 접촉(light touch)에 감각 없음 • 표피(epidermis)와 진피(dermis)	장시간	발생
피부밑(Subcutaneous) : 4도	• 하부손상이 발생됨		발생

109

화상 환자의 압박의복에 대한 설명으로 옳은 것은?

1) 압박의복은 한 벌이 필요하다
2) 압박의복 착용 기준은 최소 하루 10시간 이상이다
3) 압박의복을 잘 관리하면 2~3년 정도의 사용이 가능하다
4) 압박의복을 입은 환자는 야외작업에 적극적으로 참여해야 한다
5) 흉터 및 피부이식 제공 부위의 따라 압박의 강도가 달라야 한다

110

화상의 수술적 중재에 대한 설명이다. 옳은 것은?

1) 음압상처치료법은 피부의 흡착율을 높인다
2) 동종이식은 돼지의 피부를 이식하는 것이다
3) 음압상처치료법은 움직임이 생기는 부위 이식에 가장 적절하다
4) 그물형(mash) 이식법은 흉터를 만들지만 나중에 모두 사라진다
5) 작은 영역을 빠르게 커버하기 위해 그물형(mash) 이식법이 사용된다

문제해설

109 1) 압박의복은 적어도 2개를 사용한다.
2) 압박의복은 하루에 23시간 착용해야 한다.
3) 압박의복은 잘 관리하면 2~3개월 정도 사용가능하다.
4) 압박의복을 입은 환자는 야외작업은 피한다.

답 5)

110 2) 이종이식은 돼지의 피부를 이식하는 것이다.
3) 음압상처치료법은 움직임이 생겨 이식된피부에 손상이 발생할 수 있다.
4) 큰 흉터를 만들고 영구적인 그물 무늬를 피부에 남긴다.
5) 그물형 이식편은 큰 영역을 빠르게 커버하기 위해 사용한다.

답 1)

6

C·H·A·P·T·E·R

절 단 (Amputation)

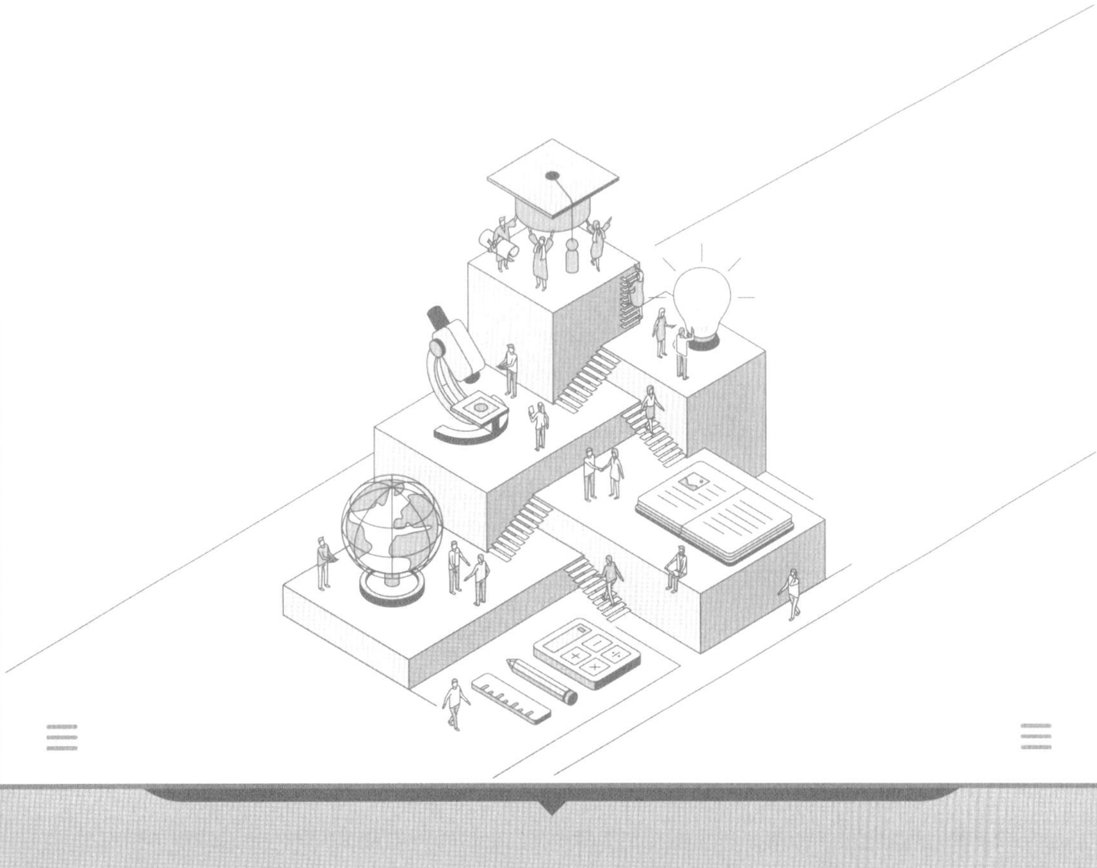

예·상·문·제·풀·이

01

다음에서 설명하는 기능이 가능한 절단 수준은?

- 아래팔의 엎침 45도
- 아래팔의 뒤침 45도
- 팔꿉 관절의 AROM 정상
- 어깨 관절의 AROM 정상

1) 손목 절단
2) 팔꿈치 절단
3) 긴아래팔 절단
4) 짧은아래팔 절단
5) 엄지손가락 절단

02

치료사는 외래 환자에게 다음과 같은 중재를 실시하였다. 목적은?

- 의수의 종류 : 말단장치의 종류는 후크(hook)형
- 중재 내용 : 의수착용 후 8주가 지나 치료사는 말단장치에 고무 밴드를 1개를 더 추가함

1) 상지 근력의 약화를 막기 위해
2) 섬세한 말단장치의 조절을 위해
3) 상지의 부종을 감소시키기 위해
4) 말단장치에 보다 큰 장력을 제공하기 위해
5) 보다 저렴하게 말단장치를 유지관리를 위해

문제해설

01 1) 손목 절단 : 손과 손목 기능상실, 엎침, 뒤침 50% 상실
2) 팔꿈치 절단 : 손과 손목, 엎침과 뒤침, 팔꿈치 굽힘, 폄 완전 상실
3) 긴아래팔 절단 : 손과 손목, 그리고 대부분의 엎침과 뒤침 상실
4) 짧은아래팔 절단 : 손과 손목, 엎침, 뒤침의 완전상실, 팔꿈치 굽힘과 폄의 일부 손상
5) 엄지손가락 절단 : partial hand

답 1)

02 말단장치(TD)의 고무 밴드 수 증가
- 의수 착용자의 인내력(tolerance)이 증가됨에 따라 조금씩 증가시켜 나감
- 말단장치의 쥐는 장력이 커지게 됨

답 4)

03

다음 기능의 손상이 발생되는 절단부위는?

- 손과 손목 엎침과 뒤침 손상
- 팔꿈치 굽힘과 폄 손상
- 어깨관절 안쪽돌림과 가쪽돌림 손상

1) 손목 절단
2) 긴 위팔 절단
3) 긴 아래팔 절단
4) 짧은 위팔 절단
5) 짧은 아래팔 절단

04

다음 설명에 해당하는 소켓은?

- 분리형 소켓의 단점을 보완하기 위해 개발하였다
- 앞 팔 스텀프가 아주 짧을 때 소켓을 캡슐처럼 만들어 팔꿈치를 둘러싸게 하였다

1) 네프 소켓
2) 뮌스터 소켓
3) 긴 앞팔 소켓
4) 짧은 앞팔 소켓
5) 표준형 위팔 소켓

05

다음과 같은 기능을 하는 의수 요소는?

- 땀 흡수(perspiration)를 위해 착용한다
- 겨드랑이와 등 부위의 피부변성을 예방하기 위해 착용한다

1) 멜빵(harness)
2) 의수 양말(socket)
3) 실리콘 라이너(liner)
4) 내부 소켓(inner socket)
5) 하네스 하부 의복(underwear)

문제해설

03 보기 설명은 짧은 위팔 절단 환자의 손상기능에 대한 설명이다.

답 4)

04 위 설명은 뮌스터 소켓에 대한 설명으로 소켓앞쪽은 팔꿈치 안쪽의 주름진 곳까지 덮여있고 뒤쪽은 오목한 곳을 잡고 있다. 그리하여 분리형 소켓보다 물건을 들어올릴 수 있는 힘과 안정성이 좋다.

답 2)

05 하네스(harness) 아래에 입는 의복

- 땀 흡수(perspiration)를 위해
- 겨드랑이와 등 부위의 피부 변성을 예방하기 위해

답 5)

06

다음은 아래팔 절단 환자의 의수 훈련이다. 순서가 바르게 나열된 것은?

> 가. 말단장치 착탈 훈련하기
> 나. 말단장치 돌리기 훈련하기
> 다. 말단장치를 이용한 잡기와 놓기 훈련
> 라. 다양한 높이와 위치의 물체들을 잡기와 놓기 훈련하기

1) 가→나→다→라　　2) 가→나→라→다
3) 가→다→나→라　　4) 나→가→다→라
5) 나→다→가→라

문제해설

06 의수 훈련 순서

말단장치 착탈 훈련하기 → 말단장치를 이용한 잡기와 놓기 훈련 → 말단장치 돌리기 → 다양한 높이와 위치의 물체들을 잡기와 놓기

답 3)

의수 훈련 순서

Explanation

순서	손목이단 및 아래팔 절단 (wrist disarticulation & transradial amputation)	팔꿉이단 및 위팔 절단 (elbow disarticulation & transhumeral amputation)
시작	• TD의 착탈 훈련하기 ↓ • TD를 이용한 잡기와 놓기 – 전범위에서 훈련하기 – 1/3 열기 → 1/2 열기 → 3/4 열기 순으로 훈련하기 ↓ • TD 돌리기 소개하기	• 팔꿉장치의 잠금 및 풀기 보여주기 ↓ • 팔꿉관절 위치시키기 및 잠그기 – 전체 RDM의 1/3 수준 → 전체 ROM의 1/2 수준 → 전체 ROM의 3/4 수준 ↓ • 자유롭게 흔들기(swing) 보여주기 ↓ • 턴테이블(turn table)을 이용해 돌림(안/밖) 훈련하기 ↓ • 손목 장치 및 TD 조절 적절하게 수행하기
↓	↓ • 어깨관절, 팔꿉관절, TD의 조절 훈련을 위해 치료사의 동작 따라하기 ↓ • 신체 정중선에 의수 위치시키고(잠금상태) 훈련하기 – 선(standing) 자세로 유사한 크기, 무게, 밀도를 지닌 물체를 잡고 한 곳에서 다른 곳으로 이동시키기 – 선 자세 및 앉은 자세에서 다양한 크기, 무게, 밀도를 지닌 물체를 잡기와 놓기(진보된 활동) ↓	
마지막 단계	• 다양한 높이의 좌우 물체들을 잡기와 놓기(진보된 활동) – 올바른 신체 역학을 강조함(encourage) • 부서뜨림 없이 다양한 질감과 밀도를 지닌 물체를 잡기와 놓기(부드러운 공, 스티로폼 컵, 감자칩 등)	

07

팔꿈치절단(elbow disarticulation) 환자의 근력 측정이 가능한 근육은?

1) 위팔근(brachialis)
2) 위팔노근(brachioradialis)
3) 부리위팔근(coracobrachialis)
4) 위팔두갈래근(biceps brachii)
5) 위팔세갈래근(triceps brachii)

08

다음의 기능이 잔존한 상지절단 수준은?

> 모든 종류의 쥐기 기능이 상실되었으나 약 50% 정도의 엎침 및 뒤침 기능은 남아있다

1) 손 일부(Partial Hand) 수준
2) 긴아래팔(Long transradial) 수준
3) 짧은아래팔(Short transradial) 수준
4) 손목이단(Wrist disarticulation) 수준
5) 팔꿈치관절이단(Elbow disarticulation) 수준

09

다음 내용의 의수 훈련 동작이 만들어 내는 결과는?

> • 절단수준 : Transhumeral amputation
> • 훈련동작 : 어깨관절 굽힘, 어깨뼈 벌림
> • 의수타입 : VO

1) 팔꿉장치 폄
2) 팔꿉장치 잠금
3) 팔꿉장치 굽힘
4) 말단장치 열림
5) 말단장치 벌림

문제해설

07 팔꿈치 관절 이전의 근육들만 측정이 가능하므로 팔꿈치를 지나는 근육은 측정할 수 없다. 따라서 위팔뼈의 굽힘을 할 때 작용하는 부리위팔근만 근력 측정이 가능하다.

답 3)

08

절단의 레벨	기능 상실(loss of function)
손일부(Partial Hand) 절단	약간 또는 모든 쥐기 기능의 상실
손목이단(Wrist disarticulation)	손과 손목의 기능 : 약 50%의 엎침 및 뒤침(pronation & supination) 기능의 상실
긴아래팔(Long transradial) 절단	손과 손목의 기능 : 엎침 및 뒤침 기능의 대부분 상실

답 4)

09 Transhumeral(AE) prosthesis

<table>
<tr><td rowspan="2">말단장치(TD) 조절</td><td colspan="2">• 팔꿉관절의 굽힘을 만드는 동작과 같은 동작으로 TD를 조절함
– 어깨관절 굽힘과 어깨뼈 벌림
– 팔꿉관절이 잠긴 상태에서 TD를 조절함
• 다양한 ROM범위에서의 연습 : 완전 굽힘~완전 폄 사이</td></tr>
<tr><td>순서</td><td>① 팔꿉관절 잠그기(elbow locking)
② TD 열기
③ 팔꿉관절 풀기(elbow unlocking)
④ 팔꿉관절 제자리로 돌아가기(reposition)</td></tr>
</table>

답 4)

10

오른쪽 아래팔 절단환자의 8자형 하네스 교차점의 위치는?

1) 척추 중앙
2) 목 바로 뒷부분
3) 환자가 편한 위치
4) C_7 가시돌기 왼쪽
5) C_7 가시돌기 오른쪽

11

다음 설명에 부합하는 절단은?

- 목말뼈와 발꿈치뼈만을 남기는 절단이다
- 첨족보행(tiptoe walking)이 특징이다

1) 싸임 절단
2) 쇼파르 절단
3) 발허리뼈 절단
4) 리스후랑 절단
5) 필로고프 절단

문제해설

10 오른팔 절단 환자의 8자 멜빵은 척추 중앙에서 왼쪽에 위치하는 것이 가장 안정적인 아치를 만들어 효율적으로 기능할 수 있다.

착용 위치	• 등과 어깨 또는 가슴 주위를 가로질러 착용함 • 의수가 안정되도록 소켓을 묶어줌 • 후방교차점 – 교차점은 C_7 가시돌기(극돌기) 하부에서 약간 건측으로 위치해야 함

답 4)

11 보기에서 설명하는 절단은 쇼파르 절단으로 목말뼈와 발뒤꿈치뼈만이 남는 절단을 말하며 발 앞부위를 완전히 제거하기 때문에 발가락으로 가는 근육의 착점이 제거되므로 첨족보행을 일으킨다.

- 발허리뼈 절단(transmetatarsal amputation)
  - 발허리뼈부위에서 절단됨
  - 발허리뼈 목(metatarsal neck) 수준에서 외측으로 갈수록 후방으로 사선으로 절단함
- Lisfranc 절단(Lisfranc's amputation)
  - 프랑스의 외과의사인 Jacques Lisfranc의 이름에서 유래함
  - 발목발허리 관절(tarsometatarsal joint)에서 절단됨
- Chopart 절단(Chopart's amputation)
  - 프랑스의 외과의사인 Francois Chopart의 이름에서 유래함
  - 발목뼈 중에서 목말뼈와 발꿈치뼈만을 남기고 절단됨
- Pirogoff 절단(Pirogoff's amputation)
  - 발목관절이 이단된 상태에서 웨지 형태(wedg)로 발꿈치뼈(calcaneus)을 절단(transection)함
  - 발꿈치뼈의 끝부분이 연결되므로 체중부하가 가능함
- Boyd 절단
  - Boyd 절단은 발꿈치뼈 전체나 발꿈치뼈의 대부분을 보존하고 모든 발목뼈를 제거함
    → 정강뼈와 종아리뼈에 내적 고정(internal fixation)을 함
- 사임절단(Syme's amputation) / 발목관절 이단(ankle disarticulation)
  - 발목관절이단은 영국의 외과의사인 James Syme의 이름에서 유래함
    → 발목관절을 절단하는 것을 말함

답 2)

12

긴 위팔이 절단되었을 경우 남아 있는 기능은?

1) 팔꿈치 폄
2) 팔꿈치 굽힘
3) 손과 손목 엎침
4) 손과 손목 뒤침
5) 어깨관절 안쪽돌림

13

위팔 절단 환자가 의수착용 기준으로 옳은 것은?

1) 어깨관절 90° 폄
2) 팔꿈치 45° 굽힘
3) 어깨관절 45° 굽힘
4) 어깨관절 90° 벌림
5) 어깨관절 90° 회전

14

손과 손목 굽힘 및 폄, 팔꿈치 굽힘 및 폄, 엎침 및 뒤침이 손상된 절단부위는?

1) 손목이단
2) 긴 위팔 절단
3) 긴 아래팔 절단
4) 짧은 위팔 절단
5) 짧은 아래팔 절단

15

의수가 안정되도록 소켓을 묶어주며 일반적으로 8자 모양인 의수 부품은?

1) 후크
2) 하네스
3) 턴테이블
4) 의수양말
5) 말단장치

문제해설

12 긴 위팔절단 환자는 어깨관절 안쪽돌림과 가쪽돌림은 가능하다.

답 5)

13 의수 착용 기준

- 어깨관절 30° 폄
- 팔꿈치 90° 굽힘
- 어깨관절 90° 굽힘
- 어깨관절 45° 회전

답 4)

14
- 손목이단 : 손과 손목, 약 50%의 엎침과 뒤침 손상
- 긴 아래팔 절단 : 손과 손목 대부분의 엎침과 뒤침
- 짧은 위팔 절단 : 손과 손목, 엎침과 뒤침, 팔꿈치 굽힘과 폄, 어깨관절 안쪽돌림, 가쪽돌림 손상
- 짧은 아래팔 절단 : 손과 손목, 엎침과 뒤침, 팔꿈치 굽힘과 폄 일부

답 2)

15
1) Hook : 외관은 떨어지지만 기능적으로 경량과 튼튼하며 쥐기에 용이하다.
3) 턴테이블 : 팔꿈치관절의 장치이다.
4) 의수양말 : 땀 흡수, 소켓과 피부의 직접적인 접촉을 피하고, 염증 반응으로부터 보호한다.
5) TD 말단장치 : 의수 가장 끝에 달려 있는 부분으로 쥐기 및 사물을 잡고 유지하는 기능을 한다.

답 2)

16

다음과 같은 요소를 지닌 VO 타입 의수의 말단장치 열기 동작은?

- 팔꿈치관절장치
- 턴테이블
- 2개의 케이블

1) 어깨관절 폄 및 어깨관절 벌림
2) 어깨관절 폄 및 어깨관절 모음
3) 어깨관절 굽힘 및 어깨뼈 벌림
4) 어깨관절 굽힘 및 어깨뼈 모음
5) 팔꿈치 관절 굽힘 및 어깨관절 굽힘

문제해설

16 위팔절단자 의수에 필요한 구성 요소들이다. 어깨관절 폄 및 어깨관절 벌림 동작은 팔꿉관절 장치(elbow unit)의 잠금과 풀기 동작이다.

답 3)

위팔절단 의수의 동작

Explanation

<table>
<tr><td rowspan="2">팔꿉관절 장치(elbow unit)
: 잠그기와 풀기</td><td colspan="2">• 팔꿉관절 장치(elbow unit)가 풀렸을 때(unlocking)
– 첫 번째 케이블에 장력이 걸리면서 의수의 팔꿉관절이 굽힘됨(flexes the elbow)
• 팔꿉관절 장치가 잠겼을 때(locking)
– 두 번째 케이블에 장력이 걸리면 말단장치의 조작이 일어남</td></tr>
<tr><td colspan="2"><table><tr><td>팔꿉관절 장치
(elbow unit)</td><td>• 두 번의 '딸깍' 소리가 반복될 때 잠겨짐
• 같은 동작으로 팔꿉관절 유닛을 잠그고 풀 수 있음</td></tr><tr><td>동작</td><td>• 어깨관절 및 어깨뼈의 조합된 움직임을 통해 팔꿉관절 유닛을 잠금
– 어깨관절 : 과도한 폄(hyperexension)+벌림(abduction)
– 어깨뼈 : 내림(depression)</td></tr></table></td></tr>
<tr><td>안쪽돌림 및 바깥돌림
(internal and external rotation)</td><td colspan="2">• 팔꿉관절 장치와 소켓 사이에 장착된 턴테이블(turn table)을 손으로 조작하므로 동작을 만듦</td></tr>
<tr><td>팔꿉관절의 굽힘 및 폄
(elbow flexion and extension)</td><td colspan="2">• 팔꿉관절 굽힘 교육 시 주의사항
– 치료사는 의수를 착용한 환자의 얼굴을 보호해야 함
• 방법
– 치료사는 팔꿉관절 장치가 풀어져 있는 지를 먼저 확인함
– 환자에게 느린 위팔(humerus) 굽힘과 어깨뼈 벌림을 요구함
– 환자에게 어깨관절의 폄 동작을 요구함</td></tr>
<tr><td>말단 장치(TD) 조절</td><td colspan="2">• 팔꿉관절의 굽힘을 만드는 동작과 같은 동작으로 TD를 조절함
– 어깨관절 굽힘과 어깨뼈 벌림
– 팔꿉관절이 잠긴 상태에서 TD를 조절함</td></tr>
</table>

17

의수의 팔꿉 관절을 잠그고 풀 수 있는 장치가 들어있는 의수 요소에 대한 설명으로 옳은 것은?

1) 의수의 끝부분이다
2) 하네스와 연결된다
3) 피부와 직접 닿는다
4) 팔꿉 관절을 굽힐 수 있다
5) 말단장치를 회전시킬 수 있다

18

의수의 말단장치인 후크(hook)와 핸드(hand)의 비교로 옳은 것은?

1) 후크가 더 가볍다
2) 후크가 더 미용적이다
3) 핸드가 더 기능적이다
4) 핸드가 더 내구성이 좋다
5) 쥐기에 있어 핸드가 더 유리하다

19

VO 타입 말단장치(terminal device)의 개방을 위한 어깨관절-어깨뼈의 동작은?

1) 폄-내림
2) 폄-올림
3) 굽힘-내림
4) 벌림-벌림
5) 굽힘-벌림

20

전동의수를 사용하여 종이컵 쥐기를 할 때 종이컵이 구겨지는 현상이 발생하였다. 이 환자에게 필요한 훈련은?

1) 근 이완 조절
2) 어깨 내밈 조절
3) 어깨 들임 조절
4) 의수 쥐기 강도 조절
5) 근 수축 조절

문제해설

17 팔꿈치 장치(elbow unit)

- 잠금 장치가 들어 있음
- 팔꿈치의 각도를 조절하는 케이블이 있음

답 4)

18 후크(hook)와 핸드(hand)의 비교

구분	내용
후크 (hook)	• TD를 사용할 수 있음 • 외관이 핸드보다 떨어짐 • 튼튼함, 가벼움, 기능적임 • 쥐기가 용이함
핸드 (hand)	• TD를 사용할 수 있음 • 외관이 후크보다 좋음 • 가벼움, 비기능적임 • 쥐기는 가능하지만 후크에 비해 비효율적

답 1)

19 말단장치의 개방은 어깨관절의 굽힘과 어깨뼈의 벌림 동작이 협응되어 나타난다. VO 타입은 장력을 가할 때 말단장치가 열리는 유형이다.

답 5)

20 전기의수를 남아있는 상지의 근육 수축 정도로 쥐기 정도를 조절하므로 근육의 수축 정도로 쥐기 범위를 조절할 수 있다. 의수의 쥐기의 범위는 조절되는 강도는 조절되지 않는다.

답 5)

21

의수의 terminal device thumb의 역할은?

1) 팔꿉 잠금
2) 손목 회전
3) 손목 굽힘
4) 케이블 부착
5) 고무 밴드 삽입

22

transhumeral amputation 환자에게 사용되는 소켓(socket)에 대한 설명으로 옳은 것은?

1) 미용 기능은 없다
2) 팔꿉 관절 굽힘 기능이 있다
3) 팔꿉 관절 잠금 기능이 있다
4) 어깨 관절 돌림 기능을 대신할 수 있다
5) 팔꿉 관절 잠금 케이블이 부착되어 있다

23

다음 중 전동 의수의 장점에 해당하는 것은?

1) 수동보다 가볍다
2) 수동보다 힘이 적게 든다
3) 수동보다 감각 되먹임이 좋다
4) 수동보다 관리 및 유지가 쉽다
5) 수동보다 전동 손의 반응이 빠르다

문제해설

21

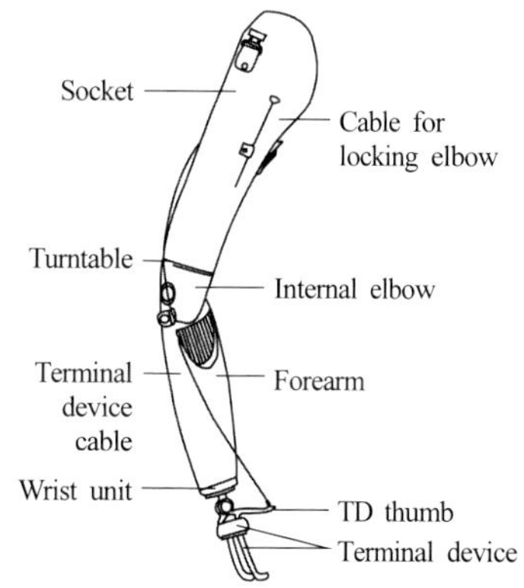

답 4)

22 외부벽은 미용적 기능이 있다. 팔꿉 관절 굽힘 기능은 케이블과 팔꿉 장치(elbow unit)이다. 팔꿉 관절 잠금 기능은 팔꿉 장치(elbow unit)이다. 턴테이블(turn table)은 어깨 관절 돌림 기능을 대신한다.

답 5)

23

장점	단점
• 향상된 외관 • 악력(쥐는 힘)의 증가 • 하네스(harness)가 없거나 거의 없음 • 머리 위(overhead)에서 사용이 가능함 • 조절을 위해 최소의 노력만 필요함 • 인간의 생리적 반응에 보다 가까워진 조절방식을 지님	• 비싼 가격 • 관리 및 유지의 어려움 • 잘 찢어지는 장갑 및 빈번한 교체 • 감각 되먹임(sensory feedback)의 부족 • 전동 손(electric hand)의 느린 반응 • 무거움

답 2)

24

위팔절단 환자의 훈련 순서가 올바르게 나열된 것은?

가. 자유롭게 흔들기(swing)
나. 팔꿉장치의 잠금 및 풀기
다. 팔꿉관절 위치시키기 및 잠그기
라. 손목 장치 및 말단장치 적절하게 조절하기
마. 턴테이블(turn table)을 이용해 돌림 훈련하기

1) 가-나-다-라-마
2) 나-다-가-마-라
3) 다-나-가-라-마
4) 라-마-가-나-다
5) 마-가-나-다-라

25

제시된 설명에 해당하는 것은?

정강뼈와 종아리뼈를 발목관절의 약간 위에서 절단함

1) 싸임 절단
2) 종아리 절단
3) 쇼파르 절단
4) 리스후랑 절단
5) 발허리뼈 절단

26

절단 환자인 30대 홍○○씨의 절단 수준은 Long transhumeral 이다. 홍씨는 의수(VO 타입)의 팔꿉관절 잠금(elbow locking) 후 자신의 어깨 관절로 굽힘과 어깨뼈 벌림 동작을 만들고 있다. 이 동작의 목적으로 가장 타당한 것은?

1) 물건 잡기
2) 물건 놓기
3) 잠금 풀기
4) 팔꿉 펴기
5) 팔꿉 굽히기

문제해설

24

팔꿉이단 및 위팔 절단
(elbow disarticulation & transhumeral amputation)

- 팔꿉장치의 잠금 및 풀기 보여주기

↓

- 팔꿉관절 위치시키기 및 잠그기
  - 전체 RDM의 1/3 수준 → 전체 ROM의 1/2 수준 → 전체 ROM의 3/4 수준

↓

- 자유롭게 흔들기(swing) 보여주기

↓

- 턴테이블(turn table)을 이용해 돌림(안/밖) 훈련하기

↓

- 손목 장치 및 TD 조절 적절하게 수행하기

답 2)

25
- 쇼파르 절단 : 목발뼈, 발꿈치뼈, 입방뼈 사이의 발목뼈사이관절 이단
- 리스후랑 절단 : 발허리뼈와 발목뼈 사이의 절단

답 1)

26 팔꿈치 잠금 후 말단장치를 벌리는 동작이므로 잡기가 목적이 된다. 만약 팔꿉관절의 잠금 없이 말단장치를 벌린 후 다시 벌리기를 한다면 물건 놓기 동작이 될 수 있다.

Long transhumeral 절단 환자의 의수

- 팔꿉관절 잠금(elbow locking)
  - 어깨관절(shoulder) : 과도한 폄(hyper-exension), 벌림(abduction)
  - 어깨뼈(scapula) : 내림(depression)
- 말단 장치(TD) 조절
  - 어깨관절(shoulder) 굽힘과 어깨뼈 벌림(abduction)
  - 팔꿉관절이 잠긴 상태에서 TD를 조절함

답 1)

27

치료사는 절단 환자의 의수가 제작되기 전 8자 모양으로 붕대 감기를 교육하였다. 중재 목적으로 타당한 것은?

1) 피부의 탈감각
2) 상하지의 지구력 증진
3) 절단 부위의 모양 형성
4) 절단 부위의 상처 치유
5) 수술한 부위의 피부 위생

28

편측 상지 절단 환자의 기능적 활동으로 틀린 것은?

1) 셔츠를 입을 때는 환측을 먼저 소매에 넣는다
2) 음식을 자를 때는 건측으로 칼을 쥐고 의지로 포크를 사용한다
3) 지갑을 사용할 때는 의지로 지갑을 잡고 건측으로 돈을 꺼낸다
4) 전화를 할 때는 의지로 수화기를 들고 건측으로 번호를 누른다
5) 글쓰기를 할 때는 건측으로 종이를 고정하고 의지로 글씨를 쓴다

29

오른쪽 transhumeral(AE) amputation 환자가 말단장치(terminal device)를 열려고 한다. 현재 의수는 비잠금(unlocking) 상태이다. 이 환자의 움직임 순서가 옳은 것은?

1) 어깨관절 굽힘 → 어깨관절 폄+어깨뼈 내림 → 어깨관절 폄
2) 어깨관절 폄 → 어깨관절 굽힘+어깨뼈 내림 → 어깨관절 굽힘
3) 어깨관절 굽힘 → 어깨관절 폄+어깨뼈 내림 → 어깨관절 굽힘
4) 어깨관절의 폄+어깨뼈 내림 → 어깨관절 굽힘 → 어깨관절 폄
5) 어깨관절 폄+어깨뼈 내림 → 어깨관절 굽힘 → 어깨관절 폄+어깨뼈 내림

문제해설

27 남겨진 사지(residual limb)에 붕대 감기의 목적

- 남겨진 사지(residual limb)의 모양을 좋게 하기 위해
- 남겨진 사지의 부피를 줄이기(shrink) 위해
- 의수(prosthesis)를 잘 견딜 수 있는 좋은 모양으로 만들기 위해

답 3)

28 글쓰기를 할 때는 환측으로 종이를 고정하고 건측으로 글씨를 쓴다.

답 5)

29 잠금을 위한 동작(어깨관절 굽힘 → 어깨관절 폄+어깨뼈 내림) 후 말단장치 열기 동작(어깨관절 굽힘과 어깨뼈 벌림)을 해야 한다.

단측(unilateral) AE 의수

- 팔꿉관절 잠금(elbow locking)
  - 어깨관절과 어깨뼈의 조합된 움직임
    - 어깨관절(shoulder) : 과도한 폄(hyperexension), 벌림(abduction)
    - 어깨뼈(scapula) : 내림(depression)
- 말단 장치(TD) 조절
  - 팔꿉관절의 굽힘을 만드는 동작과 같은 동작
    - 어깨관절(shoulder) 굽힘과 어깨뼈 벌림(abduction)
    - 팔꿉관절이 잠긴 상태에서 TD를 조절함
  - 처음에는 90° 팔꿉관절 잠금에서 수행함
    - TD의 조작을 수행

답 3)

30

23살 남성은 오른쪽 상지에 transhumeral amputaion으로 상지 의수를 착용하고 있다. 왼손을 대부분 사용하며, 기본적인 일상생활 동안 오른쪽 의수를 사용하고 싶어하지 않는다. 이 남성의 개인위생 시 필요한 보조기구들의 조합으로 가장 타당한 것은?

1) button hook, dressing stick, sock aid
2) brush spray can dapaters, electric razor
3) universal cuff, long handled comb or hair
4) bath mitt, suction brush, position-adjustable hair dryer
5) built-up handles for comb or toothbrush universal cuff

31

한쪽 위팔 의수에서 팔꿈치 굽힘 방법은?

1) 어깨관절 가쪽 돌림
2) 어깨관절 폄, 어깨뼈 모음
3) 어깨관절 폄, 어깨뼈 벌림
4) 어깨관절 굽힘, 어깨뼈 모음
5) 어깨관절 굽힘, 어깨뼈 벌림

32

다음은 어떤 의수의 주요 명칭들이다. 이 의수는 케이블을 통해 장력을 만들어 낸다. 이 장력은 어떤 움직임을 만들어 주는가?

가. 잠금 케이블(locking cable)
나. 팔꿈치 유닛(elbow units)
다. 말단 장치(TD : terminal device)

1) 팔꿈치관절 폄, 손목관절 폄
2) 어깨관절 폄, 팔꿈치관절 굽힘
3) 어깨관절 굽힘, 팔꿈치관절 굽힘
4) 팔꿈치관절 굽힘, 팔꿈치관절 폄
5) 팔꿈치관절 굽힘, 손목관절 굽힘

문제해설

30 1) button hook은 환자에게 초기 일상생활 수준에선 필요할 수도 있으나, 나머지 도구들은 환자의 기능 수준에 꼭 필요한 기구들은 아니다.
2), 3) 왼쪽 상지로 사용할 수 부분이다. 그리고 환자의 기능 수준에서 꼭 필요한 보조기구들은 아니다.

답 4)

31 한쪽 위팔 의수 조절 훈련
- 팔꿈치 굽힘 : 어깨관절 굽힘, 어깨뼈 벌림
- 팔꿈치 폄 : 어깨관절 폄

답 5)

32 케이블은 2개이며, 하나는 팔꿈치관절의 잠금을 만들며, 다른 하나는 팔꿈치 관절의 움직임을 만들어낸다.

답 4)

33

의수의 말단장치(terminal device)에 대한 설명으로 옳은 것은?

1) 핸드(hand) 타입은 쥐는 기능이 없다
2) VO 타입은 장력을 가하면 물건을 놓을 수 있다
3) VC 타입은 전동 의수에 주로 사용되는 유형이다
4) 말단장치에서 고무 밴드의 역할은 쥐기 장력을 제공한다
5) 핸드타입은 후크(hook) 타입보다 일반적으로 더 튼튼하다

34

다음 설명에 해당하는 구조물은?

> 의지를 몸에 부착하는 역할과 의지를 조절하는 역할을 한다

1) 소켓(Socket)
2) 손목 장치(Wrists device)
3) 말단장치(Terminal device)
4) 팔꿉관절 장치(Elbow device)
5) 현가장치(Suspension system)

35

위팔절단(transhumeral amputation) 환자가 탁자 위의 컵을 말단장치를 이용해 잡고자 한다. 동작의 조합과 순서가 옳은 것은?

> 가. 어깨관절의 폄　　나. 어깨관절의 굽힘
> 다. 어깨관절의 벌림

1) 가 → 나+다 → 가 → 컵 잡기
2) 나 → 가+다 → 나 → 컵 잡기
3) 다 → 가+나 → 다 → 컵 잡기
4) 가+나 → 다 → 가+나 → 컵 잡기
5) 나+다 → 가 → 나+다 → 컵 잡기

문제해설

33 후크(hook)와 핸드(hand)의 비교

후크 (hook)	• TD를 사용할 수 있음 • 외관이 핸드보다 떨어짐 • 튼튼함, 가벼움, 기능적임 • 쥐기가 용이함
핸드 (hand)	• TD를 사용할 수 있음 • 외관이 후크보다 좋음 • 가벼움, 비기능적임 • 쥐기는 가능하지만 후크에 비해 비효율적

답 4)

34 현가장치인 하네스(harness)는 의지를 몸에 부착하는 역할과 말단 장치를 포함한 의지를 조절하는 역할을 한다. 팔절단 환자의 8자형 하네스는 어깨에 걸쳐 의지를 매달 수 있는 스트랩(strap)을 포함하고 있다.

답 5)

35 ① 나 : 팔꿉 잠금 전 팔의 자세 만들기 동작
② 가+다 : 팔꿉 잠금을 위한 동작
③ 나 : 잠금 후 말단장치를 열기 위한 동작
④ 컵 잡기

답 2)

36

손목이단(wrist disarticulation) 환자에게 기대되는 기능은?

1) 아래팔의 완전 엎침만 가능
2) 아래팔의 완전 뒤침만 가능
3) 아래팔의 완전 엎침과 뒤침이 모두 가능
4) 아래팔 완전 엎침과 뒤침의 약 50%만 가능
5) 아래팔 완전 엎침과 뒤침의 약 90%만 가능

37

엘보우 유닛(elbow unit)의 잠금 장치를 풀기 위한 동작은?

1) 어깨관절 폄+어깨관절 벌림+어깨뼈 내림
2) 어깨관절 폄+어깨관절 벌림+어깨뼈 올림
3) 어깨관절 폄+어깨관절 모음+어깨뼈 내림
4) 어깨관절 굽힘+어깨관절 모음+어깨뼈 내림
5) 어깨관절 굽힘+어깨관절 벌림+어깨뼈 내림

38

상지 절단을 경험한 34세 남성은 존재하지 않는 자신의 손에 통증이 있다고 호소하고 있다. 이 남성의 문제는 무엇인가?

1) 신경종(neuroma)
2) 환상통(phantom pain)
3) 환상감각(phantom sensation)
4) 신체도식(body schem)의 손상
5) 말초혈관성 질환(peripheral vascular disease)

문제해설

36 상지 절단의 레벨과 기능 상실

절단의 레벨	기능 상실
손일부 절단	약간 또는 모든 쥐기 기능의 상실
손목이단	손과 손목의 기능 : 약 50%의 엎침 및 뒤침(pronation & supination) 기능의 상실
긴아래팔 절단	손과 손목의 기능 : 엎침 및 뒤침 기능의 대부분 상실

답 4)

37 팔꿉 장치(elbow unit)의 잠금 및 풀기 동작

- 어깨관절 폄+어깨관절 벌림+어깨뼈 내림

답 1)

38 환상 감각(phantom sensation)과 환상통(phantom pain)

- 환상 감각(phantom sensation)
  - 정의
    - 절단된 사지에 존재하지 않는 감각이 나타나는 것
  - 수술 이후 초기에 나타나는 환상감각(phantom)
    - 찌릿함(tingling), 압박감(pressure), 또는 무감각 등이 나타남
  - 환상 감각은 통증이 없는 것이 특징
    - 일반적으로 의수족 재활(prosthetic rehabilitation)을 방해하지 않음
- 환상통(phantom pain)
  - 환상 감각(phantom limb sensation)과는 다름
  - 경련 또는 심한 통증이 있는 것이 특징
    - 찌르는 것 같은 통증
    - 따끔거리는 것 같은 통증
    - 경련 같은(cramp) 통증 또는 쥐어짜는 것 같은 통증
  - 기간
    - 일시적이지만 장기적 또는 영구적이 될 수도 있음

답 2)

39

신경 봉합 후 발병하며 신경섬유의 불규칙한 덩어리를 의미한다. 무엇인가?

1) neuroma
2) bony spur
3) nerve blocking
4) HO(heterotopic ossification)
5) CRPS(complex regional pain syndrome)

40

다음에 설명된 절단 유형은?

> 목말뼈(talus)와 발배뼈(navicular), 발꿈치뼈(calcaneus), 입방뼈(cuboid) 사이의 발목뼈사이관절이 이단되어 목말뼈와 발뒤꿈치뼈만 남은 절단을 말한다

1) 발가락 절단
2) 발허리뼈 절단
3) 싸임(Syme) 절단
4) 쇼파르(Chopart) 절단
5) 라스후랑(Lisfranc) 절단

41

의수 전(preprosthetic) 치료의 내용으로 가장 타당한 것은?

1) 우선 의수를 착용한다
2) 근력 및 지구력을 증진시킨다
3) PROM 및 AROM 운동을 금한다
4) 붕대감기의 주목적은 탈감각이다
5) 적절한 피부관리를 위해 오일을 바른 후 압박한다

문제해설

39 신경종(neuroma)

개요	• 신경 봉합(suture) 후 합병증(complication)(또는 절단 후 대표적인 합병증) • 신경섬유의 불규칙한 덩어리(unorganized mass)가 발생되는 증상
치료	• 임상적으로 특별하며(specific), 날카로운(sharp) 통증이 발생함 • 일반적인 탈감각화(desensitization)만으로는 비효과적임 • 코티손(cortisone acetate) 주입(injection)이 통증에 효과적임(탈감각 테크닉 적용 시 더 효과적임)

답 1)

40 • 싸임절단 : 발목관절 약간 위에서 절단
• 라스후랑 절단 : 발목발허리관절 절단

답 4)

41 의수 전 치료(preprosthetic treatment)

• 내용
- 상처 치유
- 탈감각 테크닉(desensitization technique)
- 남겨진 사지(residual limb)에 붕대 감기
  ◦ 남겨진 사지의 모양 만들기 및 축소(shrink)화
- 남겨진 사지(residual limb)의 둘레 변화에 대한보고
- 적절한 피부 관리에 대한 교육
- PROM 및 AROM의 유지
- 상체 근력 및 지구력의 증진
- ILS(independent living skill) 수준의 향상
- 의수(prosthetic)의 요소와 의수 처방에 관한 교육

답 2)

42

다음 설명은 절단환자에게 나타나는 합병증이다. 무엇인가?

- 축삭(axon)이 성장한 작은 덩어리이다
- 절단(amputation) 후 나타나는 날카로운 통증이다

1) neuroma
2) bony spur
3) osteoporosis
4) autonomic dysreflexia
5) heterotopic ossification

43

35세 여성은 상지절단으로 팔꿈치관절의 기능이 완전히 상실되었다. 하지만 어깨관절의 안쪽돌림과 바깥돌림의 기능은 존재한다. 예상되는 이 여성의 절단 수준은?

1) Elbow disarticulation
2) Long transradial amputation
3) Short transradial amputation
4) Long transhumeral amputation
5) Short transhumeral amputation

44

상지 절단의 레벨과 기능상실의 내용이 바르게 연결된 것은?

1) partial hand — 약 50%의 엎침 및 뒤침
2) short transradial — 약 20%의 모든 엎침 및 뒤침
3) elbow disarticulation — 약 80%의 모든 엎침 및 뒤침
4) short transradial — 어깨관절의 굽힘, 폄, 안쪽돌림
5) forequarter — 빗장뼈 및 어깨뼈의 부분적 또는 완전 기능 손상

문제해설

42 신경종(neuroma)

- 신경 봉합(suture) 후 합병증(complication) 또는 절단(amputation) 후의 대표적인 합병증
- 신경 섬유의 불규칙한 덩어리(unorganized mass)가 발생되는 증상
- 임상적으로 특별하며(specific), 날카로운(sharp) 통증이 발생
- 일반적인 탈감감화(Desensitization)만으로는 비효과적임
- 코티손(cortisone acetate) 주입(injection)이 통증에 효과적이며, 탈감감 테크닉 적용 시 더 효과적임

답 1)

43 해설내용 참조

답 4)

44 해설내용 참조

답 5)

45

총상으로 상지 절단 수술을 받은 40세 남성은 손과 손목의 기능이 전혀 없으며, 대부분의 엎침과 뒤침 기능이 상실되었다. 약간의 엎침과 뒤침 기능이 남아있는 이 남성의 절단 수준은?

1) Partial hand
2) Wrist disarticulation
3) Elbow disarticulation
4) Long transradial amputation
5) Short transradial amputation

46

상지 절단 환자인 40대 남성은 손, 손목, 팔꿈치 부위의 기능이 모두 상실되었으며, 어깨관절에서는 안쪽돌림과 바깥돌림의 기능이 상실된 상태이다. 예상되는 남성의 절단 수준은?

1) Long transradial
2) Short transradial
3) Long transhumeral
4) Short transhumeral
5) Elbow disarticulation

문제해설

45 해설내용 참조

답 4)

46 해설내용 참조

답 4)

상지 절단의 레벨과 기능 상실

Explanation

절단의 레벨	기능 상실(loss of function)
Partial Hand	• 약간 또는 모든 쥐기 기능의 상실
Wrist disarticulation	• 손과 손목의 기능 : 약 50%의 엎침 및 뒤침(pronation & supination) 기능의 상실
Long transradial	• 손과 손목의 기능 : 엎침 및 뒤침 기능의 대부분 상실
Short transradial	• 손과 손목의 기능 : 모든 엎침 및 뒤침 기능의 상실 • 팔꿉관절(elbow) : 일부분의 굽힘 및 폄 기능의 상실
Elbow disarticulation	• 손과 손목의 기능 : 모든 엎침 및 뒤침 기능의 상실 • 팔꿉관절(elbow) : 굽힘 및 폄 기능의 상실
Long transhumeral	• 손과 손목의 기능 : 모든 엎침 및 뒤침 기능의 상실 • 팔꿉관절(elbow) : 굽힘 및 폄 기능의 상실
Short transhumeral	• 위(above) 기능이 모두 상실(손, 손목, 팔꿉관절) • 어깨관절(shoulder) : 안쪽돌림 및 바깥돌림(internal & external rotation) 기능의 상실
Shoulder disarticulation	• 모든 팔과 손의 기능상실
Interscapular thracic	• 모든 팔과 손의 기능상실 • 빗장뼈(clavicle) 및 어깨뼈(scapular) : 부분적 또는 완전 손상
Bilateral amputation	• 절단 레벨에 의해 기능이 결정됨

47

의수의 쥐기 훈련 방법으로 옳은 것은?

1) 작은 물건으로 먼저 연습한다
2) 단단한 물건으로 먼저 연습한다
3) 사물을 전면에 놓고 연습해야 한다
4) 점차 부서지기 힘든 물건으로 연습한다
5) 말단장치의 조작 시 다양한 높이에서의 연습은 피한다

48

AE(transhumeral) 의수의 말단 장치(hook) 조절에 대한 설명으로 옳은 것은?

1) 어깨뼈의 모음 동작이 필요하다
2) 어깨관절의 폄 동작이 필요하다
3) 의수의 팔꿉 폄 동작과 동일하다
4) 팔꿉 관절의 완전 굽힘과 폄 사이에서 연습한다
5) 처음에는 0°에서 팔꿉 관절을 잠근 후 조작한다

49

절단 환자에게 붕대를 감아주고자 한다. 어떤 형태가 바람직한가?

1) 가능한 단단히 매준다
2) 가능한 원추형으로 만들어 준다
3) 8자 모양으로 감는 것은 피한다
4) 가까운쪽에서 먼쪽 방향으로 감아준다
5) 하루에 한 번 정도가 적당하며 자주 풀고 매는 것은 피한다

문제해설

47 쥐기 훈련

- 처음에는 크고 단단한 물체를 사용
  - 적목(block), 캔, 병
- 점진적으로 부드럽고 부서지기 쉬운 물체를 사용
  - 고무공, 스펀지, 종이박스, 원뿔, 종이컵 등
- 사물들은 다양한 위치에 배치
  - 팔꿉관절 및 말단 장치(TD)의 자세 준비(prepositioning)가 요구되어지는 자세
  - TD의 조작이 다양한 높이에서 이루어지도록

답 2)

48 AE 의수의 말단 장치(hook) 조절

- 팔꿉관절의 굽힘을 만드는 동작과 같은 동작으로 TD를 조절함
  - 어깨관절(shoulder) 굽힘과 어깨뼈 벌림(abduction)
  - 팔꿉관절이 잠긴 상태에서 TD를 조절함
- 첫 조작
  - 90°에서 팔꿉관절 잠금을 만든 후 TD를 조작하는 것이 좋음
- 다양한 ROM범위에서의 연습 : 완전 굽힘~완전 폄 사이
  - 팔꿉관절 잠그기(elbow locking)
  - TD 열기
  - 팔꿉관절 풀기(elbow unlocking)
  - 팔꿉관절 제자리로 돌아가기(reposition)

답 4)

49 해설내용 참조

답 2)

붕대 감기(Wrapping)

Explanation

1. 남겨진 사지(residual limb)에 붕대를 감는 목적

1) 남겨진 사지(residual limb)의 좋은 모양을 만들기 위해
2) 남겨진 사지를 줄이기(shrink) 위해
3) 의수(prosthesis)를 잘 견디기 위해 좋은 모양(tapered)이 필요함

2. 남겨진 사지(residual limb)의 모양 만들기를 돕는 붕대

1) 탄력 붕대(elastic ace bandage)
2) 원통형 붕대(tubular bandage)
3) shrinker socket

3. 탄력 붕대의 적용

1) 8자 모양(figure-eight)의 방법이 사용되어짐
2) 붕대 적용은 부드럽고 균등하게
3) 원위부(먼쪽)에서 근위부(몸쪽) 방향으로
4) 너무 단단히 매지 말아야 함
5) 낮에는 수차례 바꿔 매주어야 함
6) 붕대감은(wrapping) 사이의 피부상태를 확인해야 함

4. AE 절단 환자

• 가슴 부위를 감아서 붕대를 안정화시킴

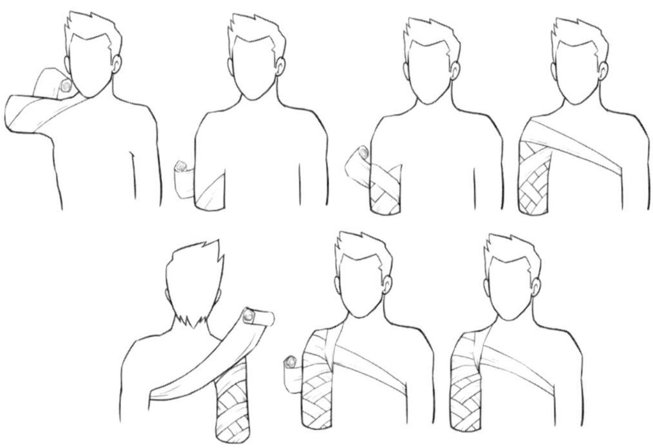

50

다음 그림의 내용으로 옳은 것은?

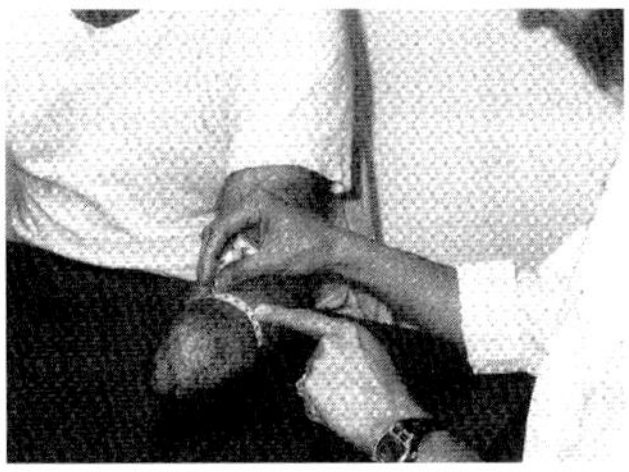

1) 하루에 1~2회 측정한다
2) 근력평가와 같이 실시한다
3) 통증이 있는 곳을 찾고 있다
4) 피부의 상태를 관찰하고 있다
5) 남겨진 사지(residual limb)의 둘레를 측정하고 있다

51

한 쪽 상지가 절단된 환자에게 8자 하네스(harness)를 적용하고자 한다. 후방 교차점의 위치는?

1) T_1
2) C_6 위치
3) C_7 위치
4) C_6에서 환측으로
5) C_7 지점에서 건측으로

52

다음은 의수 관련 요소에 대한 설명이다. 무엇인가?

- 땀 흡수의 역할을 한다
- 피부를 보호하는 역할을 한다
- 스텀프와 소켓 사이의 간격을 조절할 수 있다

1) harness
2) wrist unit
3) turn table
4) prosthetic sock
5) elastic bandage

문제해설

50 둘레 측정 (circumference measurement)

- 남겨진 사지(residual limb)의 둘레 측정
  - 환자가 의수(prosthesis) 준비를 위해
- 캐스트(cast)할 준비가 되어졌을 때 실시
  - 같은 영역을 측정함

답 5)

51 후방교차점

교차점이 C_7 극돌기 하부에서 약간 건측으로 위치해야 역학적 효율성이 높음

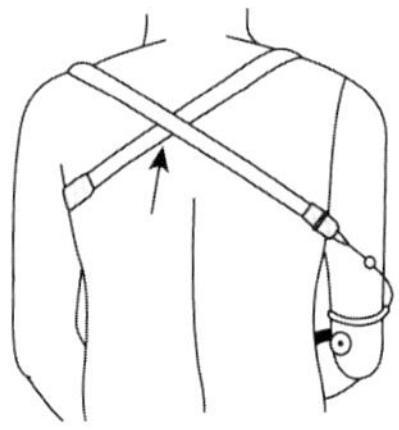

답 5)

52 prosthetic sock은 스텀프와 의수(prosthesis) 사이에 착용하며, 땀 흡수, 염증 예방 등에 사용된다.

답 4)

53

의수의 손목장치(wrist unit)에 대한 설명으로 옳은 것은?

1) 말단장치이다
2) 뒤침(supination)과 엎침(pronation)을 만든다
3) 손목 굽힘(wrist flexion)과 폄(extension) 기능은 없다
4) 당기면 열리는 타입과 당기면 잠기는 타입이 있다
5) 자뼈 편위(ulnar deviation)와 노뼈 편위(radial deviation)의 기능은 없다

문제해설

53 해설내용 참조

답 2)

손목 유닛(Wrist unit)

Explanation

1. 위치

• 아래팔 소켓(forearm socket)과 말단 장치(TD) 사이에 위치

2. 기능

1) 아래팔 소켓(forearm socket)과 말단 장치(TD)를 연결
2) TD의 위치를 제공
3) TD를 뒤침 및 엎침(supination & pronation)시킴

3. TD의 돌림 방법

1) 정상 손으로 돌리기
2) 사물 또는 지면에 지지하고 TD를 돌림
3) 무릎 사이에 TD를 고정시키고 팔을 이용한 돌림

4. 종류

1) friction-held unit
2) locking unit
3) wrist flexion unit
4) oval unit
   (1) wrist disarticulation에 적용
   (2) 다른 wrist unit보다 얇음
5) ball and socket unit

54

단측(unilateral) AE 의수의 후크(hook) 조절 동작은?

1) 어깨관절(shoulder) 폄과 어깨뼈 벌림(abduction)
2) 어깨관절(shoulder) 굽힘과 어깨뼈 모음(abduction)
3) 어깨관절(shoulder) 벌림과 어깨뼈 벌림(abduction)
4) 어깨관절(shoulder) 굽힘과 어깨뼈 벌림(abduction)
5) 어깨관절(shoulder) 벌림과 어깨뼈 모음(abduction)

문제해설

54 해설내용 참조

답 4)

단측(Unilateral) AE 의수

Explanation

1. 안쪽돌림 및 바깥돌림(internal and external rotation)

1) 안쪽돌림 및 바깥돌림의 발생
2) 팔꿉관절 유닛(elbow unit)과 소켓(socket) 사이에 장착된 턴테이블(turn table)을 손으로 조작

2. 팔꿉관절 굽힘과 폄(elbow flexion and extension)

1) **방법**
   (1) 치료사는 팔꿉관절 유닛(elbow unit)이 풀어져 있는 지 확인함
   (2) 환자에게 느린 위팔(humerus) 굽힘과 어깨뼈 벌림(abduction)을 요구함
      • 팔꿉관절 굽힘 발생
   (3) 환자에게 어깨관절의 폄(shoulder extension)을 요구함
      • 팔꿉관절 폄 발생

3. 팔꿉관절 잠금(elbow locking)

1) **팔꿉관절 유닛(elbow unit)의 조작**
   (1) 두 번의 '딸깍'하는 소리의 반복이 있음
   (2) 같은 움직임으로 팔꿉관절 유닛을 잠그고 풀 수 있음
2) **방법**
   (1) 어깨관절과 어깨뼈의 조합된 움직임
      ① 어깨관절(shoulder) : 과도한 폄(hyperexension), 벌림(abduction)
      ② 어깨뼈(scapula) : 내림(depression)

4. 말단 장치(TD) 조절

1) 팔꿉관절의 굽힘을 만드는 동작과 같은 동작
   (1) 어깨관절(shoulder) 굽힘과 어깨뼈 벌림(abduction)
   (2) 팔꿉관절이 잠긴 상태에서 TD를 조절함
2) 처음에는 90° 팔꿉관절 잠금에서 수행함
   • TD의 조작을 수행
3) 다양한 팔꿉관절의 ROM에서의 연습(완전 굽힘~완전 폄)

55

절단 환자의 남겨진 사지(stump)에 대한 관리 방법으로 옳은 것은?

1) 주 1회 이상 세척한다
2) 세척 시 비누를 사용한다
3) 밤에 세척하는 것은 피해야 한다
4) 의수 착용 전 완전한 건조는 피한다
5) 세척 후 부드러운 수건을 이용해 쓸어가며 물기를 닦는다

문제해설

55 스텀프의 피부 위생(skin hygiene)
- 의수 프로그램에 있어 피부 위생에 대한 교육은 매우 중요한 부분이 됨
- 남겨진 사지는 매일 세척해야 함
  - 순한(mild) 비누를 사용하여 세척해야 함
  - 완전히 깨끗이 씻어내야 함
  - 건조 시 두드리며(patted) 말려줌
    ◦ sock 착용 전 완전히 말려야 함

답 2)

56

BE(transradial) 절단 환자인 40대 남성에게 치료사는 전동의수의 장단점을 설명해 주려고 한다. 치료사의 설명 중 오류가 있는 내용은?

1) 일반 의수보다 전동의수가 더 비쌉니다
2) 일반 의수보다 전동의수가 더 가볍습니다
3) 일반 의수보다 전동의수의 외관이 더 좋습니다
4) 일반 의수보다 전동의수의 쥐기 힘이 더 강합니다
5) 일반 의수보다 전동의수는 더 높은 곳의 물건을 잡을 수 있습니다

56 전동의수의 장단점
- 전동 의수의 장점
  - 향상된 외관
  - 악력(쥐는 힘)의 증가
  - 하네스(harness)가 없거나 거의 없음
  - 머리 위(overhead)에서 사용이 가능함
  - 조절을 위해 최소의 노력만 필요함
  - 인간의 생리적 반응에 보다 가까워진 조절방식을 지님
- 전동 의수의 단점
  - 비싼 가격
  - 관리 및 유지의 어려움
  - 잘 찢어지는 장갑 및 빈번한 교체
  - 감각 되먹임(sensory feedback)의 부족
  - 전동 손(electric hand)의 느린 반응
  - 무거움

답 2)

57

다음 중 절단환자의 소켓 세척 및 위생에 대한 요령으로 옳은 것은?

1) 주 2회 이상 반드시 세척해야 한다
2) 세척은 밤 시간에 하는 것이 바람직하다
3) 매일 소독액을 이용해 내부를 세척해야 한다
4) 피부변성을 피하기 위해 방향제의 사용은 금한다
5) 세척 후 완전한 건조는 피부를 위해 바람직하지 않다

58

상지 절단자의 의수말단 조작부에 대한 용어와 설명이 바르게 연결된 것은?

1) hook — 미용손이다
2) hook — 주로 외출 시 사용한다
3) voluntary closing — 장력을 주지 않으면 잠긴다
4) dorrance hook — voluntary opening 시스템이다
5) voluntary opening — 장력을 주지 않으면 열린다

59

의수의 말단장치에 관한 설명으로 옳은 것은?

1) 잔여사지의 부피변화를 보완한다
2) oval unit은 ball & socket 형태이다
3) locking unit은 수동적 잠금장치 형태이다
4) voluntary opening 형태는 당기면 잠기는 형태이다
5) cosmetic hand는 후크(hook)에 비해 기능이 부족하다

문제해설

57 소켓(socket) 관리
- 매일 부드러운 천과 순한 비누를 사용하여 세척함
- 따뜻한 물을 이용하여 씻어냄
- 세척은 밤 시간이 추천됨
  - 완전한 건조를 위해
- 매일 관찰(inspection)을 통해 추가적인 문제들을 예방할 수 있음

답 2)

58 해설내용 참조

답 4)

59 해설내용 참조

답 5)

60

의수의 말단 장치(TD)에 대한 설명으로 옳은 것은?

1) 의수의 끝에 달려있는 플라스틱이다
2) 핸드가 후크보다 더 튼튼하고 기능적이다
3) 핸드는 쥘 때 좀 더 시각적으로 유리하다
4) 후크(hook)와 핸드(hand)로 두 종류가 있다
5) 사물 쥐기 및 조작하기는 거의 불가능하다

문제해설

60 해설내용 참조

답 4)

말단 장치(Terminal Device, TD)

Explanation

1. 핸드(prosthetic hand)

1) TD를 사용할 수 있음
2) 피부색의 고무장갑으로 TD를 덮음
   • 미용적인 면을 위해서 전체를 덮음

2. 후크(hook)

1) 가벼움
2) 사물을 쥘 때 좀 더 시각적으로 유리함(가시도가 좋음)
3) 핸드(hand)보다 더 튼튼하고 기능적임
   • 미용적 외관은 핸드가 더 좋음

3. 후크(hook)의 두 종류

종 류	기능 및 작동법
Voluntary Opening(VO)	• 착용한 사람이 control cable에 힘을 가할 때 열림 • 힘(tension)을 주지 않으면 TD의 손가락이 닫힘 • 일반적으로 과거에 사용되었던 타입(예, dorrance hook)
Voluntary Closing(VC)	• VO와 반대 • TD는 control cable에 힘을 가할 때 닫힘

4. 후크(hook)와 핸드(hand)의 비교

후크(hook)	핸드(hand)
• TD를 사용할 수 있음 • 외관이 핸드보다 떨어짐 • 튼튼함, 가벼움, 기능적임 • 쥐기가 용이함	• TD를 사용할 수 있음 • 외관이 후크보다 좋음 • 가벼움, 비기능적임 • 쥐기는 가능하지만 후크에 비해 비효율적

5. 손목 유닛(wrist unit)

1) **위치** : 아래팔 소켓(forearm socket)과 말단 장치(TD) 사이에 위치
2) **기능**
   (1) 아래팔 소켓(forearm socket)과 말단 장치(TD)를 연결
   (2) TD의 위치를 제공
   (3) TD를 뒤침 및 엎침(supination & pronation)
3) **TD의 돌림 방법**
   (1) 정상 손으로 돌리기
   (2) 사물 또는 지면에 지지하고 TD를 돌림
   (3) 무릎 사이에 TD를 고정시키고 팔을 이용한 돌림
4) **종류**
   (1) friction-held unit
   (2) locking unit
   (3) wrist flexion unit
   (4) oval unit
   (5) ball and socket unit
5) oval unit
   (1) wrist disarticulation에 적용
   (2) 다른 wrist unit보다 얇음

6. 팔꿈치 유닛(elbow units)

1) AE(Above Elbow) 의수에 사용됨
2) 팔꿉관절(elbow)의 굽힘(flexion)을 5～135° 허용함
   • 다양한 위치에서 잠글 수 있음
3) 조절 케이블(control cable)과 잠금장치(locking unit)가 연결되어 있음
   • 잠김 메커니즘이 발생
4) 두 가지 형태
   (1) 내부(internally) 잠금장치(locking unit) : 외부 잠금장치 형태보다 내구성이 더 좋음
   (2) 외부(externally) 잠금장치(locking unit)

61

절단 환자에게 발생하는 신경종(neuromas)에 대한 내용으로 옳은 것은?

1) 경련이 특징이다
2) 혈관의 불규칙한 덩어리이다
3) 코티손 주입이 통증에 효과적이다
4) 신경봉합, 또는 절단 후에는 잘 나타나지 않는다
5) 남겨진 사지의 가까운 쪽 끝부분에서 발생된다

문제해설

61 해설내용 참조

답 3)

절단 환자의 감각 문제(Sensory problems)

Explanation

신경종 (neuromas)	• 남겨진 사지(residual limb)의 먼쪽(distal) 끝부분에 발생 • 축삭(axon)이 성장할 때 나타나는 신경 조직(nerve tissue)의 작은 덩어리 - 축삭이 성장함에 따라 작은 덩어리를 구성 • 신경 봉합(suture) 후 또는 절단(amputation) 후 합병증 • 신경 섬유의 불규칙한 덩어리(unorganized mass) • 날카로운(sharp) 통증 • 코티손(cortisone acetate) 주입(injection)이 통증에 효과적 • 진단 : 촉진으로 가능 • 대부분 남겨진 사지의 몸쪽 1~2인치 정도에 나타남
환상 감각 (phantom sensation)	• 정의 : 절단된 사지에 존재하지 않는 감각 • 수술 이후 초기에 나타나는 phantom(찌릿함(tingling), 압박감(pressure) 또는 무감각) • 환상 감각은 통증이 없음(일반적으로 의수족 재활(prosthetic rehabilitation)을 방해하지 않음)
환상통 (phantom pain)	• 환상지 감각(phantom limb sensation)과 다름 • 경련 또는 심한 통증이 있는 것이 특징 - 찌르는 것 같은 통증 - 따끔거리는 것 같은 통증 - 경련 같은(cramp) 통증 또는 쥐어짜는 것 같은 통증 • 기간 : 일시적, 장기간 또는 영구적이 될 수 있음

62

의수의 말단장치인 핸드(hand)와 후크(hook)를 비교할 때 후크의 특징으로 옳은 것은?

1) 더 무겁다
2) 더 약하다
3) 더 기능적이다
4) 외관이 더 우수하다
5) 물체잡기에 있어 비실용적이다

문제해설

62 후크(hook)와 핸드(hand)의 비교

후크 (hook)	• TD를 사용할 수 있음 • 외관이 핸드보다 떨어짐 • 튼튼함, 가벼움, 기능적임 • 쥐기가 용이함
핸드 (hand)	• TD를 사용할 수 있음 • 외관이 후크보다 좋음 • 가벼움, 비기능적임 • 쥐기는 가능하지만 후크에 비해 비효율적

답 3)

63

의수의 소켓(socket)에 대한 내용으로 옳은 것은?

1) 외부 벽은 피부와 닿는다
2) 의수의 기초 구성 부위이다
3) 의수는 세 개의 벽으로 구성된다
4) 고르지 못한 압력분배는 BPI의 원인이 된다
5) 남겨진 사지를 최소로 덮을 수 있게 제작한다

63 의수는 두 벽(double wall)

• 의수는 두 벽(double wall)으로 구성됨
• 외부(outer) 벽
  – 구조적으로 미용적인 면을 제공함
• 내부(inner) 벽
  – 공평하게 압력을 분배하기 위해 residual limb 전체에 접촉해야 함

답 2)

소켓(Socket)

Explanation

1. 의수의 기초 구성 부위(fundamental component)
2. 안정되게 남겨진 사지(residual limb)를 충분히 덮을 수 있어야 함
   • 너무 많이 덮으면 안 됨 → 불필요하게 움직임을 제한할 수 있음
3. 고르지 못한 압력 분배
   • 피부 문제를 유발함
4. 의수의 두 벽(double wall)
   1) 의수는 두 벽(double wall)으로 구성됨
   2) 외부(outer) 벽
      • 구조적으로 미용적인 면을 제공함
   3) 내부(inner) 벽
      • 공평하게 압력을 분배하기 위해 residual limb 전체에 접촉해야 함

64

의수훈련 중 고무 밴드를 당겨 근력향상 운동을 하고 있다. 어느 범주의 운동인가?

1) 능동운동
2) 수동운동
3) 저항운동
4) 유산소운동
5) 능동－보조운동

문제해설

64 해설내용 참조

답 5)

치료 연속체(Treatment continuum)

Explanation

저항운동	• 특정한 저항에 대항해 일정한 ROM을 만듦 : 움직임이면서 등장성 근육(isotonic contraction)을 수축시킴 • 저항에 대항하여 원심성 수축 － 근력을 F^+에서 normal로 증가시키기 위해 사용됨 － 수축된 길항근(antagonist muscle)의 이완에 사용됨
능동－보조운동	• 등장성 근수축이 사용됨 • 치료사의 도움 또는 외부장치의 사용 － slings, pulley, weights, springs, elastic bands 등 － 완전한 범위를 움직이는 데 도움을 줌 • 목표 － ROM을 유지하는 동안 근육의 근력을 증가(근력은 T∼F^-)
능동 운동	• 등장성 근수축이 사용됨 • 클라이언트가 가능한 ROM을 움직이며 수행함 － 중력이 감소된 상태 또는 중력에 대항하며 완전 ROM을 수행 － P∼F 근육의 근력을 증가시키고 ROM 유지를 도움
수동 운동	• 근육 수축이 일어나지 않음 － 힘이 적용되지 않기 때문에 근력이 증가되지 않음 • 수동운동의 목적 － ROM 유지 － 위축, 유착, 기형을 예방

65

상지 절단 환자의 재활 프로그램 중 마사지를 실시하므로 얻게 되는 효과로 보기 어려운 것은?

1) 탈감각 효과
2) 부종 감소 효과
3) 혈액순환 촉진 효과
4) 흉터 유착 방지 효과
5) 절단부위의 모양 형성 효과

문제해설

65 마사지의 목적 및 효과

- 남겨진 사지(residual limb)의 흉터(scar) 유착을 방지하기 위해 실시함
- 혈액순환을 증가시킴
- 탈감각(desensitization)을 보조할 수 있음
- 부종을 감소시킴
- 남겨진 사지(residual limb)를 다루는 두려움을 극복하는데 도움이 됨

답 5)

66

의수의 팔꿈치 유닛(elbow units)에 대한 내용으로 옳은 것은?

1) BE의수에 사용된다
2) 팔꿉관절을 다양한 위치에서 잠글 수 없다
3) 팔꿉관절의 굽힘(flexion)을 90~135° 허용한다
4) 조절 케이블(control cable)과 잠금장치(locking unit)가 분리되어 있다
5) 형태는 내부(internally) 잠금장치와 외부(externally) 잠금장치로 두 가지이다

66 팔꿈치 유닛(elbow units)

- AE(Above Elbow) 의수에 사용됨
- 팔꿉관절(elbow)의 굽힘(flexion)을 5~135° 허용함
  - 다양한 위치에서 잠글 수 있음

답 5)

팔꿈치 유닛(Elbow units)

Explanation

1. AE(Above Elbow) 의수에 사용됨
2. 팔꿉관절(elbow)의 굽힘(flexion)을 5~135° 허용함
   - 다양한 위치에서 잠글 수 있음
3. 조절 케이블(control cable)과 잠금장치(locking unit)가 연결되어 있음
   - 잠김 메커니즘이 발생함
4. 두 가지 형태
   1) 내부(internally) 잠금장치(locking unit)
      - 외부 잠금장치 형태보다 내구성이 더 좋음
   2) 외부(externally) 잠금장치(locking unit)

67

의수족 프로그램 중 위생에 대한 내용으로 타당한 것은?

1) 의수는 하루 한번 이상 정비한다
2) 싹(sock) 관리 시 접어서 말려야 한다
3) 남겨진 사지는 최소 2일에 한번 이상 세척한다
4) 의복 없이 바로 하네스를 착용하는 것이 바람직하다
5) 의수족 훈련 초기부터 위생교육을 실시해야 한다

문제해설

67 하네스(harness) 아래에 의복 착용
- 땀 흡수(perspiration)를 위해
- 겨드랑이와 등 부위의 피부 변성을 예방하기 위해

답 5)

의수족 프로그램(Prosthetic program)에서의 위생

Explanation

1. 남겨진 사지(residual limb)와 싹(sock)의 위생

- 의수족 훈련 초기부터 교육을 실시해야 함

2. 의수(prosthesis)와 남겨진 사지에 대한 관리

1) 자주 점검해야 함
2) 매일 세척해야 함
3) 잘 건조시켜야 함
4) 방향제를 적용함

3. 싹(sock) 관리

1) 반드시 세탁해야 함
2) 부드럽게 짜야 함
3) 펴서 말려야 함
   - 원래 상태로 유지 되도록

4. 하네스(Harness) 아래에 의복 착용

1) 땀 흡수(perspiration)를 위해
2) 겨드랑이와 등 부위의 피부 변성을 예방하기 위해

68

다음 내용과 관계 깊은 질환은?

가. 흡연
나. 당뇨
다. PVD(Peripheral Vascular Disease)
라. 말초 혈관성 질환(peripheral vasospastic disease)

1) SCI
2) 절단(amputation)
3) 뇌종양(brain tumor)
4) 엉덩관절 전치술(THR)
5) 류마티스 관절염(RA)

69

상지 의수의 어깨 유닛(shoulder units)에 대한 내용으로 옳은 것은?

1) 팔꿈치 이단 환자에게 필요하다
2) 대부분 전동으로 조작하는 방식이다
3) 어깨뼈와 빗장뼈가 제거된 절단환자가 사용한다
4) 무게를 줄이기 위해 '외골격형 의수'를 사용한다
5) 대부분이 수동 조작(manually) 또는 마찰(fiction)을 이용한 조작이다

문제해설

68 절단의 원인들

- 대표적 원인들
  - 외상
  - PVD(peripheral vasculardisease)
  - 만성염증(chronic infections)
  - 말초 혈관성 질환(peripheral vaso-spastic disease)
  - 화학적, 열, 전기적 사고
  - 악성종양
- 하지(lower extremity) 절단의 원인
  - PVD
  - 흡연 및 당뇨
  - 자동차 또는 총상으로 인한 사고

답 2)

69 어깨 유닛(shoulder units)

- 어깨관절 절단 환자에게 필요
- 조작(operation) 방법
  - 대부분이 수동 조작(manually) 또는 마찰(fiction)을 이용한 조작
- 가장 일반적으로 처방되는 두 가지 형태
  - flexion abduction unit : 마찰을 이용
  - locking shoulder joint

답 5)

어깨 유닛(Shoulder units)

Explanation

1. 어깨관절 절단 환자에게 필요
2. 조작(operation) 방법
   - 대부분이 수동 조작(manually) 또는 마찰(fiction)을 이용한 조작
3. 가장 일반적으로 처방되는 두 가지 형태
   1) flexion abduction unit : 마찰을 이용
   2) locking shoulder joint
4. forequarter amputation
   1) 어깨뼈 및 쇄골이 제거된 절단
   2) 무게를 줄이기 위해 가벼운 재료를 사용한 endoskeletal prosthesis 사용

70

다음 보기의 용어들과 관계 깊은 것은?

- oval type
- locking type
- friction-held type
- ball and socket type

1) socket
2) harness
3) turn table
4) wrist unit
5) terminal device

71

의수 평가의 내용으로 가장 중요도가 낮은 것은?

1) 디자인과 색
2) 소켓의 미끄러짐 정도
3) 압박의 적합성 및 편안함 정도
4) 아래팔의 굽힘에 요구되는 힘의 정도
5) 의수의 착탈 시 요구되는 ROM의 정도

문제해설

70 wrist unit의 종류

- friction-held unit
- locking unit
- wrist flexion unit
- oval unit
- ball and socket unit

답 4)

71 의수 평가

- 의수 착용과 탈의 시 ROM의 비교
- control system 기능 및 효능
- 다양한 자세에서의 말단 장치(TD)
- 소켓(socket)의 미끄러짐 정도
- 압박의 적합성 및 편안감
- 아래팔의 굽힘에 요구되는 힘(force)

답 1)

의수 점검(Checkout of the prosthesis)

Explanation

1. 의수가 제공될 때 의료진이 확인해야 하는 내용

- 처방된 요구에 맞춰졌는지, 기능적으로 효율적인지, 의학적으로 문제가 없는지

2. 의수 평가

1) 의수 착용과 탈의 시 ROM의 비교
2) control system 기능 및 효능
3) 다양한 자세에서의 말단 장치(TD)
4) 소켓(socket)의 미끄러짐 정도
5) 압박의 적합성 및 편안감
6) 아래팔의 굽힘에 요구되는 힘(force)

72

상지 절단 환자의 남겨진 사지에 탄력붕대 감기에 대한 설명으로 옳은 것은?

1) 몸 쪽에서 먼 쪽으로 감아야 한다
2) 8자 모양으로 감는 것을 피해야 한다
3) 붕대 감기는 하루 3회 내로 제한해야 한다
4) 하루 종일 풀어지지 않도록 단단히 감아야 한다
5) 붕대감기의 목적은 남겨진 사지의 모양을 좋게 만드는 것이다

문제해설

72 해설내용 참조

답 5)

붕대 감기(Wrapping)

Explanation

1. 남겨진 사지(residual limb)에 붕대를 감는 목적

1) 남겨진 사지(residual limb)의 모양을 좋게 하기 위해
2) 남겨진 사지의 부피를 줄이기(shrink) 위해
3) 의수(prosthesis)를 잘 견딜 수 있는 좋은 모양(tapered)으로 만들기 위해

2. 남겨진 사지(residual limb)의 모양을 만드는 붕대

1) 탄력 붕대(elastic Ace bandage)
2) 원통형 붕대(tubular bandage)
3) shrinker socket

3. 탄력 붕대의 적용

1) 8자 모양(figure-eight)의 방법이 일반적으로 사용됨
2) 붕대 적용은 부드럽고 균등한 압박이 가해지도록 함
3) 먼 쪽(distal)에서 몸 쪽 방향으로 감아줌
4) 너무 단단히 매지 말아야 함
5) 낮에는 수차례 바꿔 매주어야 함
6) 붕대감기(wrapping) 사이마다 피부상태를 확인해야 함

73

손과 손목의 기능이 약 50% 상실되는 수준의 절단은?

1) Partial Hand
2) Long transradial
3) Short transradial
4) Wrist disarticulation
5) Elbow disarticulation

74

자동차 부품 공장의 근로자였던 30대 K씨는 산업재해로 인해 오른쪽 팔에 절단이 발생하였다. K씨는 재활과정을 모두 마치고 현재 의수훈련 중이다. K씨는 엎침 및 뒤침 기능이 모두 상실되었지만, 팔꿉 관절을 약간 굽히고 펼 수 있다. K씨의 절단 수준은?

1) Long transradial
2) Short transradial
3) Long transhumeral
4) Wrist disarticulation
5) Elbow disarticulation

문제해설

73 해설내용 참조

답 4)

74 해설내용 참조

답 2)

상지 절단의 레벨

Explanation

절단의 레벨	기능 상실(loss of function) 내용
Short transradial	• 손과 손목의 기능 : 모든 엎침 및 뒤침 기능의 상실 • 팔꿉관절(elbow) : 일부분의 굽힘 및 폄 기능의 상실
Elbow disarticulation	• 손과 손목의 기능 : 모든 엎침 및 뒤침 기능의 상실 • 팔꿉관절(elbow) : 굽힘 및 폄 기능의 상실

75

AE(transhumeral) 절단 환자인 K씨는 의수훈련 중이다. 의수는 현재 팔꿉 관절은 잠금 상태에 있으며, 말단장치는 VO 타입이다. K씨의 동작과 의수의 동작(K씨 동작 – 의수 동작)이 바르게 연결된 것은?

1) 어깨 관절의 폄 – 팔꿉 관절의 폄
2) 어깨 관절의 폄 – 말단장치의 열림
3) 어깨 관절의 굽힘 – 팔꿉 관절의 폄
4) 어깨 관절의 굽힘 – 말단장치의 열림
5) 어깨 관절의 굽힘 – 팔꿉 관절의 굽힘

76

AE(transhumeral) 절단 환자인 40대 남성은 의수훈련 중이다. 테이블 위에 있는 컵을 가져오기 위해 이 남성이 사용하는 상지의 동작들이다. 순서대로 바르게 나열된 것은?

가. 남성은 어깨관절을 굽힘시켜 컵을 내려놓는다
나. 남성은 어깨관절을 굽힘시켜 의수를 위치시킨다
다. 남성은 어깨관절을 굽힘시켜 말단장치를 작동시킨다
라. 남성은 어깨관절의 폄과 벌림 동작을 만들어 의수를 잠근다
마. 남성은 어깨관절을 폄 방향으로 움직여 말단장치의 위치를 결정한다

1) 나–다–라–마–가
2) 나–라–다–마–가
3) 다–나–마–라–가
4) 라–나–마–라–가
5) 라–다–나–마–가

문제해설

75 어깨 관절의 굽힘일 경우 말단장치에 열림이 일어나며, 어깨 관절의 폄일 경우 말단장치에 닫힘이 일어난다.

답 4)

76 남성은 어깨관절에 굽힘시켜 의수의 팔꿉을 굽혀 적절한 위치를 만든 후 어깨 관절의 폄과 벌림으로 팔꿉관절을 잠근다. 어깨관절을 굽힘시켜 말단장치를 열고 컵을 잡는다. 어깨관절을 폄 방향으로 움직여 컵을 내려놓을 위치로 가져온다. 어깨관절을 굽힘시켜 컵을 놓는다.

답 2)

77

다음 중 의수의 팔목 장치(wrist unit) 중 가장 얇은 구조를 지닌 형태는?

1) oval unit
2) locking unit
3) friction-held unit
4) wrist flexion unit
5) ball and socket unit

78

의수 착탈 사이의 팔꿈관절(elbow)의 굽힘을 비교 측정하였다. 두 동작을 비교했을 때 허용되는 ROM의 차이는?

1) 10°
2) 20°
3) 30°
4) 40°
5) 50°

문제해설

77 oval unit은 다른 wrist unit보다 얇아 wrist disarticulation에 적용한다.

답 1)

78 BE(below elbow) 의수에 대한 점검

- 치료사의 점검
  - 의수 착용과 탈의 시 팔꿈관절(elbow)의 굽힘을 비교 측정함
    - ROM이 10° 이상 차이나면 안 됨
- 엎침(pronation)과 뒤침(supination) 기능
  - wrist disarticulation과 long BE
    - 의수 착용 상태로 50% 이상의 돌림이 나타나야 함

답 1)

BE(Below Elbow) 의수에 대한 점검

Explanation

1. 치료사의 점검

- 의수 착용과 탈의 시 팔꿈관절(elbow)의 굽힘을 비교 측정함 → ROM이 10° 이상 차이나면 안 됨

2. 엎침(pronation)과 뒤침(supination) 기능

- wrist disarticulation과 long BE → 의수 착용 상태로 50% 이상의 돌림이 나타나야 함

3. 말단 장치(TD) 열기

1) 팔꿈관절 90° 굽힘 상태에서 TD가 완전히 열릴 수 있어야 함
2) 70～100% 열림이 필요한 점(point)
   (1) 입 주변(완전 굽힘)에 왔을 때
   (2) 팔꿈관절 완전 폄 상태에 있을 때

79

오른쪽 BK(below knee) 절단 환자인 K씨는 최근 사고로 왼쪽 하지에도 같은 수준의 절단이 발생하여 의족을 사용해야 한다. 수술 후 K씨에게 가장 필요한 중재는?

1) 의족 착탈 연습
2) 왼쪽 잔여지 마사지
3) 앉은 자세에서의 균형 훈련
4) 휠체어 처방을 위한 신체 측정
5) 위팔세갈래근에 초점을 둔 상지근력강화

80

상지 절단 환자인 35세 남성은 엎침과 뒤침 기능이 완전 상실되었으며, 팔꿉 관절의 굽힘 기능이 일부 손상되었다. 예상되는 남성의 절단 수준은?

1) Partial hand
2) Long transradial
3) Short transradial
4) Wrist disarticulation
5) Elbow disarticulation

문제해설

79 양하지 절단의 경우 의족을 착용하여 독립보행이 가능하지만 수술 직후 의족을 제작하기 전까지는 독립적인 이동(transfer)을 위한 상지근력 강화 운동이 필요하다.

답 5)

80 해설내용 참조

답 3)

상지 절단의 레벨과 기능 상실

Explanation

절단의 레벨	기능 상실(loss of function)
Partial Hand	• 약간 또는 모든 쥐기 기능의 상실
Wrist disarticulation	• 손과 손목의 기능 : 약 50%의 엎침 및 뒤침(pronation & supination) 기능의 상실
Long transradial	• 손과 손목의 기능 : 엎침 및 뒤침 기능의 대부분 상실
Short transradial	• 손과 손목의 기능 : 모든 엎침 및 뒤침 기능의 상실 • 팔꿉관절(elbow) : 일부분의 굽힘 및 폄 기능의 상실
Elbow disarticulation	• 손과 손목의 기능 : 모든 엎침 및 뒤침 기능의 상실 • 팔꿉관절(elbow) : 굽힘 및 폄 기능의 상실

81

40대 여성은 특정 피부 부위를 마사지하므로 흉터 유착을 방지하고, 탈감각(desensitization) 및 부종 감소의 효과를 보고자 한다. 이 여성의 ADL 방법으로 옳은 것은?

1) 매일 압박 의복을 착용해야 한다
2) 순한 비누를 이용해 특정 부위를 매일 세척해야 한다
3) 손가락의 사용보다는 큰 관절의 사용을 추천해야 한다
4) 의자는 팔걸이가 있으며 시트가 견고한 것을 사용해야 한다
5) 세탁기에서 빨래를 꺼낼 때 한 쪽 다리를 들어주는 것이 바람직하다

문제해설

81 이 여성은 절단 환자이다. 매일 압박 의복을 착용해야 하는 경우는 화상이다. 손가락의 사용보다는 큰 관절의 사용을 추천해야 하는 질환은 RA이다. 의자는 팔걸이가 있으며 시트가 견고한 것을 사용해야 하는 경우는 THR 환자이다. 세탁기에서 빨래를 꺼낼 때 한 쪽 다리를 들어주는 경우는 LBP 환자이다.

답 2)

82

의수 프로그램 중 피부위생에 대한 내용으로 타당한 것은?

1) 매일 깨끗이 씻어야 한다
2) 싹(sock) 착용 전 완전히 말리지 않는다
3) 세척력이 강한 세제를 사용하여 세척한다
4) 남겨진 사지는 하루에 10번 이상 세척한다
5) 의수 프로그램에 있어 피부위생에 대한 교육은 퇴원시기에 실시한다

82 의수 프로그램의 피부 위생 (skin hygiene)

- 의수 프로그램에 피부 위생에 대한 교육이 매우 중요함
- 남겨진 사지는 매일 세척해야 함
  - 순한(mild) 비누를 사용하여 세척함
  - 완전히 깨끗이 씻음
  - 두드리며(patted) 말리기
- sock 착용 전 완전히 말려야 함

답 1)

83

절단 환자에게 탄력 붕대를 적용해 붕대감기를 실시하고자 한다. 어떤 모양의 절단지(stump)를 만들기 위한 것인가?

1) 구형
2) 8자형
3) 원통형
4) 원추형
5) 직사각형

83 탄력 붕대의 적용

- 8자 모양(figure-eight)의 방법이 일반적으로 사용됨
- 붕대 적용은 부드럽고 균등한 압박이 가해지도록 함
- 먼쪽(distal)에서 몸쪽(proximal) 방향으로 감아줌
  - 원뿔형으로 만들기 위해
- 너무 단단히 매지 말아야 함
- 낮에는 수차례 바꿔 매주어야 함
- 붕대감기(wrapping) 사이마다 피부상태를 확인해야 함

답 4)

84

다음은 어떤 질환의 원인이다. 가장 타당한 질환은?

- PVD(Peripheral Vascular Disease)
- 전기적 사고
- 악성종양

1) RA
2) THR
3) CVA
4) ALS
5) Amputation

85

전동 의수의 단점에 대한 설명은?

1) 악력이 증가한다
2) 하네스가 없거나 거의 없다
3) 머리 위에서의 사용이 가능하다
4) 조절에 필요한 노력을 최소화 할 수 있다
5) 감각되먹임이 낮고 전동손의 반응이 느리다

문제해설

84 절단의 대표적 원인들

- 외상
- PVD(Peripheral Vascular Disease)
- 만성염증(chronic infections)
- 말초 혈관성 질환(peripheral vasospastic disease)
- 화학적, 열, 전기적 사고
- 악성종양
- 흡연
- 당뇨
- 자동차 또는 총상 사고

답 5)

85 해설내용 참조

답 5)

전동 의수의 장·단점

Explanation

장점	단점
• 향상된 외관 • 악력(쥐는 힘)의 증가 • 하네스(harness)가 없거나 거의 없음 • 머리 위(overhead) 사용이 가능 • 조절에 필요한 노력의 최소화 • 인간의 생리적 반응에 보다 가까워진 조절	• 비싼 의수의 가격 • 관리 및 유지의 빈번함 • 잘 찢어지는 장갑 및 빈번한 교체 • 감각 되먹임(sensory feedback)의 결핍 • 전동 손(electric hand)의 반응이 느림 • 무거움

86

절단 환자의 스텀프(stump)에 압박과 타진을 제공하였다면 기대되는 효과는?

1) 탈감각
2) 감각통합
3) 감각재교육
4) 근긴장촉진
5) 근긴장억제

87

절단 환자의 남겨진 사지(residual limb) 측정에 대한 내용으로 옳은 것은?

1) 각도계가 꼭 필요하다
2) 하루에 최소 3~4번 측정한다
3) 환자의 근육 성장을 보기 위함이다
4) 줄자를 이용해 둘레와 길이를 측정한다
5) 측정은 눕거나 선 자세에서 측정해야 한다

88

손목이단(Wrist disarticulation) 환자에게 기대되는 기능 수준은?

1) 완전한 엎침 및 뒤침(pronation & supination) 기능이 가능하다
2) 약 90% 정도의 엎침 및 뒤침(pronation & supination) 기능이 가능하다
3) 약 70% 정도의 엎침 및 뒤침(pronation & supination) 기능이 가능하다
4) 약 50% 정도의 엎침 및 뒤침(pronation & supination) 기능이 가능하다
5) 약 20% 정도의 엎침 및 뒤침(pronation & supination) 기능이 가능하다

문제해설

86 탈감각화(desensitization)

- A 섬유는 C 섬유의 활성화(summation)를 억제시킴
  - A 섬유가 활성화됨
- 압박(pressure), 문지름(rubbing), 진동(vibration), TENS, 타진(percussion), 능동적
- 움직임(active motion)과 같은 자극을 통해 활성화됨
- 자극의 입력은 견딜 수 있는 수준에서 시작해 점진적으로 등급화 시켜 나아감

답 1)

87 남겨진 사지(residual limb) 측정

- 줄자를 이용
- 둘레와 길이를 측정

답 4)

88 상지 절단의 레벨과 기능 상실

절단의 레벨	기능 상실(loss of function)
손일부(Partial Hand) 절단	약간 또는 모든 쥐기 기능의 상실
손목이단(Wrist disarticulation)	손과 손목의 기능 : 약 50%의 엎침 및 뒤침(pronation & supination) 기능의 상실
긴아래팔(Long transradial) 절단	손과 손목의 기능 : 엎침 및 뒤침 기능의 대부분 상실

답 4)

89

하지절단 환자의 ADL로 틀린 것은?

1) 계단을 오를 때는 건측 다리로 먼저 오른다
2) 경사로를 내려갈 때 건측 다리로 먼저 내려간다
3) 측방의 장애물을 넘을 때 건측 다리로 먼저 넘는다
4) 전방의 장애물을 넘을 때 건측 다리로 먼저 넘는다
5) 안전하게 넘어지기 위해 체중을 건측 다리로 이동시키며 넘어진다

문제해설

89 해설내용 참조

답 2)

절단환자의 기능적 보행 훈련

Explanation

1. 계단 오르기(ascending stairs)

- 계단을 오를 때 건측 발로 시작하여 한 번에 하나 또는 두 개의 계단을 오름

2. 계단 내려오기(sescending stairs)

1) 계단을 내려올 때에는 절단 측부터 시작함
2) 한 번에 한 계단씩 내려옴
3) 균형유지가 잘 되는 환자는 한 발씩 연속으로 내려올 수 있음

3. 경사 오르기(ascending inclines)

1) 경사길을 오를 때에는 건측부터 시작함
2) 의지발의 발가락이 지면에 걸리지 않도록 절단단의 충분한 엉덩관절 굽힘이 필요함

4. 경사 내려오기(descending inclines)

1) 경사길을 내려갈 경우 짧은 걸음으로 의지쪽으로 먼저 내려감
2) 의지는 지지면을 넓히기 위해 건측 하지 후방에 위치하는 것이 좋음

5. 물건 주워 올리기(picking up an object)

1) 바닥에 있는 물건을 주워 올리기 위해서는 의지 발이 건측 발 후방에 위치하면서 건측에 체중을 유지함
2) 엉덩관절은 굽힘시켜 물건을 주울 수 있게 하며, 의지 무릎관절의 굽힘을 피하여 안정성을 유지함

6. 방 장애물 넘기(clearing an obstacle : direct approach)

• 보행 시 전방에 장애물을 넘을 때 건측 하지로 시작함

7. 측방 장애물 넘기(clearing an obstacle : side approach)

• 옆으로 장애물을 넘어갈 때 건측 하지가 장애물 옆에 위치하여 장애물을 넘은 후 의지로 넘음

8. 넘어지기(falling)

• 안전하게 넘어지기 위해 허리부분에서 상체를 기울이며 체중을 건측 쪽으로 이동시키면서 넘어짐

90

위팔절단(transhumeral amputation) 환자의 의수훈련 순서가 바르게 나열된 것은?

가. 팔꿉장치 잠금 및 풀기 보여주기
나. 손목 장치 및 TD 조절하기 수행하기
다. 턴테이블(turn table) 돌리기 훈련하기
라. 팔꿉관절 위치시키기 및 잠그기 수행하기

1) 가-나-다-라
2) 가-다-라-나
3) 가-라-다-나
4) 라-가-나-다
5) 라-나-가-다

91

왼쪽 검지의 PIP 관절에서 절단이 발생한 환자는 절단부위에 사물이 닿기만 하면 민감함을 느끼고 있다. 중재로 가장 적절한 것은?

1) 따뜻한 물에 담근다
2) 압박붕대를 감아준다
3) 잔여지에 얼음을 적용한다
4) 파라핀 욕조(bath)에 잔여지를 넣는다
5) 거친 것부터 부드러운 재질의 천으로 점진적으로 적용한다

문제해설

90

팔꿉이단 및 위팔 절단
(elbow disarticulation & transhumeral amputation)

• 팔꿉장치의 잠금 및 풀기 보여주기
↓
• 팔꿉관절 위치시키기 및 잠그기
 – 전체 RDM의 1/3 수준 → 전체 ROM의 1/2 수준 → 전체 ROM의 3/4 수준
↓
• 자유롭게 흔들기(swing) 보여주기
↓
• 턴테이블(turn table)을 이용해 돌림(안/밖) 훈련하기
↓
• 손목 장치 및 TD 조절 적절하게 수행하기

답 3)

91 잔여지에 민감성을 감소시키기 위해 다음과 같은 중재가 적용될 수 있다.
• 잔여지 끝부분에 체중지지 시키기
• 진동기 적용하기
• 잔여지를 붕대로 감싸기
• 마사지
• 잔여지를 두드리거나 문지르기

답 2)

92

25세 여성은 손목이단(wrist disarticulation) 수준의 절단환자이다. 의료진은 이 여성을 위한 어떤 종류의 손목장치(wrist unit)를 추천하는 것이 가장 바람직한가?

1) oval unit
2) locking unit
3) friction held unit
4) wrist flexion unit
5) ball and socket unit

93

절단지의 피부관리 방법으로 옳은 것은?

1) 두드리며 말린다
2) 세척 시 염기성 비누를 사용한다
3) 남겨진 사지는 2시간에 한 번씩 세척한다
4) 완전히 말리는 것보다는 습도가 약간 유지되도록 한다
5) 전체를 세척하는 것보다는 끝부분을 집중적으로 세척한다

94

절단환자인 50대 남성은 의수 사용 전 의수가 신체에 잘 안정되도록 묶어주었다. 이 남성이 사용한 의수 요소는?

1) 케이블
2) 하네스
3) 말단장치
4) 의수양말
5) 턴테이블

95

AE(transhumeral) 절단 환자인 40대 남성은 앞에 있는 컵을 들기 위해 먼저 팔꿉관절을 굽히려고 한다. 이 남성에게 예상되는 동작은?

1) 어깨관절 폄
2) 어깨관절 굽힘
3) 어깨관절 벌림
4) 어깨관절 돌림
5) 어깨관절 모음

문제해설

92 oval unit

- wrist disarticulation에 적용함
- 다른 손목 유닛보다 얇은 것이 특징임

답 1)

93 절단 환자의 피부 위생(skin hygiene)

- 의수 프로그램에 피부 위생에 대한 교육이 매우 중요함
- 남겨진 사지는 매일 세척해야 함
  - 순한(mild) 비누를 사용하여 세척함
  - 완전히 깨끗이 씻음
  - 두드리며(patted) 말리기
- sock 착용 전 완전히 말려야 함

답 1)

94 하네스(멜빵) 및 조절 시스템(harness and control system)

- 8자 모양(figure eight harness) : 일반적으로 사용되는 하네스(멜빵)의 형태
- 착용 위치
  - 등과 어깨 또는 가슴 주위를 가로질러 착용함
  - 의수가 안정되도록 소켓을 묶어줌
  - 후방교차점 : 교차점은 C_7 가시돌기(극돌기) 하부에서 약간 건측으로 위치해야 함

답 2)

95 어깨관절 굽힘과 어깨뼈 벌림 동작이 필요하다.

답 2)

96

AE(transhumeral) 절단 환자의 팔꿉 관절 잠금(elbow locking)을 만드는 동작은?

1) 어깨 관절의 폄과 모음
2) 어깨 관절의 폄과 벌림
3) 어깨 관절의 굽힘과 벌림
4) 어깨 관절의 굽힘과 모음
5) 어깨 관절의 굽힘과 돌림

97

왼쪽 상지가 절단된 환자의 8자 하니스의 교차점은?

1) C_7 왼쪽
2) C_7 오른쪽
3) T_3 왼쪽
4) T_3 오른쪽
5) T_7 오른쪽

98

상지 절단 후 남겨진 사지의 먼쪽 끝부분에 축삭의 성장으로 작은 덩어리가 생겨 통증이 발생하였다면 통증의 원인은?

1) 신경종(neuroma)
2) 신경증(neurosis)
3) 환상통(phantom pain)
4) 신경절단(neurotmesis)
5) 환상감각(phantom sensation)

문제해설

96 팔꿉관절 잠금(elbow locking)

- 팔꿉관절 유닛(elbow unit)
  - 두 번의 '딸깍' 소리가 반복될 때 잠겨짐
  - 같은 동작으로 팔꿉관절 유닛을 잠그고 풀 수 있음
- 동작
  - 어깨관절과 어깨뼈의 조합된 움직임을 통해 팔꿉관절 유닛을 잠금
    - 어깨관절(shoulder) : 과도한 폄(hyperexension)+벌림(abduction)
    - 어깨뼈(scapular) : 내림(depression)

답 2)

97 후방교차점(posterior cross point)

- 교차점은 몸통 뒤쪽에서 액와 루프와 전방 지지/조절 부착 스트랩이 만나는 부분
- 위치는 C_7 극돌기 하부에서 약간 건측에 위치하여야 함
  - 역학적 효율성이 증대

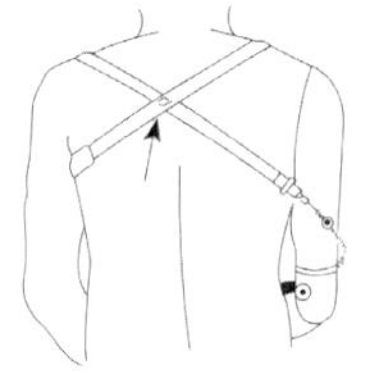

답 2)

98 신경종(neuromas)

- 개요
  - 남겨진 사지(residual limb)의 먼쪽 끝부분에 발생함
  - 축삭(axon)이 성장할 때 나타나는 신경조직(nerve tissue)의 작은 덩어리임 : 축삭이 성장함에 따라 작은 덩어리를 구성함
  - 신경 봉합(suture) 또는 절단(amputation) 후 발생하는 합병증임
  - 신경섬유의 불규칙한 덩어리(unorganized mass)임
  - 날카로운(sharp) 통증이 발생함
  - 코티손(cortisone acetate) 주입이 통증에 효과적임
- 진단
  - 촉진으로 가능함
  - 대부분 남겨진 사지의 몸쪽 1~2인치 정도에 나타남

답 1)

근골격계작업치료

99

의수 착용 상태에서 어깨 ROM의 최소 기준으로 옳은 것은?

1) 폄 10°
2) 굽힘 60°
3) 벌림 70°
4) 모음 30°
5) 돌림 45°

문제해설

99 의수 착용 상태에서 어깨 ROM의 최소 기준

굽힘 90, 폄 30, 벌림 90, 돌림 45

답 5)

100

의수쥐기 훈련의 등급화 방법으로 옳은 것은?

1) 큰 것 → 작은 것
2) 빠른 것 → 느린 것
3) 무거운 것 → 가벼운 것
4) 복잡한 것 → 단순한 것
5) 부서지기 쉬운 것 → 단단한 것

100 의수 쥐기 훈련(prehension training)

- 처음에는 크고 단단한 물체를 사용
  - 적목(block), 캔, 병
- 점진적으로 부드럽고 부서지기 쉬운 물체를 사용
  - 고무공, 스펀지, 종이박스, 원뿔, 종이컵 등
- 단순한 것에서 복잡한 형태로 이동
- 처음에는 느린 조작으로 시작

답 1)

의수 쥐기 훈련(Prehension training)

Explanation

1. 처음에는 크고 단단한 물체를 사용

- 적목(block), 캔, 병

2. 점진적으로 부드럽고 부서지기 쉬운 물체를 사용

- 고무공, 스펀지, 종이박스, 원뿔, 종이컵 등

3. 단순한 것에서 복잡한 형태로 이동

4. 처음에는 느린 조작으로 시작

5. 사물들은 다양한 위치에 배치

1) 팔꿉관절 및 말단 장치(TD)의 자세 준비(prepositioning)가 요구되어지는 자세
2) TD의 조작이 다양한 높이에서 이루어지도록 함

101

다른 장치들 보다 얇아 손목관절 이단 환자에게 적용하는 손목장치는?

1) oval unit
2) locking unit
3) friction-held unit
4) wrist flexion unit
5) ball and socket unit

102

다음 사례의 중재 목적으로 가장 타당한 것은?

> 종아리 절단 환자인 60대 남성에게 치료사는 8자 모양의 붕대 감기 방법을 교육하고 있다. 치료사는 부드럽고 균등한 압박이 가해지도록 붕대를 감게 하였다.

1) 흉터 압박
2) 탈감각 치료
3) 환상통 치료
4) 환상감각 치료
5) 스텀프 모양 만들기

103

소아 절단환자의 의지 훈련의 목적으로 가장 적절한 것은?

1) 근력 증진
2) 레저 활동
3) 우울증 극복
4) 과감각 감소
5) 신체 이미지 및 감각운동 증진

문제해설

101 손목장치의 종류

- friction-held unit : 마찰을 이용함
- locking unit : 잠금장치가 내장되어 있음
- wrist flexion unit : 굽힘이 가능한 장치
- oval unit
  - 손목관절이단에 적용함
  - 다른 손목 유닛보다 얇은 것이 특징임
- ball and socket unit : 다양한 움직임이 나타남

답 1)

102 붕대 감기(wrapping)

- 남겨진 사지에 붕대를 감는 목적
  - 남겨진 사지의 모양을 좋게 하기 위해
  - 남겨진 사지의 부피를 줄이기(shrink) 위해
  - 의수(prosthesis)를 잘 견딜 수 있는 좋은 모양(tapered)으로 만들기 위해
- 남겨진 사지의 모양을 만드는 붕대
  - 탄력 붕대(elastic ace bandage)
  - 원통형 붕대(tubular bandage)
  - shrinker socket
- 탄력 붕대의 적용
  - 8자 모양(figure-eight)의 방법이 일반적으로 사용됨
  - 붕대 적용은 부드럽고 균등한 압박이 가해지도록 함
  - 먼쪽에서 몸쪽 방향으로 감아줌
  - 너무 단단히 매지 말아야 함
  - 낮에는 수차례 바꿔 매주어야 함
  - 붕대감기(wrapping) 사이마다 피부 상태를 확인해야 함

답 5)

103 절단환자의 의지 훈련 목적

- 체이미지 형성
- 긍정적 경험 제공
- 운동 능력의 증진
- 의지사용에 대한 적응력 증진 등

답 5)

104

절단 환자인 40대 여성은 전동의수 선택을 고민하고 있어 치료사는 우선 장점을 설명하려고 한다. 정보제공 내용으로 옳은 것은?

1) 신체동력식보다 가볍다
2) 외부 장갑이 잘 찢어지지 않는다
3) 신체동력식보다 악력이 증가된다
4) 신체동력식보다 관리유지가 쉽다
5) 전동 손(electric hand)이 신체동력식보다 빠르게 반응한다

문제해설

104 전동의수의 장단점

- 장점 : 향상된 외관, 악력(쥐는 힘)의 증가, 하네스(harness)가 없거나 거의 없음, 머리 위(overhead)에서 사용이 가능함, 조절을 위해 최소의 노력만 필요함, 인간의 생리적 반응에 보다 가까워진 조절방식을 지님
- 단점 : 비싼 가격, 관리 및 유지의 어려움, 잘 찢어지는 장갑 및 빈번한 교체, 감각 되먹임(sensory feedback)의 부족, 전동 손(electric hand)의 느린 반응, 무거움

답 3)

105

절단환자의 의수 관리법으로 틀린 것은?

1) 명칭과 기능을 익히도록 한다
2) 하네스는 1주일에 한 번 정도 씻어준다
3) 매일 부드러운 천과 순한 비누를 사용해 세척한다
4) ‘hook’, ‘wrist unit’, ‘cable’ 등의 사용법을 알려준다
5) 소켓이 부정적 압력을 제공할 수 있으므로 자주 세척하지 않는다

105 소켓관리

- 매일 부드러운 천과 순한 비누를 사용하여 세척함
- 따뜻한 물을 이용하여 씻어냄
- 세척은 밤 시간이 추천됨
  - 완전한 건조를 위해
- 매일 관찰(inspection)을 하므로 추가적인 문제들을 예방할 수 있음

답 5)

의수족 프로그램(Prosthetic program)

Explanation

1. 위생(hygiene)

1) 남겨진 사지(residual limb)와 싹(sock)의 위생
   - 의수족 훈련 초기부터 교육을 실시해야 함
2) 의수(prosthesis)와 남겨진 사지에 대한 관리
   (1) 자주 점검해야 함
   (2) 매일 세척
   (3) 잘 건조시켜야 함
   (4) 방향제의 적용
3) 싹(sock) 관리

(1) 반드시 세탁해야 함
(2) 부드럽게 짜야함
(3) 펴서 말려야 함
• 원래 상태로 유지되도록 하기 위해
4) 하네스(harness) 아래에 의복 착용
(1) 땀 흡수(perspiration)를 위해
(2) 겨드랑이와 등 부위의 피부 변성을 예방하기 위해

2. 의수 관련 용어 및 기능(prosthetic terminology and function)

1) 환자는 의수 관련 용어와 기능을 학습해야 함
2) 재활 팀과의 의사소통에 중요함

3. 의수 관리(care of the prosthesis)

1) **소켓**(socket)
(1) 매일 부드러운 천과 순한 비누를 사용하여 세척함
(2) 따뜻한 물을 이용하여 씻어냄
(3) 세척은 밤 시간이 추천됨
• 완전한 건조를 위해
(4) 매일 관찰(inspection)을 하므로 추가적인 문제들을 예방할 수 있음

4. 의수 착용 스케줄(prosthesis wearing schedule)

1) 첫 의수 훈련 시간
• 의수 착용 스케줄에 대한 소개 및 스케줄을 제공함
2) 의수 착용 방법
(1) 처음에는 1일 3회, 약 15~30분 정도 의수를 착용함
(2) 피부 관찰(inspection)
① 피부를 가까이에서 관찰함
② 만약 피부의 상태가 좋다면 착용 시간을 증가시킴
(3) 피부 문제가 없다면 1일 3회, 매회 최대 30분까지 증가시킴
(4) 첫 주 내에 하루 종일 착용이 가능해야 함
3) 피부 문제의 발생 시
• 피부의 문제가 사라질 때까지 의수를 착용하지 않음
4) 말단 장치(TD)의 밴드(band) 수의 증가
• 의수 착용자의 인내력(tolerance)이 증가되어짐에 따라 조금씩 증가시킬 수 있음

예·상·문·제·풀·이

01

다음 설명에 해당하는 결과유형은?

> 노인들의 사회화와 휴식을 위해 대중교통에 접근할 수 있도록 하고 공공 의자와 경로석을 설치한다

1) 적응(Adaptation)
2) 자기옹호(Self-advocacy)
3) 삶의 질(Quality of life)
4) 건강과 안녕(Health and wellness)
5) 작업 수행(Occupational performance

02

70대 노인에게 아래의 상태가 지속된다면 의심해야 할 것은?

> 무감동, 동기결여, 활동 및 즐거움 감소, 과도한 죄책감, 무가치함, 죽음 및 자살에 대한 생각 등

1) 조증
2) 우울증
3) 편집증
4) 정신분열
5) 정신착란증

03

노인의 정신과적 문제 중 가장 높은 비율을 차지하는 것은?

1) 우울증
2) 조현증
3) 불안장애
4) 인격장애
5) 분노조절장애

문제해설

01 Adaptation의 예

서비스 대상자는 청소년센터에서 특권을 얻기 위해 행실을 바르게 바꾼다(개인). 회사는 높은 스트레스의 횟수를 줄이기 위해 작업량에 대한 하루의 일정을 다시 짠다(기관). 지역사회는 노인들의 사회화와 휴식을 위해 대중교통에 접근할 수 있도록 하고 공공 의자와 경로석을 설치한다(인구집단).

답 1)

02 우울증의 특징

- 하루의 대부분, 거의 매일 지속되는 우울한 기분이 주관적인 보고나 객관적인 관찰에서 드러남
- 거의 모든 일상 활동에 대한 흥미나 즐거움이 뚜렷하게 저하
- 체중감소나 체중증가, 식욕감소나 증가
- 불면이나 과다수면
- 정신 운동성 초조나 지체
- 피로나 활력 상실
- 무가치감, 과도한 죄책감
- 사고력이나 집중력의 감소, 우유부단함
- 반복되는 죽음에 대한 생각, 자살사고, 자살기도, 사살수행계획

답 2)

03 노인의 대표적 정신과적 문제

- 불안장애 : 11.5%
- 인지장애 : 6.6%
- 우울장애 : 4.4%

답 3)

04

노화로 인한 감정의 변화로 타당한 내용은?

1) 도전적 성취
2) 자신감 증가
3) 위험성 회피
4) 자아실현의 성취
5) 창조적 활동의 추구

문제해설

04 해설내용 참조

답 3)

노인의 변화

Explanation

1. 신체적 변화

1) 모든 조직에서의 노화
2) 영향을 미치는 요소
   (1) 환경적 요인 : 환경적 공해, 가난 등
   (2) 삶의 방식 : 담배, 운동, 영양섭취 등
   (3) 칼로리의 감소
      • 신진대사의 감소가 원인
3) 감각의 상실
   (1) 시력, 청력이 대표적임
   (2) 다양한 문제 발생
      • 안전, self image, 대인관계, 삶의 질
4) 신장 기능의 저하
5) 폐기능의 감소
6) 근력, 유연성, 자세, 보행, 통증 등의 문제
7) 중추신경계의 퇴화

2. 정신적 변화

1) 인지기능의 감소
   • 기억력, 반응시간, 정보처리 등
2) 기능에 다양하게 영향을 미침

3. 심리적 변화

1) 스트레스의 원인
   (1) 가족 및 친구의 죽음, 퇴직, 정체성 상실 등
   (2) 경제적 문제, 신체 능력 감소 등

2) 지속적인 우울
3) 자신감 상실, 위험성 회피 등
4) 화내기의 감소
   • 나이로 인한 내적 전략의 발달
5) 정신과적 질환의 발생
   • 알코올 남용, 우울, 인격장애 등

05

노화로 인한 일반적인 신체 변화에 대한 설명으로 옳은 것은?

1) 뼈의 밀도가 증가된다
2) 폐의 탄력성이 증가된다
3) 운동반응 시간이 빨라진다
4) 신장의 여과 기능이 증가된다
5) 중추신경계에 플라그(plaque)가 증가된다

06

노화에 따른 구강구조 및 섭식의 변화로 옳은 것은?

1) 식도 통과 시간이 길어진다
2) 구강 내에 잔류물이 더 적게 남는다
3) 후두로 유입되는 음식의 양이 감소된다
4) 음식덩이를 혀 밑에 담는 경향이 줄어든다
5) 음식을 삼키고 난 후 인두에 남는 음식의 양이 감소된다

07

다음 중 노화로 인해 발생될 수 있는 문제로 가장 거리가 타당한 것은?

1) 식음장애
2) AMD
3) 요통
4) RA
5) CRPS

문제해설

05 노화로 인해 뼈의 밀도는 감소된다. 폐의 탄력성도 감소된다. 운동반응 시간은 느려진다. 신장의 여과 기능도 감소된다. 중추신경계에 플라그(plaque)는 증가된다.
답 5)

06 노화에 따른 변화

구강 단계	• 음식덩이를 혀 밑에 담는 자세로 유지하려는 경향이 있음 • 음식덩이를 입 안 바닥에 물고 있으므로 구강에 잔류물이 더 많이 남게 됨
인두 단계	• 음식을 삼키고 난 후 인두에 남아 있는 음식의 양이 증가됨 • 후두로 유입되는 음식의 양이 증가됨
식도 단계	• 식도 통과 시간이 길어지고, 식도에 남은 음식의 양도 증가함

답 1)

07 노화로 인한 황반변성(AMD)이 일어난다.
답 2)

08

노인의 심리적 특성에 대한 설명으로 타당한 것은?

1) 유동성 지능보다 결정성 지능이 더 떨어진다
2) 자기중심적이 되고 자신감이 높아지며, 내향성과 수동성이 증가한다
3) 고집이 세지면 독단적이 되고, 조심성이 감소한다
4) 성 역할에서는 남녀 모두 거의 양성화되어진다
5) 친근한 사물에 대한 애착심이 감소된다

09

노화로 인한 시각 문제로 옳은 것은?

1) 동공이 더 확대된다
2) 수정체가 얇아지면서 문제가 발생한다
3) 조명이 밝은 환경에서는 시력이 더 저하된다
4) 붉은색 계열보다는 파란색 계열을 구별하기 더 어렵게 된다
5) 수정체는 파란색으로 변하며 망막에 전달되는 빛의 양이 줄어든다

10

다음 중 낙상으로 인한 노인의 엉덩관절 골절의 원인으로 가장 거리가 먼 것은?

1) 지각반응 저하
2) 골다공증 발생
3) 보조도구 사용
4) 인지기능 저하
5) 반응속도 저하

문제해설

08
- 유동성 지능(fluid intelligence)
  - 새롭고 추상적인 문제를 해결하는 능력, 교육이나 문화의 영향을 거의 받지 않는 능력
- 결정성 지능(crystallized intelligence)
  - 교육이나 다른 생활경험을 통하여 획득된 지식을 사용하는 능력(어휘, 언어이해, 수리력)

답 4)

09 노화로 인한 시각 문제
- 수행영역에 부정적인 영향
  - 운전, 레저, 이동, ADL 등
- 노인의 시각 문제
  - 동공이 축소됨
  - 수정체가 두꺼워지며 탄력성이 저하됨
  - 수정체의 투명성이 상실됨
    - 노란색으로 변하며 망막에 전달하는 빛의 양이 줄어듦
    - 파란색 예열을 구별하기 어렵게 됨
  - 조명이 어두운 환경에서 시력이 저하됨
  - 눈동자 움직임이 느려짐
  - 노안(presbyopia)이 나타남
  - 색(color) 구별의 어려움이 나타남
  - 백내장(cataract)이 발생함
  - 노인성 황반변성(age-related macular degeneration, AMD)이 나타남

답 4)

10 엉덩관절 골절 및 THR (total hip replacement)
- 노인층이 가장 높은 엉덩관절 골절의 위험을 지님
  - 감소된 기동성, 골다공증 등이 대표적인 위험 요인이 됨
  - 기타
    - 유연성 감소, 근력 감소, 시력 감퇴, 느린 반응, 보조도구(지팡이, 워커 등)의 사용 등
    - 관절염 또는 다른 관절 질환의 과거력을 지닌 환자
    - 여성은 남성보다 골다공증에 쉽게 노출됨

답 4)

11

다음 중 노인에 대한 이해가 옳은 것은?

1) 노인들 대부분은 비슷하다
2) 노인들은 완고하며 변화가 없다
3) 노인들은 노쇠하여 새로운 일의 학습이 어렵다
4) 노인들 대부분은 외로우며 가족으로부터 소외된다
5) 노인들 대부분은 현재 자신의 건강이 좋다고 생각한다

문제해설

11 해설내용 참조

답 5)

노인에 대한 오해와 진실

Explanation

공상(오해)	사실(진실)
노인들은 모두 비슷하다	• 노인들은 어떤 다른 세대보다 큰 이질성을 가짐 • 각각 다른 삶의 경험과 다른 스타일로 인해 다양한 그룹을 형성함
노인들은 외롭고 가족으로부터 소외된다	• 일반적으로 노인은 다른 나이의 그룹보다 만족감이 더 높음 • 노인들 대부분이 가족들과 긴밀한 유대관계를 맺고 있음 • 가능한 경우 대부분의 노인들은 시설보다 가족의 보호를 받고 있음 – 혼자 살 경우 자신의 의지로 인해 그러함
노인들은 노쇠하고 새로운 것을 학습할 수 없다	• 노인들은 젊은 사람들보다 인지반응이 느림 • 혼란 및 기억상실은 노화의 정상적인 형태가 아님 – 특정 의학적 문제로 인해 발생됨(예, 치매, 약물독성, 우울증 등)
대부분의 노인들이 병에 걸렸으며 결국 보호시설(nursing home)에서 생을 마친다	• 노인의 5%만이 특정 기간 동안 시설에 거주함 – 나이가 많아질수록 시설 입소 확률은 높아짐 • 최소 한 가지 이상의 질환을 가졌음에도 불구하고 대부분의 젊은 노인들은 활동의 제한으로 어려움을 겪고 있지 않음 • 대부분의 노인들은 자신의 과거와 비교해 현재의 건강이 좋다고 보고함
노인들은 완고하고, 변화가 없으며, 과거 속에 살고 있다	• 젊은 시절 완고한 성격이었던 사람은 늙어서도 완고함 – 성격은 일반적으로 평생 변하지 않고 유지되는 경향이 있음 • 노인들은 의사결정 시 인지 에너지를 보존하는 경향이 있음 – 경험을 통해 신뢰할 수 있는 의사결정이 가능함
노인은 매력을 줄 수 없으며, 섹스가 없다	• 섹스에 대한 욕망과 섹스 능력은 변할 수 있음 • 건강이 좋은 노인의 경우는 섹스가 충분히 가능함 – 인간은 100세까지 섹스 활동이 가능함

12

눈의 해부학적 구조물 중 가장 예민한 부분으로 노인의 황반변성 및 미숙아망막증의 원인이 되는 것은?

1) 각막
2) 망막
3) 홍채
4) 시신경
5) 안방수

문제해설

12 해설내용 참조

답 2)

눈의 해부학적 구조

Explanation

망막	• 가장 예민한 부분임 • 광선을 굴절시키기 위한 모양을 갖춤 • 가장 안쪽에 위치함 • 빛 자극의 세기에 공간적 차이점에 대해 반응함 • 빛과 어둠에 대한 기본적 정보를 제공함 • 관련 질환 – 영아의 미숙아망막증 – 노화로 인한 황반변성
각막	• 눈의 앞쪽을 덮음 • 눈알의 가장 바깥 층 부분임 • 눈에 들어가는 광선을 굴절시킴 • 초점을 맞추는 데 중요한 역할을 함
안방수	• 각막 뒤에 있는 깨끗한 액체임 • 압력은 각막의 형태를 유지함 • 광선을 초점에 모으는 데 도움을 줌
홍채	• 동공의 크기를 확대하거나 축소함 • 눈으로 들어오는 막대한 양의 빛을 조절함 • 빛은 수정체와 유리막을 통하여 나감
공막	• 섬유성과 탄력성이 있음 • 눈의 틀을 잡는 데 도와줌
맥락막	• 눈에 영양을 주는 혈관이 구성되어 있음
빛	• 망막에 있는 시각 수용 세포들을 자극함
시신경	• 시감각 정보를 뇌에 전달함 • 눈의 뒤쪽부터 시각 시상에서 측면 슬상핵까지 이끔 • 양쪽 눈의 정보는 지각에 기여할 수준에서 운반, 통합됨 • 정보는 시상의 양측 슬상체에서부터 시각 피질까지 지남

13

시지각 문제를 지닌 노인에게 나타날 수 있는 문제로 가장 일반적인 것은?

1) 낙상
2) 이명
3) 실어증
4) 구음장애
5) 기억력 저하

14

시력이 저하되는 노인을 위한 적응적 접근은?

1) 식탁에 유리를 깔아둔다
2) TV는 화면이 창문을 향하게 한다
3) 광택이 많이 나는 가구를 사용한다
4) 촉각 또는 소리 알림을 사용하게 한다
5) 물건 구입 시 낮은 명도의 색깔을 선택하도록 한다

15

다음 중 노화로 인한 청각의 변화로 옳은 것은?

1) 노인의 과도한 귀지는 낮은 전도율의 원인이 된다
2) 청력 손상이 있어도 인지력 감소의 문제는 거의 없다
3) 소음이 있는 곳에서의 청각구별 능력은 더 증가된다
4) 청력 손상이 있어도 커뮤니케이션의 문제는 거의 없다
5) 청각 손상은 환경과의 상호작용에 긍정적 영향을 미친다

문제해설

13 노인 낙상의 가장 큰 원인은 고유수용성감각의 손상, 균형감의 손상, 시각의 손상이다

답 1)

14 시각적 문제가 있는 사람들은 높은 명도의 색깔, 낮은 광택의 마감재를 사용해야 한다. 유리는 반사광을 만들기 때문에 사용요하지 않도록 하며 외부로부터의 빛은 직사광이 아니라 측면으로 오도록 해야 한다. 또한 시각기능이 떨어지는 환자는 촉각과 청각과 같은 대체감각을 활용하도록 한다.

답 4)

15 청각

- 노인 관련 문제들
  - 청각구별 능력의 저하
    - 특히, 소음이 있는 환경에서 단어를 잘 분별하지 못함
  - 청력상실
    - 낮은 전도율(conduction) 때문 : 과도한 귀지(ear wax), 이소골의 이탈 등으로 인해
    - 감각신경의 손상(sensorineural loss)으로 인해
    - 노인성 난청(presbycusis)의 발생
- 청각손상은 다양한 수행기술에 영향을 미침
  - 환경과의 상호작용에 부정적인 영향을 미침
  - 커뮤니케이션의 문제가 발생됨
  - 청각 문제로 인해 사회적 고립, 우울증, 무력함(helplessness), 편집적(paranoid) 사고, 인지력 감소 등이 발생됨

답 1)

근골격계작업치료

16

다음 내용과 가장 관계 깊은 노화 이론은?

- 개인에 의한 분리(individual disengagement)
  - 노인 스스로가 자신을 사회로부터 분리시키고자 하는 경우
- 사회에 의한 분리(societal disengagement)
  - 사회가 노인으로부터 분리되기를 원하는 경우
- 분리의 정의
  - 주체로서의 개인과 사회가 객체로서의 사회와 개인으로부터 자신의 안정과 존속을 위해 스스로 선택하는 것

1) 활동이론
2) 지속성이론
3) 사회유리이론
4) 사회교환이론
5) 성장발달이론

문제해설

16 해설내용 참조

답 3)

사회유리이론

Explanation

사회유리이론(disengagement theory)은 소원이론 또는 소외이론이라고도 하며, 커밍과 헨리(Cumming & Henry, 1961)가 신체적·경제적 자립상태에 있는 50~90세까지의 미국 Kansas 시의 주민 275명을 대상으로 실시한 횡단적 연구결과를 토대로 한 이론이다. 그들은 이론을 통해 노인과 사회는 상호의 필요와 요구에 의해 분리되는 것이 당연한 현상이며, 노인의 노화에 의한 건강상의 약화, 죽음에 이르게 될 가능성의 증가, 사회에 대한 공헌가능성의 약화 등을 분리의 요인으로 보고 있다. 사회유리이론은 노인 스스로가 자신을 사회로부터 분리시키고자 하는 경우와 사회가 노인으로부터 분리되기를 원하는 경우로 구분하는데, 전자를 개인에 의한 분리(individual disengagement)라고 하고 후자를 사회에 의한 분리(societal disengagement)라 한다. 분리는 '주체로서의 개인과 사회가 객체로서의 사회와 개인으로부터 자신의 안정과 존속을 위하여' 스스로 선택하는 것으로 보고 있다. '개인에 의한 분리'란 노인 스스로가 자신을 사회로부터 분리시키는 것, 즉 사회로부터 자발적으로 물러서는 것을 말하는데, 사회를 떠나는 목적은 사회활동으로 인해 소모될 삶의 에너지를 보존하고, 자신의 내면을 돌아보기 위한 시간을 확보하기 위한 것으로 보고 있으며, 이것을 선택할 수밖에 없는 이유로서 건강상의 약화와 죽음에 대한 가능성의 증가를 들고 있다. '개인에 의한 분리'를 정당화하는 근거로서, '사회로부터 분리되어 생활하는 노인이 그렇지 않은 노인보다 심리적 만족감이 더 높다.'는 연구결과를 제시하고 있다.

17

다음 설명에 해당하는 노화 이론은?

> 노년기에 이르기 전 단계에서의 과업을 얼마나 잘 완수했는지가 노화과정을 예측 할 수 있는 인자가 되기 때문에 각 생의 단계에서 발달과업을 성공적으로 완수한 사람은 노년기에도 성공적으로 대처할 수 있다는 이론

1) 활동이론
2) 지속성 이론
3) 사회교환이론
4) 사회유리이론
5) 성장발달이론

문제해설

17 해설내용 참조

답 5)

노화 이론

Explanation

1. 지속성이론

- 노년기의 성격은 젊을때의 성격 성향을 지속하는 것이지 바뀌지 않는 것이라는 견해로 남녀 모두 정상노화과정에서 성격은 일관성 있게 유지되며 기존의 역할과 비슷한 역할이나 활동을 유지하려는 경향이 강하며 성격이 역할 활동과 관계없이 생의 만족도에 영향을 미친다는 주장

2. 사회교환이론

- 노인이 되면서 건강, 대인관계, 수입 등의 권력원척이 줄어들면서 사회와 노인간의 불균형 교환이 일어나게 된다는 것을 주장하는 이론

3. 성장발달이론

- 노년기에 이르기 전 단계에서의 과업을 얼마나 잘 완수 했는지가 노화과정을 예측 할 수 있는 인자가 되기 때문에 각 생의 단계에서 발달과업을 성공적으로 완수한 사람은 노년기에도 성공적으로 대처할 수 있다는 견해의 이론

4. 사회유리 이론

- 사회유리이론은 노인이 사회에 유익하지 않기 때문에 사회는 노인을 사회로부터 분리시키고 개입을 허용하지 않으며, 노인은 나이가 들면서 스스로 사회에서 떨어져 가기를 원하기 때문에 노인의 사회유리는 사회와 노인 모두에게 이롭다는 이론

18

노인을 대상으로 작업치료를 실시하고자 할 때 고려해야 할 내용으로 바르지 못한 것은?

1) 일반적으로 노인은 실용적이라는 것을 인식해야 한다
2) 노인은 젊은 층보다 정보처리 시간이 더 빠르다는 것을 인식해야 한다
3) 노인은 폭넓은 경험과 학습상황에 대한 지식을 가지고 있음을 인식해야 한다
4) 노인은 자신에게 필요한 내용들을 학습할 준비가 되어 있음을 인식해야 한다
5) 노인은 자신에게 필요한 것들을 학습하고자 하는 의지가 강함을 인식해야 한다

문제해설

18 해설내용 참조

답 2)

노인 작업치료의 교육 및 훈련

Explanation

1. 올바른 작업치료를 돕는 가정들(assumption)

1) 먼저 노인의 학습 의도를 이해할 필요가 있다.
2) 노인 학습자는 폭넓은 경험과 학습상황에 대한 지식을 가지고 있다.
3) 노인은 자신에게 필요한 내용들을 학습할 준비가 되어 있으며 학습할 의지 또한 가지고 있다.
4) 전형적으로 노인은 실용적(pragmatic)이며, 자신에게 도움이 되는 것들을 학습하고자 하는 의지가 있다.
5) 가장 강력한 동기유발 매개체는 내적 압박감(internal pressure)이다.

2. 노인을 대상으로 교육할 때 기억해야할 내용들

1) 정보처리 시간에 대한 고려
   - 노인은 젊은 층보다 정보처리 시간이 더 걸림
2) 정보의 통합(elaboration)이 필요
   - 과거의 정보와 현재의 정보습득 사이를 연결함
3) 조직화된 방식을 통한 정보수집 전략
   - 효율적 저장능력을 증진시킴
4) 기억력의 증진
   - 학습과정에 있는 내/외적 환경 요소를 가진 활동에 다시 참여하기

5) 저장된 정보의 반복적 사용
- 리허설, 재사용, 연습을 통해 강화할 수 있음

6) 단서(cue) 제공을 통한 효율적 수행
- 재인식의 기회를 제공함
- 이전 학습한 정보들을 더 잘 매치시켜줌

7) 초기평가 이후 지속적인 재평가 및 치료내용의 수정이 필요함

19

다음에서 설명하는 심리사회적 측면의 노화 이론은?

> 전반적으로 노인이 사회에 유익하지 않기 때문에 사회는 노인을 사회로부터 분리시키며 개입을 허용하지 않게 된다

1) 역할 이론
2) 활동 이론
3) 지속성 이론
4) 성장발달 이론
5) 사회유리 이론

20

노화로 인한 시각 변화를 올바르게 설명한 것은?

1) 동공이 확대된다
2) 수정체가 얇아진다
3) 수정체가 파랑색으로 변한다
4) 망막에 전달되는 빛의 양이 늘어난다
5) 붉은색 계열보다는 파란색 계열의 색을 구별하기 더 어렵다

21

일반적 노인의 정신과적 문제 중 가장 많은 부분을 차지하는 것은?

1) 불안
2) 인지장애
3) 우울장애
4) 약물 남용
5) 알코올 남용

문제해설

19 사회유리 이론

노인과 다른 사회구성원 양자 간에 개입을 꺼리고 상호작용이 감소되는 현상이 일어나며 이러한 이유에 대한 설명으로는 전반적으로 노인이 사회에 유익하지 않기 때문에 사회는 노인을 사회로부터 분리시키며 개입을 허용하지 않게 된다. 아울러 노인도 나이가 들면서 스스로 사회에서 멀어지기를 원하는 것으로 본다.

답 5)

20 노인의 시각 문제

- 동공이 축소됨
- 수정체가 두꺼워지며 탄력성이 저하됨
- 수정체의 투명성이 상실됨
  - 노란색으로 변하며 망막에 전달하는 빛의 양이 줄어듦
  - 파란색 예열을 구별하기 어렵게 됨
- 조명이 어두운 환경에서 시력이 저하됨
- 눈동자 움직임이 느려짐
- 노안(presbyopia)이 나타남
- 색(color) 구별의 어려움이 나타남
- 백내장(cataract)이 발생함
- 노인성 황반변성(AMD : age-related macular degeneration)이 나타남

답 5)

21 노인의 대표적인 정신과적 문제

- 불안(anxiety) : 11.5%
- 인지장애 : 6.6%
- 우울장애 : 4.4%
- 기타 : 알코올 및 약물 남용

답 1)

22

다음 사례의 시각 문제는?

- 시신경에 이상이 생기게 되면 시야 결손이 나타난다.
- 시야가 매우 좁아져서 주변의 사물과 돌발상황에 대한 대처능력이 부족해진다.
- 안압의 상승이 원인이며 심하면 안통 및 두통이 나타난다.

1) 녹내장
2) 반맹증
3) 백내장
4) 황반변성
5) 미숙아망막증

문제해설

22 해설내용 참조

답 1)

녹내장

Explanation

1. 개요

1) 시신경에 이상이 생겨, 그 결과 시야결손이 나타나는 질환
2) 시신경에 이상이 생기게 되면 시야 결손이 생기게 되고 방치하면 실명에 이르게 됨
3) 안압이 높아서 발생하는 경우도 있지만, 안압이 정상수준이어도 안압의 일중 변동 폭이 크거나 시신경으로 가는 혈액 순환이 잘 안되는 경우 또는 유전자 이상 등의 여러 가지 원인에 의해 녹내장이 발생할 수 있음

2. 원인

1) 안압(intraocular pressure, 眼壓) 상승
   (1) 안구의 형태를 유지하는 눈의 압력의 상승은 방수가 적당히 빠져 나가게 하는 능력이 저하되어 방수의 생산과 배출의 불균형이 나타남
   (2) 안압의 상승은 기계적으로 시신경을 압박함
   (3) 시신경으로 가는 혈류의 흐름을 저하시켜 결국은 시야 손상이 진행됨

3. 증상

1) 초기에는 거의 자각증상(환자 자신이 느끼는 병의 증상)이 없음
2) 병이 어느 정도 진행되거나 심하면 말기에 가서 자각증상을 호소함
3) 원발개방각 녹내장
   (1) 양쪽 눈의 시신경 손상 정도는 차이가 있는 경우가 많음

(2) 시신경손상이 진행된 경우 : 시야가 매우 좁아져서 주변의 사물과 돌발상황에 대한 대처능력이 부족해짐, 계단을 헛디뎌 넘어지거나 낮은 문턱 또는 간판에 머리를 부딪치는 등의 증상

4) 폐쇄각 녹내장

(1) 만성적인 경우 간헐적인 안압손상에 의한 일시적 시력저하 및 안통과 두통을 동반함
(2) 원발개방각 녹내장과 같이 말기까지 증상이 나타나지 않는 경우도 있음
(3) 급성 폐쇄각 녹내장의 경우엔 뚜렷한 증상이 나타남
(4) 안압의 급격한 과다상승으로 인해 심한 안통 및 두통과 함께 시력저하가 발생함
(5) 오심, 구토 등이 있을 수 있으며 불빛을 보면 주변에 달무리가 나타나고 심한 충혈이 동반됨
(6) 스트레스를 많이 받고, 몸이 피로하거나 감기 등의 전신질환이 있을 때 발생함
(7) 극장에서 영화감상을 하거나 어두운 조명하에서 장시간 눈을 사용하고 책을 매우 집중해서 보거나 장시간 동안 머리를 아래로 한 채 근거리 작업을 할 경우에 유발될 수 있음

23

노화로 인한 시각 변화의 내용으로 옳은 것은?

1) 동공이 확대된다
2) 수정체가 얇아진다
3) 수정체가 노란색으로 변한다
4) 망막에 전달되는 빛의 양이 늘어난다
5) 붉은 계열보다 파란색 계열의 색 구별이 더 쉬워진다

24

저시력의 노인을 위한 보상방법으로 타당한 것은?

1) 조명의 강도를 감소시킨다
2) 벽과 문의 색을 똑같이 한다
3) 한 쪽 안경의 렌즈를 검정 패드로 차단한다
4) 색의 대비가 있는 큰 버튼의 전화기를 사용한다
5) 가능한 안경의 사용을 피하고 휴식시간을 줄인다

문제해설

23 노화로 인한 변화 : 시각

- 수행영역에 부정적인 영향
  - 운전, 레저, 이동, ADL 등
- 노인의 시각 문제
  - 동공이 축소됨
  - 수정체가 두꺼워지며 탄력성이 저하됨
  - 수정체의 투명성이 상실됨
    → 노란색으로 변하며 망막에 전달하는 빛의 양이 줄어듦
    → 파란색 예열을 구별하기 어렵게 됨
  - 조명이 어두운 환경에서 시력이 저하됨
  - 눈동자 움직임이 느려짐
  - 노안(presbyopia)이 나타남
  - 색(color) 구별의 어려움이 나타남
  - 백내장(cataract)이 발생함
  - 노인성 황반변성(AMD : age-related macular degeneration)이 나타남

답 3)

24 명도대비 또는 채색대비를 이용해야 하며, 시각적으로 유리하도록 큰 글씨를 사용한다.

답 4)

25

노화로 인한 시각 변화로 옳은 것은?

1) 동공이 확대된다
2) 수정체가 노란색으로 변한다
3) 수정체가 얇아지며 탄력성이 저하된다
4) 조명이 밝은 곳에서 시력이 더 저하된다
5) 파란색 계열보다는 붉은색 계열의 구별이 더 어렵다

26

노인에 대한 오해가 아닌 사실인 내용으로 옳은 것은?

1) 노인들은 어떤 다른 세대보다 동질성이 크다
2) 노인들은 젊은 층보다 인지반응이 느리지 않다
3) 혼란 및 기억상실은 노화의 정상적인 형태이다
4) 일반적으로 노인은 다른 나이의 그룹보다 만족감이 더 낮다
5) 대부분의 노인들은 과거에 비해 현재 자신의 건강이 좋다고 생각한다

27

노인에 대한 공상과 진실에 대한 내용이 바르게 연결된 것은?

1) 노인은 매우 다양하다 — 노인은 매우 비슷하다
2) 노인은 모두 외롭다 — 노인들은 어느 세대보다 사회적 교류가 많다
3) 노인은 섹스를 할 수 없다 — 섹스에 대한 욕망과 능력이 더 증가된다
4) 노인은 새로운 것을 학습할 수 없다 — 노인은 가장 뛰어난 학습능력을 지니고 있다
5) 노인은 완고하고 변화가 없다 — 젊은 시절 완고한 성격의 소유자는 노인이 되어서도 완고하다

문제해설

25 노인의 시각 문제

- 동공이 축소됨
- 수정체가 두꺼워지며 탄력성이 저하됨
- 수정체의 투명성이 상실됨
  - 노란색으로 변하며 망막에 전달하는 빛의 양이 줄어듦
  - 파란색 예열을 구별하기 어렵게 됨
- 조명이 어두운 환경에서 시력이 저하됨
- 눈동자 움직임이 느려짐
- 노안(presbyopia)이 나타남
- 색(color) 구별의 어려움이 나타남
- 백내장(cataract)이 발생함
- 노인성 황반변성(AMD : age-related macular degeneration)이 나타남

답 2)

26 해설내용 참조

답 5)

27 해설내용 참조

답 5)

28

대중에게는 사실과 다른 노인과 노화에 대한 일반적인 오해들이 존재한다. 노인과 노화에 대한 올바른 이해에 해당하는 것은?

1) 노인들은 모두 비슷하다
2) 노인들은 외롭고 가족으로부터 소외된다
3) 노인들은 젊은층보다 인지반응이 느리다
4) 노인들은 완고하고 변화가 없으며 과거 속에 살고 있다
5) 대부분의 노인들이 병에 걸렸으며 결국 보호시설에서 생을 마친다

문제해설

28 해설내용 참조

답 3)

노인에 대한 다양한 공상(Myth)

Explanation

공상(myth)	노화에 대한 올바른 사실
노인들은 모두 비슷하다	• 노인들은 어떤 다른 세대보다 큰 이질성을 가짐 • 각각 다른 삶의 경험과 다른 스타일로 인해 다양한 그룹을 형성함
노인들은 외롭고 가족으로부터 소외된다	• 일반적으로 노인은 다른 나이의 그룹보다 만족감이 더 높음 • 노인들 대부분이 가족들과 긴밀한 유대관계를 맺고 있음 • 가능한 경우 대부분의 노인들은 시설보다 가족의 보호를 받고 있음 – 혼자 살 경우 자신의 의지로 인해 그러함
노인들은 노쇠하고 새로운 것을 학습할 수 없다	• 노인들은 젊은 사람들보다 인지반응이 느림 • 혼란 및 기억상실은 노화의 정상적인 형태가 아님 – 특정 의학적 문제로 인해 발생됨(예, 치매, 약물독성, 우울증 등)
대부분의 노인들이 병에 걸렸으며 결국 보호시설(nursing home)에서 생을 마친다	• 노인의 5%만이 특정 기간 동안 시설에 거주함 – 나이가 많아질수록 시설 입소 확률은 높아짐 • 최소 한 가지 이상의 질환을 가졌음에도 불구하고 대부분의 젊은 노인들은 활동의 제한으로 어려움을 겪고 있지 않음 • 대부분의 노인들은 자신의 과거와 비교해 현재의 건강이 좋다고 보고함
노인들은 완고하고, 변화가 없으며, 과거 속에 살고 있다	• 젊은 시절 완고한 성격이었던 사람은 늙어서도 완고함 – 성격은 일반적으로 평생 변하지 않고 유지되는 경향이 있음 • 노인들은 의사결정 시 인지 에너지를 보존하는 경향이 있음 – 경험을 통해 신뢰할 수 있는 의사결정이 가능함
노인은 매력을 줄 수 없으며, 섹스가 없다	• 섹스에 대한 욕망과 섹스 능력은 변할 수 있음 • 건강이 좋은 노인의 경우는 섹스가 충분히 가능함 – 인간은 100세까지 섹스 활동이 가능함

29

노화로 인한 구강의 변화로 옳은 것은?

1) 혀에 지방이 증가한다
2) 구강에 잔류물이 더 적게 남는다
3) 음식물의 식도 통과 시간이 짧아진다
4) 후두로 유입되는 음식의 양이 증가된다
5) 목뿔뼈와 후두가 보다 높게 위치하게 된다

문제해설

29 해설내용 참조

답 4)

Explanation

영유아의 구강 및 노화

1. 영유아

1) 영유아의 구강 구조

(1) 목뿔뼈와 후두가 성인보다 높게 위치함 : 자연스럽게 기도를 보호할 수 있음
(2) 인두삼킴은 성인과 비슷하지만 후두 상승의 폭이 작은 것이 특징임

2) 유아의 성장

(1) 성장함에 따라 목이 길어지고, 구강과 인후 구조가 변함
(2) 지방으로 가득 찬 볼에서 지방이 빠지고, 구강공간이 넓어지고, 잘 열리게 됨
(3) 지방이 가득한 혀는 얇아지고 근육화됨
(4) 후두와 목뿔뼈는 함께 아래로 내려가 인두가 길어지고 넓어짐 : 목뿔뼈와 후두는 삼키기 동안 더 많이 상승하게 됨

2. 노화

1) 구강단계

(1) 음식덩이를 혀 밑에 담는 자세로 유지하려는 경향이 있음
(2) 음식덩이를 입 안 바닥에 물고 있으므로 구강에 잔류물이 더 많이 남게됨

2) 인두단계

(1) 음식을 삼키고 난 후 인두에 남아 있는 음식의 양이 증가됨
(2) 후두로 유입되는 음식의 양이 증가됨

3) 식도단계

• 식도 통과 시간이 길어지고, 식도에 남은 음식의 양도 증가함

30

노화로 인한 신체변화로 옳은 것은?

1) 눈물의 증가
2) 피지샘의 증가
3) 피하지방의 증가
4) 동공 크기의 확대
5) 고음에 대한 청력 감소

31

당뇨, 고혈압, 고지혈증 등 노화로 인한 일반적 문제들을 지닌 60대 노인은 최근 정보처리 능력과 문제해결 능력이 다소 저하되었다. 이 노인의 작업치료 시 고려해야 할 요소로 보기 어려운 것은?

1) 감정 상태
2) 수면상태
3) 약물 남용
4) 노인의 성별
5) 시각 및 청각

문제해설

30 눈물, 피지샘, 피하지방 등이 감소되며, 동공은 더 작아진다.

답 5)

31 해설내용 참조

답 4)

작업치료에 영향을 미치는 노인의 특성들

Explanation

1. 생명 연장으로 노인인구의 증가
2. 인구통계(demographic)
3. 노인 그룹 속에 다양성이 증가되고 있음
4. 만성적 상태와 관련성이 높음
5. ADL과 IADL 수행에 제한이 많음
6. 인지손상 발병률이 높음
7. 사회심리적 이슈들의 발생
   • 나이와 환경의 변화로 인해
8. 건강관리에 대한 요구가 높아짐
9. 보호시설 및 지지 시스템에 대한 요구가 커짐
10. 사회적 지지의 필요성이 증가됨
11. 건강관리 비용이 증가됨
12. 공적자금의 요구가 증가됨
13. 추가적 의료비용의 지출이 증가됨
14. 나이에 따른 다양하고 복잡한 임상적 양상이 나타남

32

노화로 인한 시각적 문제에 해당하는 것은?

1) CVA
2) AMD
3) COPD
4) 파킨슨씨 병
5) 알츠하이머 병

문제해설

32 해설내용 참조

답 2)

노인성 황반변성(AMD)

Explanation

1. 질환개요

1) 노화에 따라 황반의 기능에 문제가 생겨서 시력의 감소 또는 상실을 초래하는 질환
2) 보통 50~60세 경에 시작되어 노인 시력상실의 주된 원인이 되고 있음

2. 병리

1) 나이가 들게 되면 망막의 세포들의 기능이 다른 모든 기관과 마찬가지로 떨어지게 됨
2) 기능이 떨어진 망막 세포로 인하여 망막 밑에 침착물들이 쌓이게 됨
   (1) 이것들은 서로 뭉치는 성질이 있어서 커지게 되면 시야를 가리게 되어 시력에 장애가 오기 시작함
   (2) 나쁜 혈관이 자라게 되고, 여기서 출혈과 액체의 누출이 일어나게 되어 시력이 아주 심각하게 떨어질 수 있음

3. 원인

1) 연령 : 나이가 들어감에 따라 노인성 황반변성에 걸릴 확률이 높음
2) 흡연 : 담배를 피우는 사람이 더욱 위험도가 높음
3) 콜레스테롤 : 지질 섭취가 많아 콜레스테롤이 높은 사람이 위험성이 높음
4) 햇빛 노출 : 햇빛 노출이 많으면 노인성 황반변성 위험성 높음
5) 낮은 항산화비타민 : 혈중 항산화비타민 농도가 낮은 사람에게 위험성이 높음

8

C·H·A·P·T·E·R

심폐질환 (Cardioputmonary Disease)

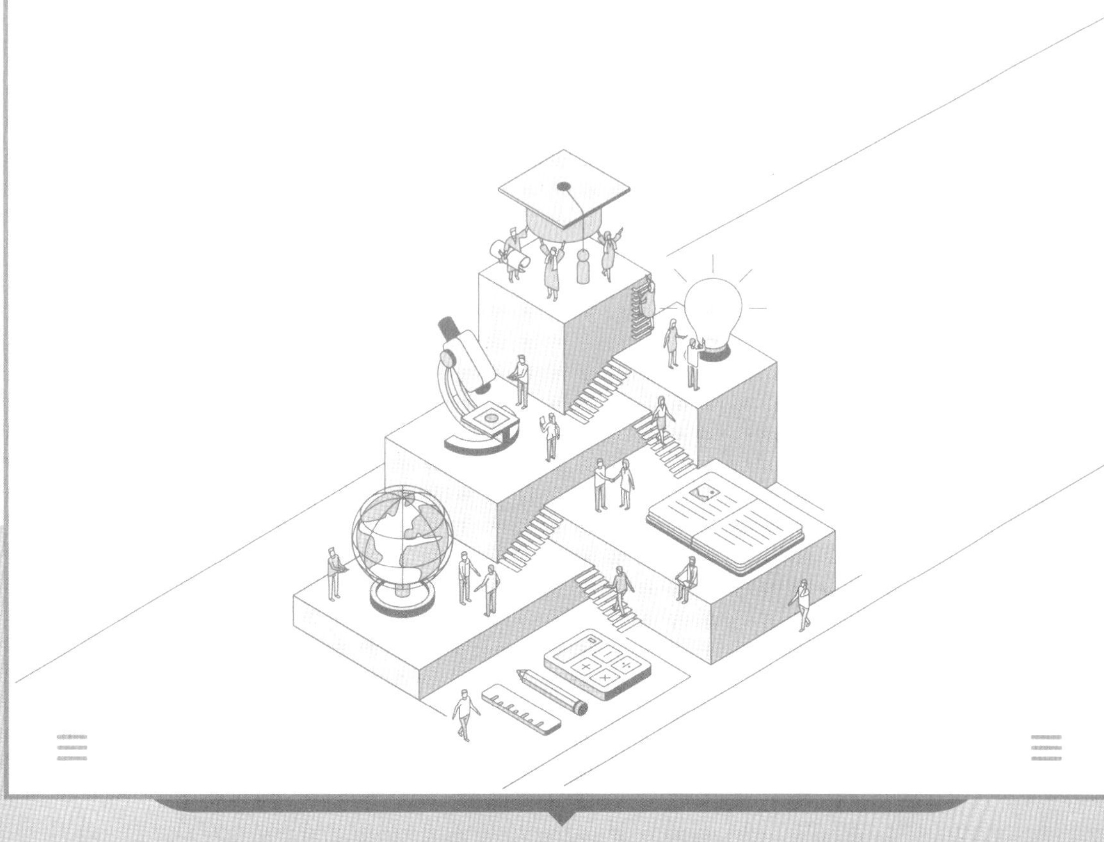

예·상·문·제·풀·이

01

다음 설명에 부합하는 COPD 종류는?

- 담배 또는 오염된 공기가 폐포 조직을 손상시키는 질환이다
- 폐포 손상으로 전체 폐포 면적이 줄어들고, 폐포의 탄력성이 떨어지는 것이 특징이다
- 혈액에 스며드는 산소 양이 현저히 감소하는 질환이다

1) 천식(Asthma)
2) 협심증(angina)
3) 호흡곤란(dyspnea)
4) 폐기종(emphysema)
5) 만성기관지염(chronic bronchitis)

02

다음 중 만성 폐쇄성 폐질환의 범주를 벗어난 질환은?

1) 천식
2) 폐기종
3) 만성 폐기종
4) 만성기관지염
5) 말초기도 질환

문제해설

01 COPD

진행	• 일반적으로 수년에 걸쳐 서서히 진행됨 • 대부분이 비가역적이지만 부분적으로 가역적일 수도 있음 • 결국 기도와 폐 조직이 서서히 손상되어 숨이 차게 됨 • 만성적 기침, 객담배출, 호흡곤란이 나타남
유형	• 만성기관지염 – 기도 점막이 두꺼워져 공기의 흐름을 막음 – 점액 분비가 증가됨 – 정상적인 기도 청소 및 기침 반사에 문제가 발생됨 – 심해질수록 폐 손상이 가중됨 • 폐기종 – 담배 또는 오염된 공기가 폐포 조직을 손상시킴 – 폐포의 탄력성이 떨어짐 – 폐포 손상으로 전체 폐포 면적이 줄어듦 – 혈액에 스며드는 산소 양이 감소됨
원인	• 주요 원인은 흡연임 • 공기 오염도 한 원인이 됨 • 먼지, 연기 등에 노출되면 더 악화됨
증상	• 가래를 동반한 기침 • 호흡기계 감염 • 가벼운 운동에도 숨이 참 • 나중에는 안정 시에도 숨이 참 • 객담 배출, 호흡곤란 등이 주요 증상이 됨

답 4)

02 천식은 만성폐쇄성 폐질환이 아니며 만성 폐쇄성 폐질환으로는 폐기종, 만성 폐기종, 만성기관지염, 말초기도질환이 있다.

답 1)

03

다음 중 MET 량이 가장 큰 활동은?

1) 골프
2) 자루걸레질
3) 정원 손질하기
4) 식사 준비하기
5) 침대보 정리하기

04

만성폐쇄성폐질(COPD) 환자의 호흡훈련으로 옳은 것은?

1) 흉식호흡을 주로 훈련한다
2) 들숨을 날숨보다 길게 한다
3) 날숨 시 입을 크게 벌리고 빠르게 호흡한다
4) 호흡이 힘들 때는 몸을 앞으로 숙이도록 한다
5) 습도가 높으면 안 되므로 건조한 환경을 유지해야 한다

05

다음 사례에 해당하는 에너지보존 테크닉은?

- 낮은 곳에 있는 물건을 들어 올릴 때는 무릎을 이용하고, 등을 곧게 유지하라
- 가능하다면 일은 앉아서 하라

1) 조직화
2) 시작하는 방법
3) 신체 역학 사용
4) 태도와 감정 조절
5) 일의 페이스 유지

문제해설

03
- 정원 손질하기는 4~4.9MET
- 침대보 정리하기와 자루걸레질은 3~3.9MET
- 식사 준비하기 골프는 2~2.9MET이다.

답 3)

04 가로막(복식)호흡을 실시하며 들숨보다 날숨을 2배 이상 길게 하여 근육을 이완시킨다. 들숨 시 입술을 모으고 나팔 불듯이 천천히 내쉬어 저항을 감소시킨다. 또한 적절한 습도와 온도를 유지한다.

답 4)

05 에너지보존 테크닉 사례 : RA

태도와 감정 (attitudes and emotion)	• 스트레스 상황을 스스로 제거하라. • 긴장감을 만드는 것에 집중하지 않도록 하라. • 눈을 감고 즐거운 장소와 생각들을 시각화하라.
신체 역학 (body mechanics)	• 낮은 곳에 있는 물건을 들어 올릴 때는 무릎을 이용하며, 등을 곧게 유지하라. • 뻗기(reach)를 피하라(reacher 사용). 스트레칭, 구부리기, 옮기기, 오르기(climbing) 등을 피하라. 만약 구부리게 된다면 등을 곧게 유지하라. • 활동 시 적절한 자세를 유지하라. • 가능하다면 일은 앉아서 하라. • 의자에서 일어날 때 의자 가장자리 앞쪽으로 나와서 일어나라. 발을 바닥에 평평하게 두고 의자 바닥 또는 팔걸이를 이용해 앞으로 기울이면서 다리를 뒤로 밀어 곧게 함으로서 일어나라. • 피곤해지기 전에 먼저 쉬거나 멈추어라.

답 3)

06

다음 활동들과 에너지소비 수준이 가장 유사한 것은?

- 먼지 털기
- 설거지하기
- 식사 준비하기

1) 롤러스케이트 타기
2) 좌변기에서 대변보기
3) 뜨거운 물로 샤워하기
4) 보장구와 목발을 사용해 걷기
5) 앉아서 따뜻한 물로 샤워하기

문제해설

06 해설내용 참조

답 5)

다양한 가사활동 및 자조활동 Ⅰ

Explanation

MET level	ADL	IADL
2~3	• 앉아서 스펀지 목욕하기(sponge bath) • 서서하는 스펀지 목욕 • 옷 입기와 벗기 • 앉아서 따뜻한 물로 샤워하기 • 2~3mph로 걷기 • 1.2mph로 휠체어 타기	• 먼지 털기 • 밀가루 반죽(kneading dough) • 작은 용기 씻기(hand washing) • 진공청소기 사용하기 • 식사 준비하기 • 설거지하기 • 골프(golf)
3~4	• 서서 따뜻한 물로 샤워하기 • 좌변기에서 대변보기 • 계단 오르기 : 분당 24피트	• 침대 준비하기(making abed) • 청소(sweeping) • 대걸레로 밀기(mopping) • 정원 관리(gardening)
4~5	• 뜨거운 물로 샤워하기(hot shower) • 침상용 변기(bedpan)로 대변보기 • 성교	• 침대 속(linens) 바꾸기 • 정원활동 – 원예(garden), 갈퀴질(rake), 잡초 뽑기(weed) • 롤러스케이트 타기 • 수영하기 : 분당 20야드
5~6	• 성교 • 계단 오르기 : 분당 30피트	• 평지에서 10mph로 자전거 타기
6~7	• 보장구와 목발을 사용해 걷기	• 수영하기 : 평영(breast stroke) • 스키타기 • 농구 • 5mph로 걷기 • 눈치우기(shovel snow) • 땅파기(spade soil)

07

COPD 환자의 ADL 활동 사례로 타당한 것은?

1) 가능한 수건을 사용하고 목욕가운은 피한다
2) 머리 빗기 시 무거운 빗을 이용하는 것이 좋다
3) 습한 공기는 도움이 되므로 문을 닫고 샤워를 한다
4) 신발을 신을 때는 몸통 구부리기를 피하는 것이 좋다
5) 따뜻한 물은 도움이 되므로 자주 탕을 이용하여 목욕을 한다

문제해설

07 COPD 환자의 ADL

- 뜨거운 습한 공기는 숨쉬기를 어렵게 만들기 때문에 목욕 시 주의해야 함
- 치료사들은 환기 장치를 사용하거나 목욕하는 동안 문을 열어두어 습도를 낮추는 등의 방법으로 환자의 수행을 촉진함
- 샤워하는 동안 의자사용을 추천하고 샤워 후 타월로 닦는 대신에 두꺼운 타월 천으로 된 목욕가운을 사용하는 것이 에너지 소비를 줄이는 데 도움이 됨
- 지지되지 않은 상지 활동은 COPD 환자에게 매우 피로감을 주기 때문에 머리 빗기나 면도와 같은 상지 활동을 하는 동안 그들의 팔을 지지하는 방법을 교육시키는 것이 중요함
- 신발을 신거나 바지를 입기 위해 몸통을 구부리는 것은 숨참의 중요한 원인이 되므로 탄력성 있는 신발 끈, 긴 손잡이를 가진 구둣주걱, 헐거운 바지를 입는 데 보조하기 위한 리처(reacher)의 사용이 도움을 줌

답 4)

08

다음 중 2.0~3.0 MET에 해당하는 일상생활활동은?

1) 배변활동
2) 먹기
3) 침대에서 의자 이동
4) 탈의
5) 손 씻기

08 MET-ADL

- 1－2 : eating, seated, bed to chair transfer, washing face and hands, brushing hair
- 2－3 : dressing and undressing, seated warm shower, walking 3.2~4.8 km/h wheelchair propulsion 1.93km/h
- 3－4 : standing shower, bowel movement on toilet, climbing stair at 7.3m/min
- 4－5 : hot shower, sexual intercourse, bowel movement on bedpan
- 5－6 : walking up stair at 9.1m/min
- 6－7 : walking with braces and crutches

답 4)

09

다음 중 에너지 소비가 가장 많은 활동은?

1) 목욕하기
2) 바닥 쓸기
3) 접시 닦기
4) 침대 정리하기
5) 옷 입기 및 벗기

09 해설내용 참조

답 1)

10

심장 질환을 지닌 50대 여성에게 뜨개질 수준의 활동이 허락되었다. 같은 수준의 운동은?

1) 요가
2) 소프트볼
3) 보통 속도로 걷기
4) 가벼운 자전거 타기
5) 말 타고 천천히 걷기

문제해설

10 해설내용 참조

답 5)

에너지 소비

Explanation

MET level	가사활동	레저 및 직업 활동	운동 및 스포츠
1.0~2.5METs	• 바닥 쓸기 • 먼지 털기 • 다림질 • 음식 나르기 • 테이블 준비하기 • 뜨개질(knitting, crocheting) • 물건 치우기 • 침대 만들기 • 잔디 깎기를 타고 잔디정리하기 • 성활동(sexual activity) • 옷입기, 옷벗기 • 잠자기 • TV 보기 • 설거지하기 • 전구 갈아끼기	• 전기 보트타기 • 배에서 낚시하기 • 펌프질하기(pumping gas) • 타자치기, 컴퓨터 사용 • 가벼운 사무실 활동(앉음) • 카드놀이(앉음) • 보드게임 • 피아노 및 오르간 연주 • 트렉터 운전하기 • 전기 미싱 사용하기 • 자동차 또는 트럭 운전 • 학습/독서/글쓰기(앉아있기) • 카지노 게임(서서함) • 줄서기(standing in line)	• 천천히 걷기 • 야구공 또는 축구공 받기 • 말 등에 타기(walking)
2.6~4.0METs	• 아이 돌보기(목욕 및 치장) • 아동과 걷기/달리기/놀이하기 • 일반적인 가사일하기 • 창고 및 보행로 쓸기 • 잔디 긁기(raking) • 걷기 또는 15파운드 나르기	• 말발굽 달기(pitching) • 자동차 경정비(가정 내) • 관목 및 묘목 심기 • 드럼 연주하기 • 전기 및 배관 작업(가정 내) • 작은 농장 동물에게 사료주기 • 가벼운 박스 서서 포장하기 • 서서 바텐더 일하기 • 마당 걸으면서 정리하기	• 매우 가벼운 정적(고정된) 자전거 타기 • 가벼운 물건 옮기기 • 스트레칭, 요가 • 카트를 이용해 골프하기 • 전동 눈 자동차(snowmobiling) 타기 • 중도의 속도로 걷기 • 수중 에어로빅하기

11

호흡계 질환을 가지고 있는 환자가 피해야 하는 활동은?

1) 종이접기 활동
2) 천을 꿰매 간이지갑 만들기
3) 철사를 이용하여 장식품 만들기
4) 줄에 구슬을 끼워 액세서리 만들기
5) 나무를 톱으로 자르며 의자 만들기

12

심장근육의 산소요구도를 증가시키는 활동은?

1) 등척성 운동
2) 저항 없는 활동
3) 속도가 느린 활동
4) 작은 근육을 활용한 활동
5) 낮은 습도의 환경에서의 활동

13

심장 질환을 지닌 홍씨는 4~5METs 정도 수준의 활동을 목표로 하고 있다. 이에 부합하는 활동은?

1) 골프하기
2) 창문 닦기
3) 옷 입고 벗기
4) 앉아서 스펀지로 샤워하기
5) 밀가루 반죽하기

14

다음 중 에너지 소비가 가장 낮은 수준의 활동은?

1) 낚시하기
2) 수영하기
3) 정원의 잡초뽑기
4) 침대보 정리하기
5) 속옷 손빨래하기

문제해설

11 호흡계 질환을 가지고 있는 환자의 경우 분진이 발생하는 목공예, 직조물이 날리는 섬유공예는 피해야 함

답 5)

12 산소요구도를 증가시키는 활동

- 저항이 주어지는 활동
- 속도가 빠른 활동
- 큰 근육을 활용한 활동
- 높은 습도의 환경에서의 활동
- 팔을 위로 올리는 활동

답 1)

13 창문 닦기는 4~5METs에 할 수 있는 활동이며 그 외의 활동은 2~3METㅇ이다.

답 2)

14 속옷 손빨래하기 – 2~3METs, 낚시하기 – 5~6METs, 정원의 잡초 뽑기 – 4~5METs, 수영하기 – 6~7METs, 침대보 정리하기 – 3~4METs이므로 속옷 손빨래하기가 가장 무리가 가지 않는 적합한 활동이다.

답 5)

15

식사하기, 손바느질, 뜨개질, 침대에서 의자로 옮겨 앉기와 같은 활동의 수준은?

1) 1~2MET
2) 2~3MET
3) 3~4MET
4) 4~5MET
5) 5~6MET

16

다음 중 에너지 소비가 가장 큰 활동은?

1) 농구하기
2) 골프하기
3) 설거지하기
4) 정원활동 참여하기
5) 대걸레로 바닥 닦기

17

다음 설명에 부합하는 심장질환은?

- 심장근육질환으로 심장이 충분히 펌핑(pumping)을 하지 못해 폐나 몸으로 체액이 되돌아오는 증상임
- 호흡곤란, 피로, 소변량 감소 등이 나타남

1) 심근경색(MI)
2) 협심증(angina)
3) 중증근무력증(MG)
4) 다발성 경화증(MS)
5) 울혈성 심부전증(congestive heart failure)

문제해설

15

1~2	식사하기, 침대에서 의자로 옮겨 앉기, 머리 빗기, 세면하기, 손바느질, 뜨개질, 바닥청소
2~3	스펀지를 이용하여 목욕하기, 옷 입고 벗기, 따듯한 물로 샤워하기, 먼지털기, 밀가루 반죽하기, 손빨래하기, 진공청소기로 청소하기, 설거지하기
3~4	변기에 앉아 대변보기, 침대보정리하기, 정원 손질하기
4~5	뜨거운 물로 샤워하기, 침상변기를 사용한 배변활동, 침대보 교환하기, 정원의 잡초뽑기
5~6	성교, 평지에서 빠르게 자전거 타기

답 1)

16 MET

2~3	• 설거지하기 • 골프(golf)
3~4	• 대걸레로 밀기(mopping)
4~5	• 정원활동 – 원예(garden) – 갈퀴질(rake) – 잡초 뽑기(weed)
6~7	• 수영하기 : 평영(breast stroke) • 농구

답 1)

17 위 설명은 울혈성 심부전에 대한 설명으로 함요부종, 호흡곤란, 피로, 소변량 감소 등 증상을 보이며 이뇨제를 투여하거나 나트륨과 수분섭취량을 제한하면서 조치를 취한다.

답 5)

근골격계작업치료

18

다음 활동들에 필요한 에너지 소비 수준(MET)은?

• 손바느질하기 • 재봉틀 사용하기
• 그림 그리기 • 뜨개질하기

1) 1～2
2) 3～4
3) 5～6
4) 1 이하
5) 6 이상

문제해설

18 해설내용 참조

답 1)

다양한 가사활동 및 자조활동 I

Explanation

MET level	ADL	IADL
1～2	• 앉아서 식사하기 • 침대에서 의자로 이동하기 • 세안 및 세수하기 • 머리 빗기 • 1mph로 걷기	• 손바느질 • 재봉틀 사용 • 바닥 쓸기(sweeping floor) • 오토메틱 자동차 운전 • 그림 그리기(drawing) • 뜨개질
2～3	• 앉아서 스펀지 목욕하기(sponge bath) • 서서하는 스펀지 목욕 • 옷 입기와 벗기 • 앉아서 따뜻한 물로 샤워하기 • 2～3mph로 걷기 • 1.2mph로 휠체어 타기	• 먼지털기 • 밀가루 반죽(kneading dough) • 작은 용기 씻기(hand washing) • 진공청소기 사용하기 • 식사 준비하기 • 설거지하기 • 골프(golf)
3～4	• 서서 따뜻한 물로 샤워하기 • 좌변기에서 대변보기 • 계단 오르기 : 분당 24피트	• 침대 준비하기(making abed) • 청소(sweeping) • 대걸레로 밀기(mopping) • 정원 관리(gardening)

19

Basal Metabolic Equivalent(MET)가 가장 많은 활동은?

1) 창닦기
2) 바닥쓸기
3) 먼지털기
4) 코바늘뜨기
5) 침대정리하기

20

30대 김경환씨는 5일 전 심장수술을 받고, ICU로 옮겨져 집중치료를 받고 있다. 진료기록에는 MET가 최대 2 정도가 되어야 환자가 안전하게 활동이 가능하다고 되어있다. 어떤 기본적인 일상생활활동이 안전한 MET수준인가?

1) 계단 오르기 및 성교활동
2) 침대에 앉아서 감독하게 옷입기
3) 욕실에 앉아서 얼굴세안 및 머리 빗기
4) 침대에서 욕실로 1명의 최소도움으로 걷기
5) 좌변기에서 대변보기, 서서 따뜻한 물로 샤워하기

21

다음 사례에서 수행 가능한 최대 대사상당량(MET)은?

- 아침에 일어난지 몇 시간 되지 않았을 때 또는 감정적 스트레스 상태에 있을 때, 날이 춥거나 바람 부는 날 빠른 속도로 걷거나 계단 오르기, 언덕 오르기, 식사 후 걷거나 계단 오르기와 같은 활동은 수행하기 어려움
- 휴식 시에는 불편함이 없으나, 일상적인 활동 시 피로, 심장의 두근거림, 호흡곤란, 협심증이 나타날 수 있음

1) 1
2) 2
3) 3
4) 4
5) 5

문제해설

19
- 창닦기 : 4.0 MET 이상
- 바닥쓸기, 먼지털기, 코바늘뜨기, 침대정리하기 : 1.0~2.5

답 1)

20 다음 환자는 MET 1~2수준이 안전한 수준이다.
- MET 1~2 수준의 ADL
  - 앉아서 식사하기
  - 침대에서 의자로 이동하기
  - 세안 및 세수하기
  - 머리 빗기
  - 1mph로 걷기

답 3)

21
- 심혈관계 장애 2단계에 해당함
- 1단계 : 7 MET 이하 수행가능
- 2단계 : 5 MET 이하
- 3단계 : 2 MET 이하
- 4단계 : 1 MET 이하

답 5)

22

다음 중 3MET 수준의 에너지가 소모되는 활동은?

1) 스키
2) 농구
3) 골프
4) 수영의 평영
5) 목발로 걷기

23

다음 ADL 중 에너지 소비량이 가장 큰 활동은?

1) 머리 빗기
2) 앉아서 식사하기
3) 세안 및 세수하기
4) 침대에서 의자로 이동하기
5) 앉아서 스펀지 목욕하기

24

1MET의 기준으로 옳은 것은?

1) 체중 1kg당 35ml의 산소 소비
2) 체중 1kg당 3.5ml의 산소 소비
3) 체중 10kg당 35ml의 산소 소비
4) 체중 1kg당 0.35ml의 산소 소비
5) 체중 10kg당 3.5ml의 산소 소비

25

심장 질환을 지닌 50대 여성은 가벼운 가사활동을 하고자 한다. 다음 중 가장 심장에 부담이 되는 환경은?

1) 혼자 일하는 환경
2) 밝은 실내의 환경
3) 습도가 높은 환경
4) 앉아서 일하는 환경
5) 주변에 다양한 무늬가 있는 환경

문제해설

22 1) 스키 : 6~7MET의 운동
2) 농구 : 6~7MET의 운동
3) 골프 : 2~3MET의 운동
4) 수영의 평영 : 6~7MET의 운동
5) 목발로 걷기 : 6~7MET의 운동

답 3)

23 앉아서 스펀지 목욕하기는 2~3MET이다. 나머지 활동들은 모두 1~2MET이다.

답 5)

24 1MET는 체중 1kg당 소비되는 산소량이 3.5ml를 의미한다. 즉 기초 에너지 소비수준을 의미한다.

답 2)

25 심장에 무리를 주는 작업 환경
- 너무 춥거나 더운 환경
- 높은 습도의 환경
- 공기 오염이 있는 환경

답 3)

26

울혈성심부전(Congestive Heart Failure)의 초기 증상은?

1) 혈변
2) 구토
3) 이통
4) 식욕 증가
5) 갑작스런 체중 증가

27

좌변기에서 대변보기 수준의 에너지 소비가 필요한 활동은?

1) 청소(sweeping)
2) 설거지하기
3) 식사 준비하기
4) 진공청소기 사용하기
5) 밀가루 도우(dough) 만들기

28

요통 환자의 근육 연축(spasm)을 완화하기 위해 냉과 열을 사용하려고 한다. 올바른 설명은?

1) 하루 1회 이상은 사용하지 않는다
2) 열은 효과적이지만 냉은 효과가 없다
3) 냉은 매우 짧게 순간적으로 사용해야 한다
4) 냉과 열 모두 20분 이상은 적용하지 않는다
5) 열은 10분 정도 사용하며, 냉은 30분 이상 사용해야 한다

29

COPD의 주요 원인은?

1) 온도
2) 습도
3) 공기
4) 외상
5) 결핵

문제해설

26 울혈성심부전의 증상

갑작스런 체중증가, 마른기침, 부종, 숨찬 느낌, 식욕 부족 등

답 5)

27

3~4 MET	• 서서 따뜻한 물로 샤워하기 • 좌변기에서 대변보기 • 계단 오르기 : 분당 24피트
	• 침대 준비하기(making abed) • 청소(sweeping) • 대걸레로 밀기(mopping) • 정원 관리(gardening)

답 1)

28

얼음과 열을 사용	• 얼음과 열 모두 통증과 근육 연축(spasm) 감소에 효과적임 • 보통 얼음(ice)이 열(heat)보다 더 효과적임 • 보통 열을 10분 정도 사용한 다음 얼음을 10분 정도 사용함
주의할 점	• 휴식 시 얼음과 열을 사용함 (잠자거나 앉은 상태에서는 사용하지 않음) • 20분 이상 적용하지 말 것 • 통증이 있을 때 하루 3~5회 정도 반복함

답 4)

29 오염된 공기, 흡연, 먼지 등이 주요 원인이 된다.

답 3)

근골격계작업치료

30

다음 보기와 가장 관계 깊은 질환은?

- 호흡곤란이 발생한다
- 폐기종이 원인이 된다
- 장기간의 기침이 특징이다

1) TBI
2) SCI
3) LBP
4) CVA
5) COPD

문제해설

30 만성폐쇄성폐질환(COPD : chronic obstructive pulmonary disease)

- 원인에 관계없이 장기간 기침, 담(sputum) 분비 및 호흡곤란을 호소함
- 주요 원인
  - 만성기관지염, 폐기종(pulmonary emphysema) 및 기관지천식(bronchial asthma)
  - 원인, 증상, 치료에 있어서 근본적으로 구분하기 어렵기 때문에 통칭해서 COPD라 함

답 5)

COPD

Explanation

1. 만성폐쇄성폐질환(COPD : Chronic Obstructive Pulmonary Disease)

1) 원인에 관계없이 장기간 기침, 담(sputum) 분비 및 호흡곤란을 호소함
2) 주요 원인
   (1) 만성기관지염, 폐기종(pulmonary emphysema) 및 기관지천식(bronchial asthma)
   (2) 원인, 증상, 치료에 있어서 근본적으로 구분하기 어렵기 때문에 통칭해서 COPD라 함

2. 에너지 보존

1) **진행 및 에너지 소비**(progression and energy cost)
   (1) 에너지 소비 활동과 그것에 영향을 미치는 요소
      ① 안전한 활동의 진행을 이끄는 요소
      ② 산소 소모(oxygen consumption)
         - 필요한 에너지의 양을 알려주는 지표
   (2) 1MET(basal metabolic equivalent)의 정의
      ① 침대에 편하게 누운 상태
      ② 체중 1kg당(per) 최소 산소 소비량
      ③ 대략 1kg당 3.5ml의 산소 소비
   (3) 활동의 증가 시
      - 산소 소비량도 증가
   (4) 옷 입기는 2.5MET
      - 누워있는 것보다 대충 두 배 이상의 에너지 소모를 의미함

2) **에너지 보존**

(1) 에너지 보존 및 작업 단순화(work simplication)

① 다양한 심폐기능적 요소에 대한 지식이 필요

② 에너지 보존은 개인마다 다르게 적용되어야 함

③ 시간 관리에 대한 계획이 필요

• 에너지 소비가 많은 활동들을 분산시킴

(2) 휴식시간의 제공

(3) 에너지 소비

① 상지의 활동이 하지의 활동보다 더 많은 심혈관 출력이 요구됨

② 서서하는 활동이 앉아서하는 활동보다 더 많은 심혈관 출력이 요구됨

31

55세 남성은 담배가 원인이 되어 폐포 조직의 손상으로 폐에서 혈액으로 스며드는 산소량이 줄어드는 질환을 가지고 있다. 가벼운 운동에도 숨이 차는 이 남성의 질환은?

1) 천식
2) 폐기종
3) 협심증
4) 만성기관지염
5) 울혈성 심부전증

32

호흡기 질환을 가지고 있는 환자의 임상평가 내용 중 가장 중요한 요소는?

1) 감각평가
2) 인지평가
3) 지각평가
4) 기능평가
5) 근력평가

문제해설

31 **만성폐쇄성폐질환**(COPD : chronic obstructive pulmonary disease)

- 진행
  - 일반적으로 수년에 걸쳐 서서히 진행됨
  - 대부분이 비가역적이지만 부분적으로 가역적일 수도 있음
  - 결국 기도와 폐 조직이 서서히 손상되어 숨이 차게 됨
- 유형
  - 만성기관지염
    - 기도 점막이 두꺼워져 공기의 흐름을 막음
    - 점액 분비가 증가됨
    - 정상적인 기도 청소 및 기침 반사에 문제가 발생됨
    - 심해질수록 폐 손상이 가중됨
  - 폐기종
    - 담배 또는 오염된 공기가 폐포 조직을 손상시킴
    - 폐포의 탄력성이 떨어짐
    - 폐포 손상으로 전체 폐포 면적이 줄어듦
    - 혈액에 스며드는 산소 양이 감소됨

답 2)

32 **심폐질환자의 임상평가**

- 임상 평가의 목적
  - 현재 환자의 기능과 제한에 대한 기준 마련을 위해
- 내용
  - HR, BP, 심장 장애의 증세, EKG 등

답 4)

33

다음 중 3~4MET 수준의 에너지 소비가 필요한 활동은?

1) 뜨개질하기
2) 식사준비하기
3) 평영으로 수영하기
4) 좌변기에서 대변보기
5) 평지에서 20km/h로 자전거 타기

34

단위 시간당 산소 요구량이 가장 낮은 활동은?

1) 편자 던지기
2) 드럼 연주하기
3) 오토바이 타기
4) 배에서 낚시하기
5) 집에서 자동차 수리

35

30년 이상 담배를 피어온 65세 남성은 평상시에는 증상이 없다가 계단을 오르거나 활동적인 일을 하면 가슴에 통증이 있고 압박감이 나타난다. 휴식을 하면 증상이 사라지는 이 남성의 문제로 가장 타당한 것은?

1) RA
2) CVA
3) COPD
4) 울혈성심부전
5) 관상동맥질환

36

심부전증 환자가 활동을 끝마치기 전에 쉬는 현상을 보였다면 어떤 문제인가?

1) 근력
2) 근긴장
3) 지구력
4) 활동의 시작
5) 관절가동범위

문제해설

33
- 뜨개질하기 : 1~2MET
- 식사준비하기 : 2~3MET
- 평영으로 수영하기 : 6~7MET
- 평지에서 자전거 타기 : 5~6MET

답 4)

34 1), 2), 3), 5) 2.6~4.6MET
4) 1~2.5MET

답 4)

35 전형적인 협심증의 증상이다. 허혈성 심장질환이 관상동맥에 발생할 경우 나타난다.

답 5)

36 **지구력 증진 방법**
- 시간의 증진
- 반복 횟수의 증진
- 수행 거리의 증진
- 무게의 증진

답 3)

37

다음 활동들 중 에너지 소비가 가장 높은 것은?

1) 손바느질
2) 머리 빗기
3) 설거지하기
4) 1mph로 걷기
5) 앉아서 식사하기

문제해설

37 해설내용 참조

답 3)

다양한 가사활동 및 자조활동의 MET

Explanation

MET level	ADL	IADL
1~2	• 앉아서 식사하기 • 침대에서 의자로 이동하기 • 세안 및 세수하기 • 머리 빗기 • 1mph로 걷기	• 손바느질하기 • 재봉틀 사용하기 • 바닥 쓸기(sweeping floor) • 오토메틱 자동차 운전하기 • 그림 그리기(drawing) • 뜨개질하기
2~3	• 앉아서 스펀지 목욕하기(sponge bath) • 서서하는 스펀지 목욕 • 옷 입기와 벗기 • 앉아서 따뜻한 물로 샤워하기 • 2~3mph로 걷기 • 1.2mph로 휠체어 타기	• 먼지 털기 • 밀가루 반죽(kneading dough)하기 • 작은 용기 씻기(hand washing) • 진공청소기 사용하기 • 식사 준비하기 • 설거지하기 • 골프(golf)
3~4	• 서서 따뜻한 물로 샤워하기 • 좌변기에서 대변보기 • 계단 오르기 : 분당 24피트	• 침대 준비하기(making abed) • 청소(sweeping) • 대걸레로 밀기(mopping) • 정원 관리(gardening)
4~5	• 뜨거운 물로 샤워하기(hot shower) • bedpan에 대변보기 • 성교	• 침대 속(linens) 바꾸기 • 정원활동 − 원예(garden) − 갈퀴질(rake) − 잡초 뽑기(weed) • 롤러스케이트 타기 • 수영하기 : 분당 20야드
5~6	• 성교 • 계단 오르기 : 분당 30피트	• 평지에서 10mph로 자전거 타기
6~7	• 보장구와 목발을 사용해 걷기	• 수영하기 : 평영(breast stroke) • 스키타기 • 농구 • 5mph로 걷기 • 눈치우기(shovel snow) • 땅파기(spade soil)

38

다음 중 에너지 소비가 가장 낮은 활동은?

1) 성교
2) 세수하기
3) 서서 목욕하기
4) 좌변기에서 대변보기
5) 보장구와 목발 이용해 걷기

39

다음 활동들 중 에너지 소비가 가장 큰 활동은 무엇인가?

1) 설거지하기
2) 뜨개질하기
3) 원예활동하기
4) 롤러스케이트 타기
5) 평영으로 수영하기

40

다음 보기의 활동들은 비슷한 에너지를 소모한다. 예상되는 에너지 소비량은?

- 세수하기
- 앉아서 식사하기
- 머리 빗기

1) 1∼2MET
2) 2∼3MET
3) 3∼4EMT
4) 4∼5MET
5) 5∼6MET

41

다음 활동 중 에너지 소비가 가장 많은 활동은?

1) 대걸레로 바닥밀기
2) 성교활동 수행하기
3) 정원에서 잡초 뽑기
4) 좌변기에서 대변보기
5) 보장구를 착용하고 걷기

문제해설

38 해설내용 참조

답 2)

39 해설내용 참조

답 5)

40 해설내용 참조

답 1)

41 해설내용 참조

답 5)

42

다음은 심혈관 관련 약물들의 조합이다. 공통적인 효과는?

- Aspirin
- Heparin
- Comadin(warfarin)

1) 혈압 감하
2) 부종 감소
3) 혈관 확장
4) 혈액응고 예방
5) 혈관 이완 및 통증완화

문제해설

42 해설내용 참조

답 4)

심혈관 관련 약물

Explanation

분류(category)	약물명(common name)	사용 목적(purpose)	부작용(side effect)
이뇨제 (diuretic)	• Lasix • Dyazid • HCTZ	• BP를 낮춰줌 • 부종을 감소시킴	• 기립성 저혈압 • 탈수증(dehydration) • 근육 스파즘(spasm)
혈관확장제 (vasodilator)	• Hydralazine • Captopril	• BP를 낮춰줌 • CHF를 조절함	• 빈맥(tachycardia) • 기립성 저혈압 • 심계항진(palpitation)
강심배당체 (cardiac glycoside)	• Digoxin • Lanoxin	• HR을 낮춰줌 • 심실의 HR를 조절함	• 식욕부진(anorexia) • 오심(nausea) • 구토(vomiting) • 복부 경련(cramp)
항응고제 (anticoagulation)	• Comadin(warfarin) • Heparin • Aspirin • Persantine	• 혈액 응고(clot)를 예방	• 출혈(hemorrhage) • 오심(nausea) • 구토(vomiting)
항부정맥제 (antiarrhythmic)	• Procainamide • Amiodarone • Sotalo	• 불규칙한 심박동을 교정 • 심박동수를 느리게 또는 빠르게 만듦	• 심실부정맥을 악화시킴 • 서맥(bradycardia)
베타 차단제 (beta blocker)	• Propranolol(Inderal) • Atenolo(Tenormin) • 기타 "olo"로 끝나는 약물들	• BP를 낮춰줌 • 협심증을 조절함 • CHF를 조절함	• 발기불능(impotence) • 허약함(weakness) • 심부전(heart failure)
칼슘채널 차단제 (calcium channel blocker)	• Diltiazem(Cardizem) • Verapamil(Isoptin, Calan)	• 고혈압을 조절함 • 협심증을 조절함 • 혈관을 확장시킴 • HR을 느리게 함	• 기립성 저혈압 • 동정지(sinus pause) • AV block • 심부전

43

다음 중 심장판막 질환을 지닌 환자들의 일반적 증상으로 보기 어려운 것은?

1) 흉통
2) 피로
3) 서맥
4) 현기증
5) 호흡곤란

44

중증 심장질환자에게 가장 많은 에너지가 요구되는 활동은?

1) 성교
2) 옷 벗기
3) 옷 입기
4) 식사하기
5) 세수하기

45

다음 중 좌변기에서 대변보기보다 높은 에너지 소모가 필요한 활동은?

1) 성생활
2) 식사 준비
3) 바닥 쓸기
4) 밀가루 반죽
5) 서서 샤워하기

46

다음 중 에너지 소모가 가장 큰 활동은?

1) 식사 준비
2) 좌변기에서 대변보기
3) 서서 따뜻한 물 샤워
4) 침대의 덮개(linen) 교체
5) 침대용 변기(bedpan)에서 대변보기

문제해설

43 판막질환을 가진 환자들의 대표적 증상

- 피로감
- 호흡곤란
- 맥박이 불규칙함 : 빨라지는 부정맥
- 현기증
- 실신
- 운동 시 흉통

답 3)

44 해설내용 참조

답 1)

45 해설내용 참조

답 1)

46 해설내용 참조

답 5)

47

심장질환이 있는 환자에게 아래와 같은 증상이 있었다. 이 환자의 MET 수준은?

> 독서, 음악청취, 컴퓨터작업, 당구, 피아노 연주 등은 가능하지만, 지나치게 빨리 걷기, 달리기, 배드민턴 등은 삼가야 한다

1) 1～1.5
2) 3～3.5
3) 5～5.5
4) 6～6.5
5) 8～8.5

문제해설

47 해설내용 참조

답 1)

자조활동과 가사활동의 MET

Explanation

MET 수준	자조활동(self care)	보행 및 가사활동
1.2	• 앉아서 식사하기	• 손바느질
1.5		• 재봉틀의 사용 • 바닥 쓸기
1.65	• 이동 : 침대에서 의자로 이동	
2	• 세안, 세수, 머리 빗기	
2.5	• 앉아서 실시하는 스펀지 목욕 • 서서하는 스펀지 목욕 • 옷 입기 및 벗기	• 먼지 털기 활동 • 밀가루 반죽(kneading dough)하기 • 작은 물건을 손으로 씻기
2.6		• 진공청소기 사용하기
3.0	• 앉아서 따뜻한 물로 샤워하기	• 식사 준비하기
3.5	• 서서 따뜻한 물로 샤워하기	• 계단 오르기 : 분당 24 피트로
3.6	• 좌변기에서 대변보기	
3.9		• 침대 준비하기(잠자리 준비)
4.2	• 뜨거운 물로 샤워(hot shower)하기	
4.4		• 침대의 덮개(linen) 교체하기
4.7	• 침대용 변기(bedpan)에서 대변보기	
5.0	• 성 생활(sexual intercourse)하기	• 계단 오르기 : 분당 30 피트로

48

심근경색이 있는 환자가 테이블에 앉아 카드를 하고 있다. 이 환자의 활동은 몇 MET인가?

1) 0.5MET
2) 2MET
3) 3MET
4) 4MET
5) 5MET

49

에너지 소모가 있는 활동 중 MET 수준이 다른 활동은?

1) 다림질
2) 피아노 연주
3) 수중 에어로빅
4) 배에서 낚시하기
5) 야구공 또는 축구공 받기

50

심장질환을 가진 60세 여성에게 허용되는 활동 수준은 3MET 이하이다. 피해야 하는 활동은?

1) 옷 입기
2) 식사준비
3) 재봉틀 사용
4) 손바느질하기
5) 서서 샤워하기

51

자동차 운전은 약 1~1.5MET의 에너지가 소비된다. 더 높은 에너지 소비가 필요한 활동은?

1) 설거지
2) 다림질하기
3) 드럼 연주하기
4) 배에서 낚시하기
5) 피아노 연주하기

문제해설

48 해설내용 참조

답 2)

49 해설내용 참조

답 3)

50 해설내용 참조

답 5)

51 해설내용 참조

답 3)

52

다음 중 4~6 MET 수준의 에너지 소비가 필요한 활동은?

1) 목공
2) 요가
3) 설거지
4) 드럼 연주
5) 아이 목욕시키기

문제해설

52 해설내용 참조

답 1)

다양한 활동들과 MET

Explanation

	가사활동	레저 및 직업 활동	운동 및 스포츠
1~2.5MET	• 바닥 쓸기 • 먼지 털기 • 다림질 • 음식 나르기 • 테이블 준비 • 뜨개질(knitting, crocheting) • 물건 치우기 • 침대 만들기 • 잔디 깎기를 타고 잔디정리 • 성적활동(sexual activity) • 옷입기, 벗기 • 잠자기 • TV 보기 • 설거지 • 전구 갈아끼기	• 전기 보트타기 • 배에서 낚시하기 • 펌프질하기(pumping gas) • 타자치기, 컴퓨터 사용 • 가벼운 사무실 활동(앉음) • 카드놀이(앉음) • 보드게임 • 피아노 및 오르간 연주 • 트렉트 운전하기 • 전기 미싱 • 자동차 또는 트럭 운전 • 학습/독서/글쓰기(앉아있기) • 카지노 게임(서서함) • 줄서기(standing in line)	• 천천히 걷기 • 야구공 또는 축구공 받기 • 말 등에 타기(walking)
2.6~4MET	• 아이 돌보기(목욕 및 치장) • 아동과 걷기, 달리기, 놀기 • 일반적인 가사일 • 창고 및 보행로 쓸기 • 잔디 긁기(raking) • 걷기 및 15파운드 나르기	• 말발굽 달기(pitching) • 자동차 경정비(가정 내) • 관목 및 묘목 심기 • 드럼 연주 • 전기 및 배관 작업(가정 내) • 작은 농장 동물에게 사료주기 • 가벼운 박스 서서 포장하기 • 서서 바텐더 일하기 • 마당 걸으면서 정리하기	• 매우 가벼운 정적 자전거 • 가벼운 것 옮기기 • 스트레칭, 요가 • 카트를 이용한 골프 • 전동 눈 자동차(snowmobiling) • 중도의 속도로 걷기 • 수중 에어로빅
4~6MET	• 대부분의 집안청소 • 가구 이동 • 무릎 꿇고 하는 바닥 걸레질 • 배수구(gutter) 청소 • 집 외부의 페인트칠 • 집안의 도배 및 페인트칠 • 잡초제거 또는 경작	• 카펫 또는 타일 깔기 • 느린 장작패기 • 농장일(가축에게 사료주기) • 실외에서 목수일 하기 • 목수일 : 표면 정교히 만들기 • 일반적 사냥 • 무거운 물건 적재하기 • 무거운 물건 나르기 • 지붕 공사(roofing)	• 일반적인 체조(calisthenics) • 림에 공 던지기(shooting hoop) • 골프(클럽을 지닌 상태) • 소프트볼(빠르게 또는 느리게 던지기) • 낮은 강도의 운동(aerobic) • Dodge ball(hopscotch) • 자전거(10~11.9mph)

53

폐기능 손상 환자의 휴식 시 자세로 옳은 것은?

1) 엎드려 고개를 돌려 쉰다
2) 머리를 들고 가슴을 팽창시킨다
3) 서 있을 경우 앞으로 구부리고 있다
4) 수분이 높고 온도가 높은 곳에서 엎드린다
5) 앉을 때 테이블 위에 손을 올리고 상체를 기댄다

문제해설

53 흡기와 호기
- 흡기
  - 호흡근과 관련 근육의 수축이 일어남
  - 가슴 부위가 전방으로 상승하며 흉곽 하부가 측면으로 확장됨
  - 좋은 자세
    - 머리를 들고 가슴을 전방으로 확대한 자세
- 호기
  - 평상시 호기는 호흡근의 근 수축 없이 일어남
  - 힘을 주어 호기할 경우
    - 호흡근 및 복부의 근육들이 수축함

답 2)

흡기와 호기

Explanation

1. 흡기와 호기

1) **흡기**
   (1) 호흡근과 관련 근육의 수축이 일어남
   (2) 가슴 부위가 전방으로 상승하며 흉곽 하부가 측면으로 확장됨
   (3) 좋은 자세
   - 머리를 들고 가슴을 전방으로 확대한 자세

2) **호기**
   (1) 평상시 호기는 호흡근의 근 수축 없이 일어남
   (2) 힘을 주어 호기할 경우
   - 호흡근 및 복부의 근육들이 수축함

2. 심폐질환자의 보상 방법

1) 서있는 것이 앉아있는 것보다 더 많은 에너지를 소모하므로 앉은 자세를 이용함
2) 상지의 사용이 하지의 사용보다 더 많은 심장혈관 유출이 필요
   (1) 하지활동을 늘림
   (2) 극단적인 온도, 높은 수분, 오염은 심장에 부담이 되므로 피함
3) 하루에 대한 계획
   (1) 능동적으로 계획
   (2) 쉬운 일과 어려운 일을 섞어 계획
   (3) 휴식을 계획

4) 산소 요구도를 증가시키는 6가지 요소
   (1) 속도 증가
   (2) 저항 증가
   (3) 큰 근육의 사용
   (4) 몸통 근육의 사용
   (5) 한 팔을 올리기
   (6) 등척성 활동

54

드럼 연주 활동과 다른 범주의 에너지 소모 활동은?

1) 관목 및 묘목 심기
2) 마당을 걸으면서 정리하기
3) 목발을 이용해 계단 오르기
4) 작은 농장동물에게 사료주기
5) 가벼운 박스를 서서 포장하기

55

심폐질환 환자가 퇴원할 때 치료사는 환자에게 4.0MET 이상의 일을 금하도록 교육하였다. 다음 중 이 환자가 금해야 하는 활동은?

1) 성 생활
2) 샤워하기
3) 정원 가꾸기
4) 식사 준비하기
5) 화장실에서 용변보기

56

심근경색 발생 후 3~6일 이내에 시작되어 수개월간 지속되는 심리적 상태는?

1) anger
2) denial
3) depression
4) hallucination
5) phantom pain

문제해설

54 2.6~4MET(레저 및 직업 활동)
- 말발굽 달기(pitching)
- 자동차 경정비(가정 내)
- 관목 및 묘목 심기
- 드럼 연주
- 전기 및 배관 작업(가정 내)
- 작은 농장동물에게 사료주기
- 가벼운 박스를 서서 포장하기
- 서서 바텐더 일하기
- 마당 걸으면서 정리하기

답 3)

55 성생활

5MET의 에너지 소비가 필요함

답 1)

56 심리적 반응
- 부정
- 우울
- 분노
- 타협

답 3)

57

심폐질환자에 대한 올바른 치료방법에 해당하는 것은?

1) 선 자세를 이용한다
2) 활동수준의 지침을 지킨다
3) 하지보다는 상지활동을 늘린다
4) 작은 근육보다 큰 근육을 사용한다
5) 운동 전에 스케줄표를 미리 작성하지 않는다

문제해설

57 해설내용 참조

답 2)

심폐질환자의 보상치료 방법

Explanation

1. 서있는 것이 앉아있는 것보다 더 많은 에너지를 소모하므로 앉은 자세를 이용함
2. 상지의 사용이 하지의 사용보다 더 많은 심장혈관 유출이 필요
   - 하지활동을 늘림
3. 극단적인 온도, 높은 수분, 오염은 심장에 부담이 되므로 피함
4. 하루에 대한 계획
   1) 능동적으로 계획
   2) 쉬운 일과 어려운 일을 섞어 계획
   3) 휴식을 계획
5. 산소 요구도를 증가시키는 6가지 요소
   1) 속도 증가
   2) 저항 증가
   3) 큰 근육의 사용
   4) 몸통 근육의 사용
   5) 한 팔을 올리기
   6) 등척성 활동

58

심장질환을 가진 52세의 여성에게 주치의는 침대 준비(making abed), 바닥 쓸기(sweeping), 대걸레질(mopping), 정원 관리(gardening) 등과 같은 활동은 가능하지만, 잡초 뽑기, 수영, 달리기 등의 활동은 위험하다고 경고했다면 이 여성이 수행해야 하는 에너지 소비의 수준은?

1) 0～1MET
2) 1～2MET
3) 3～4MET
4) 5～6MET
5) 7～8MET

문제해설

58 에너지 소비

	ADL
2～3	• 앉아서 스펀지 목욕하기(sponge bath) • 서서하는 스펀지 목욕 • 옷 입기와 벗기 • 앉아서 따뜻한 물로 샤워하기 • 2～3mph로 걷기 • 1.2mph로 휠체어 타기
3～4	• 서서 따뜻한 물로 샤워하기 • 좌변기에서 대변보기 • 계단 오르기 : 분당 24피트
	IADL
2～3	• 먼지털기 • 밀가루 반죽(kneading dough) • 작은 용기 씻기(hand washing) • 진공청소기 사용하기 • 식사 준비하기 • 설거지하기 • 골프(golf)
3～4	• 침대 준비하기(making abed) • 청소(sweeping) • 대걸레로 밀기(mopping) • 정원 관리(gardening)

답 3)

59

다음 중 심장 판막 질환으로 인한 증상으로 보기 어려운 것은?

1) 피로
2) 현기증
3) 호흡곤란
4) 조조강직
5) 운동 시 흉통

59 증상

• 판막질환의 특징
  - 어느 정도 진행하기 전 까지는 증상이 잘 나타나지 않음
• 대표적 증상
  - 피로감
  - 호흡곤란
  - 맥박이 불규칙함(빨라지는 부정맥)
  - 현기증
  - 실신
  - 운동 시 흉통

답 4)

60

다음 중 대사활동량(MET, metabolic equivalents)이 가장 많은 활동은?

1) 먹기
2) 음식준비
3) 시계 수리
4) 승용차 운전
5) 계단 내려가기

60 1) 먹기 : 1～2MET
2) 음식준비 : 2.5～3.5MET
3) 시계 수리 : 1～2MET
4) 승용차 운전 : 1～2MET
5) 계단 내려가기 : 4～5MET

답 5)

61

다음과 같은 원칙과 가장 거리가 먼 질환은?

- 항상 휴식시간을 포함시킨다
- 장시간으로 한 자세로 있는 것을 피한다
- 가능하면 더 큰 관절과 강한 근육을 이용한다
- 미리 일을 계획하여 일을 급하게 진행하지 않도록 한다

1) 폐질환
2) 운동실조증
3) 길랑-바레증후군
4) 만성 심장질환
5) 진행성 근위축증

62

만성폐쇄성폐질환(COPD : chronic obstructive pulmonary disease)을 앓고 있는 40대 남성에게 보이는 전형적 증상과 거리가 먼 것은?

1) 기도의 점막이 얇아져있다
2) 폐포의 탄력성이 저하되어 있다
3) 폐포의 총면적이 감소되어 있다
4) 기도의 점액분비가 증가되어 있다
5) 비정상적인 기침반사가 나타나고 있다

문제해설

61 일의 단순화와 에너지 보존원칙, 관절보호원칙 등 에너지 분배가 필요한 환자는 류마티스 관절염, 폐질환, 만성심장질환, 진행성 근위축증, 길랑-바레증후군 등이다. 운동실조는 운동기능 장애로 소뇌손상이나 소뇌로 통하는 신경전도로의 손상으로 발생하며 치료는 운동실조의 영향을 조절하기 위한 보상전략을 사용하고 움직임의 협응장애와 불규칙성에 초점을 둔다.

답 2)

62 해설내용 참조

답 1)

COPD

Explanation

만성기관지염	폐기종
• 기도 점막이 두꺼워져 공기의 흐름을 막음 • 점액 분비가 증가됨 • 정상적인 기도 청소 및 기침 반사에 문제가 발생됨 • 심해질수록 폐 손상이 가중됨	• 담배 또는 오염된 공기가 폐포 조직을 손상시킴 • 폐포의 탄력성이 떨어짐 • 폐포 손상으로 전체 폐포 면적이 줄어듦 • 혈액에 스며드는 산소 양이 감소됨

63

다음 보기는 심장질환자에게 처방되는 약물이다. 이 약물들은 어떤 공통적인 효과를 가지고 있다. 무엇인가?

- Warfarin
- Heparin
- Aspirin

1) 진통
2) 소염
3) 알레르기 예방
4) 혈액응고 예방
5) 부교감신경 항진

64

다음 보기의 약물들은 심장질환자에게 일반적으로 처방되는 약물이다. 그 목적으로 타당한 것은?

- Comadin
- Heparin
- Aspirin

1) 통증 감소
2) 염증 제거
3) 부종 감소
4) 혈관 이완
5) 형액응고 예방

문제해설

63 항응고제(anticoagulation)

- Comadin(warfarin)
  - 혈액 응고(clot)를 예방
  - 출혈(hemorrhage)
- Heparin
  - 오심(nausea)
- Aspirin
  - 구토(vomiting)
- Persantine

답 4)

64 해설내용 참조

답 5)

심장관련 약물들

Explanation

분류 (category)	이뇨제 (diuretic)	혈관확장제 (vasodilator)	강심배당체 (cardiac glycoside)	항응고제 (anticoagulation)	항부정맥제 (antiarrhythmic)
약물명 (common name)	• Lasix • Dyazid • HCTZ	• Hydralazine • Captopril	• Digoxin • Lanoxin	• Comadin(warfarin) • Heparin • Aspirin • Persantine	• Procainamide • Amiodarone • Sotalo

65

에너지 소비에 대한 설명으로 옳은 것은?

1) 성교는 2~3MET이다
2) 옷을 입는 활동은 4MET이다
3) 앉아서 목욕하는 것은 4MET이다
4) 1MET란 체중 1kg당 3.5ml의 산소 소비를 말한다
5) 침상에서 휴식을 취할 때 산소 소모는 발생하지 않는다

66

다음 중 가장 낮은 에너지 소비를 요구하는 활동은?

1) 성교
2) 집안청소
3) 원예활동
4) 피아노치기
5) 화장실에서 대변보기

67

심장 질환자가 성교(sexual intercourse) 활동으로 복귀하기 위한 기준은?

1) 5분 동안 1km를 걸어갈 수 있는 경우
2) 1분 이상 숨을 참고 견딜 수 있는 경우
3) 100m 달리기를 20초 내에 달릴 수 있는 경우
4) 1분 동안 2층의 계단을 오르고 내릴 수 있는 경우
5) 20kg의 무게를 1분 동안 20회를 들어 올릴 수 있는 경우

68

다음 작업 중 단위시간당 산소 소비량이 가장 많은 작업은?

1) 대패질
2) 정원 걷기
3) 손가락 그림
4) 재봉틀로 바느질하기
5) 1.5kg 무게의 상자 포장하기

문제해설

65 에너지 소비
- 앉아서 목욕하는 것은 2.5MET이다.
- 성교는 5~6MET이다.
- 옷입기는 2.5MET이다.

답 4)

66 팔꿉관절의 폄근과 어깨관절의 굽힘근이 강화된다.

답 4)

67 심장 질환자의 성교(sexual intercourse)
- 성교 활동의 복귀 기준
  - 1분 동안 2층의 계단을 오르고 내릴 수 있다면 성교 활동의 복귀가 가능함
- 교육
  - 안전한 섹스에 대한 교육이 필요함
- 약물
  - 약물이 ibido에 영향을 미칠 수 있음
  - 전문의와 상담을 통해 조절해야 함

답 4)

68 1) 4.0~6.0MET
2) 2.6~4.0MET
3) 1.0~2.5MET
4) 1.0~2.5MET
5) 2.6~4.0MET

답 1)

69

다음 중 심장 질환자의 혈액응고를 예방하기 위해 사용되는 항응고제와 거리가 먼 것은?

1) Heparin
2) Aspirin
3) Comadin
4) Levodopa
5) Persantine

70

다음 그림과 같은 심장의 문제를 지닌 아동에게 예상되는 병명은?

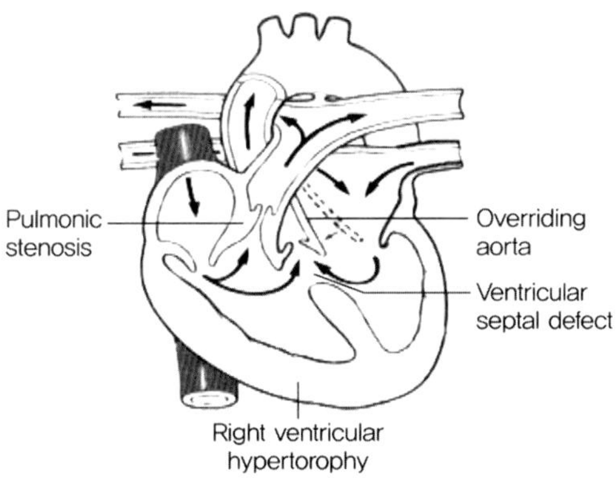

1) VSD
2) ASD
3) TOF
4) TGV
5) TGA

71

벽에 페인팅 작업을 하기에 가장 부적절한 대상은?

1) PD
2) MS
3) SCI
4) THR
5) COPD

문제해설

69

분류 (category)	• 항응고제(anticoagulation)
약물명 (common name)	• Comadin(warfarin) • Heparin • Aspirin • Persantine
사용 목적 (purpose)	• 혈액 응고(clot)를 예방
부작용 (side effect)	• 오심(nausea) • 구토(vomiting) • 출혈(hemorrhage)

답 4)

70 TOF(tetralogy of fallot)

- 발생요인
  - 폐동맥판(pulmonary valve) 또는 대동맥 협착증(artery stenosis)
  - 출생 전에 나타난 VSD
  - 우심실 비대(right ventricular hypertrophy)
  - 심실사이막(ventricular septum)과 대동맥(aorta)의 겹침
- 징후와 증상 : 중심청색증(central cyanosis), 응고 결함(coagulation defects), 손가락과 발가락의 곤봉지(clubbing), 음식섭취 어려움, 번성의 실패 및 호흡장애(dyspnea) 등이 있음

답 3)

71 호흡기계 환자의 활동

- 먼지가 많거나 자극적인 냄새가 있는 질은 피하는 것이 좋음
- 페인트의 자극적인 냄새는 호흡기 환자에게 해로움
- 적은 노력으로 가능한 활동을 선택함
- 시멘트 풀과 같이 먼지가 있는 활동은 금기
- 수공예 시 호흡의 문제를 지닌 환자를 위해 먼지가 적은 실을 선택해야 함

답 5)

근골격계작업치료

72

심장 질환을 지닌 남성에게 주치의는 활동 대사량이 4~5MET 수준의 활동을 추천하였다. 해당되는 활동의 조합은?

1) 세안 및 세수하기, 바닥 쓸기
2) 2~3mph로 걷기, 설거지하기
3) 좌변기에서 대변보기, 대걸레로 밀기
4) 보장구와 목발을 사용해 걷기, 스키타기
5) 뜨거운 물로 샤워하기, 롤러스케이트 타기

73

좌변기에서 대변보기 수준과 유사한 에너지 소비가 있는 IADL 활동은?

1) 먼지털기
2) 설거지하기
3) 대걸레질하기
4) 식사 준비하기
5) 진공청소기 사용하기

74

앉아서 카드 놀이하기와 같은 수준의 활동은?

1) 식사
2) 걷기
3) 샤워
4) 상의입기
5) 계단 오르기

문제해설

72 해설내용 참조

답 5)

73 해설내용 참조

답 3)

74 해설내용 참조

답 1)

다양한 활동과 MET

Explanation

1. 1~2.5MET의 활동들

1~2.5MET		
가사활동	레저 및 직업 활동	운동 및 스포츠
• 바닥 쓸기 • 먼지 털기	• 전기 보트타기 • 배에서 낚시하기	• 천천히 걷기 • 야구공 또는 축구공 받기

1~2.5MET		
가사활동	레저 및 직업 활동	운동 및 스포츠
• 다림질 • 음식 나르기 • 테이블 준비 • 뜨개질(knitting, crocheting) • 물건 치우기 • 침대 만들기 • 잔디 깎기를 타고 잔디정리 하기 • 성적활동(sexual activity) • 옷입기, 벗기 • 잠자기 • TV 보기 • 설거지하기 • 전구 갈아끼기	• 펌프질하기(pumping gas) • 타자치기, 컴퓨터 사용 • 가벼운 사무실 활동(앉음) • 카드놀이(앉음) • 보드게임 • 피아노 및 오르간 연주 • 'tractor' 운전 • 전기 미싱 • 자동차 또는 트럭 운전 • 학습/독서/글쓰기(앉아있기) • 카지노 게임(서서함) • 줄서기(standing in line)	• 말 등에 타기(walking)

2. 다양한 가사활동 및 자조활동의 MET

MET level	ADL	IADL
1~2	• 앉아서 식사하기 • 침대에서 의자로 이동하기 • 세안 및 세수하기 • 머리 빗기 • 1mph로 걷기	• 손바느질 • 재봉틀 사용 • 바닥 쓸기(sweeping floor) • 오토메틱 자동차 운전 • 그림 그리기(drawing) • 뜨개질
2~3	• 앉아서 스펀지 목욕하기(sponge bath) • 서서하는 스펀지 목욕 • 옷 입기와 벗기 • 앉아서 따뜻한 물로 샤워하기 • 2~3mph로 걷기 • 1.2mph로 휠체어 타기	• 먼지 털기 • 밀가루 반죽(kneading dough)하기 • 작은 용기 씻기(hand washing) • 진공청소기 사용하기 • 식사 준비하기 • 설거지하기 • 골프(golf)
3~4	• 서서 따뜻한 물로 샤워하기 • 좌변기에서 대변보기 • 계단 오르기 : 분당 24피트	• 침대 준비하기(making abed) • 청소(sweeping) • 대걸레로 밀기(mopping) • 정원 관리(gardening)
4~5	• 뜨거운 물로 샤워하기(hot shower) • 'bedpan'에 대변보기 • 성교	• 침대 속(linens) 바꾸기 • 정원활동 – 원예(garden), 갈퀴질(rake), 잡초 뽑기(weed) • 롤러스케이트 타기 • 수영하기 : 분당 20야드
5~6	• 성교 • 계단 오르기 : 분당 30피트	• 평지에서 10mph로 자전거 타기
6~7	• 보장구와 목발을 사용해 걷기	• 수영하기 : 평영(breast stroke) • 농구하기 • 눈치우기(shovel snow) • 스키타기 • 5mph로 걷기 • 땅파기(spade soil)

75

다음에서 설명하는 COPD의 종류는?

> 담배 또는 오염된 공기가 폐포 조직을 손상시켜 폐포의 탄력성이 저하되며, 전체 폐포 면적이 줄어드는 질환이다.

1) 천식
2) 폐기종
3) 협심증
4) 만성기관지염
5) 울혈성심부전

76

심폐질환자가 성교(sexual intercourse)활동에 복귀할 수 있는 기준은?

1) 1분 동안 1층의 계단을 오르고 내릴 수 있다
2) 1분 동안 2층의 계단을 오르고 내릴 수 있다
3) 2분 동안 1층의 계단을 오르고 내릴 수 있다
4) 2분 동안 2층의 계단을 오르고 내릴 수 있다
5) 3분 동안 3층의 계단을 오르고 내릴 수 있다

77

다음 중 우리 몸의 산소 요구량을 증가시켜 심장 박동수를 증가시키는 요소로 보기 어려운 것은?

1) 저항 증가시키기
2) 상지 들어올리기
3) 손의 내재근 사용하기
4) 체간 근육들 사용하기
5) 등척성(isometric) 운동 수행하기

문제해설

75 COPD의 종류

- 만성기관지염
  - 기도 점막이 두꺼워져 공기의 흐름을 막음
  - 점액 분비가 증가됨
  - 정상적인 기도 청소 및 기침 반사에 문제가 발생됨
  - 심해질수록 폐 손상이 가중됨
- 폐기종
  - 담배 또는 오염된 공기가 폐포 조직을 손상시킴
  - 폐포의 탄력성이 떨어짐
  - 폐포 손상으로 전체 폐포 면적이 줄어듦
  - 혈액에 스며드는 산소 양이 감소됨

답 2)

76 심폐질환자의 성교(sexual intercourse) 활동

- 복귀기준 : 1분 동안 2층의 계단을 오르고 내릴 수 있다면 성교 활동의 복귀가 가능함
- 교육 : 안전한 섹스에 대한 교육이 필요함
- 약물 : 약물이 Libido에 영향을 미칠 수 있음
  - 전문의와 상담을 통해 조절해야 함

답 2)

77 산소 요구량을 증가시키는 6요소

- 심박동수의 증가
- 저항의 증가
- 큰 근육의 사용
- 체간 근육의 사용
- 상지(arm) 들어올리기
- 등척성 활동(isometric work)

답 3)

78

협심증의 증상으로 보기 어려운 것은?

1) 흉통
2) 방사통
3) 호흡곤란
4) 압박감(pressure)
5) 쥐어짬(squeezing)

79

심장질환자인 40대 여성은 책상에 앉아 그림 그리기 활동을 하고 있다. 이 여성의 활동에 필요한 에너지 소모량과 가장 거리가 먼 활동은?

1) 세수하기
2) 설거지하기
3) 옷 입기와 벗기
4) 침대에서 의자로 이동하기
5) 서서 따뜻한 물로 샤워하기

80

2~3MET 수준의의 활동을 수행해야 하는 심장질환자에게 가장 적절한 활동은?

1) 운전하기
2) 상의 옷 입기
3) 하의 옷 입기
4) 식사 준비하기
5) 정원 관리하기

81

가벼운 활동에도 숨이 가빠하는 50세 남성의 의료기록을 확인한 결과 30년 이상의 흡연과 더불어 탄력성 저하를 확인하였다. 의심되는 것은?

1) 결핵
2) 천식
3) 협심증
4) 폐기종
5) 만성기관지염

문제해설

78 협심증의 증상

- 쥐어짬(squeezing)
- 압박감(pressure)
- 가슴을 찌르는 듯한 통증(sharp pain)
- 신체의 다른 부위로 방사되는 통증 – 팔, 등, 목 등

답 3)

79 그림 그리기 활동은 1~2MET이다.

- 세수하기 : 1~2MET
- 설거지하기 : 2~3MET
- 옷 입기와 벗기 : 2~3MET
- 침대에서 의자로 이동하기 : 1~2MET
- 서서 따뜻한 물로 샤워하기 : 3~4MET

답 5)

80 식사 준비하기는 2~3METS 정원 관리하기는 4~5METS 나머진 1~2METS 활동이다.

답 4)

81 폐기종은 담배 또는 오염된 공기를 원인으로 하여 폐포의 탄력성 저하와 손상으로 전체 폐포 면적이 줄어들어 호흡에 어려움을 일으키는 질환이다.

답 4)

82

12세 아동은 특정 상황에 갑작스런 거친 호흡과 기침, 호흡곤란 등이 나타난다. 시간이 지나면서 정상적으로 돌아오지만 다시 같은 상황이 되면 증상이 반복된다. 55세 남성은 장시간 담배를 피워왔다. 이 남성은 심한 기침과 가래가 특징이며, 작은 운동량에도 심한 호흡곤란이 발생하고 있다. 이 아동과 남성의 증상에 부합하는 질환은?

1) 아동과 남성 모두 COPD이다
2) 아동은 폐렴이며, 남성은 천식이다
3) 아동은 COPD이며, 남성은 천식이다
4) 아동은 천식이며, 남성은 COPD이다
5) 아동은 COPD이며, 남성은 폐렴이다

문제해설

82 해설내용 참조

답 4)

천식과 COPD

Explanation

1. 천식

1) 기관지의 과민반응
   • 숨을 쉴 때 들어오는 여러 자극물에 의해 기관지가 과민반응을 보임
2) 기관지와 기도에 염증이 생겨 부어오르며 기관지가 좁아짐
   (1) 거친 호흡음, 기침, 호흡곤란 등이 나타남
   (2) 발작처럼 나타남
3) 증상이 호전될 경우
   (1) 거의 정상으로 회복이 됨
   (2) 반복적으로 재발하는 특징을 가짐

2. COPD

1) 가래를 동반한 기침
2) 호흡기계 감염
3) 가벼운 운동에도 숨이 참
4) 나중에는 안정 시에도 숨이 참

83

40대 주부인 K씨는 심장질환을 앓고 있다. 병전 K씨의 취미는 정원 가꾸기였지만 현재 주치의의 권고에 따라 가벼운 정원관리를 빼고는 할 수 없게 되었다. 갈퀴질이나 잡초 뽑기와 같은 힘든 정원일은 할 수 없게 되었지만 실내에서 걸레질이나 바닥 쓸기 정도는 가능한 K씨의 기능과 거리가 먼 활동은?

1) 골프하기
2) 설거지하기
3) 계단 오르기
4) 뜨거운 물로 샤워하기
5) 진공청소기로 청소하기

문제해설

83 해설내용 참조

답 4)

MET와 ADL 활동들

Explanation

MET level	ADL	IADL
2~3	• 앉아서 스펀지 목욕하기(sponge bath) • 서서하는 스펀지 목욕 • 옷 입기와 벗기 • 앉아서 따뜻한 물로 샤워하기 • 2~3mph로 걷기 • 1.2mph로 휠체어 타기	• 먼지털기 • 밀가루 반죽(kneading dough) • 작은 용기 씻기(hand washing) • 진공청소기 사용하기 • 식사 준비하기 • 설거지하기 • 골프(golf)
3~4	• 서서 따뜻한 물로 샤워하기 • 좌변기에서 대변보기 • 계단 오르기 : 분당 24피트	• 침대 준비하기(making abed) • 바닥 쓸기(sweeping) • 대걸레로 밀기(mopping) • 정원 관리(gardening)
4~5	• 뜨거운 물로 샤워하기(hot shower) • bedpan에 대변보기 • 성교	• 침대 속(linens) 바꾸기 • 정원활동 – 원예(garden) – 갈퀴질(rake) – 잡초 뽑기(weed) • 롤러스케이트 타기 • 수영하기 : 분당 20야드

84

대사활동량(MET, metabolic equivalents)이 가장 많은 활동은?

1) 바느질
2) 침대정리
3) 빗자루질
4) 간단한 식사 준비
5) 뜨거운 물로 샤워하기

85

건축현장에서 철거를 전문으로 하는 40대 남성은 최근 힘줄에 염증이 발생하였고, 심한 근육통이 발생하였다. 이 남성을 진단한 주치의는 진동에 장기적으로 노출된 것이 원인이라고 말하고 있다. 이 남성의 진단명으로 가장 타당한 것은?

1) BPI
2) LBP
3) CTS
4) CTD
5) CRPS

문제해설

84 1) 1.2MET
2) 3.6MET
3) 1.5MET
4) 2.6MET
5) 4.2MET

답 5)

85 일의 단순화와 에너지 보존원칙, 관절보호원칙 등 에너지 분배가 필요한 환자는 류마티스 관절염, 폐질환, 만성심장질환, 진행성 근위축증, 길랑-바레증후군 등이다. 운동실조는 운동기능 장애로 소뇌손상이나 소뇌로 통하는 신경전도로의 손상으로 발생하며 치료는 운동실조의 영향을 조절하기 위한 보상전략을 사용하고 움직임의 협응장애와 불규성에 초점을 둔다.

답 4)

Explanation CTD(Cummulative trauma disorders)

1. 원인

- 같은 근육에 축적된 손상이 힘줄과 근육의 염증으로 이어지게 되면서 시작됨
  → 근 피로가 중요한 일면이 되므로 적절한 휴식이 매우 중요함

2. 종류 및 위험 요소

구분	내용
종류	• 힘줄염(tendinitis) • 신경압박증후군(nerve compression syndromes) • 근육근막통증(myofascial pain)
업무관련 위험요소	• 반복(repetition) • 높은 강도(high force) • 나쁜 관절의 자세(awkward joint posture) • 직접적인 압력(direct pressure) • 진동(vibration) • 장시간의 정적 자세(prolonged static positioning)

86

50대 여성은 증상 없이 수년간 이 질환을 가지고 있었다. 이 여성은 흡연과 고혈압으로 인해 수년간 혈관이 손상되어 동맥이 좁아진 상태이며, 운동을 할 경우 가슴에 통증이 나타난다. 이 여성의 질환은?

1) 울혈성심부전(CHF)
2) 관상동맥질환(CAD)
3) 만성폐쇄성폐질환(COPD)
4) 판막질환(valve desease)
5) CRPS(complex regional pain syndrome)

87

다음 보기의 약물들이 가지는 공통적인 효과로 옳은 것은?

- Comadin
- Heparin
- Aspirin

1) 소염
2) 진통
3) 근육 이완
4) 혈액응고 예방
5) 인지기능 향상

88

다음은 심장질환을 앓고 있는 K씨의 ADL 활동이다. 가장 많은 에너지 소모가 일어나는 사례는?

1) K씨는 서서 샤워를 하고 있다
2) K씨는 평지를 천천히 걷고 있다
3) K씨는 식탁에 앉아 식사를 하고 있다
4) K씨는 변기에 앉아 대변을 보고 있다
5) K씨는 진공청소기로 청소를 하고 있다

문제해설

86 관상동맥질환(CAD : coronary artery disease)

- 초기 증상
  - 일반적으로 증상 없이 수년간에 걸쳐 발달됨
- 동맥벽의 손상
  - 내부 벽이 담배 또는 고혈압에 의해 수년간 손상됨
  - 불규칙한 모양으로 변성되며 지방조직 등이 플라그(paque)를 형성함
  - 혈소판(platelet)이 동맥에 모이고 동맥을 막아버림
  - 위 과정이 계속 반복되어 rust가 발생됨
  - 점차적으로 동맥이 좁아지면서 지나가는 혈액의 량이 줄어듦
  - 이러한 과정을 '죽상동맥경화증(atherosclerosis)'이라고 함

답 2)

87 심장 관련 약물(cardiac medication)

분류 (category)	혈관확장제 (vasodilator)	항응고제 (anticoagu-lation)
약물명 (common name)	• Hydralazine • Captopril	• Comadin (warfarin) • Heparin • Aspirin • Persantine
사용 목적 (purpose)	• BP를 낮춰줌 • CHF를 조절함	• 혈액 응고(clot)를 예방
부작용 (side effect)	• 빈맥 (tachycardia) • 기립성 저혈압 • 심계항진 (palpitation)	• 출혈 (hemorrhage) • 오심(nausea) • 구토(vomiting)

답 4)

88
- 서서 샤워를 하기–2~3MET
- 평지를 천천히 걷기–2~3MET
- 식탁에 앉아 식사하기–1~2MET
- 변기에 앉아 대변보기–3~4MET
- 진공청소기로 청소하기–2~3MET

답 4)

89

다음 보기 중 3~4MET 수준의 활동은?

1) 뜨거운 물로 샤워하기
2) 서서 스펀지 목욕하기
3) 앉아서 스펀지로 목욕하기
4) 서서 따뜻한 물로 샤워하기
5) 앉아서 따뜻한 물로 샤워하기

90

다음 중 심폐질환자의 에너지 보존법으로 타당한 것은?

1) 가능한 습도가 높은 환경에서 작업하도록 한다
2) 도구는 굵고 무거운 손잡이가 있는 것으로 교체한다
3) 더운 환경보다는 추운 환경에서 일하는 것을 추천한다
4) 가능한 앉아서 하는 작업보다는 서서하는 작업을 추천한다
5) 등척성(isometric) 운동보다는 등장성(isotonic) 운동을 추천한다

91

심장 질환자의 에너지 보존을 위한 조건으로 옳은 것은?

1) 가능한 큰 근육을 사용한다
2) 가능한 몸통 근육의 사용을 증가시킨다
3) 가능한 하지의 사용보다는 상지의 사용을 추천한다
4) 가능한 습도가 높은 환경에서 활동할 것을 추천한다
5) 가능한 서서 하는 활동보다는 앉아서 하는 활동을 추천한다

문제해설

89 1) 뜨거운 물로 샤워하기 : 4~5MET
2) 서서 스펀지로 목욕하기 : 2~3MET
3) 앉아서 스펀지로 목욕하기 : 2~3MET
4) 서서 따뜻한 물로 샤워하기 : 3~4MET
5) 앉아서 따뜻한 물로 샤워하기 : 2~3MET

답 4)

90
- 가능한 습도가 낮은 환경에서 작업하도록 한다.
- 가능한 가벼운 도구를 사용하는 것이 유리하다.
- 더운 환경과 추운 환경 모두를 피해야 한다.
- 가능한 앉아서 작업하는 것이 바람직하다.

답 5)

91 심장 질환자의 에너지 보존
- 산소 요구 증가 요소
  - 심박동수 증가
  - 저항의 증가
  - 큰 근육의 사용
  - 몸통 근육의 사용 증가
  - 상지(arm) 들어올리기
  - 등척성 활동(isometric work)
- 상지 활동의 영향
  - 하지(L/E)를 사용하는 것보다 더 큰 심혈관의 활동이 요구됨
  - 서서하는(standing) 활동보다는 앉아서 하는 활동이 에너지 소비가 더 적음
- 심장에 무리를 주는 환경
  - 너무 춥거나 더운 환경
  - 높은 습도의 환경
  - 공기 오염이 있는 환경

답 5)

92

다음 활동들 중 에너지 소비가 가장 큰 것은?

1) 성교
2) 삽으로 눈치우기
3) 롤러스케이트 타기
4) 평지에서 10mph로 자전거 타기
5) 침상용 변기(bedpan)로 대변보기

문제해설

92

4~5	• 뜨거운 물로 샤워하기(hot shower) • 침상용 변기(bedpan)로 대변보기 • 성교	• 침대 속(linens) 바꾸기 • 정원활동 – 원예(garden) – 갈퀴질(rake) – 잡초 뽑기(weed) • 롤러스케이트 타기 • 수영하기 : 분당 20야드
5~6	• 성교 • 계단 오르기 : 분당 30피트	• 평지에서 10mph로 자전거 타기
6~7	• 보장구와 목발을 사용해 걷기	• 수영하기 : 평영(breast stroke) • 스키타기 • 농구 • 5mph로 걷기 • 눈치우기(shovel snow) • 땅파기(spade soil)

답 2)

근골격계작업치료

9

C·H·A·P·T·E·R

종 양
(Cancer)

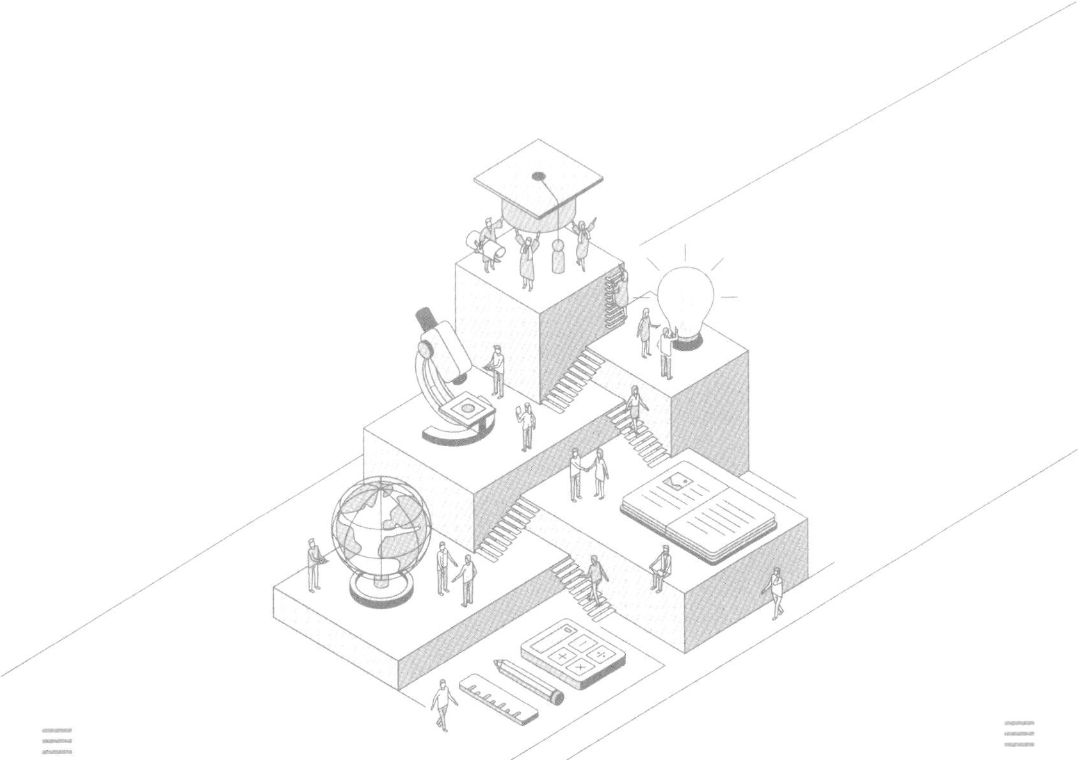

2024 OCCUPATIONAL THERAPY

예·상·문·제·풀·이

01

암을 가진 사람들의 심리적 상태와 치료적 중재에 대한 설명으로 가장 타당한 것은?

1) 암을 지닌 사람들 대부분은 분노의 상태에 있다
2) 명상활동은 말기 환자에게는 피해야 하는 활동이다
3) 자기최면은 우울증을 만들 수 있으므로 피해야 한다
4) 통증에 의한 공포보다는 사회적 차별에 대해 스트레스가 더 크다
5) 단계에 관계없이 곧 죽게 될 것이라는 감정을 대부분의 환자들이 가진다

문제해설

01 암을 가진 환자들의 심리적 상태

죽음	• 종양의 단계와 관계없이 대부분의 환자들이 곧 죽게 될 것이라 생각함 – 실제로 진단 후 예상보다 더 오래 사는 경우가 많음
감정적 부작용	• 통증에 대한 공포와 예측이 두려움과 스트레스를 유발함 – 수술로 인한 통증 – 화학치료에 의한 통증 – 뼈에서 발생되는 통증
극복 방법들	• 자기최면(self hypnosis) • 명상(meditation) • 이완 테크닉(relaxation technique)
우울증	• 암을 가진 많은 사람들이 경험하게 됨 • 희망이 없다는 감정, 도움을 받을 수 없다는 감정 등이 특징임 • 지지(support) 그룹에 참여하는 것이 도움이 됨

답 5)

02

종양의 분류단계(TNM)에 대한 설명으로 옳은 것은?

1) 1단계는 종양의 크기가 5cm 이하이다
2) 2단계는 종양의 크기가 10cm 이상이다
3) 3단계는 종양이 연부 조직 밖에 있다
4) 3단계는 주변장기로의 전이가 발생된다
5) 4단계는 장기 밖으로 종양이 나오지만 전이는 없다

02 TNM의 분류

단계	종양
1단계	종양의 크기가 5cm 이하이다.
2단계	종양의 크기가 5cm 이상이다.
3단계	장기 밖으로 나온 종양은 지방과 연부조직 내에 있다.
4단계	장기 밖으로 나온 종양은 지방과 연부 조직에 둘러싸여 있거나 주변 장기를 침투한다.

답 1)

03

종양의 크기가 5cm 미만이며 다른 장기로 전이가 일어나지 않았다면 이 환자의 TNM 단계는?

1) 1단계
2) 2단계
3) 3단계
4) 4단계
5) 5단계

문제해설

03 TNM의 분류

단계	종양
1단계	종양의 크기가 5cm 이하이다.
2단계	종양의 크기가 5cm 이상이다.
3단계	장기 밖으로 나온 종양은 지방과 연부조직 내에 있다.
4단계	장기 밖으로 나온 종양은 지방과 연부 조직에 둘러싸여 있거나 주변 장기를 침투한다.

답 1)

04

다음 보기의 '사회 환경적 이슈(issue)'가 가장 큰 문제가 되는 종양의 위치는?

- 성을 가진 자아 존재감의 상실이 발생된다
- 요실금과 관련된 사회적 낙인이 발생될 수 있다

1) 폐(lung)
2) 뼈(bone)
3) 뇌(brain)
4) 장(Colon)
5) 전립선(prostate)

04 해설내용 참조

답 5)

05

유방암으로 인해 발생되는 문제들 중 사회참여 및 ADL 참여와 가장 관계 깊은 이슈는?

1) 요실금
2) 사회적 낙인
3) 호흡의 문제
4) 지구력의 문제
5) 어깨 움직임의 제한

05 해설내용 참조

답 5)

06

다음 중 종양의 위치와 참여 이슈의 연결이 가장 어색한 것은?

1) 장 — 냄새로 인해 사회적 낙인이 우려된다
2) 유방 — 이동과 관련된 호흡 지구력의 문제가 우려된다
3) 뇌 — 운동 장애로 인한 건축물 접근성에 문제가 생긴다
4) 폐 — 어깨 관절의 손상으로 인한 유동성의 문제가 우려된다
5) 전립선 — 성 기능의 장애로 자아 존재감의 상실이 우려된다

문제해설

06 해설내용 참조

답 2)

종양의 위치와 이슈

Explanation

종양 위치	손상	활동 제한	참여 이슈 (개인적/환경적 요소)
유방 (breast)	• 움직임의 상실 • 통증 • 이동의 장애 • 손상 부위의 재손상 위험	• ADL & IADL • 어깨 움직임의 제한 – 스포츠 등	• 가사일, 직업, 레저 활동 등의 수행에 있어 단기간 또는 장기간의 문제(disruption) • 임파선의 문제(compromise)로 인한 손상 위험
폐 (lung)	• 어깨 유동성 손상 • 호흡 손상 • 피로	• ADL & IADL • 어깨 움직임의 제한 – 스포츠 등	• 이동과 관련된 호흡 지구력 및 거리 • 가사일, 직업, 레저 활동 등의 수행에 있어 단기간 또는 장기간의 문제(disruption) • 호흡으로 인한 상해의 위험 • 산소에 대한 요구
장 (colon)	• 대변 관리 방식의 변화(colostomy) • 몸 씻기 방식의 변화(stomal issue) • chemoneuro pahty의 가능성 • 피로	• ADL & IADL • 피로 • stoma에 대한 사회적 낙인 (냄새, 봉투의 터짐 등) • chemotherapy와 관련된 소운동 손상	• 대인 관계에서의 사회적 낙인
전립선 (prostate)	• 요실금 • 성생활의 어려움	• ADL & IADL	• 성을 가진 자아 존재감의 상실 • 요실금과 관련된 낙인
머리와 목 (head and neck)	• 먹기의 어려움 • 목소리 상실 • 목과 머리의 ROM 감소 • 어깨뼈의 안정성 상실	• ADL – 먹기, 삼키기 • 호흡	• 대인관계에서의 사회적 낙인 • 종양유발 관련 습관에 대한 변화를 요구함 예) 담배

07

52세 남성은 위암을 앓고 있으며, 이 남성의 종양은 이미 장기 밖으로 나와 주변의 장기로 전이된 상태이다. 이 남성의 TNM (Tumor, Node, Metasis) 단계는?

1) 0단계
2) 1단계
3) 2단계
4) 3단계
5) 4단계

08

종양이 장기 내에 위치해 있고 크기는 5cm 이상이다. 아직 주변 조직으로 침투하지 않은 단계이다. 몇 단계인가?

1) 1단계
2) 2단계
3) 3단계
4) 4단계
5) 5단계

문제해설

07 해설내용 참조

답 5)

08 해설내용 참조

답 2)

TNM의 정의

Explanation

단 계	주요 종양	원거리 전이(distant metastasis)
Ⅰ	• 종양의 크기가 5cm 이하 • 주변 조직 침투는 없음	없음
Ⅱ	• 종양의 크기가 5cm 이상 • 주변 조직 침투는 없음	없음
Ⅲ	• 장기 밖으로 나온 종양은 지방과 연부조직 내에 있음 – 종양은 지방 조직 내부에 있음 – 종양은 연부조직에 둘러싸여 있음 • 종양의 크기는 5cm 이하이며, 주변 조직 침투는 없음(또는 종양의 크기가 5cm 이상이며, 주변조직 침투는 없음)	없음
Ⅳ	• 장기 밖으로 나온 종양은 지방과 연부 조직에 둘러싸여 있거나 주변 장기를 침투함	있음

09

작업기능과 연관된 암의 종류와 주요 문제가 바르게 연결된 것은?

1) 육종 — 인지문제
2) 유방암 — 균형문제
3) 백혈병 — 연하장애
4) 두경부암 — 어깨 기능장애
5) 폐암 — 신체상(body-image) 문제

10

장(colon)에 악성종양이 발생한 50대 여성은 다양한 문제를 가지고 있다. 그 중 이 여성에게 가장 큰 사회/환경적 이슈는?

1) 접근성의 문제가 발생된다
2) 계획 및 수행하기의 문제가 발생된다
3) 일상생활 활동의 수행에 문제가 발생된다
4) 대인관계에 있어 사회적 낙인의 문제가 발생된다
5) 이동과 관련된 호흡 및 지구력의 문제가 발생된다

문제해설

09 두경부암의 주요 문제점
경추 ROM 제한, 어깨 기능장애, 어깨뼈 안정성 결여, 삼키기 어려움, 언어 문제

답 4)

10 해설내용 참조

답 4)

종양과 참여 이슈

Explanation

종양의 위치 (신체 기능/구조)	손상	활동 제한	참여 이슈 (개인적/환경적 요소)
폐(lung)	• 어깨 유동성 손상 • 호흡 손상 • 피로	• ADL & IADL • 어깨 움직임의 제한 스포츠 등 호흡 지구력	• 이동과 관련된 호흡 지구력 및 거리 • 가사일, 직업, 레저 활동 등의 수행에 있어 단기간 또는 장기간의 문제(disruption) • 호흡으로 인한 상해의 위험 • 산소에 대한 요구
장(colon)	• 대변 관리 방식의 변화 (colostomy) • 몸 씻기 방식의 변화 (stomal issue) • chemoneuro pahty의 가능성 • 피로	• ADL & IADL • 피로 • stoma에 대한 사회적 낙인 (냄새, 봉투의 터짐 등) • chemotherapy와 관련된 소운동 손상	• 대인 관계에서의 사회적인 낙인
전립선 (prostate)	• 요실금 • 성생활의 어려움	• ADL & IADL	• 성을 가진 자아 존재감의 상실 • 요실금과 관련된 낙인

11

TNM 단계에 대한 설명으로 옳은 것은?

1) 1단계에는 종양의 크기가 5cm 이상이다
2) 2단계에는 종양의 크기가 10cm 이상이다
3) 3단계에는 종양이 연부조직 외부에 있다
4) 4단계에는 주변장기로의 전이가 발생한다
5) 5단계에는 종양이 10cm 이상이며, 원거리 전이가 발생한다

12

다음 내용에 해당하는 종양(TNM)의 단계는?

- 종양의 크기는 5cm 이하이다
- 아직 주변 조직으로의 침투는 없다

1) 1단계
2) 2단계
3) 3단계
4) 4단계
5) 종양 전단계

문제해설

11 TNM의 분류

단계	종양
1단계	종양의 크기가 5cm 이하이다.
2단계	종양의 크기가 5cm 이상이다.
3단계	장기 밖으로 나온 종양은 지방과 연부조직 내에 있다.
4단계	장기 밖으로 나온 종양은 지방과 연부 조직에 둘러싸여 있거나 주변 장기를 침투함

답 4)

12 해설내용 참조

답 1)

TNM의 정의

Explanation

단 계	주요 종양	원거리 전이(distant metastasis)
Ⅰ	• 종양의 크기가 5cm 이하 • 주변 조직으로의 침투는 없음	없음
Ⅱ	• 종양의 크기가 5cm 이상 • 주변 조직으로의 침투는 없음	없음
Ⅲ	• 장기 밖으로 나온 종양은 지방과 연부조직 내에 위치함 − 종양은 지방조직 내부에 있음 − 종양은 연부조직에 둘러싸여 있음 • 종양의 크기는 5cm 이하이며, 주변 조직으로의 침투는 없음(또는 종양의 크기가 5cm 이상이며, 주변 조직으로의 침투는 없음)	없음
Ⅳ	• 장기 밖으로 나온 종양은 지방과 연부조직에 둘러싸여 있거나 주변 장기로 침투함	있음

13

임종을 앞두고 있는 사람들이 보이는 심리적 변화의 순서는?

가. 지금까지 남한테 피해준 거 없이 살았는데, 자식들 다 공부시킬 때까지는 살겠지
나. 다 소용없다. 이제는 남은 삶을 정리나 해야겠다
다. 절대 그럴 리 없다. 의사가 잘못 진단했을 것이다
라. 너무 억울하다. 왜 하필이면 나냐?

1) 다－라－나－가
2) 다－가－라－나
3) 다－라－가－나
4) 라－다－가－나
5) 라－다－나－가

14

1ml 당 CD4 세포가 200개 이하일 경우 질병통제본부(CDC)가 분류하는 AIDS 단계는?

1) C_1
2) C_2
3) C_3
4) C_4
5) C_5

15

질병통제본부(CDC)의 에이즈 분류 중 ml당 CD4 세포가 200개 이하인 등급은?

1) C_0
2) C_1
3) C_2
4) C_3
5) C_4

문제해설

13 심리적 적응과정
경계－혼란－자신을 견뎌내기 : 직면과 재편성－통합

답 3)

14 해설내용 참조

답 3)

15 해설내용 참조

답 4)

Explanation 질병통제본부(CDC)의 분류(1993)

C_1	C_2	C_3
1ml 당 CD4 세포가 500개 이상	1ml 당 CD4 세포가 200～499개	1ml 당 CD4 세포가 200개 이하

16

다음과 같은 문제가 발생되는 종양의 부위는?

• 통증	• 이동의 장애
• 움직임의 상실	• 손상부위의 재손상

1) 뇌
2) 뼈
3) 폐
4) 장
5) 전립선

문제해설

16 해설내용 참조

답 2)

종양 부위의 사례

Explanation

종양의 위치	손상	활동 제한	참여 이슈(개인적/환경적 요소)
뼈 (bone)	• 움직임의 상실 • 통증 • 이동의 장애 • 손상부위의 재손상 위험	• ADL & IADL	• 옷 입기, 화장실가기, 목욕 등의 문제 • 환경적 적응 또는 보호자의 도움에 대한 요구 • 감소된 이동 능력 • 직업수행에 미치는 부정적 영향 • 개인의 흥미 및 역할 참여의 문제
유방 (breast)	• 움직임의 상실 • 통증 • 이동의 장애 • 손상부위의 재손상 위험	• ADL & IADL • 어깨 움직임의 제한 – 스포츠 등	• 가사일, 직업, 레저 활동 등의 수행에 있어 단기간 또는 장기간의 문제(disruption) • 임파선의 문제(compromise)로 인한 위험
폐 (lung)	• 어깨 유동성 손상 • 호흡 손상 • 피로	• ADL & IADL • 어깨 움직임의 제한 – 스포츠 등	• 이동과 관련된 지구력 및 이동거리의 문제 • 가사일, 직업, 레저 활동 등의 수행에 있어 단기간 또는 장기간의 문제(disruption) • 호흡으로 인한 문제 • 산소에 대한 문제
장 (colon)	• 대변 관리 방식의 변화 (colostomy)	• ADL & IADL • 피로	• 대인관계에서의 사회적 낙인의 문제

17

유방암을 앓고 있는 40대 여성의 암세포는 현재 장기 밖으로 나온 상태이지만 아직 지방과 연부조직 내에 위치해 있다. 타 장기로의 전이는 없는 상태이며, 크기는 5cm 미만이다. 이 여성의 TNM 단계는?

1) 1단계
2) 2단계
3) 3단계
4) 4단계
5) 5단계

18

60세 남성의 종양은 아직 전이 단계는 아니지만 장기 외부로 종양이 나와 있다. 예상되는 남성의 단계는?

1) TNM 1단계
2) TNM 2단계
3) TNM 3단계
4) TNM 4단계
5) TNM 5단계

문제해설

17 해설내용 참조

답 3)

18 해설내용 참조

답 3)

TNM 단계

Explanation

단 계	주요 종양	원거리 전이(distant metastasis)
Ⅰ	• 종양의 크기가 5cm 이하임 • 주변 조직으로의 침투는 없음	없음
Ⅱ	• 종양의 크기가 5cm 이상임 • 주변 조직으로의 침투는 없음	없음
Ⅲ	• 장기 밖으로 나온 종양은 지방과 연부조직 내에 위치함 − 종양은 지방조직 내부에 있음 − 종양은 연부조직에 의해 둘러싸여 있음 • 종양의 크기는 5cm 이하이며, 주변 조직으로의 침투는 없음(또는 종양의 크기가 5cm 이상이며, 주변 조직으로의 침투는 없음)	없음
Ⅳ	• 장기 밖으로 나온 종양은 지방과 연부조직에 둘러싸여 있거나 주변 장기로 침투함	있음

19

다음 보기의 사회적 문제가 발생되는 종양의 위치는?

- 성을 가진 자아 존재감의 상실
- 요실금과 관련된 낙인의 문제

1) 장
2) 뼈
3) 폐
4) 유방
5) 전립선

문제해설

19 해설내용 참조

답 5)

종양의 위치

Explanation

종양의 위치	손상	활동 제한	참여 이슈(개인적/환경적 요소)
장 (colon)	• 몸 씻기 방식의 변화(stomal issue) • chemoneuro pahty의 가능성 • 피로	• stoma에 대한 사회적 낙인(냄새, 봉투의 터짐 등) • chemotherapy와 관련된 소운동 손상	• 대인관계에서의 사회적 낙인의 문제
전립선 (prostate)	• 요실금 • 성생활의 어려움	• ADL & IADL	• 성을 가진 자아 존재감의 상실 • 요실금과 관련된 낙인의 문제
뼈 (bone)	• 움직임의 상실 • 통증 • 이동의 장애 • 손상부위의 재손상 위험	• ADL & IADL	• 옷 입기, 화장실가기, 목욕 등의 문제 • 환경적 적응 또는 보호자의 도움에 대한 요구 • 감소된 이동 능력 • 직업수행에 미치는 부정적 영향 • 개인의 흥미 및 역할 참여의 문제
유방 (breast)	• 움직임의 상실 • 통증 • 이동의 장애 • 손상부위의 재손상 위험	• ADL & IADL • 어깨 움직임의 제한 – 스포츠 등	• 가사일, 직업, 레저 활동 등의 수행에 있어 단기간 또는 장기간의 문제(disruption) • 임파선의 문제(compromise)로 인한 위험
폐 (lung)	• 어깨 유동성 손상 • 호흡 손상 • 피로	• ADL & IADL • 어깨 움직임의 제한 – 스포츠 등	• 이동과 관련된 지구력 및 이동거리의 문제 • 가사일, 직업, 레저 활동 등의 수행에 있어 단기간 또는 장기간의 문제(disruption) • 호흡으로 인한 문제 • 산소에 대한 문제

20

종양의 위치와 활동 참여 요소에 대한 설명의 연결이다. 가장 거리가 먼 내용으로 연결된 것은?

1) 뇌 — 통증의 발생
2) 장 — 대인관계의 문제 발생
3) 유방 — 어깨 움직임의 제한
4) 폐 — 근력 저하의 문제 발생
5) 전립선 — 성생활의 문제 발생

21

종양의 크기가 5cm 이하이며, 주변 조직으로의 침투가 없고 원거리 전이가 없는 상태의 종양(TNM) 단계는?

1) 1단계
2) 2단계
3) 3단계
4) 4단계
5) 종양 단계 전

문제해설

20 폐는 근력 문제보다는 제구력 문제가 이슈가 된다. 뇌는 감각의 장애가 발생하며, 장은 대변처리 문제로 사회적 낙인의 문제가 발생하며, 유방은 주변 관절의 움직임을 제한하며, 전립선은 성생활의 문제를 발생시킨다.

답 4)

21 해설내용 참조

답 1)

종양(TNM) 단계

Explanation

단 계	주요 종양	원거리 전이(distant metastasis)
Ⅰ	• 종양의 크기가 5cm 이하임 • 주변 조직으로의 침투는 없음	없음
Ⅱ	• 종양의 크기가 5cm 이상임 • 주변 조직으로의 침투는 없음	없음
Ⅲ	• 장기 밖으로 나온 종양은 지방과 연부조직 내에 위치함 – 종양은 지방조직 내부에 있음 – 종양은 연부조직에 의해 둘러싸여 있음 • 종양의 크기는 5cm 이하이며, 주변 조직으로의 침투는 없음(또는 종양의 크기가 5cm 이상이며, 주변 조직으로의 침투는 없음)	없음
Ⅳ	• 장기 밖으로 나온 종양은 지방과 연부조직에 둘러싸여 있거나 주변 장기로 침투함	있음

22

뇌종양을 지닌 40대 남성은 다음 보기와 같은 이슈들이 발생된다. 어떤 영역의 문제인가?

- 통증 약물이 필요하다
- 운전의 어려움이 발생한다
- 안전의 문제로 감독 및 조력이 필요하다

1) 운동
2) 감각
3) 인지
4) 신경행동
5) 의사소통

문제해설

22 해설내용 참조

답 2)

뇌종양

Explanation

종양의 위치	손상	활동 제한	참여 이슈(개인적/환경적 요소)
뇌(sbrain)	• 운동(motor)	• 이동(mobility)	• 접근성 • 건축 장애물 • 적응(adaptation)
	• 감각	• 안전 • 통증	• 안전 : 감독 및 조력자 필요 • 통증 – 견디기 힘든 통증이 발생하는 활동 참여 때의 인내력 – 통증약물 • 무디어진 감각 – 운전의 어려움 – 중장비 조작의 어려움
	• 인지	• 계획하기 • 순서정하기(sequencing) • 기억력 • 자기통찰력 • 안전	• 리드(lead)의 어려움 • 계획하기 또는 수행하기의 어려움 • 사회적 부적절성 – 낙인(stigma) • 작업 상실 – 직업역할, 가족역할의 상실 • 레저 및 스포츠 참여의 어려움 • 일상 활동의 독립적 참여가 어려움
	• 신경행동 • 시각손상 • 운동계획	• ADL 및 IADL	
	• 의사소통	• 말하기 • 읽기 • 쓰기	• 사회화의 손상 및 생각 나누기의 어려움 • 개인적 흥미 및 역할 참여가 어려움

23

종양으로 인한 문제 중 근력 약화가 가장 큰 원인이 되는 사례는?

1) 소대변의 조절이 어렵다
2) 사지에 부종이 발생된다
3) 전신에 통증이 발생된다
4) 도구 사용 시 타박상을 입기 쉽다
5) 건축물에 대한 접근성이 낮아진다

24

종양의 단계(TNM) 중 Ⅳ단계에 대한 설명으로 옳은 것은?

1) 종양이 장기 내에 있다
2) 종양의 크기가 5cm 이하이다
3) 주변 장기로 침투한 상태이다
4) 종양이 장기 밖에 있지만 지방 내에 위치한다
5) 종양이 장기 밖에 있지만 연부조직 내에 위치한다

문제해설

23 종양으로 인한 다양한 문제들

- 약화(weakness)의 문제
  - 특정 활동 참여에 제한
  - 거리 이동에 필요한 지구력의 부족
  - 장시간 앉아 있기의 어려움
  - 건축 장애물 극복의 어려움
    - 계단 등
  - 작업 역할 수행에 필요한 접근성의 문제 발생
- 기타
  - 감각손상
    - 도구 사용 시 화상, 좌상, 타박상 등이 발생될 수 있음
    - 과감각, 통증 등이 발생될 수 있음
  - 인지손상
    - 기억력 손상 등이 발생됨

답 5)

24 해설내용 참조

답 3)

종양의 단계

Explanation

단 계	주요 종양	원거리 전이(distant metastasis)
Ⅰ	• 종양의 크기가 5cm 이하임 • 주변 조직으로의 침투는 없음	없음
Ⅱ	• 종양의 크기가 5cm 이상임 • 주변 조직으로의 침투는 없음	없음
Ⅲ	• 장기 밖으로 나온 종양은 지방과 연부조직 내에 위치함 – 종양은 지방조직 내부에 있음 – 종양은 연부조직에 의해 둘러싸여 있음 • 종양의 크기는 5cm 이하이며, 주변 조직으로의 침투는 없음(또는 종양의 크기가 5cm 이상이며, 주변 조직으로의 침투는 없음)	없음
Ⅳ	• 장기 밖으로 나온 종양은 지방과 연부조직에 둘러싸여 있거나 주변 장기로 침투함	있음

25

다음 내용의 문제들이 '사회 환경적 이슈'가 될 수 있는 종양의 부위는?

- 접근성의 문제가 발생된다
- 인지능력 저하로 사회적 낙인을 유발한다
- 의사소통의 문제로 사회적 참여가 제한된다

1) 폐(lung)
2) 뼈(bone)
3) 뇌(brain)
4) 장(colon)
5) 전립선(prostate)

문제해설

25 해설내용 참조

답 3)

종양의 위치와 이슈

Explanation

종양 위치	손상	활동 제한	참여 이슈(개인적/환경적 요소)
뇌(sbrain)	• 운동(motor)	• 이동(mobility)	• 접근성 • 건축 장애물 • 적응(adaptation)
	• 감각	• 안전 • 통증	• 안전 : 감독 및 조력자 필요 • 통증 – 견디기 힘든 통증이 발생하는 활동 참여 시 인내력 – 통증약물 • 무디어진 감각 – 운전의 어려움 – 중장비 조작의 어려움
	• 인지	• 계획하기 • 순서 정하기 (sequencing) • 기억력 • 자기통찰력 • 안전	• 리드(lead)의 어려움 • 계획하기 또는 수행하기의 어려움 • 사회적 부적절성 – 낙인(stigma) • 작업 상실 – 직업역할, 가족역할의 상실 • 레저 및 스포츠 참여의 어려움 • 일상 활동의 독립적 참여가 어려움
	• 신경행동 • 시각손상 • 운동계획	• ADL 및 IADL	
	• 의사소통	• 말하기 • 읽기 • 쓰기	• 사회화의 손상 및 생각 나누기의 어려움 • 개인적 흥미 및 역할 참여가 어려움

26

다음 내용의 참여 이슈를 지닌 종양으로 타당한 것은?

- 감소된 이동 능력은 환경적 이슈가 된다
- 움직임의 상실과 통증 등의 문제가 발생된다
- 옷 입기, 화장실가기, 목욕 등에 문제가 발생한다

1) 뼈암
2) 폐암
3) 장암
4) 유방암
5) 전립선암

문제해설

26 해설내용 참조

답 1)

뼈 암

Explanation

종양의 위치	손상	활동 제한	참여 이슈(개인적/환경적 요소)
뼈 (bone)	• 움직임의 상실 • 통증 • 이동의 장애 • 손상부위의 재손상 위험	• ADL & IADL	• 옷 입기, 화장실가기, 목욕 등의 문제 • 환경적 적응 또는 보호자의 도움에 대한 요구 • 감소된 이동 능력 • 직업수행에 미치는 부정적 영향 • 개인의 흥미 및 역할 참여의 문제

10

C·H·A·P·T·E·R

HIV 감염 및 AIDS (HIV infection & AIDS)

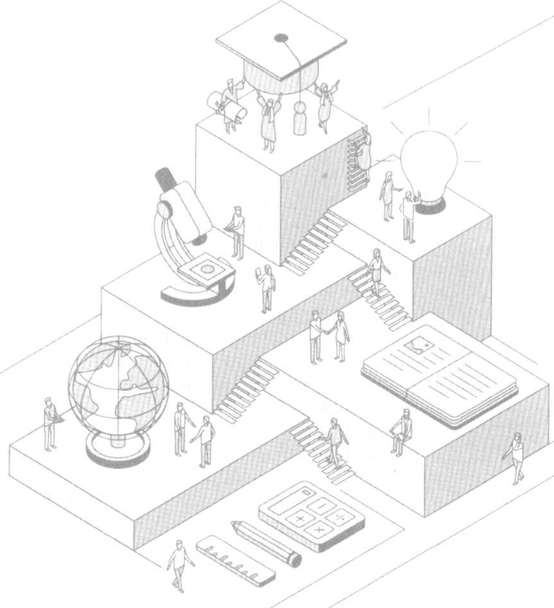

예·상·문·제·풀·이

01

다음은 에이즈(AIDS) 예방에 대한 설명이다. 옳은 것은?

1) 1차 예방에서 재활을 강조한다
2) 3차 예방에서 건강교육을 실시한다
3) 안전하지 못한 성관계로 인해 전염된다
4) 여성 사이의 성관계가 대표적 전염사례이다
5) 2차 예방은 환자가 2차적 질환으로 고통당하는 시기이다

02

작업치료사인 K씨는 다음과 같은 내용을 잘 고려해야 한다. 관계 깊은 질환은?

- 에너지 보존, 작업 단순화가 필요하다
- 판단 없는 자세, 열린 마음이 필요하다
- 인지 변화에 대한 정기적 재평가가 필요하다
- 치료과정 중 다양한 이유로 직업, 가족, 친구를 잃을 수도 있다

1) RA
2) CVA
3) AIDS
4) COPD
5) HIVD

문제해설

01 AIDS 예방

1차 예방	• 건강교육, 위험감소 전략의 수행 – 워크숍, 학교교육, 강의 등 • 워크숍의 내용 – 정신건강 관련 전략 – 문화 관련 정보 – 인간관계 기술 연습하기
2차 예방	• 이미 감염된 환자들을 대상으로 실시 • 건강한 삶의 방식을 추구하는 활동들 수행함 – 미래의 감염을 예방함 – 삶의 균형과 웰빙을 추구함 • 지역사회의 많은 AIDS 감염자들을 대상으로 함 – 작업참여를 지지하는 습관의 유지가 강조됨
3차 예방	• 환자가 2차적 질환으로 고통을 당하는 시기 • 재활을 강조함 • 건강증진 프로그램의 실시 – 예) 보조도구를 이용한 작업참여는 약물

답 3)

02 에이즈 환자의 치료시 고려사항이 된다. 그 외에도 다음과 같은 고려사항이 필요하다.

- 아직 알려진 치료방법과 백신이 없다
- 증상이 나타나는 대부분의 환자들은 직업 역할에 변화가 생긴다.
- 피로, 허약함, 디컨디셔닝(deconditioning) 등의 신체적 증상이 나타난다.
- 적응적 도구(adaptive equipment), 자세유지(positioning) 프로그램 등이 필요하다.
- 독립적인 ADL 복귀를 도와야 한다.
- 습관 훈련(habit training), 일상생활 적응(adaptation)이 기본적 작업치료 중재가 된다.
- 이완, 바이오피드백, 이미지 치료, 치료적 마사지 등도 보조적 치료가 될 수 있다.
- 적절한 영양이 중요한 요소가 된다.

답 3)

03

다음 약물들과 관계 깊은 질환은?

가. NNPTI	나. HAART
다. Fusion inhibitor	

1) CVA
2) TBI
3) COPD
4) AIDS
5) HIVD

04

질병통제본부(CDC)의 AIDS 분류 중 C1의 기준은?

1) 1ml 당 CD4 세포가 500개 이하
2) 1ml 당 CD4 세포가 500개 이상
3) 1ml 당 CD4 세포가 400~499개
4) 1ml 당 CD4 세포가 200~499개
5) 1ml 당 CD4 세포가 200개 이하

05

1ml 당 CD4 세포가 500개 이상일 때 AIDS 단계는?

1) C_1
2) C_2
3) C_3
4) C_4
5) C_5

06

AIDS 단계 중 1ml당 CD4 세포가 200개 이하인 상태는?

1) A1
2) A2
3) C1
4) C2
5) C3

문제해설

03 모두 AIDS에 사용되는 약물이며, HAART는 혼합 약물로 에이즈 환자들의 건강을 증진시키는 효과적인 약물이다. 현재 다양한 약물들이 연구되고 있으며 많은 임상적 효과를 내고 있다.

답 4)

04 질병통제본부(CDC)의 AIDS 분류

C1	1ml 당 CD4 세포가 500개 이상
C2	1ml 당 CD4 세포가 200~499개
C3	1ml 당 CD4 세포가 200개 이하

답 2)

05 AIDS 단계

- C_1 : 1ml 당 CD4 세포가 500개 이상
- C_2 : 1ml 당 CD4 세포가 200~499개
- C_3 : 1ml 당 CD4 세포가 200개 이하

답 1)

06 에이즈 분류 단계

- C1 : 1ml당 CD4 세포가 500개 이상
- C2 : 1ml당 CD4 세포가 200~499개
- C3 : 1ml당 CD4 세포가 200개 이하

답 5)

07

AIDS 환자를 위한 작업치료 중재에 대한 내용으로 타당한 것은?

1) 치료방법과 백신이 많다
2) 에이즈 환자에게 영양섭취는 중요한 일면이다
3) 신체적 변화는 있지만 인지변화는 발생하지 않는다
4) 신체적 이슈보다는 사회적 이슈가 더 중요하다
5) 에이즈 환자의 질병과정을 변화시키고 건강을 증진시키는 약물은 존재하지 않는다

문제해설

07 해설내용 참조

답 2)

에이즈를 위한 약물

Explanation

1. 개요

1) **치료 약물**
- 현재까지 치료방법은 존재하지 않음

2) **약물의 발전**
(1) 질병 과정에 변화를 만들 수 있음
(2) 보다 건강한 기능을 촉진할 수 있음

2. 다양한 약물

1) **현재 사용되는 약물들**
(1) NNRTI(nonnucleoside reverse transcriptase inhibitor)
- reverse transcriptase를 차단하는 약물

(2) Fusion inhibitor
- HIV 바이러스가 신체 세포 내로 들어가는 것을 차단하는 약물

(3) NRTI(nucleoside reversetranscriptase inhibitor)
- reverse transcriptase를 차단하는 약물

(4) protease inhibitor
- protease를 차단하는 약물

2) HAART(highly active antiretroviral therapy)
(1) protease inhibitor들과 다른 약물들을 혼합한 약물
(2) 많은 AIDS 환자들의 건강을 증진시킨 효과적인 약물 치료법
(3) 좋은 약물들이 많이 연구되었음에도 불구하고 여전히 AIDS 치료제는 없음(elusive)

08

작업치료 중재 시 치료사가 다음과 같은 고려사항을 숙지해야 하는 질환은?

가. work hardening 프로그램이 매우 중요하다
나. 차별, 거부, 신체적 문제 등으로 직업과 가족을 잃을 수 있다
다. 인지적 변화가 빠르게 진행될 수 있으므로 정기적 재평가가 필요하다
라. 판단이나 편견 없는 정직한 태도와 열린 마음으로 치료에 임해야 한다

1) TBI
2) SCI
3) AIDS
4) 뇌종양
5) 뇌졸중

문제해설

08 해설내용 참조

답 3)

09

ADIS에 대한 작업치료의 중재 내용으로 타당한 것은?

1) 치료 때문에 친구를 잃게 되는 결과는 거의 없다
2) 인지적 변화가 빠르게 진행될 수 있으므로 정기적 평가가 필요하다
3) 치료방법과 백신이 있다는 확신을 주어 스트레스를 막아주어야 한다
4) 판단 없는 정직한 태도와 열린 마음은 치료를 방해하는 요소가 된다
5) 증상이 나타나는 환자들은 직업강화 보다 남은 삶의 정리에 더 무게를 둔다

09 해설내용 참조

답 2)

Explanation 작업치료 중재 시 필요한 고려사항

1. 전반적 주의사항들이 적절히 사용되어야 함
2. 인지적 변화 및 신체적 변화가 빠르게 진행될 수 있으므로 정기적 재평가가 필요함
3. AIDS를 가진 대부분의 성인들은 분별력(real discrimination)을 지님

• 판단 없는 자세, 정직한 태도, 열린 마음 등이 치료에 긍정적 영향을 미칠 수 있음

4. AIDS 재활은 특유의 사회심리적 문제를 가짐
   • 많은 경우 치료 때문에 친구를 잃게 됨
   • 차별, 거부, 신체적 문제 등의 이유로 직업과 가족을 잃기도 함
5. 아직 알려진 치료방법과 백신이 없음
   • 일상생활에 매우 큰 스트레스 유발원이 됨
6. 증상이 나타나는 대부분의 환자들은 직업 역할에 변화가 발생됨
   • work hardening 프로그램이 중요함
7. 피로, 허약함, 디컨디셔닝(deconditioning)이 신체적 증상이 됨
   • 에너지 보존, 작업 단순화, 작업 적응(occupational adaptation)이 필요함
8. 적응적 도구(adaptive equipment), 자세유지(positioning)가 독립적인 ADL 복귀를 도움
   • 특정 도구가 도움이 되더라도 환자가 사용을 거부할 수 있음
9. 습관 훈련(habit training), 일상생활 적응(adaptation)이 기본적 작업치료 중재방법이 됨
   • 인지, 신체, 감정 등을 고려하여 선호하는 작업에 참여시킴
10. 일상생활의 조건(option)들에 대한 조절(control) 및 선택(choice)이 최대로 제공되어야 함
11. 장기 및 단기 목표가 변화에 따라 적용되어야 함
12. 작업수행 동안 또는 작업수행 전 보조적(complementary) 치료가 고려되어야 함
    • 점진적 이완, 바이오피드백, 이미지 치료, 치료적 마사지, 전통 중국의술 등
13. 적절한 영양이 중요한 요소가 됨

근골격계작업치료

10

AIDS상태를 결정하는 범주로 옳은 것은?

1) C1 : 혈액 1마이크로 리터당 400이나 혹은 그이상의 $CD4^+$ cell의 수
2) C2 : 200～399 $CD4^+$ cell 수
3) C3 : 200 이하의 $CD4^+$ cell 수
4) 범주 A : 하나나 그 이상의 AIDS로 정의되는 질환을 가지고 있는 환자
5) 범주 B : 이는 초기 HIV급성 징후를 포함함

문제해설

10 1) C1 : 500 이상 혹은 그 이상
2) C1 : 200～499
4) 범주 C 설명
5) 범주 A 설명

답 3)

11

다음은 AIDS 전염경로이다. 가장 많은 전염 사례는 무엇인가?

1) 수혈
2) 주사 약물의 사용
3) 정맥주사 공동사용
4) 이종 사이의 성관계
5) 남성 사이의 성관계

12

다음 보기의 약물들과 가장 관계 깊은 질환은?

- HAART(highly active antiretroviral therapy)
- NNRTI(nucleoside reversetranscriptase inhibitor)
- Fusion inhibitor

1) CVA
2) HIVD
3) AIDS
4) COPD
5) CRPS

13

다음 중 AIDS 1차 예방에 해당하는 것은?

1) 재활을 강조한다
2) 미래의 2차 감염을 예방한다
3) 이미 감염된 환자들을 대상으로 실시한다
4) 건강한 삶의 방식을 추구하는 활동을 수행한다
5) 워크숍, 학교교육, 강의 등을 통해 건강교육 실시한다

문제해설

11 대표적 전염 사례(순위)

- 남성 사이의 성관계
- 주사(injection drug use)
- 이종 사이의 성관계
- 정맥주사(intravenous drug)의 공동사용
- 기타 : 수혈, 출산기, 혈우병(hemophilia) 등

답 5)

12 HAART는 에이즈 환자들의 건강을 증진시키는 혼합약물이다. NNRTI는 에이즈 진행과정의 reverse transcriptase를 차단하는 약물이다. Fusion inhibitor는 에이즈 바이러스가 세포 내로 들어가는 것을 차단하는 약물이다.

답 3)

13 AIDS

1차 예방	• 건강교육, 위험감소 전략의 수행 – 워크숍, 학교교육, 강의 등 • 워크숍의 내용 – 정신건강 관련 전략 – 문화 관련 정보 – 인간관계 기술 연습하기
2차 예방	• 이미 감염된 환자들을 대상으로 실시 • 건강한 삶의 방식을 추구하는 활동들 수행함 – 미래의 감염을 예방함 – 삶의 균형과 웰빙을 추구함 • 지역사회의 많은 AIDS 감염자들을 대상으로 함 – 작업참여를 지지하는 습관의 유지가 강조됨
3차 예방	• 환자가 2차적 질환으로 고통을 당하는 시기 • 재활을 강조함 • 건강증진 프로그램의 실시 예) 보조도구를 이용한 작업 참여는 약물

답 5)

3

V·O·L·U·M·E

2024

합격 선배들의 맥 one pick!

퍼시픽 작업치료사 국시대비 문제집

OCCUPATIONAL THERAPY

근골격계작업치료

발 행 2024년 4월 30일

편저자 작업치료 국시연구회
발행인 이 웅 현
발행처 **퍼시픽북스**
서울시 중구 충무로 29 아시아미디어타워 501호
TEL. 02-2272-7766(代) / FAX. 02-2272-7166
E-mail : papu77@daum.net

ISBN 979-11-6375-459-6

정가 Volume 3 **20,000원**

2024 OCCUPATIONAL THERAPY